J. F. H. Gauwerky · Rekonstruktive Tubenchirurgie

Springer
*Berlin
Heidelberg
New York
Barcelona
Hongkong
London
Mailand
Paris
Singapur
Tokio*

Johannes F. H. Gauwerky

Rekonstruktive Tubenchirurgie

Unter Mitarbeit von
A. Ahr · R. Baumann · J. Brökelmann
R. Gätje · Ü. B. Gör · A. Lehner · P. Oppelt
D. Pollmann · T. Rabe · S. Rimbach
D. Wallwiener

Mit 131 überwiegend farbigen Abbildungen
in 217 Einzeldarstellungen
und 34 Tabellen

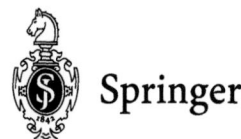

Prof. Dr. med. Johannes F. H. Gauwerky
Frauenklinik Dachau
Konrad-Adenauer-Str. 30
D-85221 Dachau

Die Deutsche Bibliothek – CIP-Einheitsaufnahme
Gauwerky, Johannes F. H.:
Rekonstruktive Tubenchirurgie/Johannes F. H. Gauwerky. –
Berlin; Heidelberg; New York; Barcelona; Hongkong;
London; Mailand; Paris; Singapur; Tokio: Springer, 1999

ISBN-13: 978-3-642-64142-8   e-ISBN-13: 978-3-642-59833-3
DOI: 10.1007/978-3-642-59833-3

Dieses Werk ist urheberrechtlich geschützt. Die dadurch begründeten Rechte, insbesondere die der Übersetzung, des Nachdrucks, des Vortrags, der Entnahme von Abbildungen und Tabellen, der Funksendung, der Mikroverfilmung oder der Vervielfältigung auf anderen Wegen und der Speicherung in Datenverarbeitungsanlagen, bleiben, auch bei nur auszugsweiser Verwertung, vorbehalten. Eine Vervielfältigung dieses Werkes oder von Teilen dieses Werkes ist auch im Einzelfall nur in den Grenzen der gesetzlichen Bestimmungen des Urheberrechtsgesetzes der Bundesrepublik Deutschland vom 9. September 1965 in der jeweils geltenden Fassung zulässig. Sie ist grundsätzlich vergütungspflichtig. Zuwiderhandlungen unterliegen den Strafbestimmungen des Urheberrechtsgesetzes.

© Springer-Verlag Berlin Heidelberg 1999
Softcover reprint of the hardcover 1st edition 1999

Die Wiedergabe von Gebrauchsnamen, Handelsnamen, Warenbezeichnungen usw. in diesem Werk berechtigt auch ohne besondere Kennzeichnung nicht zu der Annahme, daß solche Namen im Sinne der Warenzeichen- und Markenschutz-Gesetzgebung als frei zu betrachten wären und daher von jedermann benutzt werden dürften.

Produkthaftung: Für Angaben über Dosierungsanweisungen und Applikationsformen kann vom Verlag keine Gewähr übernommen werden. Derartige Angaben müssen vom jeweiligen Anwender im Einzelfall anhand anderer Literaturstellen auf ihre Richtigkeit überprüft werden.

Herstellung und Gestaltung: B. Wieland, Heidelberg
Illustrationen: Th. Heller, Tübingen
Umschlaggestaltung: de'blik, Berlin
Satzarbeiten und Umbruch: B. Wieland, Heidelberg

SPIN 10082216   13/3135 – 5 4 3 2 1 0
Gedruckt auf säurefreiem Papier

Foreword

This new book on reconstructive tubal surgery is timely. There has been, on one hand, increased acceptance and use of laparoscopic access to perform reproductive surgery. On the other hand developments, improved outcomes in in vitro fertilization and assisted reproduction resulted in a shift in favor of this mode of treatment of patients with tubal infertility. This shift is also due to other factors, an important one of which is the industrialization of these techniques. In addition there has been a marked decline in training opportunities in reproductive surgery.

The acceptance of microsurgical techniques by gynecologists had a much greater effect than the simple improvement of the outcomes of fertility promoting procedures. It created great awareness of the effects of peritoneal trauma, postoperative adhesions, and the recognition of the need for conservation. The assimilation of microsurgical principles within our specialty made the gynecologist a more delicate surgeon, careful in tissue handling and tissue care. This, i believe, was the major impact of microsurgery in gynecology.

This book is comprehensive and well structured. Chapters on history, functional anatomy of the tube, distal tubal disease, investigation of the couple, and classification of lesions are followed by two seminal chapters: microsurgery and laparoscopic surgery. It is essential for gynecologists, especially for those aspiring to be reproductive surgeons to be properly trained in microsurgical techniques which must be applied irrespective of the mode of surgical access be it open or laparoscopic.

The subsequent chapters on falloposcopy, other reproductive techniques including IVF and ART, ectopic pregnancy, endometriosis, prevention of postoperative adhesions and postoperative care make the text comprehensive.

The book is largely written by Professor Gauwerky with the assistance of a few well recognized experts. Professor Gauwerky is most qualified to author such a book. He has had a long experience with microsurgical techniques and operative laparoscopy, in both clinical and investigative arenas. He was one of the first to perform microsurgical tubo-tubal anastomosis by laparoscopic access which culminated in the first live born from such a procedure in 1990.

I met Professor Gauwerky and his charming wife when he spent time with me in Vancouver while training in microsurgical techniques and reproductive surgery. I have since followed his career with interest and with pride in his many accomplishments.

I am convinced that the reader will appreciate and enjoy this practical and scholarly work.

PROF. VICTOR GOMEL

Geleitwort

Die rekonstruktive Tubenchirurgie war bis zur ersten Durchführung der In-vitro-Fertilisierung im Jahr 1978 die einzige Methode, um Frauen mit unerfülltem Kinderwunsch und anatomischen Veränderungen der Tubenfunktion zu dem ersehnten Wunschkind zu verhelfen.

Trotz der Erfolge der In-vitro-Fertilisation liegt die Schwangerschaftsrate pro Zyklus (Baby-take-home-Rate) bei 15 % und konnte erst durch Kryokonservierung und Re-Transfer in Folgezyklen deutlich verbessert werden.

Daher stellt die rekonstruktive Tubenchirurgie im Rahmen der zur Sterilitätsabklärung notwendigen diagnostischen bzw. operativen Laparoskopie einen wesentlichen Bestandteil dar.

Amerikanische Reproduktionsmediziner halten die nur aus diagnostischen Gründen indizierte Chromolaparoskopie heutzutage für obsolet und empfehlen den Eingriff nur dann durchzuführen, wenn in gleicher Sitzung eine fertilitätschirurgische Operation – sei es durch Endoskopie oder durch Mikrochirurgie – möglich ist; letzteres wird nur wenigen Zentren vorbehalten sein, da dies einen hohen organisatorischen und apparativen Aufwand erfordert. Endoskopische Techniken zur Behebung peripherer Tubenverschlüsse, zur Adhäsiolyse, zur Behandlung von Douglas- und Ovarialendometriose gewinnen zunehmend größere Bedeutung.

Das von Herrn Professor Gauwerky verfaßte Buch mit dem Thema *Rekonstruktive Tubenchirurgie* ist von einem Experten geschrieben, der uns durch seine Zeit als Oberarzt an der Heidelberger Universitäts-Frauenklinik seit vielen Jahren bekannt ist. Der Autor hat sich nicht nur experimentell mit den endoskopischen Techniken der Refertilisierung beim Kaninchen auseinandergesetzt, sondern auch als einer der ersten die entsprechenden Techniken am Menschen umgesetzt und diese Technik beschrieben. Nach einem Aufenthalt bei Herrn Professor Gomel in Vancouver hat er sich intensiv mit der Etablierung mikrochirurgischer und endoskopischer Operationstechniken im Rahmen der Fertilitätschirurgie auseinandergesetzt. Er verfügt über umfassende Erfahrungen sowohl in der Diagnostik und Therapie als auch in der Abgrenzung zur assistierten Reproduktion.

Wir freuen uns, daß es ihm gelungen ist, ein deutschsprachiges Buch zu diesem Thema herauszugeben. Es stellt einen wichtigen Beitrag zur Beurteilung des Stellenwertes der rekonstruktiven Tubenchirurgie insbesondere vor dem Hintergrund der immer mehr an Bedeutung gewinnenden assistierten Reproduktion dar. Diesem Buch wünschen wir eine weite Verbreitung und hoffen, daß es eine Hilfe sein wird bei der Diskussion um die Festlegung der individuell besten Therapie.

Heidelberg, Herbst 1998

PROF. DR. MED. DR. H. C. B. RUNNEBAUM
PROF. DR. MED. DR. H. C. T. RABE

Vorwort

Die Anfänge der konservierenden Tubenoperationen reichen bis ins letzte Jahrhundert zurück. Im Jahr 1893 wurde die erste Operation unter Erhaltung der Tube bei einer Extrauteringravidität beschrieben (Burger 1961). Wenig später wurde auch versucht, distale Tubenverschlüsse zur Behebung einer tubaren Sterilität operativ anzugehen. Die Erfolge waren sehr bescheiden, und eine Veröffentlichung von Greenhill (1937) nennt eine postoperative Schwangerschaftsrate von 5%. Wenn man diese geringen Erfolgsaussichten mit dem damals doch erheblichen Operationsrisiko vergleicht, ist verständlich, warum derartige Operationen von den meisten Chirurgen abgelehnt wurden.

Eine Wende brachte nach dem 2. Weltkrieg die ausreichende Verfügbarkeit von Antibiotika sowie eine befriedigende Thrombose- und Embolieprophylaxe. 1959 kam der deutsche Gynäkologe Walz auf die Idee, bei Operationen der sehr fein strukturierten Tube ein Operationsmikroskop zu Hilfe zu nehmen. Er verwendete dazu ein handelsübliches Kolposkop. 1967 wurden von Swolin die ersten umfassenden mikrochirurgischen Operationsserien publiziert sowie die heute noch gültigen Techniken der mikrochirurgischen Salpingoovariolyse und Salpingotomie beschrieben. Die von ihm entwickelte thermoelektrische Nadelelektrode zur mikrochirurgischen Präparation findet auch heute noch weite Anwendung und konnte hinsichtlich der Effizienz auch durch neue Technologien nicht überboten werden. Nach den von Swolin entwickelten Prinzipien arbeiten auch heute noch die meisten Operateure. Mit Hilfe der grundlegenden Arbeiten von Winston (1975, 1977) Paterson u. Wood (1974, 1977) sowie Gomel (1977) konnte die Überlegenheit mikrochirurgischer Techniken zur Reanastomosierung der Tuba uterina eindrucksvoll belegt werden. Die mittlere Erfolgsrate der Refertilisierungsoperationen konnte dadurch auf über 50% gesteigert werden.

Heute befinden wir uns in einer Entwicklung, in der die operative Endoskopie auch für die Behandlung der tubaren Sterilität zunehmend an Bedeutung gewinnt und auf dem besten Weg ist, die schon als klassisch anzusehende Mikrochirurgie zu verdrängen. Das gilt für viele Fälle der distalen Tubenpathologie beziehungsweise für adhäsionsbedingte Sterilitätsformen. Die bahnbrechenden Arbeiten von Semm, Frangenheim und Lindemann haben zur weltweiten Verbreitung der minimal invasiven Chirurgie geführt. Dennoch stellt die mikrochirurgische Operationstechnik auch heute noch die Basis zur Therapie der tubaren Sterilität dar. An ihr hat sich auch die endoskopische Technik zu orientieren und an ihren Ergebnissen müssen die Ergebnisse der operativen Endoskopie gemessen werden.

Mit dem vorliegenden Buch soll neben den Operationstechniken und ihren Indikationen auch die Physiologie und Pathologie der Tube dargestellt werden. Speziellen Erkrankungen wie der Endometriose und der Extrauteringravidität sind gesonderte Kapitel gewidmet. Adhäsionen sind bei einem hohen Prozentsatz von Sterilitätsoperationen anzutreffen und häufig die einzige Sterilitätsursache. Vor diesem Hintergrund wurde in einem Kapitel der aktuelle Stand der Adhäsionsprophylaxe zusammengefaßt. In die Kapitel der mikrochirurgischen und endoskopischen Fertilitätschirurgie wurden die gängigen Trainingsmodelle eingebettet, die auch den Anfänger vor Ort in die Lage versetzen, diese schwierigen Techniken zu erlernen.

Dachau, Herbst 1998 J. F. H. GAUWERKY

Inhaltsverzeichnis

**1 Geschichte der Tubenchirurgie –
Von den anatomischen Grundlagen in der
alexandrinischen Epoche zu den Therapiekonzepten
im 19. und 20. Jahrhundert**
A. Lehner

1.1	Die Tube und ihre bildhaften Begriffe	1
1.2	Anatomische Grundlagen in der alexandrinischen Epoche	2
1.3	Anatomiestudien in Spätmittelalter und Neuzeit	4
1.4	Therapieverfahren im 19. und 20. Jahrhundert	5
1.5	Chirurgische Kontrazeption und Refertilisierung	7
1.6	Rekonstruktive Tubenchirurgie (A. Ahr und J.F.H. Gauwerky)	7
	Literatur	8

2 Funktionelle Anatomie der Tube
J. Brökelmann

2.1	Länge der Eileiter	11
2.2	Intramuraler Teil der Tube	11
2.3	Schleimhaut	12
2.4	Isthmus	14
2.5	Ampulle	16
2.6	Tubentrichter	17
2.7	Halteapparat	20
2.8	Blutversorgung des Eileiters	20
2.9	Lymphabfluß	23
2.10	Nervenversorgung	23
2.11	Eiaufnahme	24
2.12	Eitransport	25
	Literatur	26

**3 Distale Tubenpathologie –
Morphologie der Hydrosalpinx**
J.F.H. Gauwerky

3.1	Epithel der gesunden Tube	29
3.2	Morphologie der Hydrosalpinx	33
3.2.1	Rasterelektronenmikroskopie	33
3.2.2	Transmissionselektronenmikroskopie	41
3.2.3	Lichtmikroskopie	47
3.3	Bewertung der morphologischen Befunde	50
	Literatur	51

4 Tubenanastomose – Pathomorphologie und Heilung
J.F.H. Gauwerky

4.1	Rasterelektronenmikroskopie	53
4.2	Transmissionselektronenmikroskopie	61
4.3	Lichtmikroskopie	61
4.4	Bewertung der morphologischen Befunde	61
	Literatur	63

5 Sterilitätsabklärung vor tubenchirurgischen Eingriffen
T. Rabe, Ü.B. Gör und J.F.H. Gauwerky

5.1	Nichtinvasive Methoden zur Sterilitätsabklärung	65
5.1.1	Anamnese und körperliche Untersuchung	65
5.1.2	Sterilitätsursachen	66
5.1.3	Methoden zur Funktionsdiagnostik	72
5.2	Invasive Methoden zur Sterilitätsabklärung	78
5.2.1	Allgemeines	78
5.2.2	Hysterosalpingographie (HSG)	78
5.2.3	Hysterosalpingokontrastsonographie (HKSG)	82
5.2.4	Hysteroskopie (HSK)	83
5.2.5	Laparoskopie (LSK)	84
5.2.6	Falloposkopie (FSK)	86
5.3	Sterilitätsabklärung beim Mann	86
	Literatur	87

6 Nomenklatur und Klassifizierung
J. F. H. Gauwerky

6.1 Nomenklatur 89
6.2 Klassifizierung der Adhäsionen 90
6.3 Klassifizierung der distalen Tubenpathologie . 91
6.4 Klassifizierung der proximalen Tubenpathologie 92
6.5 Klassifizierung der intratubaren Pathologie . . 92
Literatur 94

7 Mikrochirurgische Tubenchirurgie
J. F. H. Gauwerky

7.1 Prinzipien der Mikrochirurgie 95
7.1.1 Atraumatische Technik 95
7.1.2 Vollständige Entfernung erkrankten Gewebes 96
7.1.3 Intraperitoneale Blutstillung 96
7.1.4 Schichtweise Adaptation der Gewebestrukturen 96
7.1.5 Peritonealisierung 96
7.1.6 Irrigation freiliegender peritonealer Gewebeoberflächen 96
7.1.7 Benutzung von Vergrößerungsgeräten 96
7.2 Mikrochirurgisches Instrumentarium 96
7.2.1 Mikrochirurgische Instrumente 96
7.2.2 Pflege der mikrochirurgischen Instrumente . 98
7.2.3 Nahtmaterial 98
7.2.4 Nadeln 98
7.2.5 Operationsmikroskop 99
7.2.6 Mikrochirurgische Zusatzgeräte 102
7.3 Operationsvorbereitung 103
7.3.1 Eröffnung der Bauchhöhle 104
7.3.2 Adhäsionsprophylaxe 105
7.4 Operationstechniken 105
7.4.1 Reanastomosierung der Tube 105
7.4.2 Tubouterine Implantation 109
7.4.3 Tuboampulläre Anastomosen 109
7.4.4 Korrektur der distalen Tubenpathologie . . . 111
7.4.5 Sonstige rekonstruktive Eingriffe 112
7.5 Mikrochirurgisches Training 113
7.5.1 Knotentechnik 113
7.5.2 Anastomosentechnik 114
7.5.3 Adhäsiolyse 115
7.6 Ergebnisse der mikrochirurgischen Tubenchirurgie 115
Literatur 120

8 Endoskopische Tubenchirurgie
J. F. H. Gauwerky

8.1 Instrumentarium 123
8.1.1 Basisinstrumente 123
8.1.2 Endoskopische Nähte 125
8.1.3 Saug-Spül-Einrichtung 126
8.1.4 Trokare, Endoskope und Videotechnik 127
8.1.5 Lasertechnik – technische Grundlagen für den Einsatz in der gynäkologischen Endoskopie (D. Pollmann und D. Wallwiener) 128
8.2 Vorbereitung zur Operation 130
8.3 Operative Techniken 132
8.3.1 Adhäsiolyse 132
8.3.2 Salpingostomie – Fimbrioplastik 133
8.3.3 Tubenanastomose 133
8.4 Endoskopisches Training 135
8.5 Ergebnisse der operativen Endoskopie 136
8.5.1 Studie zur Wertigkeit laparoskopischer bzw. laserassistierter Techniken zur Rekonstruktion bei distaler Tubenpathologie (D. Pollmann und D. Wallwiener) 136
8.5.2 Zusammenfassende Bewertung der operativen Endoskopie in der Tubenchirurgie 142
Literatur 143

9 Mikroendoskopische Intraluminaldiagnostik – Tuboskopie
S. Rimbach und D. Wallwiener

9.1 Terminologie 145
9.2 Operatives Vorgehen bei der Falloposkopie . 146
9.3 Falloposkop-Optik 147
9.4 Möglichkeiten und Grenzen der mikroendoskopischen Intraluminaldiagnostik 147
9.5 Zusammenfassung 148
Literatur 148

10 Indikationen zur Tubenchirurgie und Stellenwert verschiedener tubenchirurgischer Maßnahmen
J. F. H. Gauwerky 151

11 Die Behandlung der Extrauteringravidität
J. F. H. GAUWERKY UND P. OPPELT

11.1 Häufigkeit und Ätiologie 153
11.2 Symptome 156
11.3 Diagnostik 156
11.4 Therapie 157
11.4.1 Operative Therapie 157
11.4.2 Medikamentöse Therapie und
  exspektatives Vorgehen 165
11.5 Fertilität nach operativer Behandlung 168
11.6 Indikationen und Kontraindikationen . . . 172
Literatur 173

12 Behandlung der Endometriose
R. BAUMANN, R. GÄTJE UND J. F. H. GAUWERKY

12.1 Ätiologie und Pathogenese der
  Endometriose 177
12.1.1 Transplantationstheorie 178
12.1.2 Metaplasietheorie 178
12.1.3 Rolle des Immunsystems 179
12.1.4 Rolle des endokrinen Systems 180
12.1.5 Zeitlicher Verlauf der Endometriose 180
12.2 Klassifikation der Endometriose 181
12.3 Therapie der Endometriose 184
12.4 Medikamentöse Therapie der Endometriose 185
12.4.1 Hormontherapie 185
12.5 Operative Therapie der Endometriose . . . 188
12.5.1 Präoperative medikamentöse Behandlung . 188
12.5.2 Radikale operative Sanierung 189
12.6 Abschließende Bemerkungen 189
Literatur 189

13 Intraabdominelle Adhäsionen – Ursachen, Vorbeugung und Behandlung
J. F. H. GAUWERKY

13.1 Ursachen und Entstehungsmechanismus . . 193
13.2 Vorbeugung und Behandlung 197
13.2.1 Verminderung des peritonealen Traumas . . 197
13.2.2 Hemmung der Entzündungsreaktion 198
13.2.3 Verminderung der Fibrinablagerung
  und Förderung der Fibrinolyse 200
13.2.4 Mechanische Separierung peritonealer
  Oberflächen 202
13.2.5 Physikalische Maßnahmen zur
  Adhäsionsprophylaxe 206
13.3 Zusammenfassende Bewertung 209
Literatur 209

14 Postoperative Betreuung
J. F. H. GAUWERKY 215

Sachverzeichnis 217

Mitarbeiterverzeichnis

Dr. med. André Ahr
Universitäts-Frauenklinik Frankfurt
Theodor-Stern-Kai 7
D-60590 Frankfurt

Priv.-Doz. Dr. med. Rudolf Baumann
Universitäts-Frauenklinik Frankfurt
Theodor-Stern-Kai 7
D-60590 Frankfurt

Prof. em. Dr. med. Jost Brökelmann
Friedensplatz 9
D-53111 Bonn

Dr. med. Regine Gätje
Universitäts-Frauenklinik Frankfurt
Theodor-Stern-Kai 7
D-60590 Frankfurt

Prof. Dr. med. Johannes F. H. Gauwerky
Frauenklinik Dachau
Konrad-Adenauer-Str. 30
D-85221 Dachau

Dr. med. Ümit B. Gör
Frauenklinik, Klinikum Aschaffenburg
Am Hasenkopf 1
D-63739 Aschaffenburg

Dr. phil. Albert Lehner
Engelhartstr. 15
D-93049 Regensburg

Dr. med. Peter Oppelt
Universitäts-Frauenklinik Frankfurt
Theodor-Stern-Kai 7
D-60590 Frankfurt

Dr. med. Dirk Pollmann
Universitäts-Frauenklinik
Voßstr. 9
D-69115 Heidelberg

Prof. Dr. med. Dr. h. c. Thomas Rabe
Universitäts-Frauenklinik
Voßstr. 9
D-69115 Heidelberg

Dr. med. Stefan Rimbach
Universitäts-Frauenklinik
Voßstr. 9
D-69115 Heidelberg

Prof. Dr. med. Diethelm Wallwiener
Universitäts-Frauenklinik
Schleichstr. 4
D-72076 Tübingen

1 Geschichte der Tubenchirurgie
Von den anatomischen Grundlagen in der alexandrinischen Epoche zu den Therapiekonzepten im 19. und 20. Jahrhundert

A. LEHNER*

Inhalt

1.1 Die Tube und ihre bildhaften Begriffe 1
1.2 Anatomische Grundlagen in der alexandrinischen Epoche 2
1.3 Anatomiestudien in Spätmittelalter und Neuzeit 4
1.4 Therapieverfahren im 19. und 20. Jahrhundert 5
1.5 Chirurgische Kontrazeption und Refertilisierung 7
1.6 Rekonstruktive Tubenchirurgie 7
Literatur 8

1.1 Die Tube und ihre bildhaften Begriffe

Eiergang, Muttertrompete, Cornu, Cornu uteri, Cornu matricis (Berengario), Humerus (Galen), κεραια (Keraia, Rufus), Latera, Ligamentum cornuale, Oviductus, Ovarialtube, Salpinx, Tuba Falloppii (Gabriele Falloppio), Tuba uterina, Vas seminale, Vas spermaticum, Vena tenuissima (Thomas von Brabant 1204–1280, zit. nach Ferckel 1912, S. 11), Via medulla (zit. nach Ferckel 1910, S. 256): Alle diese Begriffe aus der abendländischen medizinischen Fachliteratur meinen den Eileiter. Könnten außereuropäische Schriften, etwa die ägyptischen oder die vedischen, ebenso sicher ausgewertet werden, ließen sich zwei Dutzend Synonyme gewiß erreichen. Daß es sich dabei nicht bloß um epochal bedingte Metaphern handelt, ist insofern anzunehmen, als – begriffshistorisch betrachtet – mehrere Synonyme für ein und dasselbe Organ regelmäßig gedankliche Muster und im konkreten Fall hier medizinische Modelle bedeuten. So gilt der Terminus Vas spermaticum als Beleg dafür, daß er aus dem Analogiedenken der Antike stammt und dem Vas deferens nachgebildet wurde. Falloppio verglich den Eileiter mit der Trompete, der römischen Tuba; Cornu als Symbol männlicher Dominanz zu dechiffrieren, wäre reizvoll.

Die ersten schriftlich erhaltenen anatomischen Studien in der Antike zeigen ein wechselseitiges Verhältnis von naturwissenschaftlichem Eifer und dem Versuch, naturphilosophische Spekulation zu legitimieren. Wie dies ausgesehen hat, ist für den attischen Raum von Erna Lesky (1950) beschrieben worden; mit der Entwicklung auf ägyptischem, syrischem und persischem Boden befaßte sich Ursula Weisser (1983).

Allem Anschein nach verlegte die Medizin schon in ihren Anfangszeiten mit höchstem Vergnügen einen ihrer Forschungsschwerpunkte auf die menschlichen Generationsorgane oder die, wie mancher Arzt im 19. Jhd. zu sagen pflegte, „Werkzeuge für das Fortpflanzungsgeschäft". Diskutiert wurde hitzig – meist theoretisch und literarisch –, da die Humansektion nicht durchweg erlaubt und außerdem fast nichts über die inneren, vor allem weiblichen Organe empirisch zu erschließen war.

Jahrhundertelang beschäftigte man sich mit dem Hymen, der Vagina und dem Uterus auf anatomischem Gebiet, mit dem gesamten Komplex von Gravidität, Geburt und Mammae im speziellen pathologischen Einzelfall. Und anders als im Hinblick auf die ungeheure Menge geburtshilflicher Schriften zu erwarten wäre, befaßten sich Gynäkologen weit weniger mit Ovarien und Tuben, weshalb auch wenige Befunde eindeutig beschrieben oder gar pathologische Phänomene therapiert werden konnten.

Die nicht kontinuierliche Auseinandersetzung ist zum einen erklärbar mit der unzugänglichen Lage von Eierstock und Eileiter, zum anderen entschuldbar aufgrund wenig oder überhaupt nicht bekannter Untersuchungsmethoden. Erst August Martin (1847–1933), der spätere Ordinarius für Geburtshilfe und Gynäkologie in Greifswald (1899–1907), praktizierte konsequent die bimanuelle Palpation – erwähnt wird sie schon 1761 im Handbuch *Traité des Maladies des Femmes* von Jean Astruc (s. Buess 1966, S. 470–471) – und erweiterte die diagnostischen Möglichkeiten bei Tubenerkrankungen.

Lange Zeit herrschte Unklarheit über die komplizierten Wechselwirkungen zwischen Ovarien und Tuben. Beziehungen zwischen Ovar und Uterus, wie sie durch Karl-Ernst von Baer 1827 nach Entdeckung der weiblichen Eizelle erkennbar geworden waren, wurden in ihrer Problematik erst am Ende des letzten Jahrhunderts thematisiert.

Zudem wurde erst 1883 nachgewiesen, daß zur Entstehung neuen menschlichen Lebens die weibliche Eizelle ebenso wichtig ist wie das männliche Sperma: Edouard van Beneden (1846–1910), belgischer Embryologe und Zytologe, wies die äquivalente Vereinigung von

---

* Kap. 1.6 wurde von A. Ahr und J. F. H. Gauwerky verfaßt

Kern- und Zellsubstanz der Ei- und Samenzelle nach, ebenso deren Bedeutung für die Individualentwicklung. Gleichzeitig erfuhr mit der aufkommenden Lehre von der inneren Sekretion der Ovarien der chirurgische Aspekt neue Impulse. Diskutiert wurden Versuche mit Ovarialpräparaten und die Ovartransplantation als neue Therapieform.

Äußerste Ambivalenz birgt in diesem Zusammenhang der aus dem Jahr 1888 referierte Satz des damaligen Vorsitzenden der Deutschen Gesellschaft für Gynäkologie, Rudolf Kaltenbach (1842–1893): „Die Gynäkologie erhält die Frau leistungsfähig" (Kaltenbach 1889). Die Frau genoß somit nicht als Frau an sich bedingungslose Akzeptanz, und ihre Leiden wurden nicht absichtslos gelindert, sondern sie sollte ihrer Gebärfähigkeit wegen produktiv gehalten werden. Einem materialistischen Gynäkologismus war damit das Wort geredet.

Daß man in der Literatur hin und wieder auf Abenteuerliches trifft, darf einen beim besten Willen zum überprüfbaren Referat nicht stören. Denn absonderlich genug nehmen sich Berichte aus, nach denen im 16. Jhd. auf deutschen Territorien tätige Schweineschneider ihre berufsmäßig ausgeübten, chirurgischen Fertigkeiten bei ihren Töchtern anwandten und diese kastrierten (Matuschka 1982). Und ein völlig neues Gebiet betrat der seinerzeit führende Chirurg und einer der ersten männlichen Geburtshelfer, François Mauriceau (1637–1709), als er in der 2. Hälfte des 17. Jhds. erstmals eine Tubargravidität – oder das, was sein Kollege Benoit Vassal dafür hielt – zu beschreiben versuchte (Mauriceau 1687, S. 86–87; Fasbender 1906, S. 163). Auch darüber, daß „speziell bei der vornehmen Damenwelt Frankreichs die Ovariotomie als Präventivmittel im letzten Drittel des 19. Jhds. sehr stark in Mode gewesen sei" (Fuchs 1912, Bd. 3, S. 332), hätte man gerne gesicherte Auskünfte von seiten der Frauenärzte.

1.2 Anatomische Grundlagen in der alexandrinischen Epoche

Angesprochen sind damit die Zeit und der Raum, deren Ruhm um die Wende vom 4. zum 3. Jhd. begründet wurde, als mit dem Mouseion in Alexandria eine einzigartige Wirkungsstätte für Künstler, Gelehrte und Naturwissenschaftler entstand. Die makedonische Dynastie der Ptolemäer hatte begonnen, Alexandria zum Mittelpunkt des hellenistischen Kulturraums auszubauen. Ptolemaios I. Soter (um 367–283 v. Chr.) versah die Bibliothek des Mouseion mit reichen Mitteln des Königshauses; sie hatte bereits in der Antike Weltgeltung. Bekannt ist der traurige Schlußpunkt ihrer Geschichte: Im Verlauf des alexandrinischen Krieges 48/47 v. Chr. wurde die Bibliothek durch Feuer, das bei der Besetzung und Brandschatzung Alexandrias von den Schiffen auf die Stadt übergriff, zerstört und an die 700 000 Bücherrollen wurden vernichtet.

Anhand der alle Unbill überdauernden Bruchstücke, die sich neben dem *Corpus Hippocraticum* erhalten haben, kann der Mann festgemacht werden, der im 3. Jhd. v. Chr. die Reihe der großen alexandrinischen Ärzte anführte: Herophilos aus Chalcedon in Kleinasien. Mit ihm begann die folgenreiche Entwicklung hin zu einer pathologischen Anatomie. War die Sektion der früheren Medizin und den hippokratischen Ärzten keineswegs fremd, so sprengten die neuen, unter einem für diese Zeit äußerst modernen Aufwand betriebenen Anatomiestudien den traditionellen Rahmen.

Informiert sind wir darüber durch Galen aus Pergamon (129–199), den einstigen römischen Modearzt. Erreichte zu dessen Lebzeiten die antike wissenschaftliche Medizin ihren vorläufigen oder – besser gesagt – letzten Höhepunkt, so kann die Frage nach Galens Abhängigkeit von seinen Vorbildern nicht ausbleiben. Denn ärztliche Kunst, wie jede andere *ars* auch, entsteht ja nicht voraussetzungslos. Vielfach eklektisch, dabei gleichermaßen kritisch hat Galen die Ergebnisse von Herophilos rezipiert und in sein eigenes Werk eingearbeitet. Galen schreibt:

Herophilos ... exacte scripserit: Adnati sunt et utero testiculi a lateribus ex utraque parte in paucis differentes a masculis. (Angewachsen sind von beiden Seiten dem Uterus auch kleine Hoden, die sich von den männlichen nur wenig unterscheiden.)

Herophilos hatte als erster die weiblichen Keimdrüsen als „Hoden des Weibes" gefunden; und ein weiterer entscheidender Schritt gelang ihm mit der Entdeckung der Tuben:

Seminalis autem meatus in utroque non valde apparet, adnatus est autem utero ab externa parte alter a dextro, alter a sinistro. (Der Samengang ist nicht so sehr zu sehen; aber er ist dem Uterus von außen her angewachsen, einer von rechts und einer von links.)

Wenn nun Herophilos anschließt, „diese Samengänge ziehen von den weiblichen Hoden (den Eierstöcken) zum Blasenhals und münden dort in die Blase", also nicht in den Uterus, stiftete er für die spätere gynäkologische Forschung viel Verwirrung. Denn auf seinen anatomischen Befund hin und infolge der Fehlbeschreibung des Tubenverlaufs setzte sich vor allem in der antiken Zeugungslehre und den von ihr abhängigen mittelalterlichen Theorien die Meinung fest, die Frau könne nichts zur Zeugung beitragen (Lesky 1950, S. 162–163). Und genau in diesem Punkt brachte Galen seine eigenen Beobachtungen ein und berichtete Herophilos folgendermaßen:

Und fürwahr, die Samengänge, die aus den Hoden hervorwachsen, enthalten wiederum in gleicher Weise wie bei den Männern offensichtlich Sperma; unmittelbar bei den Hoden sind sie weit und haben ein deutliches Lumen, in einiger Entfernung aber werden sie enger und verlieren gleichsam ihr Lumen, dann aber wieder erweitern sie sich bei den Uterushörnern, wo sie auch in die Gebärmutter einmünden. Diese Einmündung hat weder Aristoteles, noch Herophilos, noch Euryphon gesehen." (zit. nach Lesky 1950, S. 178)

Die Eileiter münden also beidseitig in die Gebärmutterhöhle ein und nicht in den Blasenhals. Ob dieser letzte Kenntnisstand, wie er auch später der arabisch-islamischen Welt vermittelt werden sollte (Weisser 1983, S. 93), original auf Galen zurückgeht oder anderswoher stammt, bleibt fraglich, wie denn auch kontrovers diskutiert wird, ob „Herophilos den Tubenverlauf schon im wesentlichen richtig beschrieben habe" (Weisser 1983, S. 93; Potter 1976, S. 56).

Eine weitere wichtige Quelle zur Kenntnis der gynäkologischen Anatomie entnimmt die medizinhistorische Forschung einer Passage des umfangreichen Werks des Rufus von Ephesos (? 110–180). Wie Herophilos hatte er in Alexandria studiert, das bis in die römische Kaiserzeit seine Stellung als Bildungszentrum behaupten konnte. Über sein Leben ist nicht viel mehr bekannt, als daß er sich zeitweise in Rom und Ägypten aufgehalten hat. Mit *Über die Benennung der Körperteile des Menschen* hat Rufus das erste vollständig erhaltene anatomische Lehrbuch der Antike geschaffen; als „keraiai" (Hörner) definiert er darin:

> Die Verlängerungen, die an jeder Seite des Uterus in der Höhe anwachsen, sind die Hörner oder Arme des Polypen, ... die sich in die Höhlung des Uterus öffnen und eine leicht schleimige Flüssigkeit absondern. (Daremberg u. Ruelle 1879, S. 159–160)

Rufus benennt so eindeutig die Tuben und spricht von ihrer Einmündung in das Cavum uteri; außerdem werden Scheide und Uterus erstmals voneinander abgegrenzt (Daremberg u. Ruelle 1879, S. 160). Kritik an und Selbständigkeit gegenüber der hippokratischen Medizin steigerten seinen Bekanntheitsgrad in der mittelalterlichen, besonders der arabischen Medizin.

Als Vollender der antiken Frauenheilkunde am Beginn des 2. nachchristlichen Jahrhunderts gilt Soran von Ephesos (?98–138); ebenfalls in Alexandria ausgebildet, lebte er unter Trajan und Hadrian in Rom. Seine in mittelalterlichen Handschriften erhaltenen reich illustrierten Werke zu allen Bereichen der Gynäkologie und Geburtshilfe bieten sehr genaue Krankheitsbilder; einzelne Symptomgruppen sind so exakt gegeneinander abgegrenzt, daß man von Differentialdiagnosen sprechen kann (Meyer-Steineg u. Sudhoff 1965, S. 78). Was die anatomische Beschreibung des Tubenverlaufs betrifft, hält sich Soran im wesentlichen an Herophilos, da er nach eigenem Zeugnis Anatomiestudien zwar für beachtenswert, aber – die Gynäkologie ausgenommen – nicht für wesentlich hält (Kudlien 1964, S. 11; anders: Huber u. Lüneburg 1894, S. 4, Anm. 1). Zur Lage der Ovarien und zum Verlauf der Eileiter schreibt Soran in seiner Gynäkologie (Huber u. Lüneburg 1894, § 12):

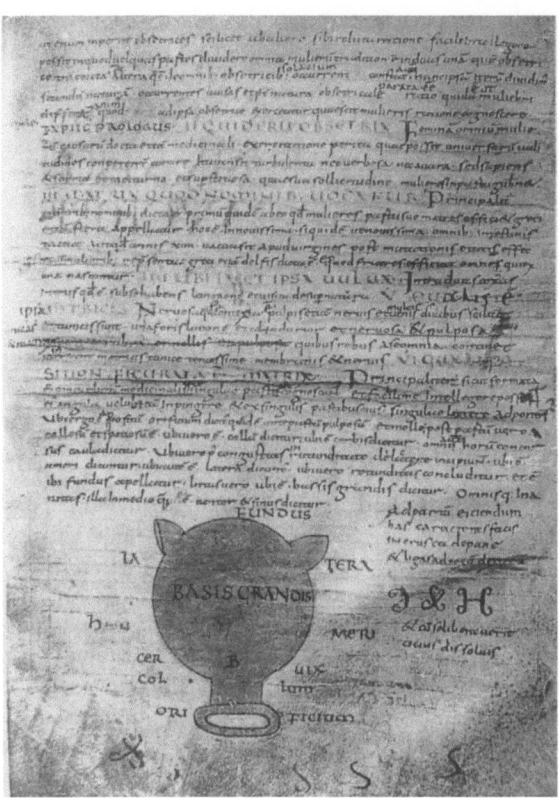

Abb. 1.1. Schematisches Bild des Uterus. Bibliothèke Royale Nr. 3714, fol 16^V (saec. IX), Brüssel

> Die Hoden [Ovarien] lagern ausserhalb in der Nähe des Cervix, an jeder Seite. Sie sind mürbe und drüsig, dabei mit einer besonderen Haut bedeckt ... [und] der Samengang zur Gebärmutter führt aus beiden Hoden, sich an den Seiten längs ziehend, bis zur Blase und pflanzt sich in den Hals derselben.

Kommen Soran auch alle erdenklichen Verdienste auf dem Gebiet der Geburtshilfe zu, kann man doch froh sein, daß nicht seine Ergebnisse, sondern die von Rufus und Galen weitgehend verbindlich wurden. Sehr lebendig geblieben sind allerdings die auf Soran zurückgehenden Illustrationen zu seiner *Gynäkologie*, einer Art „Hebammenkatechismus", den der nordafrikanische Arzt Mustio (auch Muscio) im 6. nachchristlichen Jahrhundert aus dem Griechischen ins Lateinische übersetzte (Ilberg 1910, S. 6). Die ältesten Uterusabbildungen, mit und ohne Kindslagen, sind in einer Brüsseler Handschrift (Bibliothèque Royale No 3714) aus dem 9. Jhd. erhalten. Auf Folio 16^v ist unmittelbar unter dem -Text das schematische Uterusbild eingerückt (Abb. 1.1). Die Form kann mit einer kugelförmigen, kurzhalsigen Flasche verglichen werden; der Rand der Mündung des Halses ist umgekrempt und entspricht der Vulva, der Flaschenkörper dem Corpus uteri samt Zervix, der Flaschenhals meint die Vagina. Links und rechts oben sind zwei große Lappen angefügt, die als „latera" bezeichneten Anhänge; später dargestellte sog. Hörner fehlen.

1.3 Anatomiestudien in Spätmittelalter und Neuzeit

In Bologna schrieb 1316 Mondino de Luzzi (1275–1326) seine *Anathomia*. Max Neuburger nennt ihn den einflußreichsten Repräsentanten der Anatomie im ganzen späteren Mittelalter.

Obwohl er [Mondino] nachweislich weibliche Leichname seziert hat, teilt er doch, man möchte fast sagen aus Pflichtgefühl, die Kavität der Gebärmutter in sieben Zellen ein, genau wie er es eben aus Galen gelernt hatte. (Weindler 1908, S. 55)

Nicht viel anders sieht es 200 Jahre später bei Berengario aus Carpi (1460–1530) aus. Auch seine anatomische Darstellungen orientieren sich am Überlieferten und beruhen nicht auf eigenen Beobachtungen; andernfalls würden Text und Situsbild in den Isagogae von 1530 übereinstimmen und die Cornua, die Tuben, beim Fundus uteri, nicht aber bei der Cervix uteri angebracht sein (Holl 1921, S. 108). Im Kapitel *De anatomia matricis* (Über die Anatomie der Gebärmutter) besteht zwar die Matrix nur noch aus einer Höhle, wird aber von Vagina und Vulva nicht unterschieden. Die Cornua matricis sind als Ligamenta bezeichnet und „das Ganze erinnert in der Tat vielmehr an die Stirn eines Ochsenkalbes, dessen Hörner sich eben zu entwickeln beginnen, als an die Generationsorgane einer Frau." (Weindler 1908, S. 84)

Fand eine Veränderung insofern statt, als die Anatomia porci, die Schweineanatomie, von der systematischen Sektion menschlicher Körper abgelöst worden war, blieben dennoch allerorts Galen und seine Lehre insgesamt unangetastet. Erst der Bruch mit der Autorität Galens in der Zeit der großen Anatomen des 16. und 17. Jhds. bringt die wichtige Zäsur, und Vesal, Eustacchio (1520–1574) und Falloppio setzen die deutlichsten Akzente innerhalb der anatomischen Forschung.

Andreas Vesal (1514–1564) hat die Anatomie im modernen naturwissenschaftlichen Sinn begründet; sein Bekanntheitsgrad ist außerordentlich. Im Hauptwerk *De humani corpore fabrica libri septem* (Die sieben Bücher über den Bau des menschlichen Körpers, Basel ¹1543; ²1555; Nachdruck Brüssel 1964) schuf er ein für Jahrhunderte geltendes Standardwerk. Die seinerzeit übliche Bezeichnung „Testes" für die Ovarien behielt Vesal bei (Radtke 1969, S. 31 und öfter). Im berühmten weiblichen Situs in der *Fabrica* (V, S. 378) heben sich Eierstöcke und Eileiter deutlich vom dunkleren Hintergrund ab; die Tube nennt Vesal „Vas semen deferens" (1.2).

Mit Gabriele Falloppio (1523–1562), Schüler von Vesal und sein Nachfolger auf dem Lehrstuhl für Anatomie in Padua, erreichte das Wissen über die Lage der inneren weiblichen Geschlechtsorgane, über sie selbst und ihre

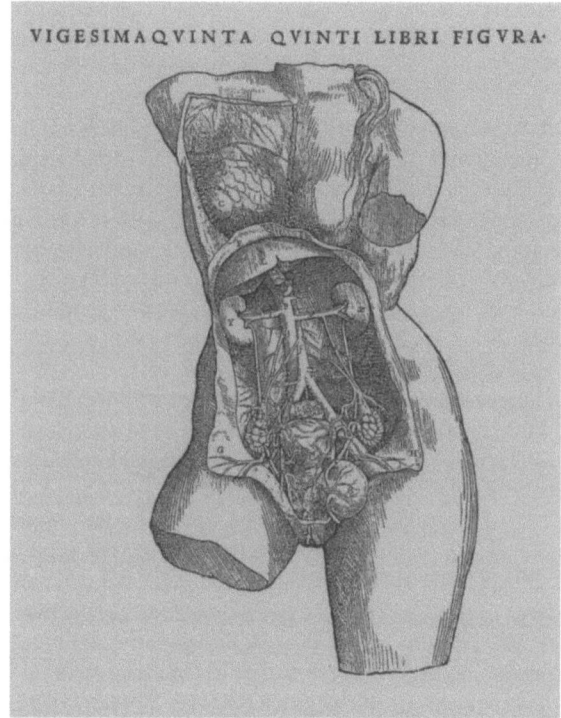

Abb. 1.2. Darstellung des weiblichen Situs. Aus A. Vesal, De humani corporis fabrica (lib. V), Basel 1543; Nachdruck Brüssel 1964, S. 378

Funktion einen Kenntnisstand, der in anatomischer Hinsicht bis heute nicht überholt ist.

Kennt der heute tätige Kliniker wenig oder nichts, was er mit der Gynäkologie des 17. Jhds. in Zusammenhang bringen könnte, ist ihm dennoch eine vergessene medizinische Forschungsleistung über den Namen ihres Urhebers geläufig: Regnier de Graaf (1641–1673), und gemeint sind die Graaf-Follikel. In den PNA von 1955 lauten sie in ihrer vollständigen lateinischen Form „Folliculi ovarici vesiculosi". Kurz vor seinem Tod konnte de Graaf 1672 in Leiden ein mit sehr schönen Kupferstichen ausgestattetes Buch für Gynäkologen veröffentlichen; es trägt den Titel *De mulierum organis generationi inservientibus* (Über die der Zeugung dienstbaren Organe der Frauen); die Kupferstiche sind exakt und stimmen mit dem anatomischen Wissen überein. In der ausführlichen Beschreibung heißen die Tuben noch Vasa deferentia oder Tubae Fallopianae (1.3), aber de Graaf faßt sie als Eileiter, als Oviductus auf und nicht mehr als Samengänge:

De vasis. Oportet, ut hoc in loco demonstremus talia Vasa deferentia a natura extructa esse, per quae ova illa commode ad uterum transire queunt. (de Graaf, op. cit., S. 220) (Über die Gefäße. Es ist nötig, hier zu zeigen, daß die Vasa deferentia von der Natur so angelegt sind, und durch sie jene Eier bequem zum Uterus gelangen können.)

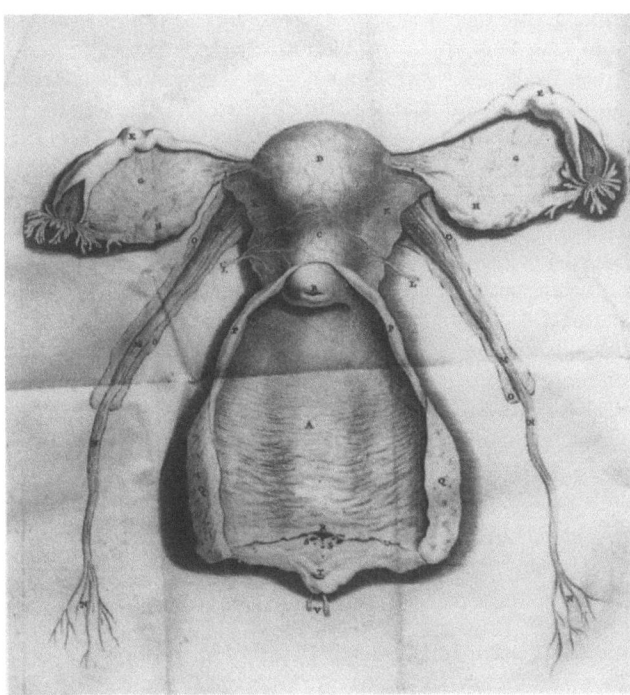

Abb. 1.3. Die weiblichen Fortpflanzungsorgane. Aus R. de Graaf, De mulierum organis (Tafel VII), Leiden 1672, S. 89–90

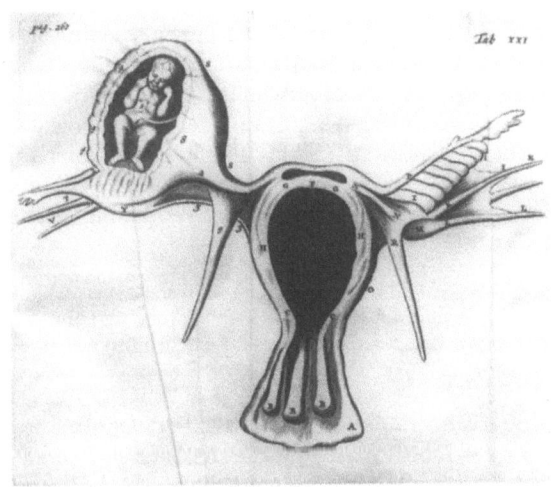

Abb. 1.4. Tubengravidität. Aus de Graaf, De mulierum organis (Tafel XXI), Leiden 1672, S. 260

Weiter dokumentiert de Graaf, daß das spätere 17. Jhd. Untersuchungen über das Ovar kannte; er selbst beschreibt systematisch Erkrankungen von Ovar und Tube und erwähnt Abdominal- und Tubengravidität, die auf einer seiner ausgezeichneten Tafeln dargestellt ist (1.4).

1.4 Therapieverfahren im 19. und 20. Jahrhundert

Ob bei der ersten gelungenen Ovariotomie, die Ephraim McDowell (1771–1830) Weihnachten 1809 in Danville/Kentucky durchgeführt hat, die Tuben mitentfernt wurden, ist nicht bekannt. Es heißt nur, der Arzt wäre bei Mißlingen des Eingriffs gelyncht worden. Daß es vorher andere, nicht publik gewordene gynäkologische Operationen derselben Art gegeben hat, will man annehmen. Unberechenbar waren dabei die Folgen allemal, solange der Infektionsgefahr nicht ausreichend begegnet werden konnte und vor 1850 die Narkotisierung schwierig war.

Nach der Mitte des 19. Jhds. beginnt ein klar abgegrenzter und profilierter Zeitabschnitt in der Geschichte der Medizin: die Ära der Antisepsis. Waren bis dahin abdominale Eingriffe generell und gynäkologische im einzelnen mit dem tödlichen Risiko der Infektion verbunden, ließen sich nun die vorgegebenen Fragen auf allen Gebieten der gynäkologisch-chirurgischen Therapie um vieles leichter beantworten. Gleichzeitig verlagerten sich die Interessenschwerpunkte auf die Problematik der operativen Gynäkologie, nachdem Puerperalfieber und Infektionsgefahren im Zusammenhang mit der praktischen Geburtshilfe halbwegs gebannt schienen.

Innerhalb kurzer Zeit sank die postoperative Letalität drastisch. So ist bekannt, daß im klinischen Betrieb von Thomas Spencer Wells (1818–1897), der die chirurgische Behandlung von Ovarialtumoren systematisch weiterentwickelt hatte und damit für viele Fachkollegen vorbildlich geworden war, bei antiseptischen Maßnahmen nach der von Joseph Lister (1827–1912) erarbeiteten Methode etwa 90% der Patientinnen überlebten. Fairerweise wird man hinzufügen, daß Lister seine auf Pasteur gründende Schrift *On the Antiseptic Principle in the Practice of Surgery* 20 Jahre nach den von Ignaz Philipp Semmelweis (1818–1865) an der Wiener Gebärklinik beobachteten Kindbettfieberepidemien veröffentlichte. Semmelweis hatte 1847 in der Übertragung infektiöser Stoffe durch die Hände und die Instrumente der Geburtshelfer die Ursache für das Kindbettfieber erkannt.

Mit den ersten Ovariotomien 1858 durch Wells begann die von Gynäkologen praktizierte Abdominalchirurgie; Konflikte mit den Chirurgen ließen nicht lange auf sich warten, da letztere ihr eigenes Ressort beeinträchtigt sahen. Die bald getroffene Übereinkunft sah folgende Aufteilung vor: die Chirurgie der weiblichen Sexual- und Zeugungsorgane sollte den Gynäkologen, die Eingriffe an den Mammae den Chirurgen vorbehalten bleiben.

Abgesehen von der Frage, wer die Operationen vornahm, wurde heftig über den einzuschlagenden Weg diskutiert; gute Gründe ließen sich sowohl für die Laparotomie, den direkten Zugang über das geöffnete Abdomen, als auch die Kolpotomie, die operative Öffnung des Bauchraums von der Scheide aus, vorbringen.

Als neue Operation zur Entfernung erkrankter Tuben kommt ferner die vaginale Salpingo-oophorectomie in Betracht, welche Verf. auch bei Pyosalpinx mit Erfolg ausgeführt hat. Die Pat. konnten bereits am 9. Tag die Klinik verlassen. (Dührssen 1895, S. 201)

Alles, was mit Aussicht auf Erfolg auf vaginalem Wege ausführbar ist, muss auch auf vaginalem Wege gemacht werden. Nur bei der Unmöglichkeit, auf ihm zum Ziele zu gelangen, tritt an seine Stelle der Angriff vom Abdomen aus. (Jung 1900, S. 581)

Die abdominale Köliotomie bleibt, so weit sie bei Tubargravidität angewandt wird, auf die Fälle beschränkt, bei denen akute Anämie, Größe des Eies oder zu hochgradige Adhäsionen den vaginalen Weg verbieten. (Jung 1900, S. 583)

Man stand damals auf dem später verlassenen Standpunkt, daß der Eingriff vom Abdomen aus gefährlicher sei als der von der Vagina aus. Die Erfahrung erwies das Gegenteil, daß die Eröffnung der Bauchhöhle viel geringere Gefahren bot, weil das Peritoneum Eingriffe aller Art besser erträgt als das Bindegewebe, und weil der Eingriff von der Vagina aus sich als viel blutiger und weniger übersichtlich erwies. (Fehling 1925, S. 243)

Bei der Durchsicht einschlägiger Publikationsreihen wie dem seit 1870 erscheinenden *Archiv für Gynäkologie*, der *Zeitschrift für Geburtshilfe und Gynäkologie* und dem *Centralblatt für Gynäkologie* ergibt sich folgendes Bild: Im letzten Drittel des 19. Jhds. gehörten die operative Behandlung der Extrauteringravidität und die Adnexoperationen zu den vordringlichsten Aufgaben. 1878 hatte O. Spiegelberg in seinem Lehrbuch der Geburtshilfe die Extrauteringravidität grundlegend dargestellt; eine vervollständigende Beschreibung der ektopischen Gravidität in allen Einzelheiten und in den bisher bekannten Erscheinungs- und Verlaufsformen brachte O. Hoehne im Handbuch von Halban u. Seitz 1928.

Um bei allen nicht rupturierten Tubargraviditäten die Tuben zu erhalten und eine endgültige Sterilität zu vermeiden,

... wurde nach Eröffnung der Bauchhöhle der Tubeninhalt sowohl bei ampullärem Sitz, wie auch bei Sitz der Gravidität im isthmischen Abschnitt abdominalwärts ausgedrückt. Das Herausstreichen der Frucht samt Placenta gelang im allgemeinen ohne große Schwierigkeiten. Die einzige Gefahr bestand darin, daß Placentareste in der Tube zurückbleiben und zu bedrohlichen Blutungen führen konnten. (Ludwig 1951, S. 380)

In der Regel wurde dem mit einer Kürettage des Eileiters vorgebeugt. Wegen der Unübersichtlichkeit und der nicht sicher ausführbaren Blutstillung ist bis heute die Kürettage der Tube fragwürdig geblieben. Aus der rekonstruktiven Tubenchirurgie wurde sie später wegen der Traumatisierung der Endosalpinx verbannt. Bereits um 1900 fand eine andere konservierende Methode, die sog. Sectio tubae Eingang in die Methodik: Durch eine Längsinzision der Tube wird die Frucht entfernt und nach sorgfältiger Blutstillung die Tubenwand über eine vorher eingelegte Sonde vernäht (Matthaei 1956, S. 734). Dieser konservative Standpunkt in der Behandlung der Extrauteringraviditäten schien allerdings nur dann gerechtfertigt, wenn die andere Tube makroskopisch erkrankt und wenn nicht Eile infolge Verblutungsgefahr geboten war.

Sinnvoll wird aber die Operation nur sein, wenn das Ei im Fimbrientrichter oder im lateralen Drittel der Tube sitzt und der übrige Abschnitt des Organs gesund erscheint. (Lemberger 1947, S. 66)

Auch bei wiederholter ektopischer Gravidität wurde anstelle einer Tubenexstirpation die konservative Operation mit Stomatoplastik am verbleibenden Tubenrest durchgeführt, und so eine weitere intrauterine Gravidität in einigen Fällen ermöglicht (Jauch 1951, S. 386). Neben der „bewundernswerten Zähigkeit", mit der sich nach sterilisierenden Operationen die Tubenlichtung trotz aller mechanisch-operativen Mißhandlungen wiederhergestellt hat, wurde das Vermögen der Tube erkannt, durch Resistenz und Regenerationsfähigkeit das Operationstrauma ohne Gewebsverlust zu überwinden und eine intakte Epithelstraße für die Kommunikation zwischen Uterus und Ovar aufrecht zu erhalten (Lork 1955, S. 822).

1.5 Chirurgische Kontrazeption und Refertilisierung

1881 konnten Hegar u. Kaltenbach in der „zweiten, gänzlich umgearbeiteten und vermehrten Auflage" (¹1874) ihres Lehrbuchs *Die operative Gynäkologie mit Einschluß der gynäkologischen Untersuchungslehre* dem Ovariotomiekapitel eine über 20 Titel, dem Abschnitt Tubenchirurgie eine immerhin 11 Titel zählende Literaturliste voranstellen; hauptsächlich wurden Punktionen von Tubarsäcken und die Salpingo-Ootomie abgehandelt. Im Anhang (S. 390) erwähnt Kaltenbach sehr knapp die „künstliche Sterilität durch Verschluß der Tuben".

Seit James Blundell (1790–1878) bestanden sterilisierende Operationen am Eileiter weitgehend darin, die Tuben zu durchtrennen, doppelt zu unterbinden, größere Abschnitte dazwischen zu resezieren oder beide Tuben zu exstirpieren, wobei besonders auf die Entfernung des uterinen Teils durch Exzision aus der Uteruswand geachtet wurde. Die Methode, die Tube zu unterbinden, sähe man lieber nicht im Zusammenhang mit dem *Gesetz zur Verhütung erbkranken Nachwuchses* vom 14. Juli 1933 (Hrsg. Gütt et al. 1934). Den Nationalsozialisten hatte Albert Döderlein (1860–1941) seinen Beitrag mit dem Titel *Die Eingriffe zur Unfruchtbarmachung der Frau* zur Verfügung gestellt. Döderlein beschreibt das von ihm seit 1926 praktizierte kontrazeptive Verfahren, bei dem die Tube geknotet und gleichzeitig fixiert wird. Die Sicherung durch eine Ligatur konnte eine früher beobachtete Lockerung des einfachen Knotens verhindern; zudem bewirkt die Ligierung eine mehrfache Unterbindung, da ein ganzes Konvolut von Tubenabschnitten im Knoten geschnürt wird (Döderlein 1934, S. 226–227, Abb. 1.5).

William Tyler Smith (1815–1873), seinerzeit Physician-Accoucheur am St. Mary's Hospital in London, versuchte 1849 erstmals, eine Tubenpassage durch Sondierung zu erreichen. Die operative Beseitigung von Verwachsungen nach Verschlüssen der Eileiter gewährleistete zwar Durchgängigkeit, aber nicht die volle Funktionsfähigkeit von Eiauffang- und Transportmechanismus.

Die Entwicklung der endoskopischen Chirurgie ist in den letzten beiden Jahrzehnten in abenteuerlicher Geschwindigkeit vor sich gegangen und hat der operativen Gynäkologie ungeahnte Möglichkeiten eröffnet. Die Mikrochirurgie gewährleistet eine minimale Traumatisierung des Gewebes; mit Hilfe der minimal-invasiven Chirurgie können bis zu 70 % der klassischen Bauchoperationen ersetzt werden. Bei einer Eileiterschwangerschaft ist die Öffnung des Abdomens nicht mehr erforderlich, und selbst für die teilweise oder vollständige Entfernung von Eierstöcken gilt das gleiche.

Vergegenwärtigt man sich schließlich, wie heute die Problemfelder des Gynäkologen aussehen, wird trivial deutlich, daß die Fragestellungen nur vereinzelt originell sind, d.h., die Probleme sind aufs Ganze betrachtet dieselben geblieben, die Behandlungs- und Operationsmethoden hingegen ohne Übertreibung als High-Tech-Verfahren zu bezeichnen; gerne denkt man dabei an *ars* und τεχννε.

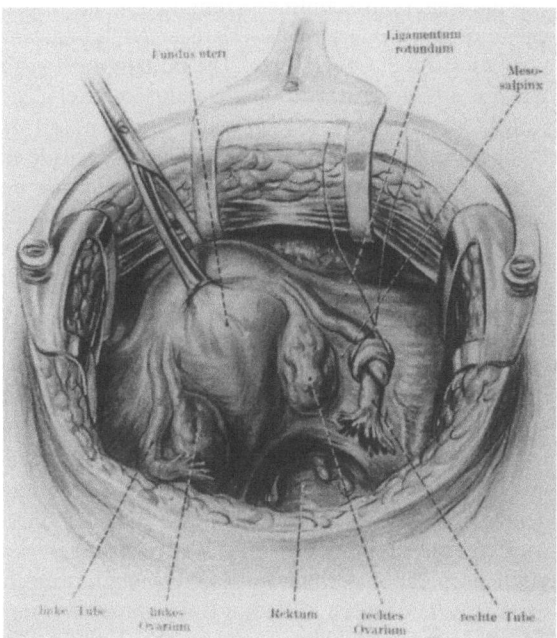

Abb. 1.5. Sterilisierung durch „Ligaturknotung" der Tuben. Umlegung der Fadenschlinge von Silkworm. Zur Verdeutlichung ist die Schlinge noch nicht festgelegt. (Aus Döderlein 1934)

1.6 Rekonstruktive Tubenchirugie

Die rekonstruktive Tubenchirurgie war bis dahin mit geringen Erfolgsaussichten verbunden gewesen. Von Walz (1959) wurde erstmals ein Koloskop als Vergrößerungsgerät bei gynäkologischen Sterilitätsoperationen eingesetzt. Seitdem hat die Mikrochirurgie einen schnellen Einzug in die Tubenchirurgie gehalten. Drei Jahre, nachdem erstmalig die spektakuläre Reimplantation eines durch Unfall abgetrennten Fingers erfolgte (zit. nach Cognat u. Dessapt 1977), publizierte Swolin (1967) seine mikrochirurgische Technik zur Rekonstruktion des Fimbrientrichters bei Hydrosalpinx. Mit Entwicklung des Elektronenmikroskops Ende der 60er Jahre fokussierte das Interesse verstärkt auf die funktionelle Anatomie zwischen Eitransport und Tubenepithelien. Mit dem verbesserten Verständnis der Tubenfunktion wurde die bereits zuvor durch Walz (1959), Palmer (1960) und Swolin (1967) begonnene mikrochirurgische Tätigkeit auch durch andere Arbeitsgruppen weltweit intensiviert (Winston 1975, 1977; Paterson u. Wood 1974, 1977; Gomel 1977).

Eine operationstechnische Krönung fand die Tubenchirurgie mit der ersten vaskularisierten Tubentransplantation durch Cohen (1976). Die mittleren Erfogsraten von mikrochirurgisch durchgeführten Refertilisierungen konnten über 50% gesteigert werden. Mit der Etablierung der mikrochirurgischen Technik wurde ein ganzes Paket von Maßnahmen zur Reduzierung des operativen Traumas verbunden. Diese neue Philosophie hatte dadurch auch eine Ausstrahlung auf andere operative Teilgebiete und hat zu einem generellen Bewußtseinswandel und zur Etablierung der Prinzipien einer atraumatischen operativen Technik geführt.

Die enorm schnelle Entwicklung der endoskopischen Chirurgie in den letzten Jahrzehnten hat auch die Tubenchirurgie beeinflußt. 1934 wurde erstmals über laparoskopische Tubensterilisationen berichtet. Dennoch war die gynäkologische Endoskopie lange Zeit weitgehend diagnostischer Natur. In den 50er und 60er Jahren wurden erste zusammenfassende Werke der laparoskopischen Operationstechnik von Palmer (1950), Frangenheim (1959), Albano u. Cittadini (1962), Steptoe (1967), Cognat (1973) und Phillips (1976) geschrieben. Seit den 70er Jahren wurde die endoskopische Chirurgie weltweit von Semm beeinflußt und das Indikationsspektrum zunehmend erweitert. 1989 erfolgte durch Gauwerky die erste endoskopische Tubenanastomose, die zu einer ausgetragenen Schwangerschaft führte (Gauwerky (1990, 1991). Auch wenn die operative Endoskopie die Mikrochirurgie z. T. verdrängte, ist die Mikrochirurgie bei proximalen Tubenverschlüssen weiterhin die Methode der Wahl. Die distale Tubenpathologie bzw. adhäsionsbedingte Sterilitätsursachen lassen sich heutzutage weitgehend mit den gleichen Erfolgsraten endoskopisch beheben.

Literatur

Albao V, Cittadini E (1962) La celioscopia in ginecologia. Denaro, Palermo

Bernoth E, Link M, Weise W (Hrsg) (1984) Gynäkologie. Differentialdiagnose und Klinik. Karger, Basel

Buess H (1966) Die historischen Grundlagen der wissenschaftlichen Gynäkologie in Tabellenform. Gynaecologia 162: 453-504

Cognat MA (1973) Coelioscopie gynecologique. Simep, Villeurbanne

Cognat MA, Dessapt B (1977) The history of microsurgery. In: Phillips JM (ed) Microsurgery in gynecology. American Association of Gynecologic Laparoscopists, Dept of Publications, Downey, pp 5-8

Cohen BM (1976) Preliminary experience with vascularized fallopian tube transplants in the human female. Int J Fertil 21: 147-152

Daremberg C, Ruelle E (1879) Oeuvres de Rufus d'Ephèse. Paris

Döderlein A (1934) Die Eingriffe zur Unfruchtbarmachung der Frau. In: Gütt A, Rüdin E, Ruttke F (Hrsg) Gesetz zur Verhütung erbkranken Nachwuchses. Lehmanns, München

Dührssen A ([4]1895) Gynaekologisches Vademecum für Studierende und Ärzte. Karger, Berlin

Fasbender H (1906) Geschichte der Geburtshülfe. Fischer, Jena

Fehling H (1925) Entwicklung der Geburtshilfe und Gynäkologie im 19. Jahrhundert. Springer, Berlin

Ferckel C (1910) Diagramme der Sexualorgane in mittelalterlichen Handschriften. Sudhoffs Archiv 10: 255-263

Ferckel C (1912) Die Gynäkologie des Thomas von Brabant. Kuhn, München

Frangenheim H (1959) Die Laparoskopie und die Kuldoskopie in der Gynäkologie. Thieme, Stuttgart

Fuchs E (1912) Illustrierte Sittengeschichte vom Mittelalter bis zur Gegenwart, Bde 1-3. Langen München, S 1909-1912

Gauwerky JFH (1991) Endoskopische Refertilisierung. Zentralbl Gynäkol 113: 865-868

Gauwerky JFH, Klose R (1990) An experimental model for pelviscopic tubal anastomoses. Hum Reprod 5: 439-443

Gomel V (1977) Tubal reanastomosis by microsurgery. Fertil Steril 28: 59-65

de Graaf R (1672) De mulierum organis generationi inservientibus. Hack, Leiden

Gütt A, Rüdin E, Ruttke F (Hrsg)(1934) Gesetz zur Verhütung erbkranken Nachwuchses. Lehmanns, München

Halban J, Seitz L (1923) Biologie und Pathologie des Weibes. Ein Handbuch der Frauenheilkunde und Geburtshilfe. Berlin - Wien, Urban & Schwarzenberg

Hegar A, Kaltenbach R (1881) Die operative Gynäkologie mit Einschluß der gynäkologischen Untersuchungslehre. Enke, Stuttgart

Holl M (1921) Über die sog. „Hörner" des Uterus. Sudhoffs Archiv 13: 107-115

Huber JC, Lüneburg H (1894) Die Gynäkologie des Soranus von Ephesus. Lehmann's, München

Ilberg J (1910) Die Überlieferung der Gynäkologie des Soranos von Ephesos, Abhandl. der Kgl. Sächsischen Gesellschaft der Wissenschaften Phil. -Hist. Kl. 28/2: 1-120

Jauch WA (1951) Drei Tubargraviditäten und zwei Spontangeburten bei ein und derselben Patientin. Gynaecologia 132: 384-388

Jung D (1900) Beitrag zur operativen Behandlung der Eileiterschwangerschaft. Zentralbl Gynäkol 24: 578-584

Kaltenbach R (1888) Eröffnungsrede auf der zweiten Versammlung der Deutschen Gesellschaft für Gynäkologie in Halle (berichtet von J. Donat). Arch Gynäkol 32: 444-445

Kudlien F (1964) Herophilos und der Beginn der medizinischen Skepsis. Gesnerus 21: 1-13

Lemberger F (1947) Fertilität und Salpingogramme nach operierten Tubargraviditäten. Zentralbl Gynäkol 69: 63-69

Lesky E (1950) Die Zeugungs- und Vererbungslehre der Antike und ihr Nachwirken. Abhandl. der Akad. d. Wissenschaften und der Literatur, Geistes- und Sozialwiss. Wien Kl. 19: 1-201

Lork EC (1955) Möglichkeiten und Aussichten der Organ und Funktion erhaltenden Behandlung des schwangeren Eileiters. Zentralbl Gynäkol 77: 820-824

Ludwig F (1951) Die Erhaltung des Eileiters bei der operativen Behandlung der Tubargravidität. Gynaecologia 131: 379-380

Matthaei H (1956) Eine neue Methode zur konservativen Operation der Extrauteringravidität (End-zu-End-Anastomose nach Resektion des graviden Tubenteiles). Zentralbl Gynäkol 78: 734-738

Matuschka ME von (1982) Ovarektomien im Humanbereich nach Porgelzermodus. Tierärztl Rundschau 37: 425-430

Mauriceau F (1687) Traité des maladies des femmes grosses et de celles qui sont accouchées. Compagnie des Libraire, Paris [6]1721 ([1]1668); deutsche Übersetzung (1681): Der schwangeren und kreisenden Weibspersonen allerbeste Hülff-Leistung. Hofmann, Nürnberg

Meyer-Steineg T, Sudhoff K (1965) Illustrierte Geschichte der Medizin, 5. Aufl. Herrlinger R, Kudlien F (Hrsg). Stuttgart

Palmer R (1950) La stérilité involontaire. Masson, Paris

Palmer R (1960) Salpingostomy – a critical study of 396 personal cases operated upon without polythene tubing. Proc R Soc Med 53: 357–359

Paterson P, Wood C (1974) The use of microsurgery in the reanastomosis of the rabbit fallopian tube. Fertil Steril 25: 757–761

Paterson P. Wood C, Downing B (1977) Microsurgical tubal anastomosis for sterilization reversal. Med J Aust 2/17: 560–561

Phillips JM (1976) Laparoscopy. Williams & Wilkins, Los Angeles

Potter P (1976) Herophilos of Chalcedon: an assessment of his place in the history of anatomy. Bull Hist Med 50: 45–60

Radtke PW (1969) Die geschichtliche Entwicklung der anatomischen Kenntnisse der weiblichen Geschlechtsorgane von den Anfängen bis zu Vesal. Med Dissertation, Universität Kiel

Semm K (1970) Weitere Entwicklungen in der gynäkologischen Laparoskopie. Gynäkologische Pelviskopie. In: Schwalm H, Döderlein G (Hrsg) Klinik der Frauenheilkunde und Geburtshilfe, Bd 1. Urban & Schwarzenberg, München, S 326–339

Steptoe PC (1967) Laparoscopy in gynecology. Livingstone, Edinburgh

Swolin K (1967) Fertilitätsoperationen, Teil 1 und 2. Acta Obstet Gynecol Scand 46: 234

Taubert HD ([7]1989) Sterilität und Infertilität. In: Schmidt H, Mathiesen H (Hrsg) Gynäkologie und Geburtshilfe. Schattauer, Stuttgart New York

Vesal A (1543) De humani corporis fabrica (lib. V). Oporinus, Basel; Nachdr. Brüssel 1964

Walz W (1959) Sterilitätsoperationen an der Tube mit Hilfe eines Operationsmikrokopes. Z Geburtshilfe Gynäkol 153: 49–55

Weindler F (1908) Geschichte der gynäkologisch-anatomischen Abbildung. Zahn & Jaensch, Dresden

Weisser U (1983) Zeugung, Vererbung und pränatale Entwicklung in der Medizin des arabisch-islamischen Mittelalters. Lüling, Erlangen

Winston RML (1975) Microsurgical reanastomosis of the rabbit oviduct and ist functional and pathological sequelae. Br J Obstet Gynaecol 82: 513–522

Winston RML (1977) Microsurgical tubocornual anastomosis for reversal ofsterilization. Lancet I: 284–287

2 Funktionelle Anatomie der Tube

J. Brökelmann

2.1 Länge der Eileiter 11
2.2 Intramuraler Teil der Tube 11
2.3 Schleimhaut 12
2.4 Isthmus 14
2.5 Ampulle 16
2.6 Tubentrichter 17
2.7 Halteapparat 20
2.8 Blutversorgung des Eileiters 20
2.9 Lymphabfluß 23
2.10 Nervenversorgung 23
2.11 Eiaufnahme 24
2.12 Eitransport 25
Literatur 26

Die Mikrochirurgie des Eileiters (Synonyma sind Tube, Salpinx, Ovidukt, Tuba uterina) wird praktisch ausschließlich während der reproduktiven Phase der Frau (Menstruationsphase) durchgeführt. Die funktionelle Anatomie der Tube wird deshalb im folgenden nur für diese Lebensphase beschrieben. Die Anatomie der weiblichen Geschlechtsorgane in den präpubertären und postmenopausalen Phasen wurde bereits an anderer Stelle dargestellt (Brökelmann u. Denker 1994).

2.1 Länge der Eileiter

Die Tubenlänge variiert zwischen 10 und 14 cm. Die Tuben von asiatischen Frauen sind etwas kürzer als diejenigen von weißen Frauen (Bongso et al. 1994). Eine Überlänge (Long-tube-Syndrom nach Bateman et al. 1983) scheint „idiopathisch" oder nach einer intrauterinen Exposition von Diethylstilbestrol vorzukommen; das Syndrom ist mit einer Erniedrigung der Fertilität verbunden.

Die Literaturangaben über die Tubenlängen stammen von Leichenmaterial, das teilweise fixiert, teilweise unfixiert war. Diese Daten variieren auch je nachdem, ob der intramurale Teil der Tube bei den Längenangaben berücksichtigt wurde. In vivo, d. h. bei der laparoskopischen Betrachtung und Manipulation, sind die Tuben weiche, hochelastische Gebilde, über deren In-vivo-Ausmaße keine verläßlichen Daten existieren.

2.2 Intramuraler Teil der Tube

Gestalt

Der Pars uterina tubae beginnt an der Spitze des Cavumtrichters, also dort, wo das Endometrium in das Tubenepithel übergeht; diese Stelle wird auch als Ostium uterinum tubae bezeichnet. Der intramurale Teil ist bei einer Messung bis zum Isthmus etwa 1,6 cm lang; der Isthmus ist durch seine konstante Dicke charakterisiert (Beuscher-Willems 1987). Legt man die Grenze zwischen Isthmus und Pars intramuralis weiter uteruswärts, resultieren kürzere Längen (Merchant et al. 1983). Das Tubenlumen verläuft im intramuralen Teil meist S-förmig oder gewunden, nur selten gerade. Es zieht vom Cavum uteri nach dorsal und kranial bis durch die Hauptgefäßschicht des Uterus, das Stratum vasculosum, und knickt dann außerhalb der Gefäßschicht in Richtung Mesosalpinx nach kaudal ab (Abb. 2.1). Die Stelle, an der das Tubenlumen durch die Gefäßschicht zieht, liegt etwa 1,2 cm vom Beginn des Isthmus entfernt und etwa 3,5 mm tief unter dem Perimetrium (Abb. 2.2) (Beuscher-Willems 1987).

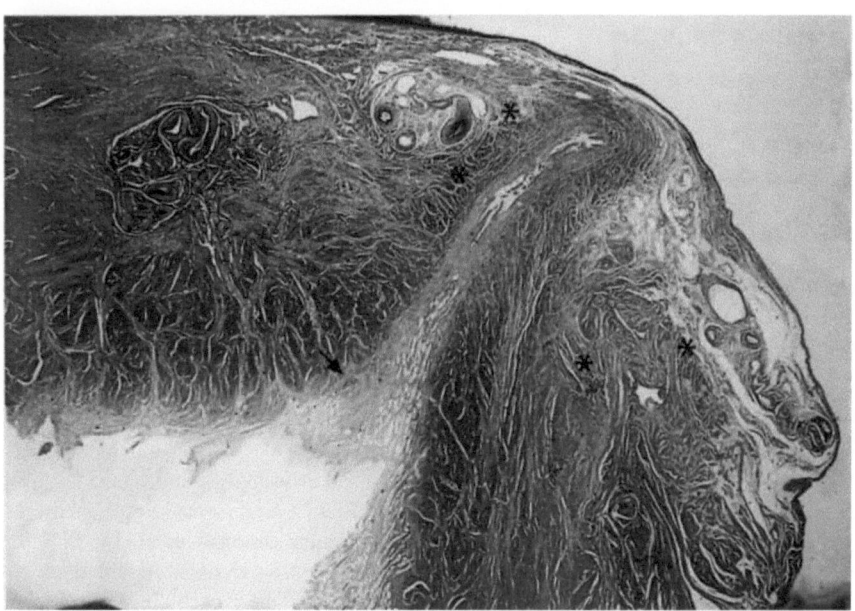

Abb. 2.1. Uterushorn und intramuraler Tubenabschnitt. Die Tube knickt außerhalb der Gefäßschicht (* Stratum vasculosum) in Richtung Parametrien ab. Erkennbar sind auch der Beginn und das Ende des Cavumtrichters *(Pfeil)*. Serienschnitt 200 μm, Färbung mit methylenblau-basischem Fuchsin

Der Durchmesser des Tubenlumens beträgt in Operationspräparaten etwa 200 μm. Nach einer Gefäßinjektion ist das Lumen der Präparate kleiner, der Durchmesser kann auf bis zu 15 μm reduziert sein. Letztere Präparate entsprechen der In-vivo-Situation, bei der die Gefäße blutgefüllt sind und z. T. sogar pulsieren.

2.3 Schleimhaut

Das Epithel der Tunica mucosa et submucosa ist kubisch bis zylindrisch und läßt sich lichtmikroskopisch nicht vom Epithel des Endometriums oder des Isthmus unterscheiden (Beuscher-Willems 1987).

Muskulatur

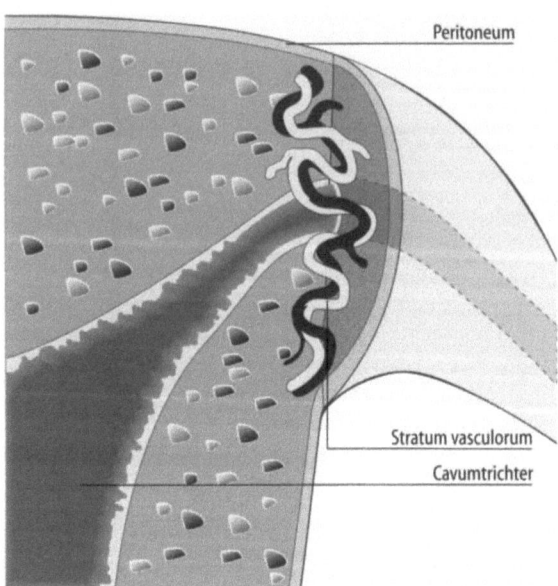

Abb. 2.2. Skizze des intramuralen Teils der Tube

Im intramuralen Teil ist die Tunica muscularis vornehmlich längs – d.h. parallel zum Lumen – gerichtet (Abb. 2.1). Im Bereich des Stratum vasculosum kommt auch Ringmuskulatur vor; diese geht z. T. in die perivaskuläre Muskulatur des Stratum vasculosum über. Ein umschriebener muskulärer Sphinkter um das Tubenlumen ist nicht nachweisbar (Beuscher-Willems 1987). Die während einer Hysterosalpingographie gelegentlich erkennbaren Einschnürungen (vermeintliche „Sphinktere") liegen im Bereich des Cavumtrichters und gehören nicht zur Tube. Auch die zuweilen hysteroskopisch sichtbaren blendenartigen Einschnürungen am Ostium uterinum tubae dürften eher gefäßbedingt und nicht auf einen muskulären Sphinkter zurückzuführen sein.

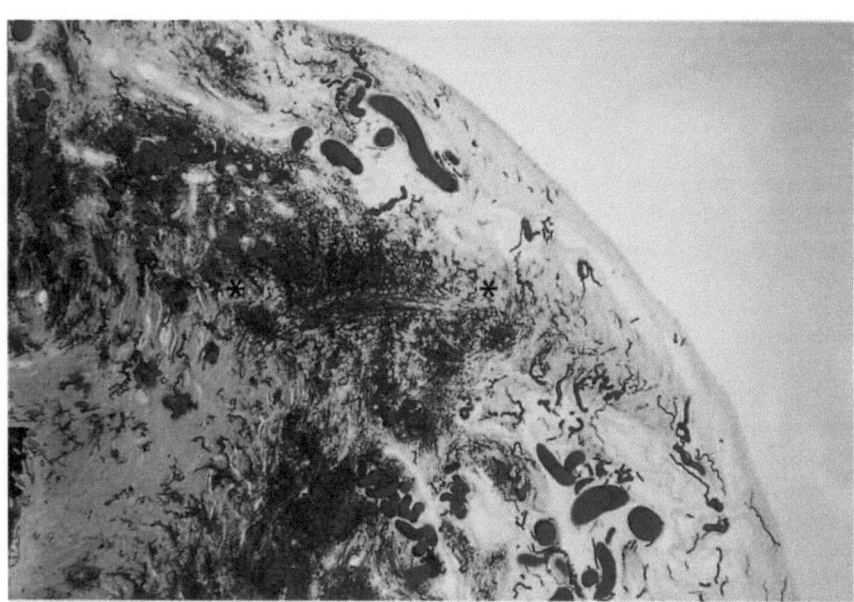

Abb. 2.3. Durchtritt der Tube durch das Stratum vasculosum uteri. Das Tubenlumen wird von einem „Polster" von Arteriolen umgeben (*). Die arteriellen Gefäße wurden mit rotem Harz injiziert. Serienschnitt 200 µm

Gefäße

Im Bereich des Stratum vasculosum uteri wird das Tubenlumen z. T. von kräftigen Gefäßen umgeben. Außerdem bestehen in diesem Bereich feine arterielle Gefäßknäuel der Mukosa (Abb. 2.3). Letztere könnten einen funktionellen Sphinkter darstellen (Brökelmann 1989).

Klinische Aspekte

Der intramurale Teil der Tube fungiert wahrscheinlich als Schleuse (Ein- oder Ausgang des Uterus). Eine Bedeutung dieses Abschnitts auch für den Ei oder Spermientransport ist zweifelhaft. Denn eine Tubenimplantation in den Uterus, bei der der physiologischerweise vorhandene intramurale Teil des Eileiters entfernt wird, ist mit einem beträchtlichen Prozentsatz an intrauterinen Schwangerschaften verbunden (Petersen et al. 1977).

Der gewundene Verlauf der Tube durch die Uteruswand dürfte die Ursache dafür sein, daß eine Sondierung des Tubenlumens vom Cavum uteri oder von der Ampulle aus häufig mißlingt. Für die Abknickung der Tube scheinen die Gefäße des Stratum vasculosum des Uterus eine Rolle zu spielen.

Ein muskulärer Sphinkter ist morphologisch im intramuralen Teil der Tube nicht nachzuweisen. Als funktionelle Verschlußmechanismen kommen in Frage:

- Ein *Schleimhautwulst* des Endometriums verengt den Cavumtrichter (Beuscher-Willems 1987).
- Durch die verschiedenen *Konstruktionsweisen* der Uteruswandschichten (Stratum vasculosum mit zahlreichen weitlumigen Gefäßen, Tela subserosa mit überwiegender Muskulatur) dürfte eine Kontraktion der Muskulatur den siphonartigen Verlauf der Tube verstärken und dadurch das Tubenlumen mechanisch abknicken.
- *Arterielle Gefäßpolster* der Schleimhaut können einen funktionellen Sphinkter darstellen.
- Der intraluminale *Schleim* könnte, ähnlich wie im isthmischen Bereich der Aszension von Keimen, u. a. Bakterien, Einhalt gewähren.

Bei der mikrochirurgischen Freilegung des intramuralen Tubenanteils werden größere Gefäße des Stratum vasculosum durchgetrennt. Deshalb ist für diese Operation eine Blutleere (mechanisch durch das Abklemmen der A. ovarica und A. uterina oder durch das Umspritzen dieser Gefäße mit vasoaktiven Substanzen, z. B. Por 8) ratsam. Nach der Freilegung des Tubenlumens muß im Stratum vasculosum eine sorgfältige Blutstillung durchgeführt werden, um nach der Aufhebung der Blutleere ein Nachbluten zu vermeiden.

2.4 Isthmus

Gestalt

Als Isthmus tubae uterinae wird das mittlere, schmale Drittel des Eileiters bezeichnet. Dieser Abschnitt ist gestreckt, etwa 3–6 cm lang und 2–4 mm dick.

Schleimhaut

Die Tunica mucosa et submucosa der Tube enthält im Isthmus etwa 4 leistenartige Vorsprünge (Williams 1989). Im einschichtigen Epithel kommen schleimbildende Zellen mit Mikrovilli etwa gleich häufig vor wie zilientragende Zellen (Critoph u. Dennis 1977). Diese Zellen erreichen ihre maximale Dicke unter Östrogeneinfluß kurz vor der Ovulation (Eddy u. Pauerstein 1980; Frederichs 1986). Neben Drüsenzellen finden sich Flimmerzellen (s. unter 2.5) sowie Stiftchen- und Stäbchenzellen, die sich besonders stark anfärben und meist als erschöpfte Drüsenzellen, von einigen Autoren allerdings auch als Fixierungsartefakt, angesehen werden.

Die Weite des Lumens wird mit etwa 200 µm (Beuscher-Willems 1987) bzw. 0,1–1 mm (Eddy u. Pauerstein 1980; Halbert et al. 1988) angegeben.

Die Schleimhaut des Isthmus unterliegt zyklischen Schwankungen: Bei einem geringen Östrogeneinfluß ist die Mukosa dünn, die Zilienzellen kommen nur vereinzelt vor, und zwischen den Mikrovilli der Drüsenzellen befindet sich kein Mukus (Jansen 1980). Während der Ovulation und unter Östrogeneinfluß findet eine reichliche Mukusbildung statt; einige Tage nach der Ovulation sind Zilienzellen prominent. Vermehrte Schleimbildung und östrogenabhängige, durch adrenerge Substanzen verstärkte Kontraktionen des Isthmus könnten einen funktionellen Sphinkter des Isthmus darstellen: Durch diesen könnte eine Eipassage verhindert, jedoch eine Aszension von Spermien zugelassen werden, ähnlich wie der zervikale Mukus die Spermienaszension zuläßt (Jansen 1980).

Eine zusammenfassende Darstellung der licht- und ultrastrukturellen Anatomie der Tubenmucosa gaben in jüngster Zeit Bonilla-Musoles et al. (1990).

Muskulatur

Die Tunica muscularis zeigt einen komplizierten Aufbau: Ältere Untersuchungen wiesen 2 gegenläufige Spiralsysteme mit vorwiegend zirkulären und longitudinalen Muskelfasern sowie perivaskulären und subperitonealen Muskelbündeln nach (Horstmann u. Stegner 1966). Neuere Untersuchungen über die Muskulatur der Uteruswand an Präparaten, die nach einer Gefäßinjektion plastiniert wurden, sprechen für ein dreidimensionales myometriales Flechtwerk, das Muskelfasern und Gefäße zu einer Funktionseinheit verbindet (Brökelmann u. Müller 1984); Ähnliches scheint auch für die Tubenmuskulatur zu gelten (Muglia et al. 1991).

In Querschnitten des Isthmus ist die zirkuläre Muskulatur besonders gut sichtbar. Sie ist erheblich dicker als diejenige der Ampulle und steht offenbar unter hormoneller Kontrolle (Korenaga u. Kadota 1981). In der präovulatorischen und der ovulatorischen Phase wird der Tubeninhalt in Richtung Ovar transportiert; in der frühen Lutealphase sind die Kontraktionen nicht mehr gerichtet und bewegen das Ei hin und her (Gomel 1983). Diese Angaben differieren etwas von den Resultaten von Talo u. Pulkkinen (1982), die jedoch ihre Messungen an exzidierten Tuben von Frauen mit einem mittleren Alter von 46 Jahren durchführten.

Bei einer klinisch verschlossenen Tube können die Muskelschichten der isthmischen Tubenwand auch histologisch nachweisbar verdickt sein (eigene Beobachtungen). Besonders der Isthmus tubae enthält VIP (vasoaktives intestinales Polypeptid), das zu einer Relaxation der Muskulatur führt (Walles et al. 1980).

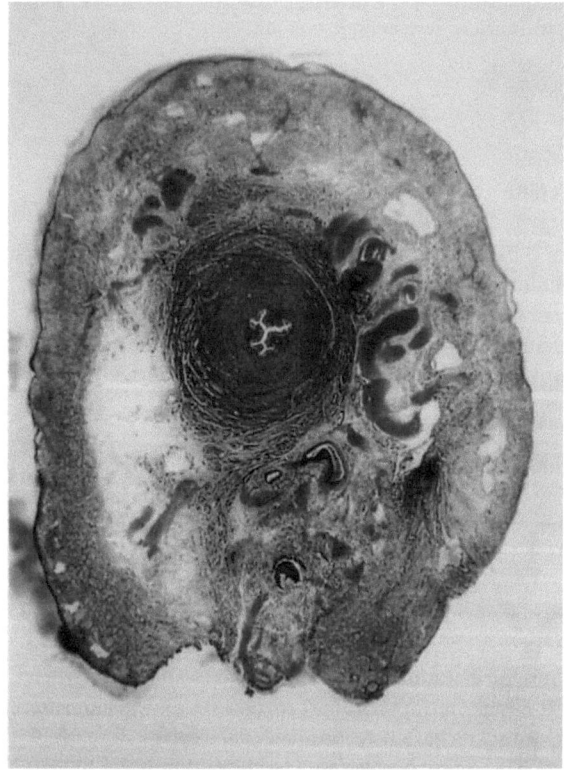

Gefäße

Sie liegen vornehmlich in der Tela subserosa, d. h. unter dem Peritonealüberzug der Serosa (Abb. 2.4, Abb. 2.5).

Klinische Aspekte

Der Isthmus scheint für den Eitransport nicht essentiell zu sein: Wenn er reseziert wird (z. B. durch eine Tubenligatur nach Pomeroy), werden nach einer Reanastomisierung trotz des fehlenden Isthmus etwa 55% Schwangerschaften erzielt (Gauwerky 1993).

Eine übermäßig ausgeprägte Muskulatur im Bereich des Isthmus kann offenbar die Ursache für einen funktionellen Verschluß der Tuben sein. Dies ist aus dem Tierreich bekannt: Östrogene bewirken beim Kaninchen eine Konstriktion des Isthmus, Progesteron blockiert diese Konstriktion (Blair u. Beck 1976). Als Therapie der Hypertrophie der isthmischen Muskulatur bieten sich für den Menschen u. a. an:

- eine Gestagentherapie;
- eine Isthmotomie (Längsspaltung der isthmischen Tubenmuskulatur) ähnlich der Sphinkterotomie des Pylorus;
- der Isthmus kann reseziert und eine ampullokornuale Anastomose durchgeführt werden.

Einen weiteren Verschlußmechanismus könnte eine Dilatation der subserösen Venenpolster der Tube darstellen.

Zusätzlich zur muskulären Konstriktion im Isthmus bewirkt der intraluminale Mukus offenbar einen funktionellen Verschluß: Unter Östrogeneinfluß wird periovulatorisch im Isthmus ein zäher Schleim produziert, der erst in der Lutealphase unter Progesteroneinfluß dünnflüssiger wird und dann eine Passage des Eies in Richtung Uterus erlaubt (Jansen 1980). Bei einem Verdacht auf einen funktionellen Verschluß des Isthmus tubae ist es deshalb ratsam, zunächst eine Gestagentherapie durchzuführen und den Tubenfaktor erneut zu überprüfen, bevor eine chirurgische Intervention geplant wird.

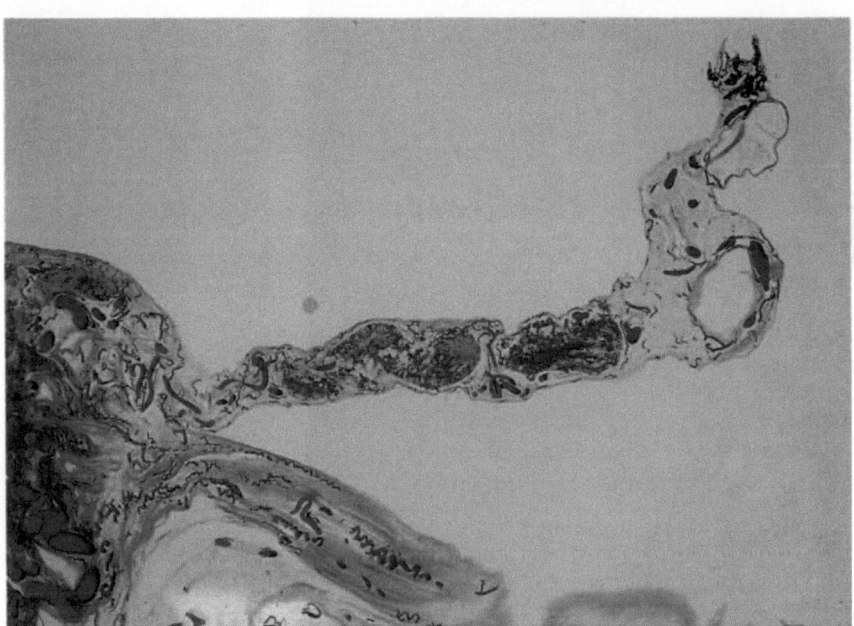

Abb. 2.4. Querschnitt der Tube (Isthmus) mit gestauten Venen. Die Gefäße liegen in der Tela subserosa rings um die Muskelwand der Tube. Serienschnitt 200 µm, Färbung mit methylenblau-basischem Fuchsin

Abb. 2.5. Längsschnitt durch Tube, Lig. teres uteri und Uterushorn nach arterieller Gefäßinjektion (rot). Die Tube ist gewunden, die Arterien verlaufen in der Tela subserosa rings um den Muskelschlauch. Serienschnitt 200 µm, ungefärbt

2.5 Ampulle

Gestalt

Die Ampulla tubae uterinae ist etwa 5–8 cm lang und verläuft in einem Bogen um das Ovar. Ihre Dicke beträgt etwa 4 mm nahe dem Isthmus und etwa 10 mm zum Infundibulum hin. Das Lumen ist in der Nähe des Isthmus 1–2 mm weit und in der Nähe des Infundibulum tubae bis 1 cm weit. Die Ampulle ist meist geschlängelt mit mehreren sog. „Aussackungen" des Lumens. In der Ampulle finden die Fertilisation und die ersten Furchungsteilungen statt.

Schleimhaut

Die Längsfalten der Tunica mucosa et submucosa, Plicae tubariae, sind im ampullären Teil der Tube besonders stark ausgeprägt und bilden noch Sekundär- und Tertiärfalten (Abb. 2.6). Die Längsfalten stehen sehr dicht und hoch, so daß das freie Lumen der Tube stark eingeengt ist. Im allgemeinen gibt es 6–8 Hauptfalten (Williams 1989). Die Schleimhaut besteht überwiegend aus Flimmerzellen mit 250–300 µm langen Wimpern (Kinozilien) (Abb. 2.7), die koordiniert in Richtung des Cavum uteri schlagen und dadurch einen uteruswärts gerichteten Flüssigkeitsstrom erzeugen. Der Anteil der Flimmerzellen an den Schleimhautzellen beträgt an den Fimbrien 70 % und nahe der isthmoampullären Junktion 50 % (Frederichs 1986).

Muskulatur

Die Tunica muscularis ist ähnlich aufgebaut wie im Isthmus (s. unter 2.4) und nimmt vom Infundibulum bis zum Isthmus an Dicke zu (Hunter 1988).

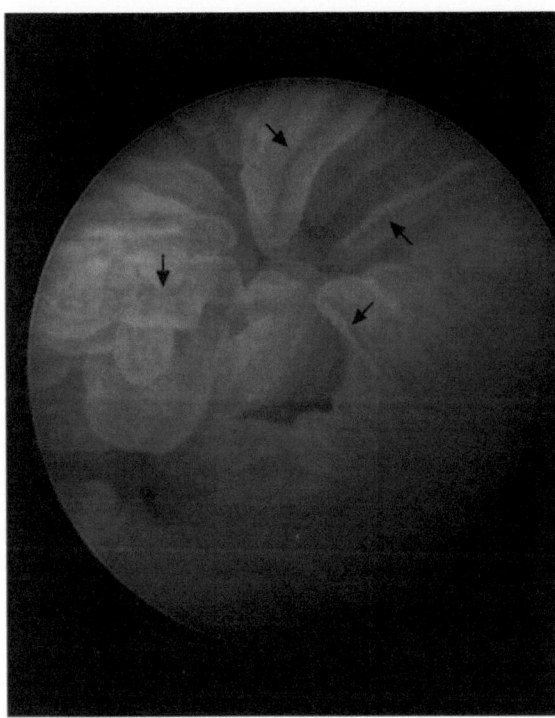

Abb. 2.6. Tuboskopisches Bild der Schleimhautfalten der Ampulle. Die Gefäße verlaufen z.T. entlang der Längsrichtung der Falten (*Pfeile*)

Abb. 2.7. Tubenepithel der Ampulle. Hohe Flimmerepithelzellen, dazwischen dunklere Zellen ohne Kinozilien. Bindegewebe und glatte Muskelzellen rot. Semidünnschnitt, Färbung mit Alcianblau-Fuchsin; Vergr. 3/10fach

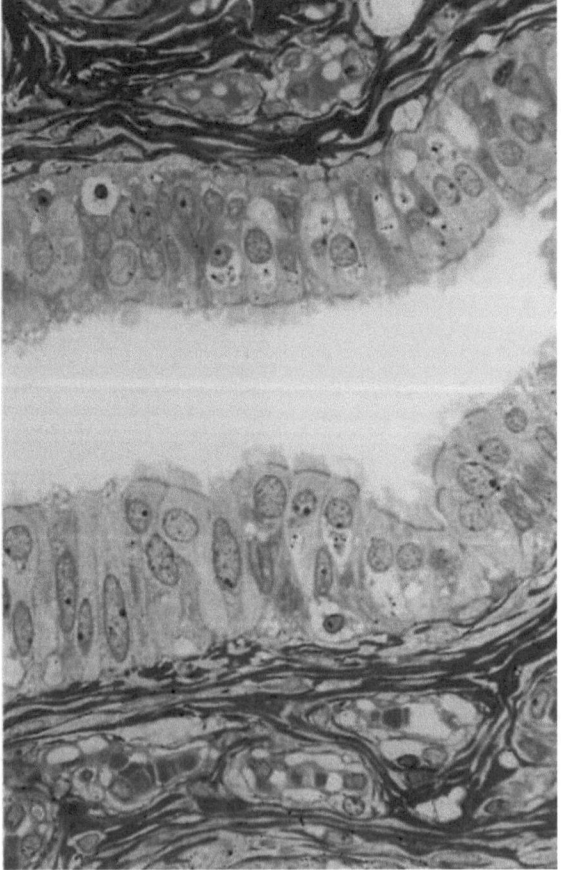

Fettgewebe

Zwischen Muskulatur und Mesosalpinx liegt gelegentlich gut abgegrenztes Fettgewebe, das der Stabilisierung dienen dürfte (Brökelmann 1989).

Gefäße

In den Schleimhautfalten der Ampulle befinden sich zahlreiche Knäuel feiner Arterien, die den Schleimhautfalten Turgeszenz verleihen. Die vornehmlich längs ausgerichteten Schleimhautfalten stellen also ein erektiles Organ dar. Als arterielle Konstruktionen pulsieren die Gefäßknäuel, und zwar in einer uteruswärts gerichteten Welle, da die arterielle Blutversorgung der Tube hauptsächlich von der A. ovarica aus erfolgt (s. unter 2.6) und die Schleimhautfalten überwiegend längs ausgerichtet sind. Diese Befunde und verschiedene Überlegungen führten zu der Hypothese, daß eine arterielle pulsierende Pumpe in den Schleimhautfalten der Ampulle einen uteruswärts gerichteten Transport, z. B. des Eies, zustandebringen könnte (Brökelmann 1989).

Klinische Aspekte

Die Ampulle ist für den Eitransport von größter Bedeutung. Eine Resektion um 70 % ihrer Länge führt zu Sterilität (Pauerstein u. Eddy 1979). Bei Sterilitätsoperationen sollten deshalb die Ampulle und besonders ihre Gefäßversorgung möglichst erhalten werden: Infolge der starken Vaskularisation, die in der Schwangerschaft besonders ausgeprägt ist, kann es beim Eröffnen der Tube zu starken Blutungen kommen; ein Eröffnen der Tube ist z. B. erforderlich, um eine Extrauteringravidität auszuräumen. Wegen der besseren Blutstillung wird der Schnitt oft mit einem Elektromesser durchgeführt. Diese unipolare Schneidtechnik kann aber die Gefäße, über die der elektrische Strom läuft, in viel höherem Maße schädigen als makroskopisch erkannt werden kann. Deshalb erscheint es günstiger, nach einer scharfen Längsspaltung der Tube und einer Ausräumung der Extrauteringravidität die Wundränder mit einer feinen bipolaren Pinzette zu koagulieren oder die Wunde mit sehr feinen Einzelknopfnähten zu versorgen. Ein Offenlassen der Tubenwunde ist offenbar nicht nachteilig.

2.6 Tubentrichter

Gestalt

Das Infundibulum tubae uterinae ist, vom Abdomen aus gesehen, der 1–2 cm lange Anfangsteil der Tube. Es liegt wie eine gespreizte trichterförmige Hand in der Nähe des Ovars. Seine abdominale Öffnung, das Ostium abdominale tubae uterinae, ist von Fransen oder Fimbrien, den Fimbriae tubae, umgeben, die bis zu 1,5 cm lang sein können.

Die Fimbria ovarica ist die größte Fimbrie und verbindet die Tube und das Ovar; sie kann bis zu 3 cm lang

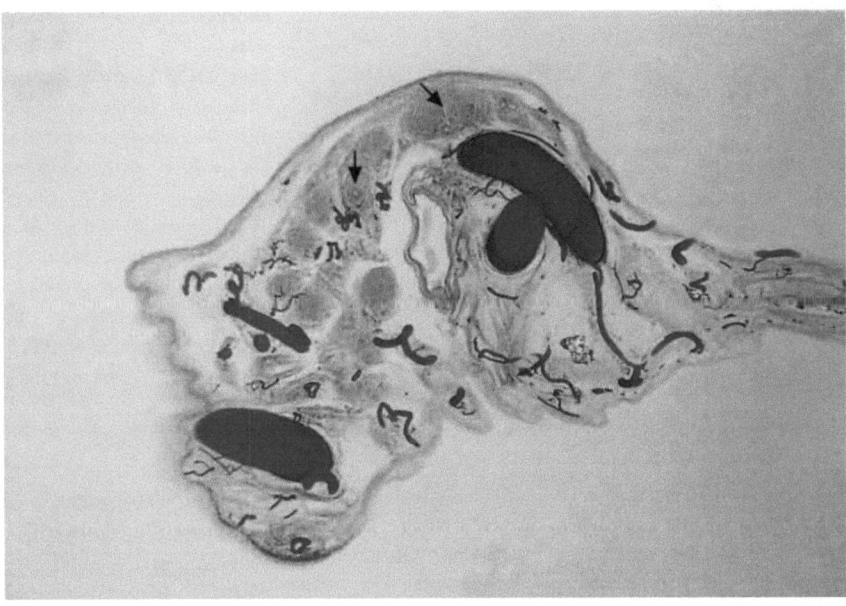

Abb. 2.8. Querschnitt der Fimbria ovarica. Der R. tubarius der A. ovarica wurde mit rotem Harz injiziert. Muskelfaserbündel der Fimbria ovarica sind quer getroffen *(Pfeile)*. Serienschnitt ca. 200 µm, einseitig gefärbt mit Methylenblau

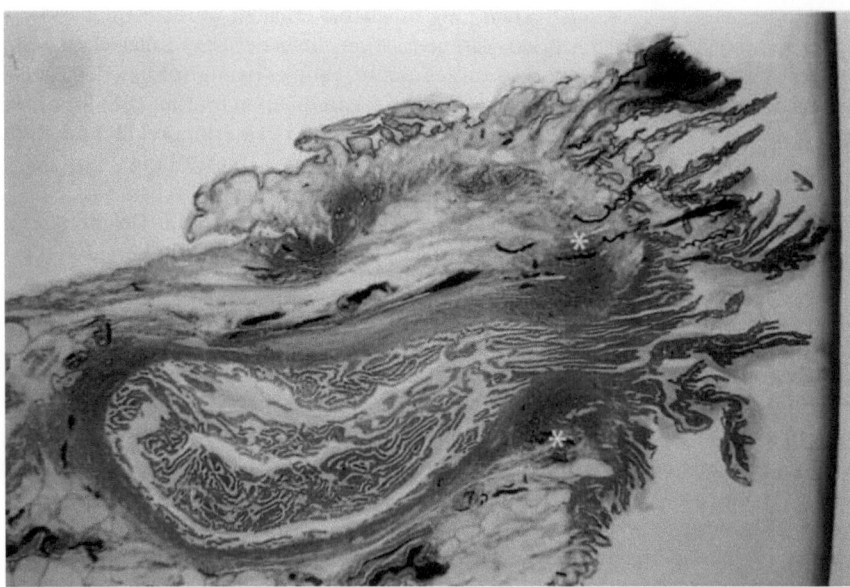

Abb. 2.9. Längsschnitt der Tubenampulle, ohne Gefäßinjektion (konventionelles Bild). Unterhalb des Fimbrientrichters ist in der sog. Einschnürung eine Gewebeverdichtung zu erkennen (*), die als „Sphinkter" interpretiert werden könnte. Serienschnitt 200 µm, Färbung mit methylenblau-basischem Fuchsin

sein. Sie enthält den R. tubarius der A. ovarica sowie die entsprechende Vene; außerdem enthält sie subperitoneale Muskelbündel, die Mm. fimbriae ovaricae, die vom Mesovarium zum Infundibulum tubae ziehen (Abb. 2.8).

Schleimhaut

Fast 80 % der Schleimhautzellen tragen Zilien (Critoph u. Dennis 1977).

Muskulatur

Das Fimbrienende kann sich in vivo und nach Gefäßfüllung auch in vitro einschnüren, so daß ein Sphincter infundibuli angenommen wurde (Abb. 2.9). Neuere Untersuchungen zeigen, daß diese Einschnürung durch eine besondere Anordnung von Arterien gekennzeichnet ist (s. unten). Der sog. M. sphincter infundibuli kommt durch den intravasalen Füllungsdruck einer ringförmig angeordneten arteriellen Gefäßkonstruktion zustande. Ein von den Gefäßen separater Muskelsphinkter konnte nicht nachgewiesen werden.

Gefäße

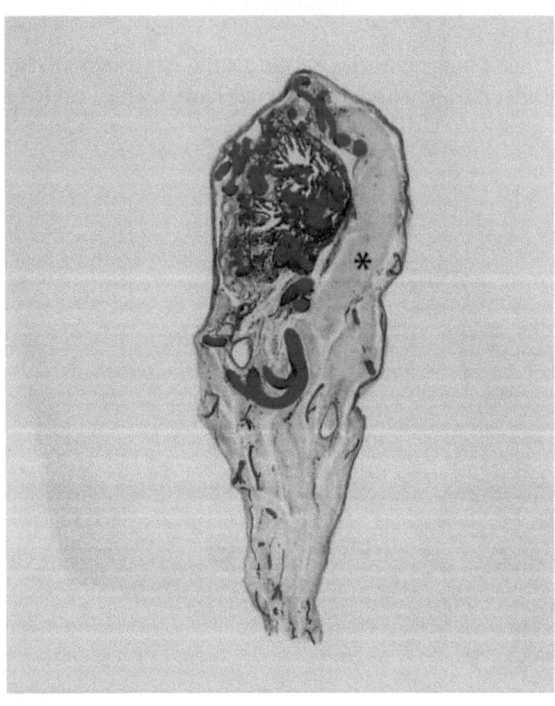

Abb. 2.10. Querschnitt der Ampulla tubae nach arterieller Gefäßinjektion (rot) Im Bereich der Schleimhautfalten befinden sich arterielle Gefäßknäuel (rot). Die Tunica muscularis * ist exzentrisch um die Tunica mucosa angeordnet. Die Mesosalpinx sowie die Muskulatur sind relativ frei von Gefäßen. Biodur E 30, Serienschnitt 200 µm, einseitig gefärbt mit Methylenblau

Die Blutversorgung des Tubentrichters und eines Teils der Ampulle erfolgt über die A. ovarica. Am Fimbrienende bilden die Arterien im gefüllten Zustand eine ringförmig angeordnete Gefäßkonstruktion, die möglicherweise einen funktionellen Sphinkter darstellt, den sog. Sphincter infundibuli (Abb. 2.10, Abb. 2.11).

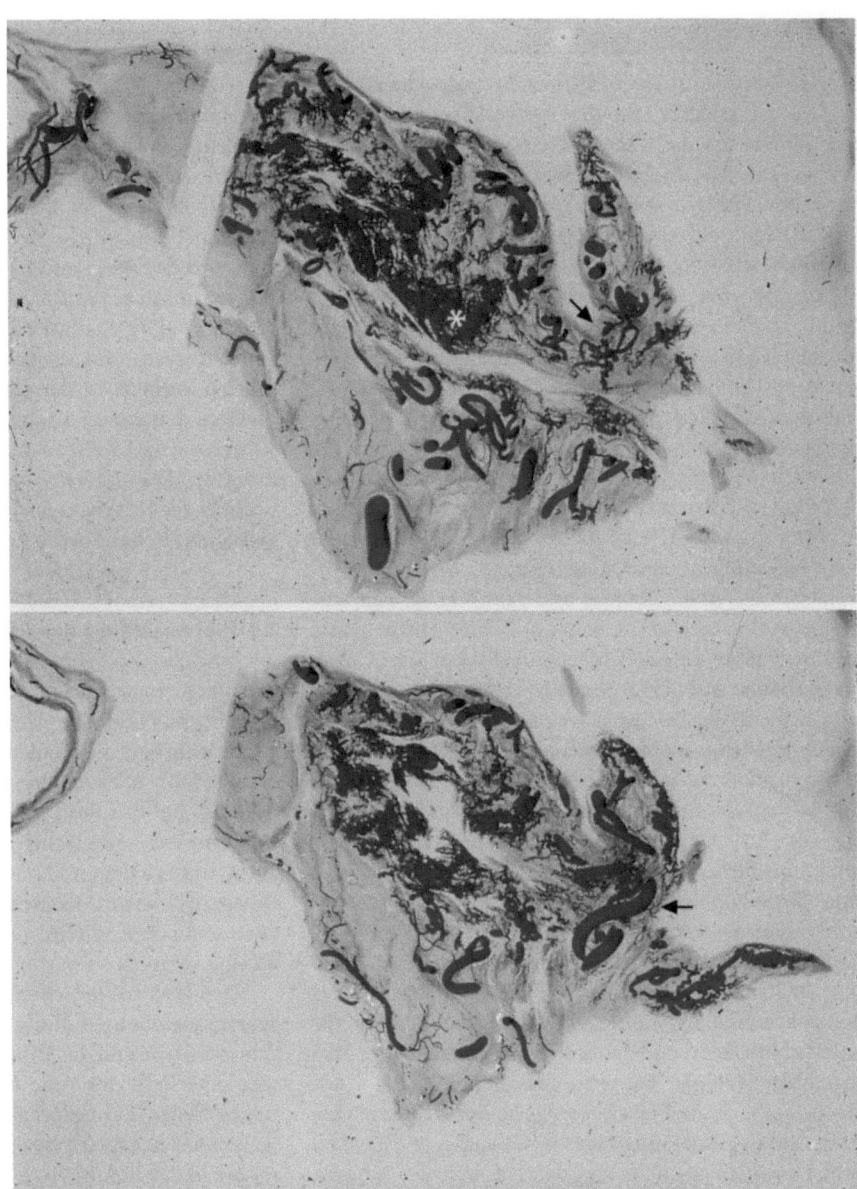

Abb. 2.11. Zwei Serienschnitte durch das Fimbrienende der Tube aus Abb. 2.14 nach arterieller Gefäßinjektion (rot). Vermehrte arterielle Gefäßknäuel befinden sich im Bereich der ampullären Schleimhautfalten *(*oberes Bild)* sowie im Bereich der Einschnürungsstelle der Ampulle *(Pfeil oberes Bild)*. Großlumige Arterie im Bereich der Einschnürungsstelle *(Pfeil unteres Bild)*. Serienschnitt 200 µm, ungefärbt

Die Ausprägung dieses Gefäß"ringes" scheint vom intravasalen Füllungsdruck abzuhängen (Brökelmann 1989).

Die Fimbrien sind u. a. längs von arteriellen Gefäßen durchzogen. Offenbar geben diese Gefäße im gefüllten Zustand den Fimbrien Turgeszenz und Stabilität. Veränderungen des Füllungsdrucks könnten Bewegungen der Fimbrien auslösen. Solche Bewegungen der Fimbrien sind bei Tieren und auch beim Menschen beschrieben worden (Brökelmann u. Denker 1994). Auf welche Art die Fimbrienbewegungen zustande kommen (Chemotaxis, lokale Hormone, Prostaglandine o. ä.), ist nicht genau bekannt.

Klinische Aspekte

Bei Adhäsiolysen dürfte es sehr wichtig sein, die Fimbria ovarica zu erhalten, da die Blutversorgung für den ampullären Teil der Tube von der A. ovarica über die Fimbria ovarica erfolgt. Eine experimentelle Durchtrennung der Fimbria ovarica führte zu uneinheitlichen Ergebnissen: Teilweise wurden erhebliche Fertilitätsstörungen beschrieben, auf der anderen Seite scheint beim Rhesusaffen die Durchtrennung der Fimbria ovarica keine wesentliche Einschränkung der Fertilität nach sich zu ziehen, sofern sich das Fimbrienende frei bewegen kann (Eddy u. Laufe 1983). Wahrscheinlich hemmt eine derartige Durchtrennung einen aktiven Annäherungsmechanismus des Infundibulum tubae an das Ovar, z. B. über die Muskelbündel der Fimbria ovarica, und ändert außerdem die Richtung des Blutstroms in der Ampulle; wodurch möglicherweise die Funktion der Tube für den Eitransport eingeschränkt wird.

Liegen das Infundibulum und das Ovar zu weit auseinander (>4 cm), wie z.B. beim Maldescensus ovarii, resultiert häufig eine Sterilität (Brökelmann 1988; Cohen 1983). Hier ist eine chirurgische Korrektur indiziert, u. a. eine Adhäsiolyse des Lig. suspensorium ovarii.

Die Entstehung einer Hydrosalpinx erscheint heute in einem anderen Licht als früher, da wir wissen, daß der sog. Sphincter infundibuli durch eine besondere Anordnung der Arterien zustande kommt: Eine aszendierende Infektion dürfte über eine lokale Gefäßentzündung – eine Thrombophlebitis –, ein „Erstarren" des Konstriktionsringes des Infundibulums bewirken; im weiteren Verlauf der Entzündung dürfte dann über eine Fibrinausschwitzung der Mukosa die Tube im Bereich des Kontraktionsringes verkleben; außerdem dürften die Gefäße fibrosieren und dadurch die Abflachung der Mukosafalten bedingen. Die primäre Behandlung einer Adnexitis sollte deshalb die Beseitigung der Gefäßentzündung und die Auflösung eines Gefäßspasmus zum Ziel haben. Deshalb erscheinen in der Therapie der Adnexitis die folgenden Behandlungsmaßnahmen sinnvoll: Antibiotika, Bettruhe, Heparin, Antiphlogistika, danach resorptions- und durchblutungsfördernde Maßnahmen.

Die Bedeutung des Infundibulums für die Eiaufnahme wird an späterer Stelle beschrieben (s. unter 2.11)

2.7 Halteapparat

Der Eileiter ist an seinem proximalen Ende an der Tubenecke des Uterus und am distalen Ende an der Fimbria ovarica bzw. dem Lig. suspensorium ovarii fixiert. Zusätzlich ist er im isthmischen und ampullären Bereich über ein Gekröse, der Mesosalpinx, mit dem Lig. latum und der Beckenwand verbunden. Die Mesosalpinx besteht aus dem peritonealen Überzug, der Serosa (Morikiwa et al. 1978), und enthält Blut- und Lymphgefäße sowie Nerven- und Muskelfasern. Der R. tubarius der A. uterina verläuft in der reproduktiven Phase der Frau meist in den äußeren Schichten des Eileiters, in der Tela subserosa, und weist nicht die arkadenähnliche Anordnung der Darmarterien auf; arkadenartige Gefäße außerhalb der Tube haben wir bislang nur am Eileiter eines Feten und in der Postmenopause gefunden.

2.8 Blutversorgung des Eileiters

Im allgemeinen wird angenommen, daß die A. uterina den Isthmus und den proximalen Teil der Ampulle versorgt, während die A. ovarica Blut zum Rest der Tube bringt (Eddy u. Pauerstein 1980). Kalibermessungen der Arterien bei der Frau sprechen dafür, daß der Eileiter während der geschlechtsreifen Phase im Nebenschluß der A. ovarica liegt und hauptsächlich über die A. ovarica versorgt wird und nicht über die A. uterina. In der Postmenopause scheint der Eileiter mehr über die A. uterina versorgt zu werden (Abb. 2.12).

Nach laparoskopischen Untersuchungen zieht die A. ovarica ziemlich gradlinig vom Lig. suspensorium seitlich vom Ovar und der Tube zu einer Stelle am Uterus direkt unterhalb der Tube und ist häufig als weißlicher Strang in der Mesosalpinx zu sehen (Abb. 2.13)

Von der A. ovarica zweigt kurz vor dem Ovar ein Ast ab, der in der Fimbria ovarica zur Tube zieht und in der Geschlechtsreife stark gewunden in der Tela subserosa tubae verläuft (Abb. 2.5, Abb. 2.14). Er anastomosiert im Tubenwinkel mit dem R. helicinus der A. uterina. Von der A. ovarica zweigen ebenfalls Äste zum Ovar ab, so daß sowohl die Tube als auch das Ovar im Nebenschluß der A. ovarica liegen (Abb. 2.15, Abb. 16).

Östrogenabhängigkeit

Da alle zum Uterus führenden Gefäße östrogenabhängig sind (Borell u. Fernstrom 1953; Taylor u. Burns 1985), besteht kein Zweifel daran, daß auch die Gefäße der Eileiter östrogenabhängig sind. Die Flimmer- und Muskelzellen des Eileiters sind ebenfalls östrogenabhängig.

Östrogene haben – neben einer Langzeitwirkung – auch eine Sofortwirkung, die innerhalb von Sekunden

2.8 · Blutversorgung des Eileiters

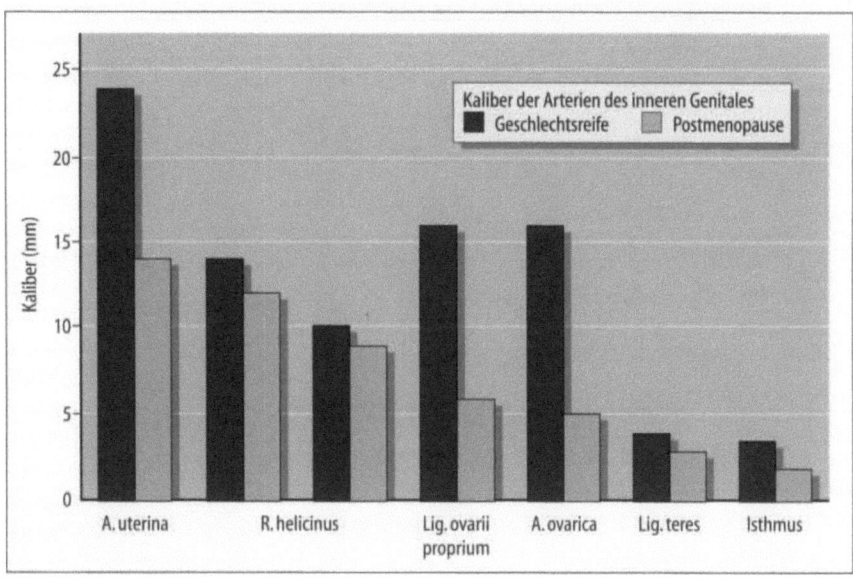

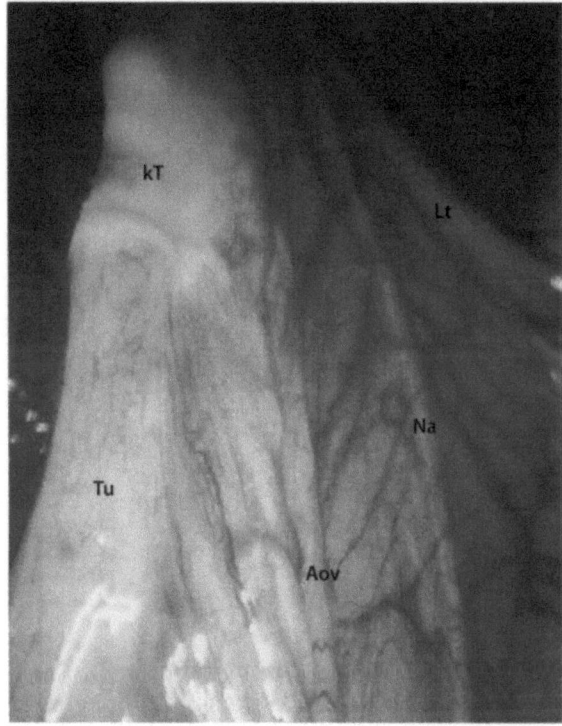

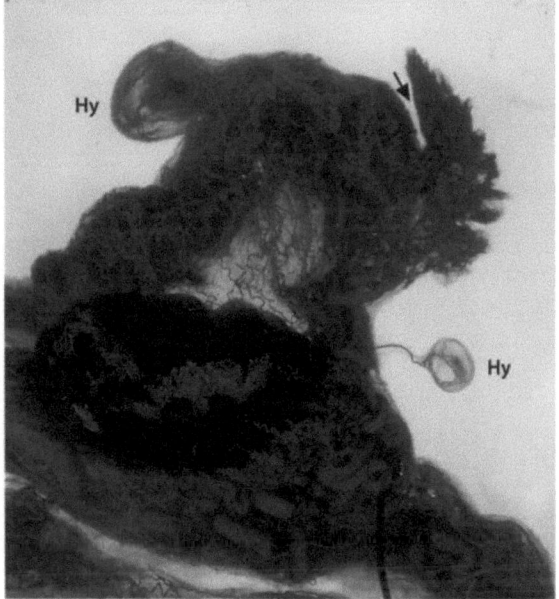

Abb. 2.12. Kaliber der Arterien des inneren Genitales einer Frau in der Geschlechtsreife (■) und in der Postmenopause (▣). (Aus Brökelmann 1989)

Abb. 2.13. Laparoskopisches Bild der A. ovarica (*Aov*), die vom Lig. suspensorium ovarii zwischen bzw. seitlich von Ovar und Tube zum Uterus hinzieht. Zustand unmittelbar nach Tubenkoagulation. *kT* koagulierter Tubenteil, *Lt* Lig. teres uteri, *Na* Nebenarterie, *Tu* Tuba uterina

Abb. 2.14. Adnexe einer 44jährigen Frau nach arterieller Gefäßinjektion (rot). Das Ovar ist angeschnitten, im Zentrum liegen die Gefäße der Medulla. Die dicksten Arterien verlaufen unterhalb des Ovars und im Lig. suspensorium ovarii. Eine relativ kräftige Arterie zieht in der Fimbria ovarica zur Ampulle der Tube. Das Fimbrienende ist „eingeschnürt" *(Pfeil)*. Die Mesosalpinx ist frei von größeren Gefäßen. Die Gefäße verlaufen gewunden in der Tubenwand (Tela subserosa). *Hy* Hydatiden. 1 cm dicker Blockschnitt Biodur E 30, ungefärbt

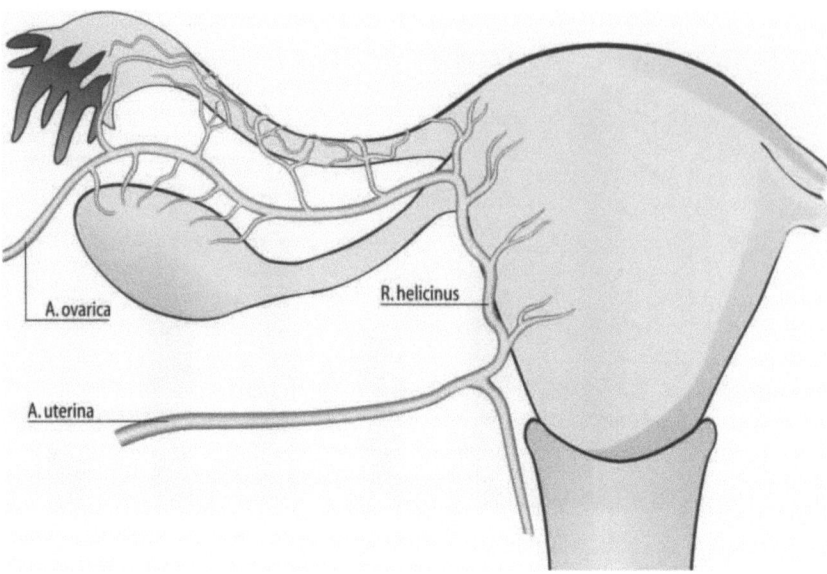

Abb. 2.15. Schema der arteriellen Versorgung von Tube, Ovar und Uterus

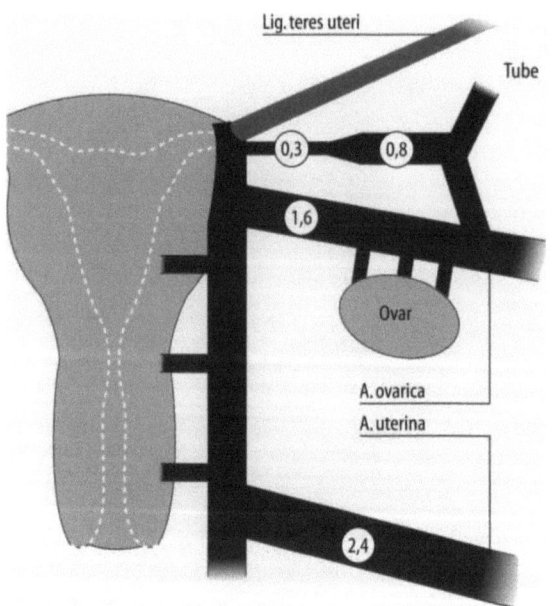

Abb. 2.16. Schema der Arterien des inneren Genitales. *Zahlenangaben* Kaliber der Arterien in mm, jeweils Mittelwerte von 2 Frauen in der Reproduktionsphase. (Aus Brökelmann 1989)

einsetzt. Die Schnelligkeit der Wirkung ist vergleichbar mit derjenigen von Acetylcholin und dürfte über eine Reaktion des Endothels zustandekommen (Brökelmann et al. 1984). Deshalb erscheint es durchaus möglich, daß z. B. lokal produziertes Östradiol aus der Follikelflüssigkeit Gefäßreaktionen bewirken kann, die eine Chemotaxis und aktive Bewegungen des Fimbrienkranzes induzieren könnten; durch diese Bewegungen könnte das Ei aufgefangen werden.

Östrogene könnten im Lig. suspensorium ovarii auch direkt zwischen Arterien und Venen ausgetauscht werden. Im Lig. suspensorium ovarii liegen Arterien und Venen eng nebeneinander, wobei die Venenwände in dieser Zone besonders dünn sind; diese anatomischen Besonderheiten führten zu der Hypothese eines Gegenstromtransfers von Substanzen von der V. ovarica zur A. ovarica (Bendz et al. 1982)

Gestagenabhängigkeit

Für alle östrogenabhängigen Gewebe müssen wir auch eine Gestagenabhängigkeit annehmen, wobei die Voraussetzung für eine Gestagenwirkung ein zuvor bestehender Östrogeneffekt zu sein scheint. Genauere Daten zum Einfluß der Gestagene auf die Tuben stehen noch aus.

Mikrogefäßversorgung

Die Arteriolen aus den juxtatubaren Arterien ziehen in die Tela subserosa tubae, in die Myosalpinx, wo sie gewunden sind, und in die Tela mucosa und dort in ein dichtes submuköses Kapillarnetzwerk (Koritke u. Gillet

1967). Am deutlichsten ausgeprägt sind die Arteriolen in den Fimbrien. Die Anzahl der Windungen der Arteriolen nimmt während der Proliferations- und Sekretionsphase bis zur Menstruation zu. Die Kapillaren der Mukosa sind um 10 µm weit, prämenstruell steigt der Durchmesser auf 20–25 µm an (Koritke et al. 1968).

Klinische Aspekte

Gefäßveränderungen. Die Gefäßversorgung scheint der wichtigste Faktor für die Funktion der Eileiter zu sein: Zum einen sind es spezielle Gefäßkonstruktionen im intramuralen, ampullären und infundibulären Teil der Tube, die wahrscheinlich funktionelle Sphinktere darstellen oder, bei den Schleimhautfalten, als Pumpen fungieren; zum anderen könnte die Strömungsrichtung funktionelle Bedeutung haben; nicht zuletzt hängt die Hormonsekretion der Ovarien von der Durchblutung und damit auch bis zu einem gewissen Grad vom vegetativen Nervensystem ab. Deshalb ist es verständlich, daß alle Ereignisse, die die Durchblutung des inneren Genitales stören, die Funktionen der Eileiter beeinflussen.

Rauchen. Seit längerem ist bekannt, daß Rauchen nicht nur bei Männern die Fertilität hemmt, sondern auch bei Frauen (Stillman et al. 1986). Die Noxe Nikotin dürfte hauptsächlich über eine Gefäßschädigung wirken. Für eine Behandlung der Sterilität erscheint es deshalb sinnvoll, alle gefäßaktiven Noxen auszuschalten, bevor man Funktionsstörungen der Eileiter mit exogenen Hormonen therapiert.

Elektrokoagulation. Ein weiterer, klinisch wichtiger Aspekt betrifft die Elektrokoagulation. Wir wissen von vergleichenden Untersuchungen der Gefäßversorgung nach einer unipolaren und bipolaren Koagulation der Tuben, daß durch eine unipolare Koagulation besonders die Gefäße geschädigt werden (Riedel et al. 1987). Die Gefäße mit ihren begleitenden Nerven besitzen nämlich gute Leitstrukturen für den elektrischen Strom und werden bei einer uni-(mono-) polaren Koagulation je nach Stromstärke mit koaguliert. Wir sollten deshalb auf eine unipolare Elektrokoagulation an den Tuben verzichten.

Die Lymphe fließt über die Lymphgefäße im Lig. suspensorium ovarii ab, wobei der Lymphfluß zyklischen Schwankungen unterliegt (Hunter 1988). Angeblich soll es in der Tube 3 Lymphgefäßsysteme geben, die Mukosa, Tunica muscularis und Serosa separat drainieren (Eddy u. Pauerstein 1980).

Die sympathische Innervation

Die sympathische Nervenversorgung des Isthmus und der Ampulle erfolgt über lange postganglionäre Fasern aus dem N. hypogastricus; sympathische präganglionäre Fasern werden auch im P. ovaricus umgeschaltet und versorgen von dort die Fimbrien und Teile der Ampulle (Woodruff u. Pauerstein 1969), oder sie kommen aus der zervikovaginalen Region. Die Nervenendigungen nehmen von der Ampulle zum Uterus hin zu und sind am häufigsten am Übergang zwischen der Ampulle und dem Isthmus (Eddy u. Pauerstein 1980).

Schmerzempfindung

Die afferente Innervation für Schmerzempfindung (Th 11 und Th 12) begleitet die sympathischen Nerven. Sensible Nerven von der Ampulle und den Fimbrien laufen über den P. ovaricus und den N. splanchnicus zum Rückenmark (Eddy u. Pauerstein 1980).

Parasympathische Innervation

Die parasympathische Innervation erfolgt einmal aus dem Sakralmark über den P. uterovaginalis (Frankenhäuser-Geflecht), der den Isthmus versorgt, zum anderen über den N. vagus, der im P. ovaricus umgeschaltet wird und dann die Ampulle und das Infundibulum versorgt (Abb. 2.17; Hunter 1988).

Im allgemeinen wird angenommen, daß die cholinergen Fasern die Mukosa versorgen und die adrenergen die Tunica muscularis (Beck u. Boots 1974). Besonders der Isthmus tubae weist eine dichte adrenerge Innervation auf, er könnte deshalb als adrenerger Sphinkter fungieren. Jedoch wiesen pharmakologische Experimente bislang keinen Einfluß adrenerger Nerven auf den Eitransport nach (Pauerstein u. Eddy 1979).

α-Rezeptoren des adrenergen Systems erhöhen die Kontraktilität der Tube; ihre Sensitivität wird durch Östrogene potenziert; Gestagene steigern die Empfindlichkeit der ß-Rezeptoren (Black 1974).

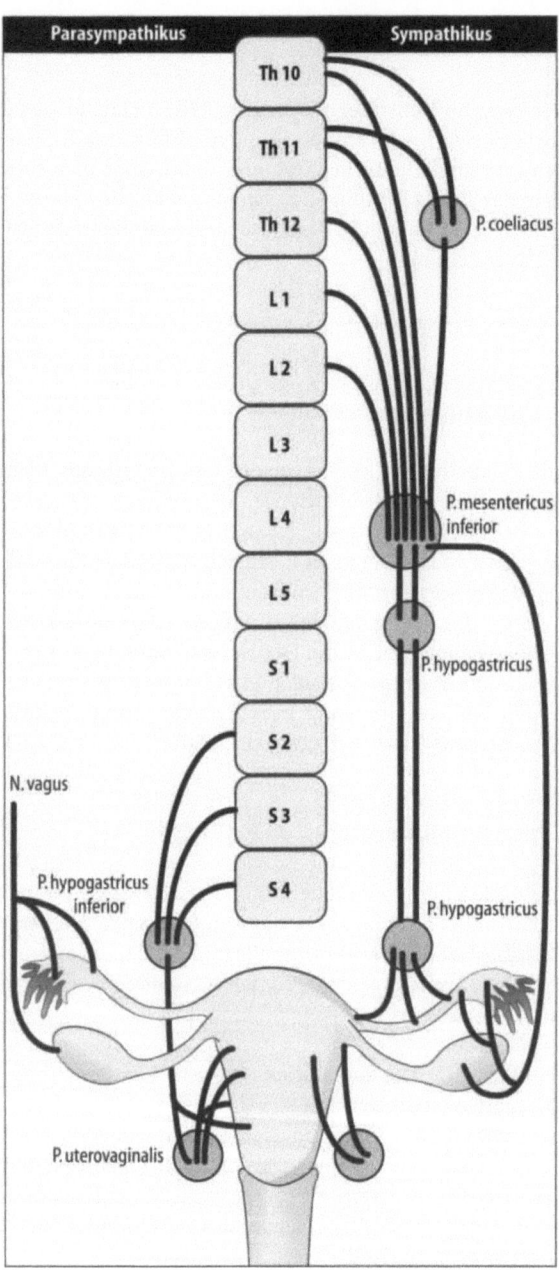

Abb. 2.17. Schema der Nervenversorgung des inneren weiblichen Genitales. (In Anlehnung an Hunter 1988)

Klinische Aspekte

Allgemein wird bezweifelt, daß bei der Frau die Nervenversorgung eine entscheidende Rolle für die Tubenfunktion spielt; denn eine Ausschaltung z. B. der von kranial kommenden, im Lig. suspensorium ovarii liegenden Nerven, führt nicht zu Sterilität. Nach einer Durchtrennung des Lig. suspensorium ovarii werden immer wieder Schwangerschaften beschrieben. Die Rolle der Nerven scheint eher darin zu bestehen, daß sie die Durchblutung der Eileiter und der Ovarien permanent beeinflussen.

2.11 Eiaufnahme

Kurz vor der Ovulation sind die Ampulle und das Infundibulum der menschlichen Tube auffallend hyperämisch. Zur Zeit der Ovulation bewegt sich das Infundibulum tubae über die Ovaroberfläche; diese Bewegungen dauern etwa 2 min (Elert 1947). Gleichzeitig zeigt die Tube peristaltische Kontraktionen; außerdem bewegt sich das Ovar durch Kontraktionen des Lig. suspensorium ovarii und des Lig. ovarii proprium (Elert 1947). Zum Zeitpunkt der Ovulation sind der Eileiter und die umgebende Peritonealhöhle hohen Hormonspiegeln ausgesetzt. Das Ei gelangt mit der Follikelflüssigkeit in den Eileiter (Harper 1982; Jansen 1984).

Die direkte Aufnahme des Eies vom rupturierten Follikel in das Infundibulum tubae ist aber nicht die einzige Form der Eiaufnahme: Offenbar kommt es vor, daß ein Ei aus der Peritonealflüssigkeit des Douglas-Raums in die Tube aufgenommen wird. Dieses scheint u. a. der Fall zu sein, wenn das Corpus luteum auf der einen Seite des Beckens liegt, das Ei jedoch durch die kontralaterale Tube aufgenommen wird (sog. transperitonale Überwanderung, First 1954). Es liegt nahe, an einen Saugmechanismus zur Aufnahme des Eies aus der Douglas-Flüssigkeit zu denken. Eine experimentelle Bestätigung dieses Mechanismus steht noch aus (Pauerstein u. Eddy 1979).

Für die Eiaufnahme ist sicher eine freie Beweglichkeit des Fimbrientrichters notwendig, denn Fixierungen führen zu Sterilität. Bei einer Adhäsiolyse sollten die Gefäße als wichtigste Strukturen für die Tubenfunktion erhalten werden; deshalb sollten auch Adhäsiolysen nach Möglichkeit nicht mit unipolarem Strom durchgeführt werden (s. unter 2.5).

2.12 Eitransport

Peristaltik

Lange Zeit war man der Meinung, daß peristaltische Tubenbewegungen den Eitransport bewerkstelligen. Halbert et al. (1976) zeigten jedoch, daß ein Eitransport auch bei pharmakologisch gelähmter Muskulatur möglich ist. Die Tubenperistaltik ist also nicht der Hauptfaktor für den Eitransport.

Zilienschlag

Der Zilienschlag ist uteruswärts gerichtet und könnte den Eitransport übernehmen. Für eine wichtige Rolle der Zilien bei der menschlichen Fertilität spricht die Beobachtung von Brosens u. Vasquez (1976), daß alle von ihnen untersuchten Frauen, deren Eileitermukosa weniger als 54 % Zilienzellen aufwiesen, steril waren. Auf der anderen Seite haben Frauen mit Kartagener Syndrom, bei denen infolge eines angeborenen Defekts die Zilien im ganzen Körper nicht schlagen, eine normale Fertilität (Jean et al. 1979). Somit dürfte auch der Zilienschlag nicht ausschlaggebend für den Eitransport beim Menschen sein.

Arterielle Pumpe

Die Hypothese eines Eitransports durch eine arterielle Pumpe in der Schleimhaut der Ampulle wurde bereits beschrieben (s. unter 2.5 „Gefäße")

Kontraktionen und Eitransport

An der Tube wurden eine Basiskontraktilität von 1–3 Kontraktionen/min sowie „kontraktile Explosionen" mit einer Häufigkeit von 1–4mal/h beschrieben (Coutinho et al. 1975). Östrogene stimulieren die Kontraktilität der Tubenmuskulatur, Gestagene und Androgene hemmen sie (Lindblom et al. 1980). An isolierten menschlichen Eileitern sind elektrische Aktivitäten mit einer Ausbreitungsgeschwindigkeit von 1–3 mm/s nachweisbar (Talo u. Pulkkinen 1982): Nach der Menstruation breitet sich die elektrische Aktivität uteruswärts aus; am 12. Zyklustag läuft sie von beiden Enden der Tube auf die ampulloisthmische Junktion zu, am 18. Zyklustag ist sie wieder uteruswärts gerichtet. Möglicherweise ist die Richtung der elektrischen Aktivität mit dem Eitransport korreliert (Coutinho et al. 1975).

Dauer des Eitransports

Bei Säugetieren beträgt die Dauer des Eitransports allgemein 3–4 Tage (Pauerstein u. Eddy 1979). Der Transport vom Ovar bis in die Ampulla tubae dauert beim Menschen 7 h oder weniger; in der Ampulle bleibt das Ei etwa 72 h; etwa 80 h nach der Ovulation ist das Ei im Uterus (Croxatto et al. 1978).

Eine Tubenblockade für das befruchtete Ei kann durch ein verengtes Lumen in der isthmoampullären Junktion zustande kommen. Die Ursachen einer solchen Stenose können sein: ein Ödem, ein intraluminaler Mukus, eine verringerte Zilientätigkeit oder eine verringerte Tubenmobilität (Barratt et al. 1994), verdickte Venen- und Arterienpolster und intraluminale Adhäsionen sowie pathologische Wandveränderungen einschließlich einer Muskelhypertrophie. Ein beschleunigter Transport durch den Isthmus bringt den Embryo verfrüht in die Uterushöhle und kann eine Implantation verhindern.

Beim Menschen dauert der Transport des Eies vom Infundibulum tubae bis zum Übergang zwischen der Ampulle und dem Isthmus ca. 30 min (Blandau et al. 1979). Dieses gilt auch, wenn die Muskelaktivität durch Isoproterenol blockiert wird.

Nach dem LH-Gipfel benötigen Eier 4–5 Tage, um durch die Tube in den Uterus zu gelangen (Diaz et al. 1980).

Retrograde Menstruation

Bei 90 % aller menstruierenden Frauen befindet sich Blut in der Peritonealhöhle (Halme et al. 1984). Die retrograde Menstruation muß also als physiologisch angesehen werden, sie ist keine Besonderheit der Endometriosis genitalis externa. Ob der abdomenwärts gerichtete Sekretstrom zyklischen Schwankungen unterliegt und wodurch er zustandekommt, ist jedoch nicht bekannt. Jedenfalls ist der durch die Zilien hervorgerufene Flimmerstrom immer uteruswärts gerichtet, also entgegen dem Sekretstrom, so daß im Eileiter eine zentrale, abdomenwärts gerichtete Strömung und zumindest zeitweise eine periphere Gegenströmung vorzukommen scheinen.

Literatur

Barratt CLR, Williams, M, Warren MA (1994) Gamete transport and fertilisation. In: Grudzinskas JG, Chapmann MG, Chard T, Djahanbakhch O (eds) The fallopian tube. Springer, Berlin Heidelberg New York Tokyo, pp 77-91

Bateman BG, Eddy CA, Kitchin JD (1983) Effect of lengthening the fallopian tube on fertility in the rabbit. Am J Obstet Gynecol 147: 569-73

Beck LR, Boots LR (1974) The comparative anatomy, histology and morphology of the mammalian oviduct. In: Johnson AD, Foley CW (eds) The oviduct and its function. Academic Press, New York London, p 6

Bendz A, Lundgren O, Hamberger L (1982) Countercurrent exchange of progesterone and antipyrine between human utero-ovarian vessels, and of antipyrine between the femoral vessels in the cat. Acta Physiol Scand 114: 611-616

Beuscher-Willems B (1987) Der intramurale Teil der menschlichen Tube, untersucht an durchsichtigen Harzschnitten. Dissertation, Universität Bonn

Black DL (1974) Neural control of oviduct musculature. In: Johnson AD, Foley CW (eds) The oviduct and its functions. Academic Press, New York, pp 65-118

Blair WD, Beck LR (1976) Demonstration of postovulatory sphincter action by the isthmus of the rabbit oviduct. Fertil Steril 27: 431-441

Blandau RJ, Bourdage R, Halbert S (1979) Tubal transport. In: Beller FK, Schumacher GFB (eds) The biology of the fluids of the female genital tract. Elsevier-North, Amsterdam, pp 319-333

Bongso A, Fong CY, Ng SC, Ratnam S (1994) In vivo and in vitro behaviour of human tubal epithelial cells: their relevance to assisted reproduction. In: Grudzinskas JG, Chapmann MG, Chard T, Djahanbakhch O (eds) The fallopian tube. Springer, Berlin Heidelberg New York, pp 17-36

Bonilla-Musoles F, Ferrer-Barriendes J, Pellicer A (1990) Makroskopische, mikroskopische und ultramikroskopische Anatomie und Nukleinsäure-Synthese der Tuba Fallopii. In: Inthraphavasak J, Pellicer A, Bonilla-Musoles F, Friedberg V (Hrsg) Mikrochirurgie des Eileiters. Physiologie, Pathologie und Operationstechnik. Schattauer, Stuttgart, pp 9-56

Borell AM, Fernstrom I (1953) The adnexal branches of the uterine artery. Acta Radiol 4: 561-85

Brökelmann J (1988) Maldeszensus von Tube und Ovar bei Sterilität. Fertilität 4: 140-2

Brökelmann J (1989) Funktionelle Morphologie des Eileiters. Arch Gynecol Obstet 245: 391-5

Brökelmann J, Denker HW (1994) Weibliche Geschlechtsorgane. In: Drenckhahn D, Zenker W (Hrsg) Benninghoffs Anatomie, Bd 2. Urban & Schwarzenberg, München, S 115-163)

Brökelmann J, Müller G (1984) Architektur des Myometriums, untersucht an plastinierten durchsichtigen Präparaten. Ber Gynäkol Geburtsh 120, 572

Brökelmann J, Lüsebrink P, Schmidt A, Idel P (1984) Direktwirkung von Oestradiol auf die Beckengefäße. Ber Gynäkol Geburtsh 120: 3

Brosens IA, Vasquez G (1976) Fimbrial microbiopsy. J Reprod Med 16: 171-8

Cohen BM (1983) The elongated fimbria ovarica in the infertile female. Int J Fertil, 28: 19

Coutinho EM, Maia H, Mattos C (1975) Contractility of the fallopian tube. Gynecol Invest 6: 146-161

Critoph FN, Dennis KJ (1977) The cellular composition of the human oviduct epithelium. Br J Obstet Gynaecol 84: 219-21

Croxatto HB, Ortiz ME, Diaz S, Hess R Balmaceda J, Croxatto HD (1978) Studies on the duration of egg transport by human oviduct. II. Ovum location at various intervals following luteinizing hormone peak. Am J Obstet Gynecol 132: 629-34

Diaz S, Ortiz ME, Croxatto HB (1980) Studies on the duration of ovum transport by the human oviduct III. Time interval between the luteinizing hormone peak and recovery of ova by transcervical flushing of the uterus in normal women. Am J Obstet Gynecol 137: 116-21

Eddy CA, Laufe LE (1983) Fertility following microsurgical dissociation of the ovary and fimbria in the rhesus monkey. Fertil Steril 39: 566-8

Eddy CA, Pauerstein CJ (1980) Anatomy and physiology of the fallopian tube. Clin Obstet Gynecol 23: 1177-93

Elert R (1947) Der Mechanismus der Eiabnahme im Laparoskop. Zentralbl Gynakol 1: 38-43

First A (1954) Transperitoneal migration of ovum or spermatozoon. Obstet Gynecol 4: 431

Frederichs CM (1986) Morphological and functional aspects of the ovidutcal epithelium. In: Siegler AM (ed) The fallopian: basic studies and clinical contributions. Futura, New York, pp 67-80

Gauwerky JFH (1993) Physiologie und Pathologie der Tubenfunktion. Der Frauenarzt 34/2: 152-4

Gomel V (1983) An odyssey through the oviduct. Fertil Steril 39: 144-56

Halbert SA, Szal SE, Broderson SH (1988) Anatomical basis of a passive mechanism for ovum retention at the ampullo-isthmic junction. Anat Rec 221: 841-845

Halbert SA, Tam PY, Blandau RJ (1976) Egg transport in the rabbit oviduct; the roles of cilia and muscle. Sci 191: 1052

Halme J, Hammond MG, Hulka JF, Raj SG, Talbert LM (1984) Retrograde menstruation in healthy women and in patients with endometriosis. Obstet Gynecol 64: 151-4

Harper MJK (1982) Sperm and egg transport. In: Austin CR, Short RV (eds) Germ cells and fertilisation, 2nd edn. Cambridge Univ, London, pp 102-127

Horstmann E, Stegner HE (1966) Tube, Vagina und äußere weibliche Genitalorgane. In: Bargmann W (Hrsg) Handbuch der mikroskopischen Anatomie des Menschen, Bd 7, Teil 4. Springer, Berlin Heidelberg New York

Hunter RHF (1988) The fallopian tubes. Springer, Berlin Heidelberg New York Tokyo

Jansen RP (1980) Cyclic changes in the human fallopian tube isthmus and their functional importance. Am J Obstet Gynecol 136: 292-308

Jansen RP (1984) Endocrine response in the fallopian tube. Endocr Rev 5: 525-51

Jean Y, Langlais J, Roberts KD, Chapdelaine A, Bleu G (1979) Fertility of woman with nonfunctional ciliated cells in the fallopian tubes. Fertil Steril 31: 349-50

Korenaga M, Kadota T (1981) Changes in mechanical properties of the circular muscle of the isthmus of the human fallopian tube in relation to hormonal domination and postovulatory time. Fertil Steril 36: 343-50

Koritke JG, Gillet JY (1967) Microvascularisation of oviduct in women. Acta Anat 68: 612-613

Koritke JG, Muller P, Gillet JY (1968) Vascularisation of the oviduct in the woman. Bull Fed Soc Gynaecol Obstet 20: 405-406

Lindblom B, Norstrom, A (1986) The smooth-muscle architecture of the human fallopian tube. In: Siegler AM (ed) The fallopian tube: basic studies and clinical contributions. Futura, New York, pp 13-20

Lindblom B, Hamberger L, Ljung B (1980) Contractile patterns of isolated oviductal smooth muscle under different hormonal conditions. Fertil Steril 33: 283–7

Merchant RN, Prabhu SR, Chougale A (1983) Uterotubal junction – morphology and clinical aspects. Int J Fertil 28: 199–205

Morikiwa H, Okamura H, Main-i M et al. Contractile activity of human mesotubarium ovarica in vitro. Acta Obstet Gynaecol Jap (1978) 30: 205–8

Muglia U, Vizza E, Correr S, Germana G, Motta PM (1991) The three-dimensional architecture of the myosalpinx in the rabbit as revealed by scanning electron unicroscopy. J Submicrosc Cytol Pathol 23: 523–532

Pauerstein CJ, Eddy CA (1979) The role of the oviduct in reproduction; our knowledge and our ignorance. J Reprod Fertil 55: 223–9

Petersen EP, Musich JR, Behrman SJ (1977) Uterotubal implantation and obstetric outcome after previous sterilization. Am J Obstet Gynecol 128: 662–665

Riedel HH, Lehmann-Willenbrock E, Semm K (1987) Auftreten von ovariellen Ausfallerscheinungen nach Hysterotomie und destruktiven Eileiter-Sterilisationsverfahren. Zentralbl Gynakol 109: 755–770

Stilman R, Rosenberg MJ, Sachs BP (1986) Smoking and reproduction. Fertil Steril 46: 545–66

Talo A, Pulkkinen MO (1982) Electrical activity in the human oviduct during the menstrual cycle. Am J Obstet Gynecol 142: 135–47

Taylor KJW, Burns PN (1985) Duplex Doppler scanning in the pelvis and abdomen. Ultrasound Med Biol 11: 643–58

Walles B, Hakanson R, Helm G, Owman C, Sjoeberg NO, Sundler F (1980) Relaxation of human female genital sphincters by the neuropeptide vasoactive intestinal polypeptide. Am J Obstet Gynecol 138: 337–8

Williams JD (1989) Gray's Anatomy, 37th edn. Churchill, Livingstone, pp 1438–39

Woodruff JD, Pauerstein CJ (1969) The fallopian tube – structure, function, pathology and management., Williams & Wilkins, Baltimore

3 Distale Tubenpathologie – Morphologie der Hydrosalpinx

J. F. H. GAUWERKY

3.1 Epithel der gesunden Tube 29
3.2 Morphologie der Hydrosalpinx 33
3.2.1 Rasterelektronenmikroskopie 33
3.2.2 Transmissionselektronenmikroskopie 41
3.2.3 Lichtmikroskopie 47
3.3 Bewertung der morphologischen Befunde 50
Literatur 51

Der endständige Verschluß der Tuba uterina führt aufgrund der sekretorischen Leistungen des Tubenepithels zu einer Flüssigkeitsansammlung und einer unterschiedlich stark ausgeprägten Anschwellung der Tube, der Ausbildung einer sog. Hydrosalpinx. Das Ausmaß dieser Anschwellung wird von unterschiedlichen Faktoren bestimmt, die an sekretorischen und resorptiven Prozessen beteiligt sind. Hierzu gehört die Vaskularisation der Tube. Sie ist einerseits individuell ausgeprägt, andererseits aber auch durch hormonelle und endokrine Faktoren moduliert. Entzündliche oder andere pathologische Prozesse können die Vaskularisation beeinflussen. Auch der Rückstrom der Tubensekrete in das Uteruscavum, der beim Menschen aufgrund der Konstruktion des intramuralen und isthmischen Tubenabschnitts gering ist, kann die Ausbildung einer Hydrosalpinx beeinflussen. Ein weiterer Einflußfaktor ist die Architektur der Tubenwand. Dünnwandige, hypoplastisch strukturierte Tuben werden leichter dilatiert als solche mit kräftigen muskulären Wandstrukturen. Zusätzlich zu den entzündungsbedingten Veränderungen der Schleimhautarchitektur vollziehen sich tiefgreifende Veränderungen durch die zunehmende Dilatation der Tubenwand, die als prognostischer Faktor für eine Tubenrekonstruktion gilt.

Um diese Beziehung zu verstehen, soll im folgenden die Morphologie der Hydrosalpinx auf dem Niveau der Mukosa dargestellt werden. Gleichzeitig wird daraus ersichtlich, daß diese Veränderungen in der Regel die Tube als Ganzes betreffen und daher anders als bei proximalen Tubenverschlüssen eine Restitutio ad integrum durch eine lokale operative Maßnahme (Salpingostomie) nicht möglich ist. Folglich müssen die Ergebnisse der operativen Korrektur der distalen Tubenpathologie schlechter sein als bei proximalen Tubenverschlüssen.

Weiterhin folgt aus dieser Feststellung, daß sich die Qualität der operativen Technik weniger in den Resultaten (Schwangerschaftsraten) widerspiegelt als bei proximalen Verschlüssen. Der dominierende Faktor bei der distalen Tubenpathologie ist der Tubenschaden selbst. Dies ist von Bedeutung bei der Interpretation der Ergebnisse verschiedener operativer Techniken und auch deren individueller Auswahl.

3.1 Epithel der gesunden Tube

Die Mukosa weist eine ausgeprägte Faltenstruktur auf (Abb. 3.1). Sie besteht aus zahlreichen hohen Längsfalten. Zwischen diesen verlaufen etwas schmälere Falten von unterschiedlicher Größe, die ebenfalls longitudinal ausgerichtet sind. In den Spalten zwischen den Längsfalten finden sich zahlreiche kleinere Leisten, die diagonal oder transversal verlaufen und untereinander anastomosieren. Im ampullären Tubenteil füllen die Schleimhautfalten fast das gesamte Lumen aus. Uteruswärts nimmt die Ausprägung des Faltenreliefs ab.

Das normale Tubenepithel besteht aus einer einschichtigen Lage Zylinderepithel, das auf einer Basalmembran liegt und hauptsächlich 2 Zellarten aufweist: Flimmerzellen und nichtzilientragende sekretorische Zellen (Abb. 3.2). Beide Zelltypen sind unregelmäßig vermischt, wobei der Anteil der zilientragenden Zellen im ampullären Abschnitt etwa 60 % beträgt und zum Uterus hin zunimmt. Beide Zellarten tragen normalerweise Mikrovilli auf ihrer Oberfläche, die bei den Flimmerzellen wegen ihrer Zilien im rasterelektronenmikroskopischen Bild nicht sichtbar sind, die sich aber transmissionselektronenmikroskopisch eindeutig nachweisen lassen. Die hochprismatischen Flimmerzellen tragen dichte und lange, ins Lumen reichende Zilien, die aus den unter der Zelloberfläche liegenden Basalkörperchen (Kinetosomen) hervorgehen (Abb. 3.3). Die Zilien haben eine gesetzmäßige Struktur mit 2 in der Mittelachse gelagerten und 9 zylindrisch darum gelagerten Tubuli (Abb. 3.4). Die Zellkerne sind im oberen Zelldrittel lokalisiert und besitzen eine ovale Form mit vielen Einkerbungen. Im Zytoplasma findet man Golgi-Komplexe und eine bemerkenswerte Anzahl von Mitochon-

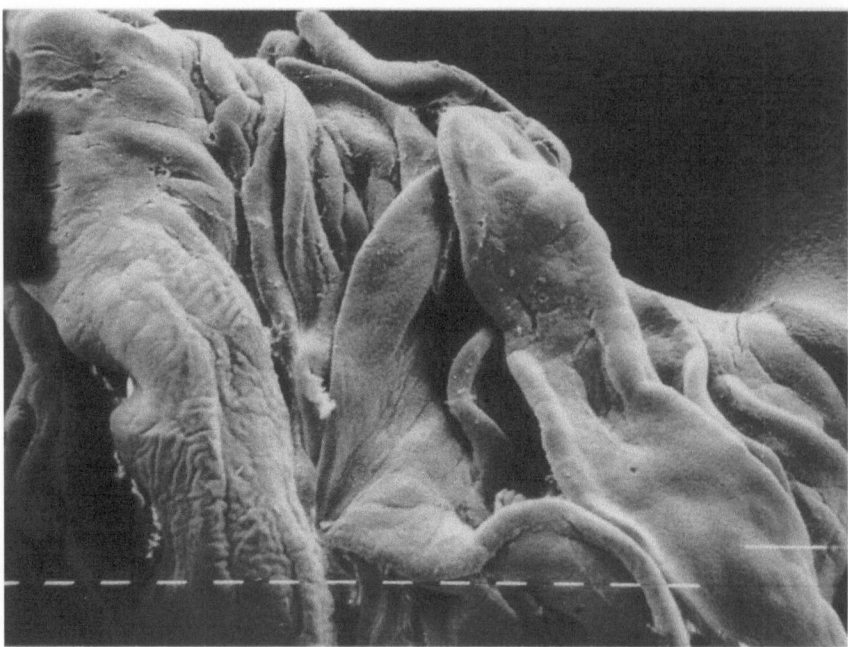

Abb. 3.1. Endosalpinx; proximales Tubenteilstück. Deutlich erkennbar die Faltenstruktur mit relativ breiten Primärfalten und schmaleren Sekundärfalten; REM x 40

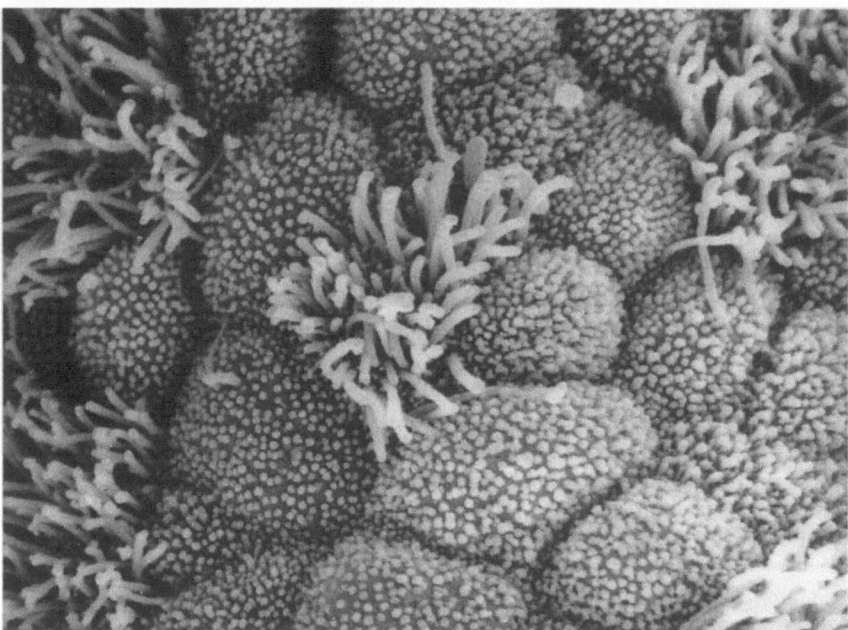

Abb. 3.2. Ultrasturktur der Endosalpinx. Zwei Zelltypen: Flimmerzellen und sekretorische Zellen, die einen dichten Mikrovillibesatz aufweisen; REM x 7560

3.1 · Epithel der gesunden Tube

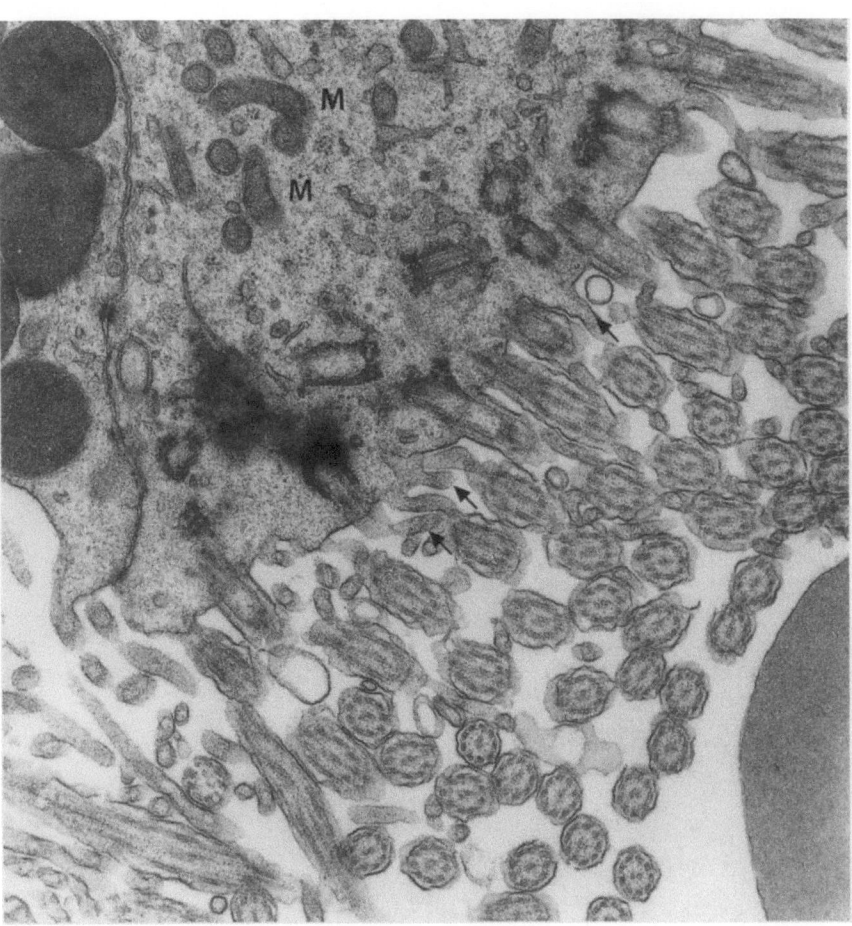

Abb. 3.3. Endosalpinx; Oberfläche einer zilientragenden Zelle. Deutlich erkennbar die Basalkörperchen der Zilien. Dazwischen einzelne Mikrovilli *(Pfeile)*. Die Zilien haben eine gesetzmäßige Struktur mit 2 in der Mittelachse gelagerten und 9 zylindrisch darum gelagerten Tubuli. Im Zytoplasma findet man Golgi-Komplexe und eine bemerkenswerte Anzahl von Mitochondrien *(M)*; TEM x 29 283

Abb. 3.4. Zilie einer Flimmerzelle im Querschnitt; TEM x 29 4700

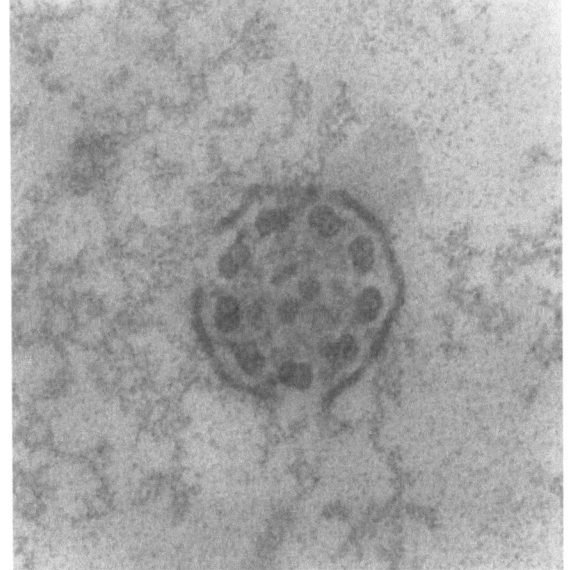

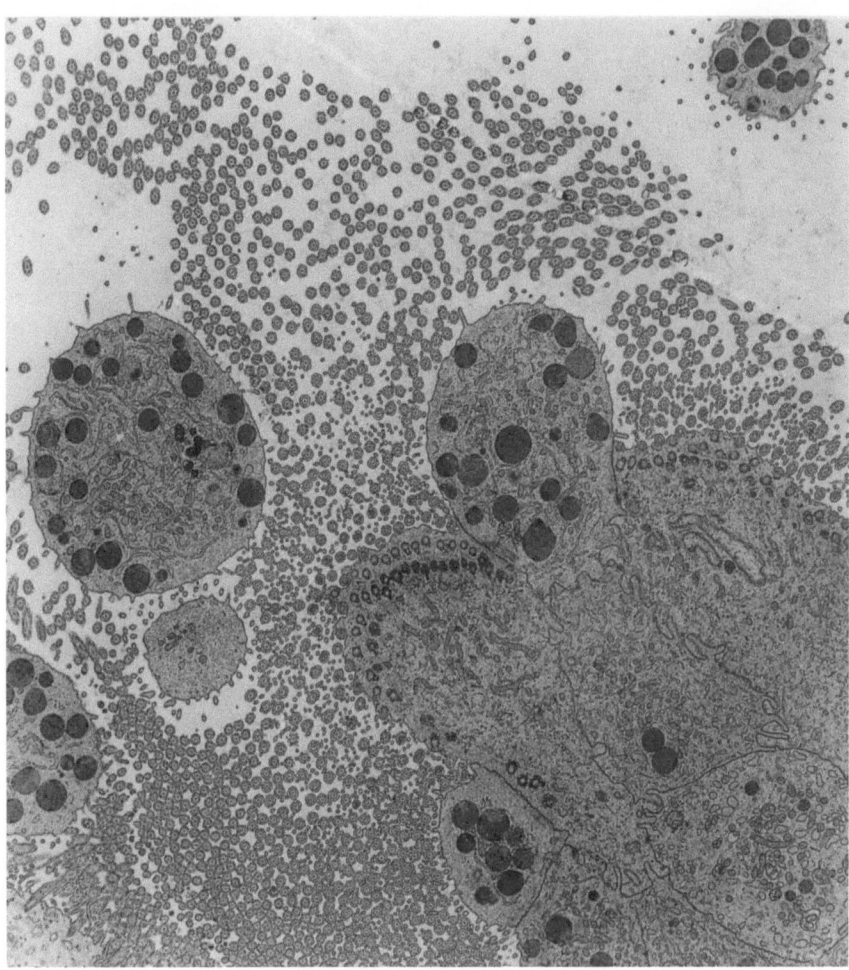

drien, die auf die motorische Aktivität der Zellen hinweisen (Abb. 3.3).

Die hochprismatischen Drüsenzellen haben keulenartige Form und sind zwischen den zilientragenden Zellen angeordnet. Sie besitzen protrudierende Apices verschiedener Form. An ihrer Oberfläche tragen sie feinste zottenartige Fortsätze, sog. Mikrovilli. Die längsovalen Zellkerne der sekretorischen Zellen sind nahe der Basalmembran lokalisiert. Als Ausdruck der sekretorischen Aktivität findet man im Zytoplasma reichlich rauhes und glattes endoplasmatisches Retikulum sowie Golgi-Komplexe. Charakteristisch sind auch die multiformen, meist runden Sekretgranula, die gewöhnlich im oberen Zelldrittel zusammengedrängt sind (Abb. 3.5). Subepithelial bilden die Blutkapillaren ein ausgeprägtes Netzwerk.

Abb. 3.5. Sekretorische Zelle. Die hochprismatischen Drüsenzellen haben keulenartige Form und sind zwischen den zilientragenden Zellen angeordnet. Sie besitzen protrudierende Apices verschiedener Form. An ihrer Oberfläche tragen sie feinste zottenartige Fortsätze, sog. Mikrovilli. Charakteristisch sind auch die multiformen, meist runden Sekretgranula, die gewöhnlich im oberen Zelldrittel zusammengedrängt sind; TEM x 7560

3.2 Morphologie der Hydrosalpinx

Bereits nach 4wöchigem Bestehen einer Hydrosalpinx können erhebliche Mukosaveränderungen festgestellt werden, die in der Regel auch nach 16 Wochen nicht an Intensität zunehmen. Andererseits können auch bei länger bestehenden Hydrosalpingen eher milde Mukosaalterationen beobachtet werden. Zudem wird innerhalb der Hydrosalpinx selbst eine differentielle Verteilung morphologischer Muster gefunden, so daß die Repräsentativität von kleinen Biopsien bezweifelt werden muß. Im folgenden sind die verschiedenen Darstellungen im Detail beschrieben.

3.2.1 Rasterelektronenmikroskopie

Bereits makroskopisch erkennbar führt die Hydrosalpinx zu einem Verlust des Faltenreliefs (Abb. 3.6 a). Im Bereich der Ampulle (Abb. 3.6 b) sind häufig noch Reste der ursprünglichen Architektur in Form strangförmiger Leisten erkennbar, die jedoch bei stärker ausgeprägter Hydrosalpinx ebenfalls verschwinden, so daß eine vollständige Epithelabflachung vorliegt.

Die Dichte der zilientragenden Zellen kann erheblich variieren, wobei Felderungen (Abb. 3.7 a), Inselbildungen (Abb. 3.7 b) oder auch sternkartenartige Verteilungen der zilientragenden Zellen beobachtet werden. Nur in Einzelfällen von weniger stark ausgeprägten Hydrosalpingen wird eine relativ homogene Reduktion der zilientragenden Zellen festgestellt. Bei diesen Fällen wer-

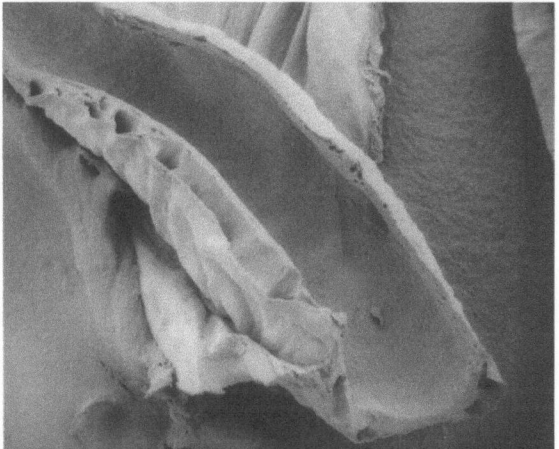

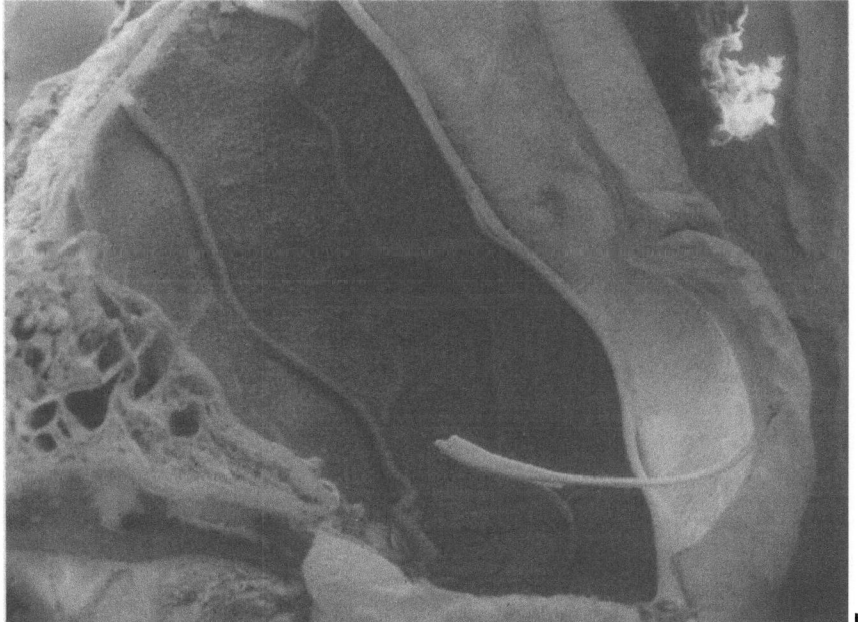

Abb. 3.6. a Mittelgradige Hydrosalpinx 8 Wochen nach Induktion durch proximale und periphere Ligatur; isthmisches Segment mit vollständigem Verlust des Faltenreliefs; REM x 30. **b** Ampulläre Hydrosalpinx 8 Wochen nach Induktion durch proximale und periphere Ligatur; REM x 32

34 KAPITEL 3 · Distale Tubenpathologie – Morphologie der Hydrosalpinx

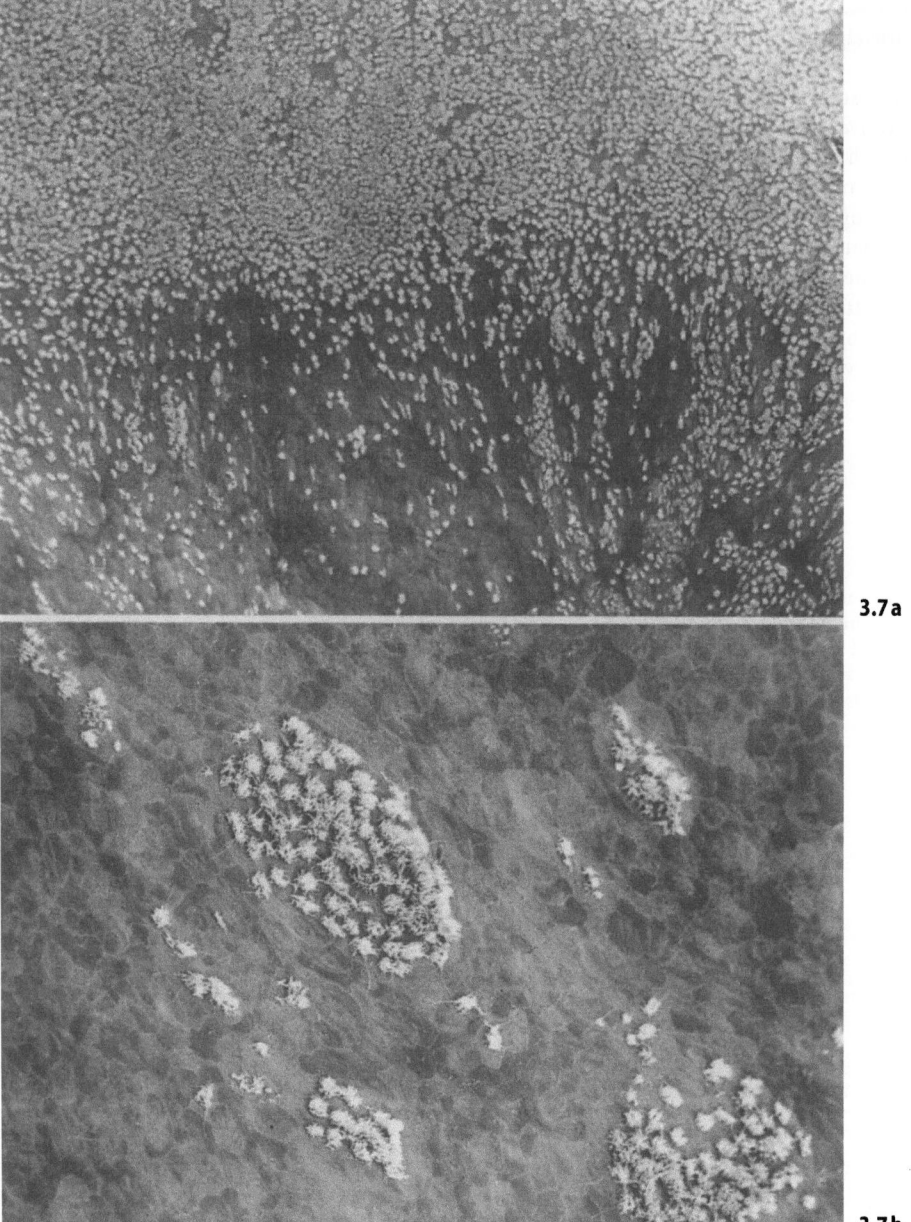

3.7a

3.7b

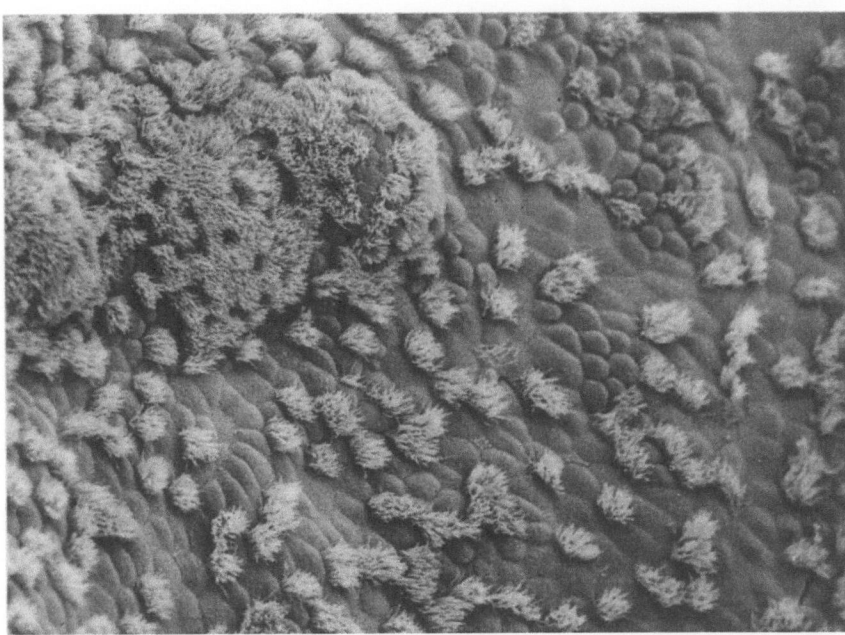

3.7c

Abb. 3.7. a Ausschnitt aus einem isthmischen Tubensegment bei stärker ausgeprägter Hydrosalpinx, 16 Wochen nach Induktion durch proximale und periphere Ligatur. Deutlich erkennbar die Grenze zwischen den Feldern mit dichtem Zilienbesatz und deziliarisierten Arealen; REM x 153. **b** Ampulläre Hydrosalpinx 16 Wochen nach Induktion. Inselbildung ziliarisierter Areale. REM x 501. **c** Deutliche Reduktion der Zilien. Beginnende Inselbildung mit prominenten Arealen dichten Zilienbesatzes. Ampulläre Hydrosalpinx, 8 Wochen nach Induktion; REM x 1002

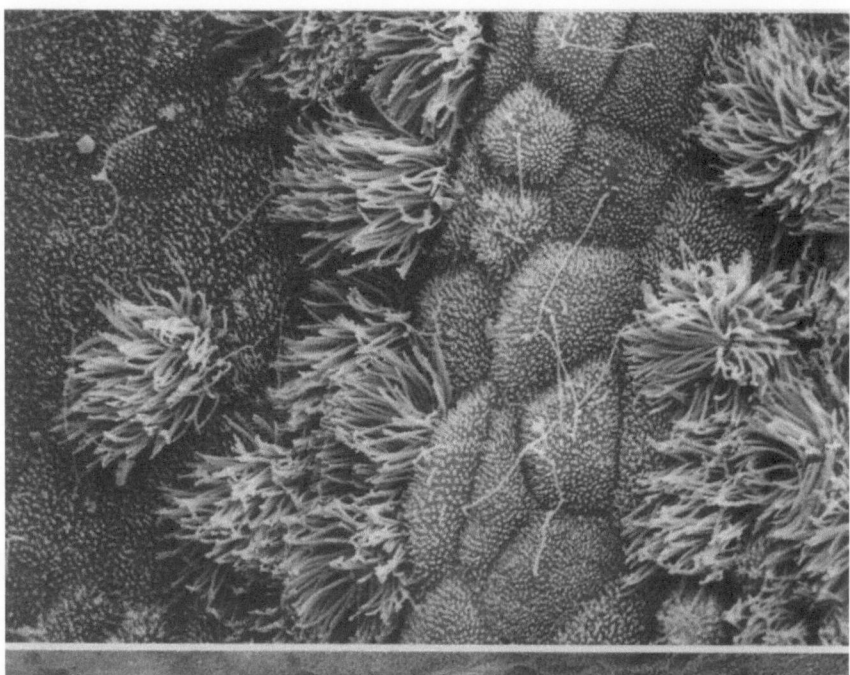

3.8a

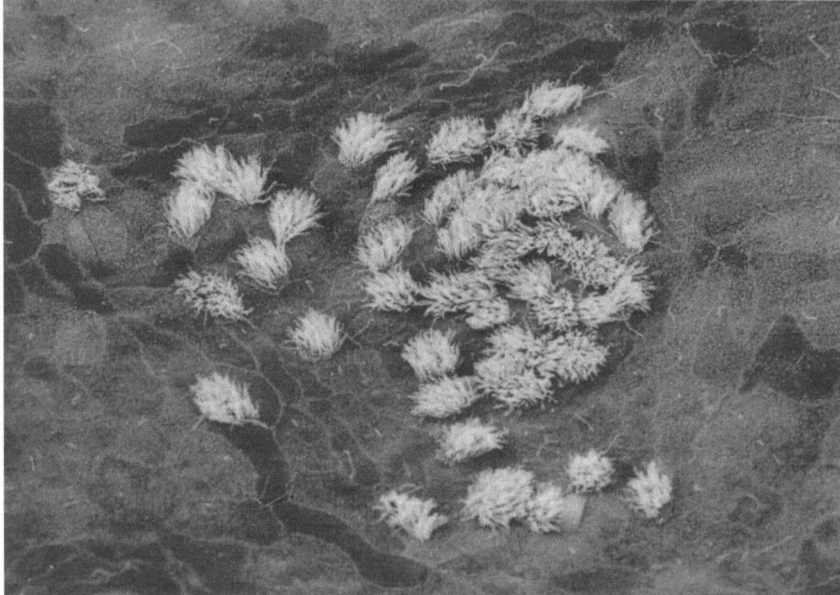

3.8b

Abb. 3.8. a Hydrosalpinx 16 Wochen nach Induktion. Mittleres Tubensegment. Rechts im Bild sagittal gestellte Vorwölbung als Residuum einer Schleimhautfalte. Im Bereich dieser Leiste sind die Zellen noch prominent und weniger abgeplattet. Auch hier finden sich lange ziliare Ausläufer; REM x 4050. **b** Inselbildung von ziliarisierten Zellen, die spiralförmig angeordnet erscheinen. Ausschnitt aus einem mittleren Hydrosalpinxsegment, 16 Wochen nach Ligatur; REM x 985

den aber auch gegenüber der ansonsten abgeflachten Epitheloberfläche prominente Inseln mit einem dichteren Zilienbesatz (Abb. 3.7c) gesehen. Generell kann festgestellt werden, daß die Dichte des Zilienbesatzes bei der Hydrosalpinx vom Isthmus zur Ampulle hin abnimmt. Diese Veränderung geht mit einer zunehmenden Dilatation der Hydrosalpinx einher.

Vergleicht man die Verteilung der ziliarisierten und nichtziliarisierten Areale, so fällt eine höhere Dichte von zilientragenden Zellen in der Nähe arterieller Versorgungsgebiete und ehemaliger durch die Hydrosalpinx abgeflachter Schleimhautfalten auf (Abb. 3.8a). Bemerkenswert ist die häufig spiralförmige Anordnung der zilientragenden Zellen innerhalb einer Insel (Abb. 3.8b).

Die Anordnung der Zilien ist häufig desorganisiert (Abb. 3.9a), so daß der Eindruck einer ungeordneten Büschelbildung oder auch einer Agglutination der Zilien (Abb. 3.9b) entsteht. Teilweise werden Zellen mit nur einer oder 2 stummelförmigen Zilien (Abb. 3.9c) beobachtet. Im Gegensatz zu der allgemeinen Reduktion der Zilien findet man besonders bei einer stärker ausgeprägten Hydrosalpinx und einem niedrigen Ziliaritätsindex zarte, extrem lange, mehrere Zellen überspannende ziliare Ausläufer (Abb. 3.9d), deren Ursprung eine einzelne, ansonsten nichtzilientragende Zelle ist.

Bei den nichtziliarisierten Zellen können 2 Zelltypen unterschieden werden: einmal relativ großflächige, fast vollständig abgeflachte Zellen, zum anderen eher kugelige, mit der Oberfläche ins Lumen vorspringende Zellen, die teilweise noch eine deutliche sekretorische Aktivität zeigen (Abb. 3.10a). Mit zunehmender Deziliarisation verschwinden auch die zuletzt genannten Zellen, und das Erscheinungsbild wird bestimmt von maximal abgeflachten, ausgewalzten Zellen, die ihren Mikrovillibesatz z. T. vollständig verloren haben (Abb. 3.10b).

Die hier beschriebenen Epithelveränderungen können, sofern andere krankhafte Prozesse fehlen (Inflammation, Endometriose, sekundäre Wandfibrose und Störungen der Vaskularisation), reversibel sein. Gelegentlich werden im Rahmen der Regeneration und Neuformierung der Tuba uterina nach einer operativen Korrektur der Hydrosalpinx polypöse Strukturen (Abb. 3.10c) gefunden, die als erste Anzeichen einer nicht vollständigen Wiederherstellung der Tubenanatomie angesehen werden müssen, obwohl auf dem Niveau der Schleimhaut ein Normalbefund vorliegt.

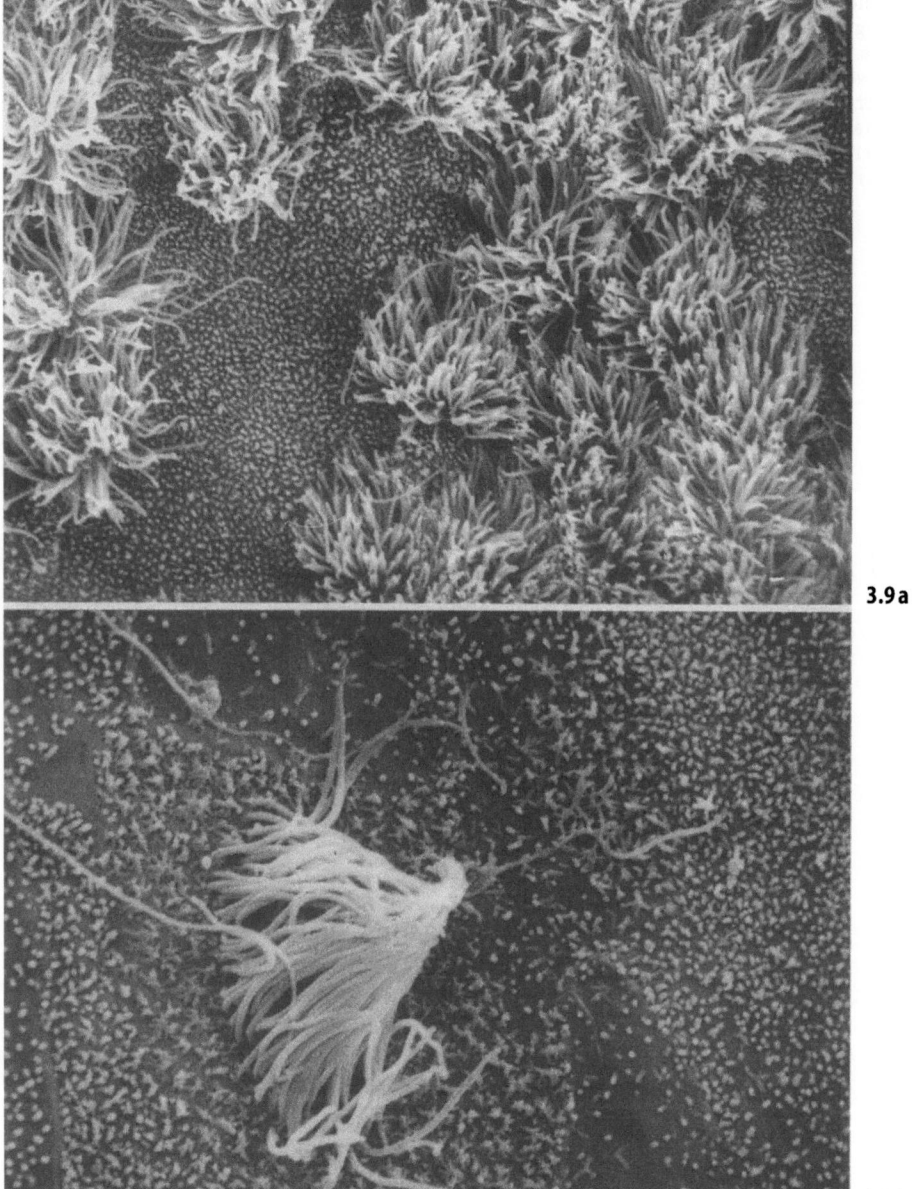

3.9a

3.9b

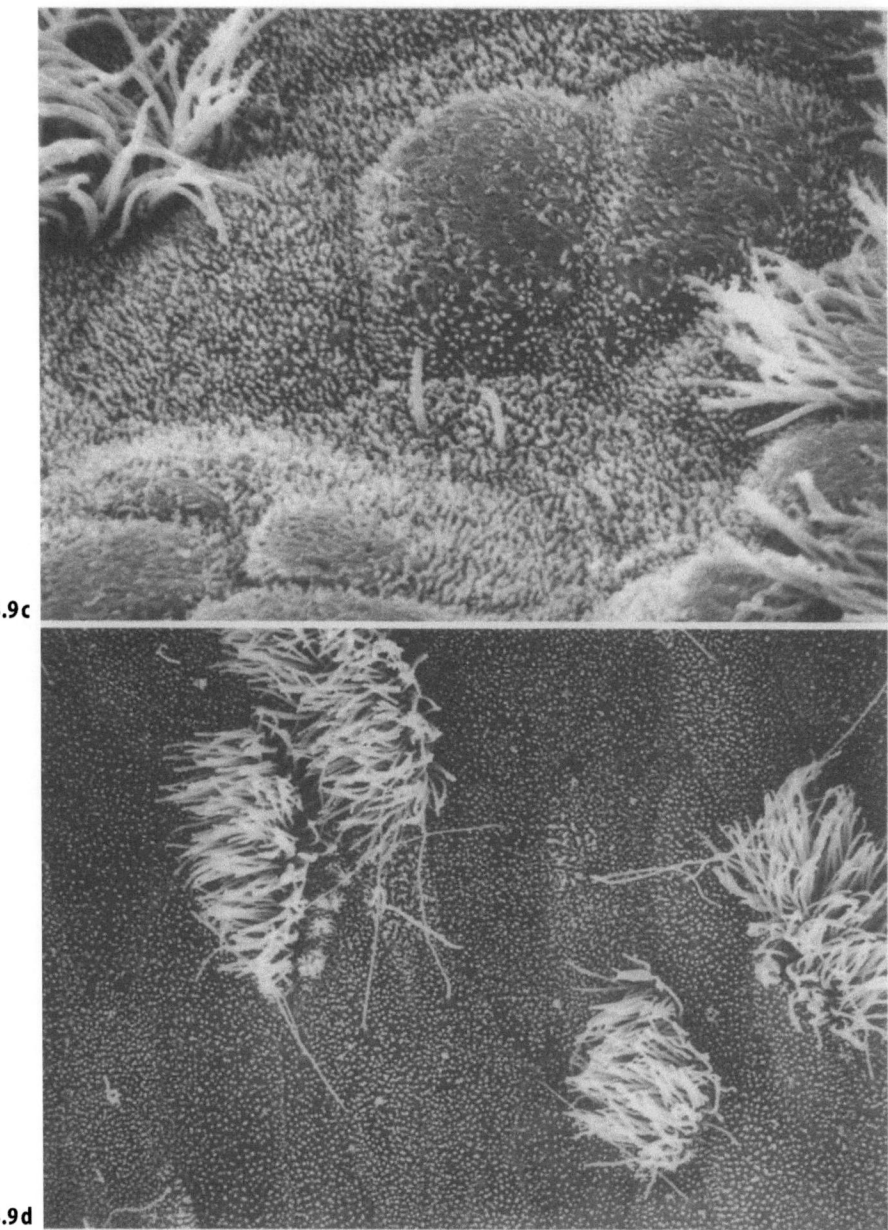

Abb. 3.9. a Ausschnitt aus einem isthmischen Tubensegment mit noch dichtem Besatz ziliarisierter Zellen. Hydrosalpinx 16 Wochen nach Induktion. Einzelne überlange Zilien sind deutlich erkennbar; die Zilien sind wenig gerichtet; REM x 4050. **b** Gleiches Präparat wie a, aber Ausschnitt aus einem weniger ziliarisierten Areal. Einzelne zilientragende Zellen mit scheinbar verklebten Zilien. Daneben Mikrovilli tragende Zellen, z. T. mit Reduktion des Mikrovillibesatzes; REM x 8100. **c** Einzelne singulär stehende Zilien. Hydrosalpinx (Isthmus) 8 Wochen nach Induktion; REM x 8100. **d** Einzelne Zellen mit Bildung verkürzter, z. T. auch überlanger sich wie Fühler ausstreckender Zilien. Hydrosalpinx (Isthmus), 16 Wochen nach Induktion; REM x 3848

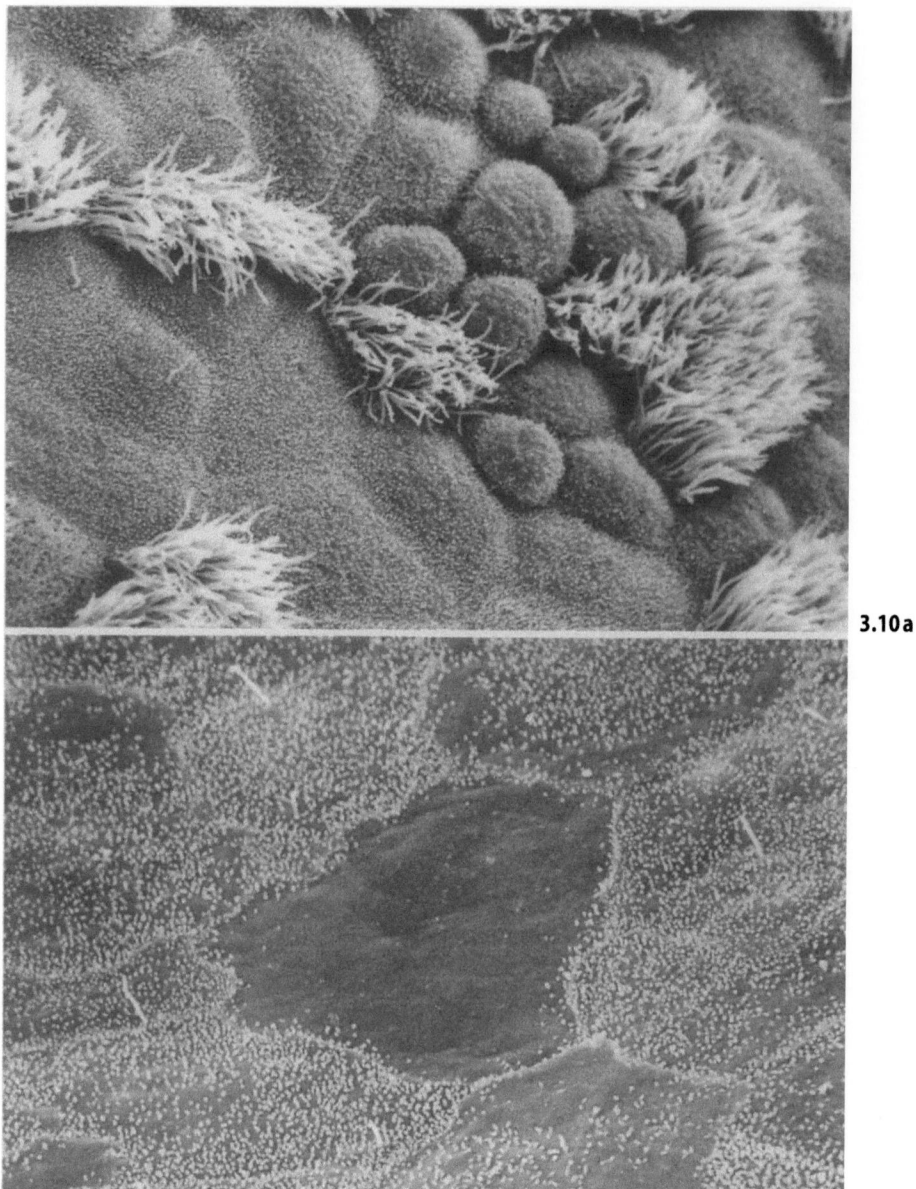

3.10a

3.10b

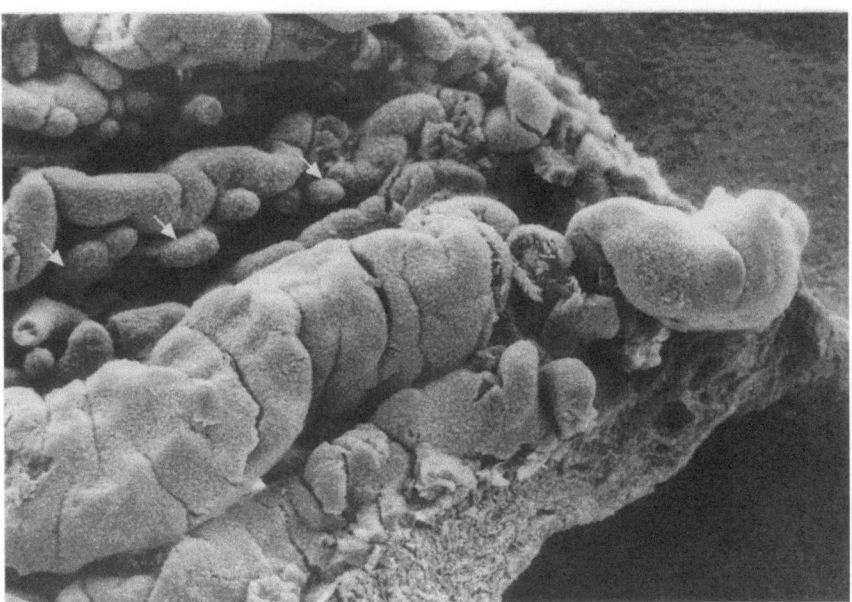

3.10c

Abb. 3.10. a Deutlich erkennbar 3 verschiedene Zelltypen: Zilientragende Zellen, abgeflachte Zellen mit Mikrovillibesatz und vereinzelt singulären verkümmerten Zilien, gerundete sekretorische Zellen mit Mikrovillibesatz. Hydrosalpinx (Ampulle), 8 Wochen nach Induktion; REM x 3 915. **b** Deziliarisiertes Feld. Einzelne Zellen haben einen fast vollständigen Mikrovilliverlust. Hydrosalpinx (mittleres Tubensegment), 16 Wochen nach Induktion; REM x 4 050. **c** Ampulläres Tubensegment 176 Tage nach Rekonstruktion einer seit 16 Wochen bestehenden Hydrosalpinx. Deutliche Schleimhaufältelung jedoch mit Bildung polypöser Stummel *(Pfeile)*; REM x 65

3.2.2 Transmissionselektronenmikroskopie

Transmissionselektronenmikroskopisch kann die breite Palette der differentiellen Epithelveränderungen von einem völlig normalen Zellbild mit lediglich leicht eingeschränkter sekretorischer Funktion (Abb. 3.11a) bis hin zu höchstgradig veränderten Zellstrukturen mit Entdifferenzierung (Abb. 3.11c,d), vermindertem Mikrovillibesatz und maximaler Abflachung gefunden werden. In Abb. 3.11b sind Zellformationen mit reduzierter Epithelhöhe dargestellt, die einer Übergangsform zwischen beiden Extremen entsprechen. Die apikale Differenzierung ist aufgehoben, wenngleich die Epitheloberfläche noch deutlich strukturiert erscheint.

Zu den leichten Veränderungen im Bereich der Flimmerzellen zählen vor allem Veränderungen der Mitochondrien. So findet man häufig eine hydropische Schwellung, die Bildung konzentrischer Cristae oder hantelförmige Veränderungen der Mitochondrien (Abb. 3.12a,b). Die funktionellen Leistungen der sekretorischen Zellen sind vermindert. Dieses äußert sich in einer deutlichen Reduktion der Sekretgranula (Abb. 3.11a,b). Die Zisternen des Golgi-Apparats scheinen verschmälert. Oft finden sich als Zeichen ischämischer Schädigungen sog. „finger-prints" (Abb. 3.13). Schwere Schädigungen führen zum Untergang zytoplasmatischer Zellstrukturen. Dazu gehört die Degeneration des endoplasmatischen Retikulums und des Golgi-Apparats oder, insbesondere bei den zilientragenden Zellen, die Autolyse der Mitochondrien. Die Degeneration ist am gleichmäßigen Auftreten von Vakuolen im Bereich der gesamten Zelle zu erkennen (Abb. 3.14). Als erstes Anzeichen läßt sich eine beginnende Fragmentierung des en-

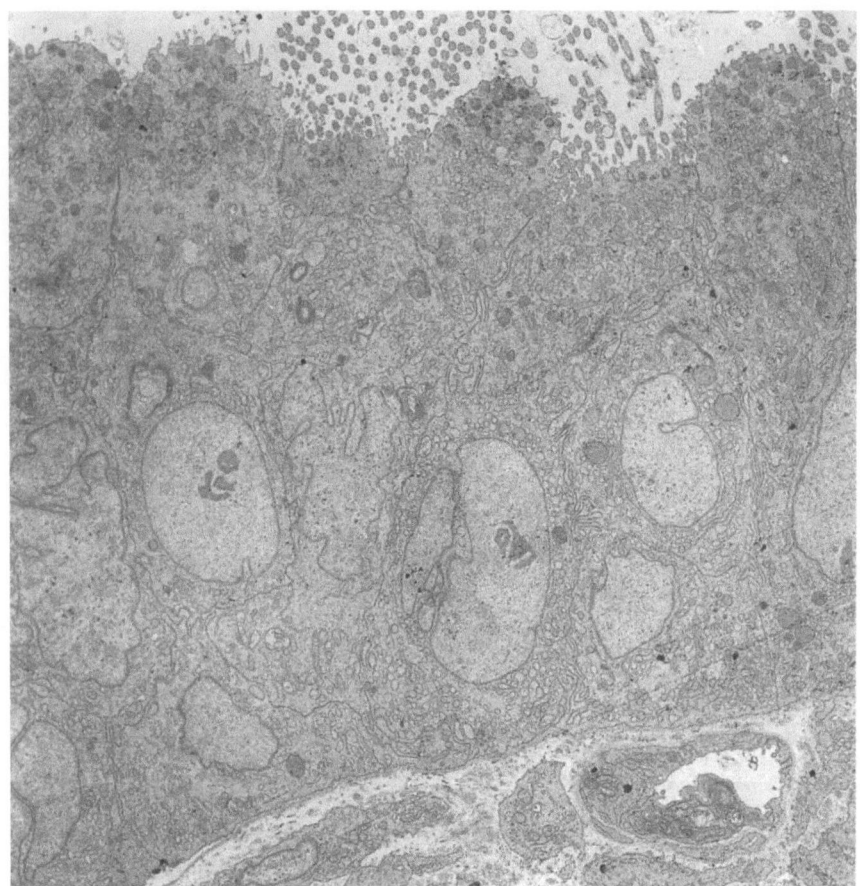

3.11a

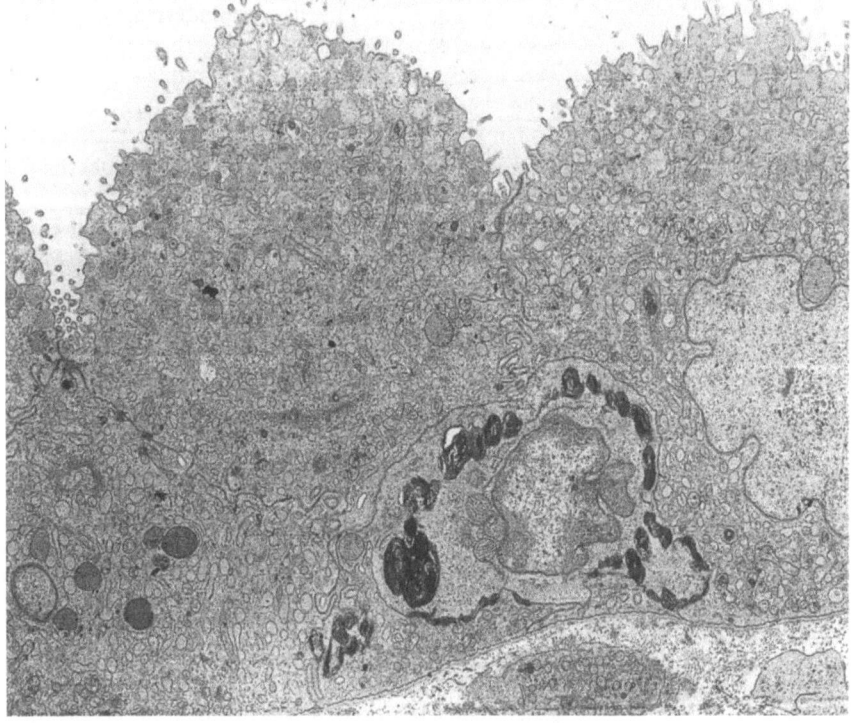

3.11b

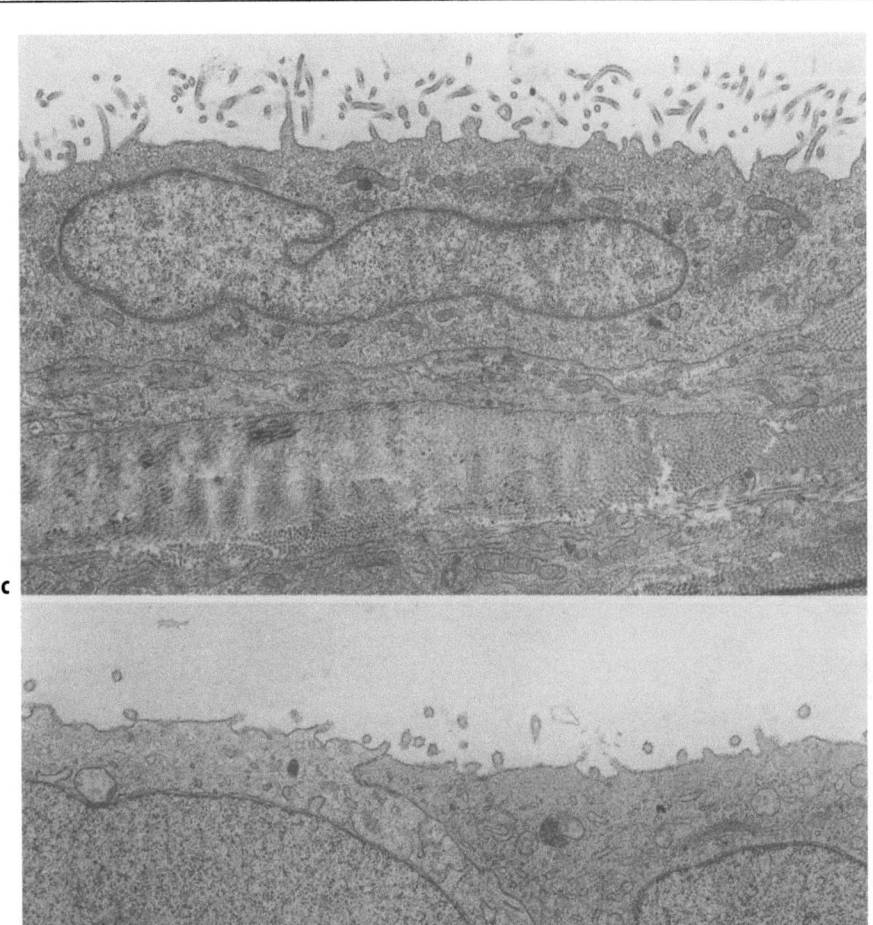

Abb. 3.11. a Mittleres Tubensegment einer seit 8 Wochen bestehenden Hydrosalpinx; Abschnitt mit geringeren Veränderungen. Man erkennt noch die zylindrische Struktur im leichten Schrägschnitt. Die überwiegende Zahl der Zellen trägt keine Zilien. Geringe sekretorische Aktivität; TEM × 6 075. **b** Mukosa aus dem isthmischen Tubensegment einer Hydrosalpinx, 8 Wochen nach Induktion. Die Epithelhöhe ist reduziert, die Zellen haben ihre zylindrische Struktur verloren und erscheinen kubisch. Verlust der apikalen Differenzierung bei Erhaltung der Epithelkontinuität. Einlagerung von interstitiellen Zellen des lymphogranulozytären Typs; TEM × 8 100. **c** Isthmischer Tubenabschnitt einer seit 8 Wochen bestehenden Hydrosalpinx. Komplette Flachstellung des Epithels. Es nähert sich in seiner Form einem Endothel bzw. Mesothel an. Wenige Mikrovilli, die teilweise verzweigt erscheinen. Die Zelle zeigt ansonsten keine Differenzierung, keine sekretorische Aktivität und ein relativ eintönig ausgebildetes Zytoplasma, das von Mitochondrien granuliert ist, wenige Golgi-Apparate und Ergastoplasma; keine Anzeichen der Hypoxie; TEM × 11 123. **d** Ampulläres Tubensegment einer seit 16 Wochen bestehenden Hydrosalpinx. Undifferenziert erscheinende, endothelartige Zellen; Oberfläche mit deutlich reduziertem Mikrovillibesatz. Das Zytoplasma zeigt spärlich Mitochondrien und sonstige zytoplasmatische Organellen. Im linken Bildabschnitt Anschnitt einer helleren weniger differenzierten Zelle; TEM × 15 224

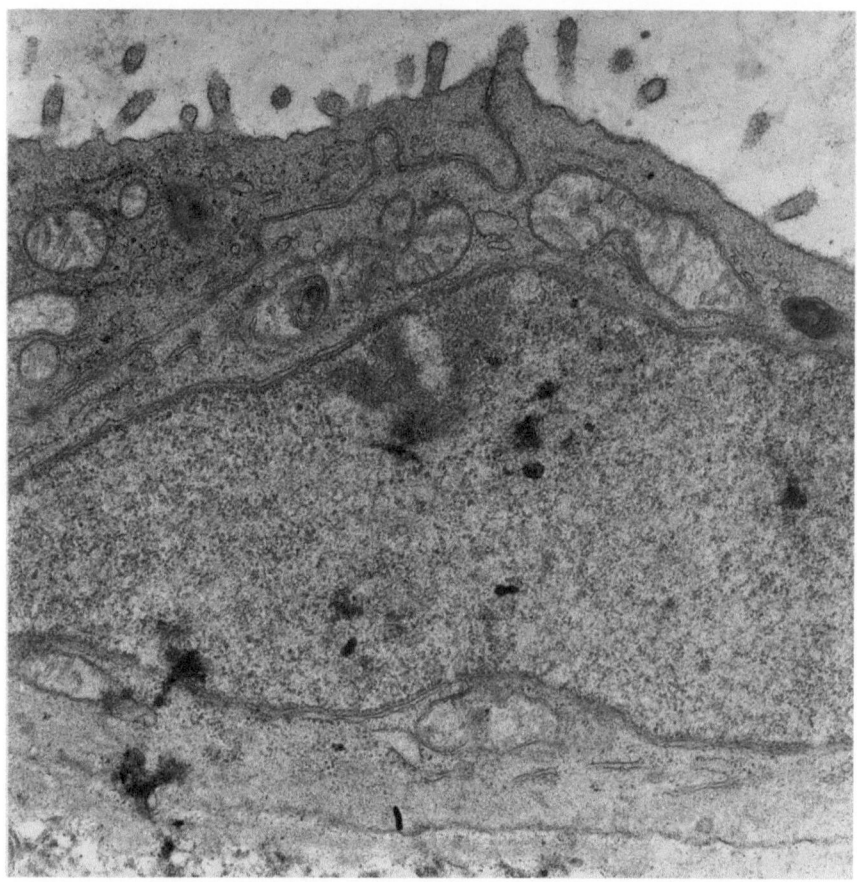

3.12a

doplasmatischen Retikulums erkennen. Veränderungen des Zellkerns sind selten zu beobachten. Die extremste Ausprägungsform dieser Veränderungen ist die völlig abgeflachte mesotheloide Epithelzelle mit nur noch wenigen Zellorganellen und die fehlende Differenzierung in sekretorische oder zilientragende Zellen (Abb. 3.11 c, d).

Die hier beschriebenen Veränderungen können je nach der Ausprägung und den begleitenden pathologischen Prozessen nach einer Rekonstruktion der Hydrosalpinx, ähnlich wie schon im rasterelektronenmikroskopischen Bild beschrieben, reversibel sein.

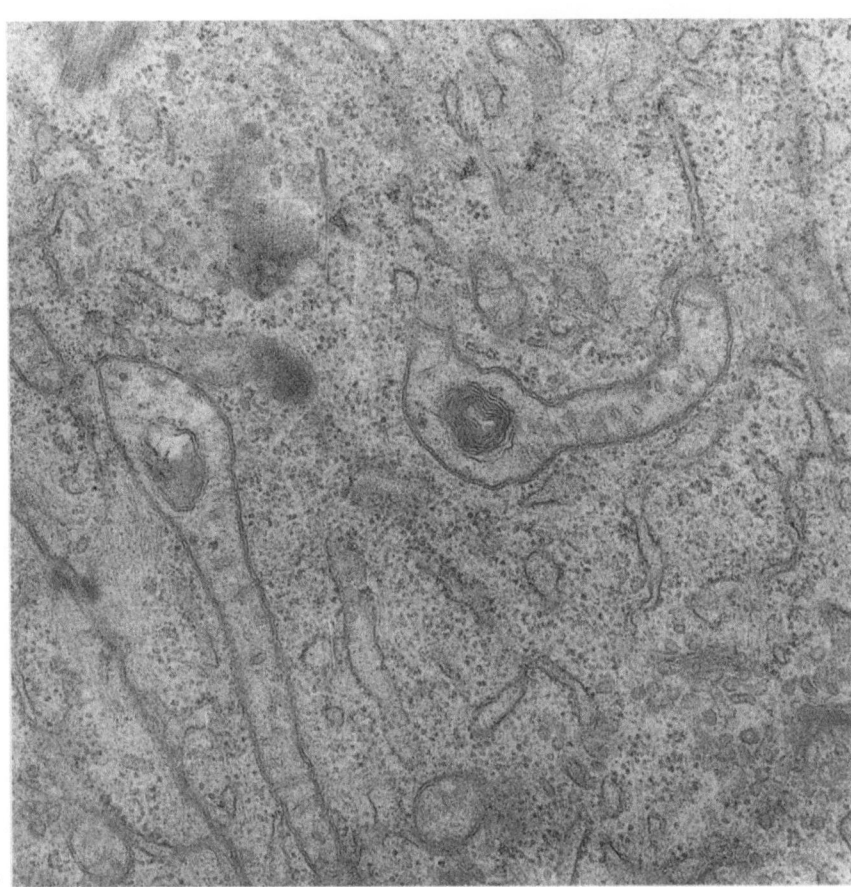

Abb. 3.12. a Isthmisches Tubensegment einer seit 16 Wochen bestehenden Hydrosalpinx. Die Mitochondrien sind hantelförmig aufgetrieben mit konzentrischen Cristae; TEM x 60 550. **b** Ampulläres Tubensegment einer seit 16 Wochen bestehenden Hydrosalpinx. Deutlich abgeflachte Epithelzellen. Eine Differenzierung in Flimmerzelle oder sekretorische Zelle ist nicht möglich. Hantelförmige Mitochondrien mit Matrixschwellung; TEM x 46 550

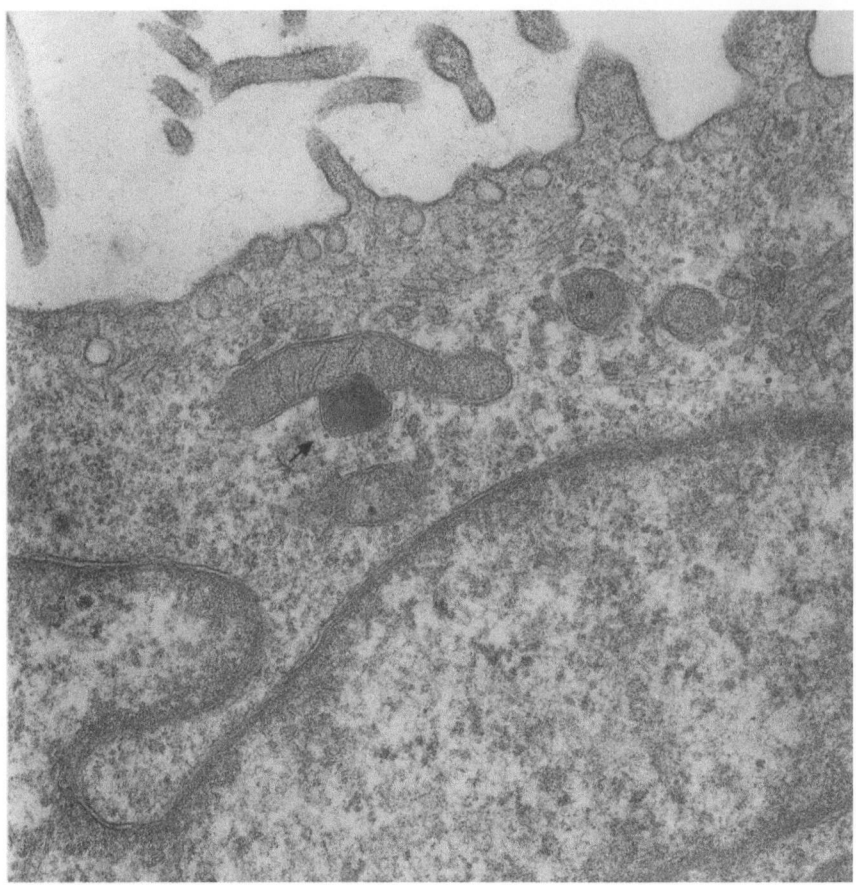

Abb. 3.13. Isthmisches Tubensegment einer seit 8 Wochen bestehenden Hydrosalpinx. Direkt neben einem Mitochondrium ein „finger-print" (*Pfeil*); TEM x 60 550

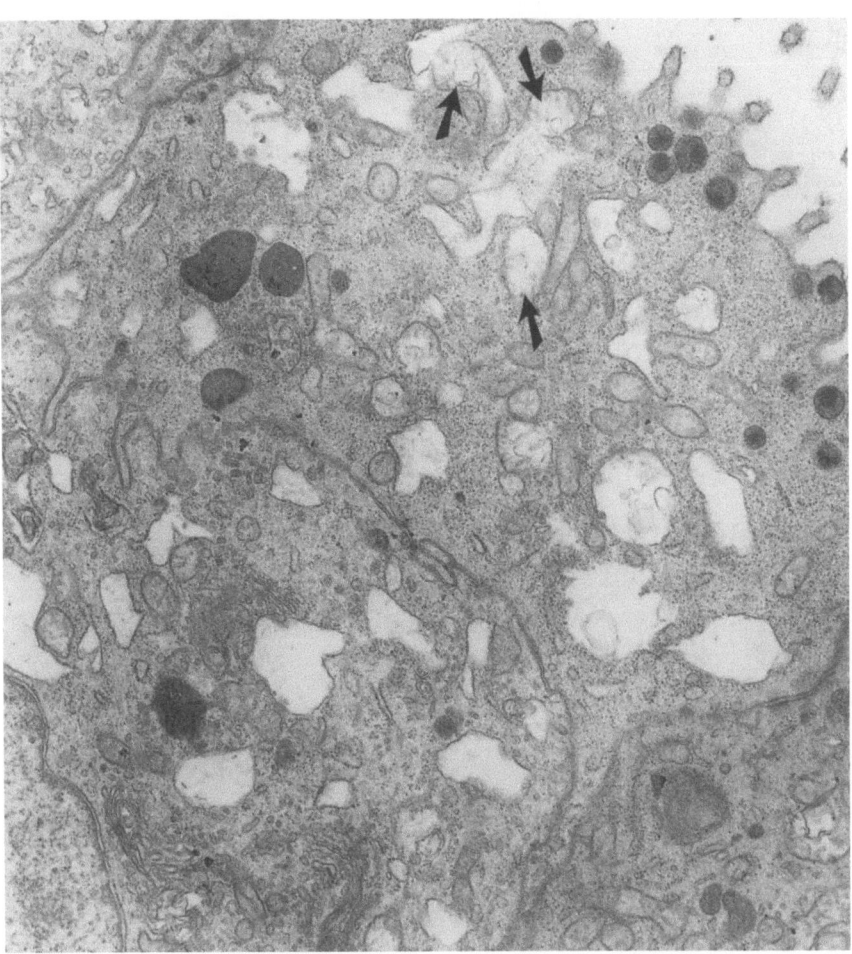

Abb. 3.14. Isthmisches Tubensegment einer seit 16 Wochen bestehenden Hydrosalpinx. Degeneration der Mitochondrien und des endoplasmatischen Retikulums *(Pfeile)*; um das degenerierte endoplasmatische Retikulum herum Ablösung der Ribosomen. Im Bereich der Zellspitze vereinzelt Sekretgranula; TEM x 23800

3.2.3 Lichtmikroskopie

Lichtmikroskopisch können die verschiedenen Darstellungen der Hydrosalpinx, wie bereits beim rasterelektronenmikroskopischen Bild geschildert, nachvollzogen werden: Epithelabflachung, Deziliarisation und Entdifferenzierung. Der wichtigste Aspekt bei der lichtmikroskopischen Betrachtung ist die klare Zuordnung dieser Veränderungen zur Vaskularisation. Gut vaskularisierte Areale zeigen geringe oder gar keine Veränderungen der Mukosa. Dies erklärt auch die rasterelektronenmikroskopisch gefundenen Muster ziliarisierter Areale mit Felderungen, Inselbildungen und sternkartenartigen Phänomenen. In Abb. 3.15 ist dies eindrucksvoll dargestellt: In Abb. 3.15a ist eine Insel mit hochprismatischen Zellen und einem dichten Zilienbesatz zu erkennen; direkt unter der Mukosa gelegen eine Varikosität. Entsprechend der submukösen Ausdehnung dieser Varikositäten findet man unterschiedlich große Inselbildungen. In Abb. 3.15b zeigt sich eine eher kleine Insel mit geringeren Zellveränderungen in Relation zur Umgebung. Im Bereich der Faltenreste (Abb. 3.15c), deren Stroma eine

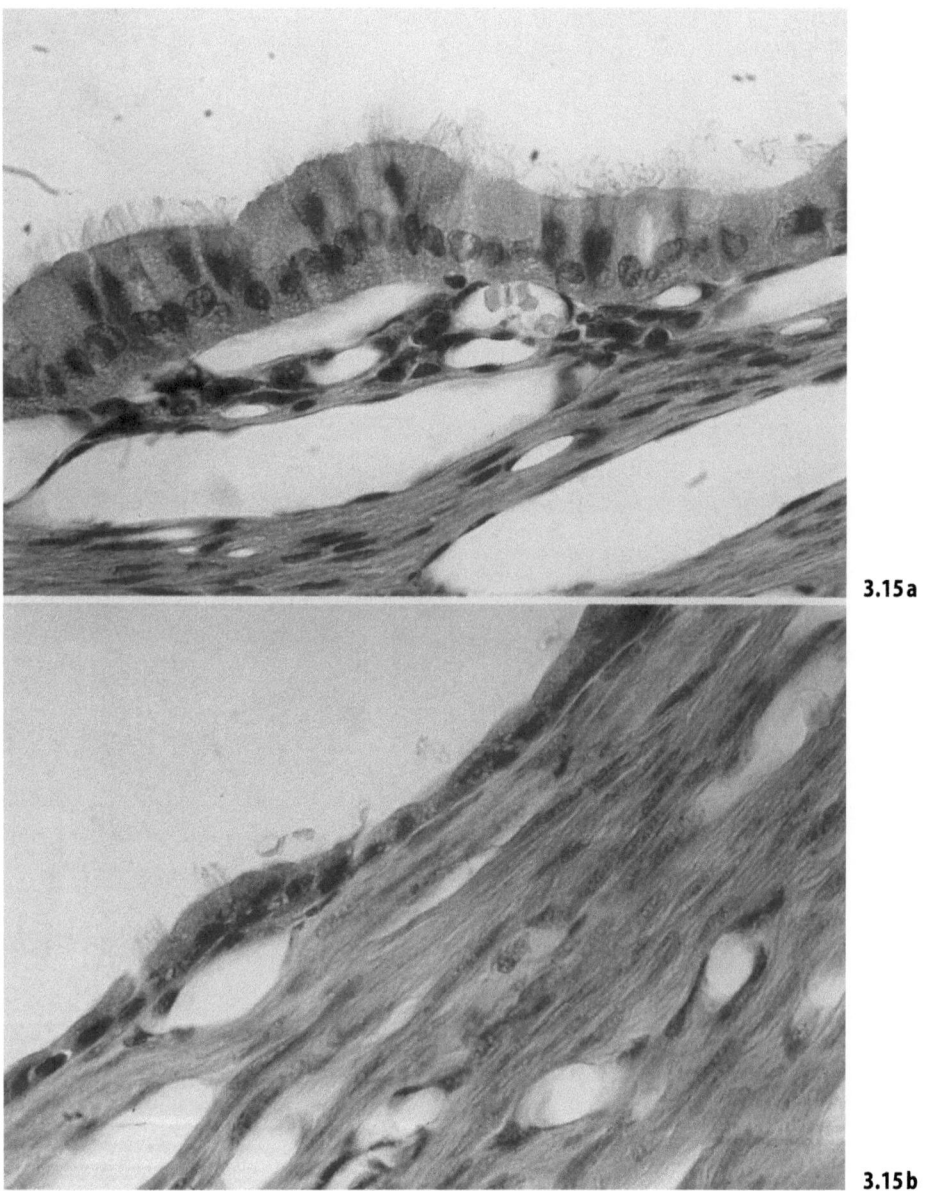

3.15a

3.15b

Abb. 3.15. a Seit 8 Wochen bestehende Hydrosalpinx. Region mit normal erscheinender, sich leicht ins Lumen vorwölbender Schleimhaut. Die Zellen sind hochprismatisch, die Flimmerzellen tragen einen dichten Zilienbesatz. Die Zellkerne befinden sich im basalen Zelldrittel, sind rund bis längsoval und in Längsrichtung der Zelle ausgerichtet. Subepithelial reichlich Kapillaren. Zum Bildrand hin beginnende Abflachung des Epithels; LM x 486. **b** Seit 8 Wochen bestehende Hydrosalpinx. Deutlich abgeflachtes Epithel, nur noch vereinzelt Zellen mit Zilienbesatz. Die Zellkerne sind ebenfalls deutlich abgeflacht, queroval und quer zur Zellängsachse angeordnet. Auch hier findet man die höchsten Zellen im Bereich einer subepithelialen Varikosität; LM x 486. **c** Seit 8 Wochen bestehende Hydrosalpinx : In der Bildmitte Schleimhautfalte mit hochprismatischem Epithel und reichlich subepithelial gelegenen Kapillaren. Neben Flimmerzellen mit reichlichem Zilienbesitz finden sich sekretorische Zellen mit kleinen Ausstülpungen zum Lumen hin, die auf die sekretorische Aktivität der Zellen hinweisen. Zum Rand hin Abnahme der Epithelhöhe; LM x 486. **d** Seit 16 Wochen bestehende Hydrosalpinx, ampulläres Tubenseg-

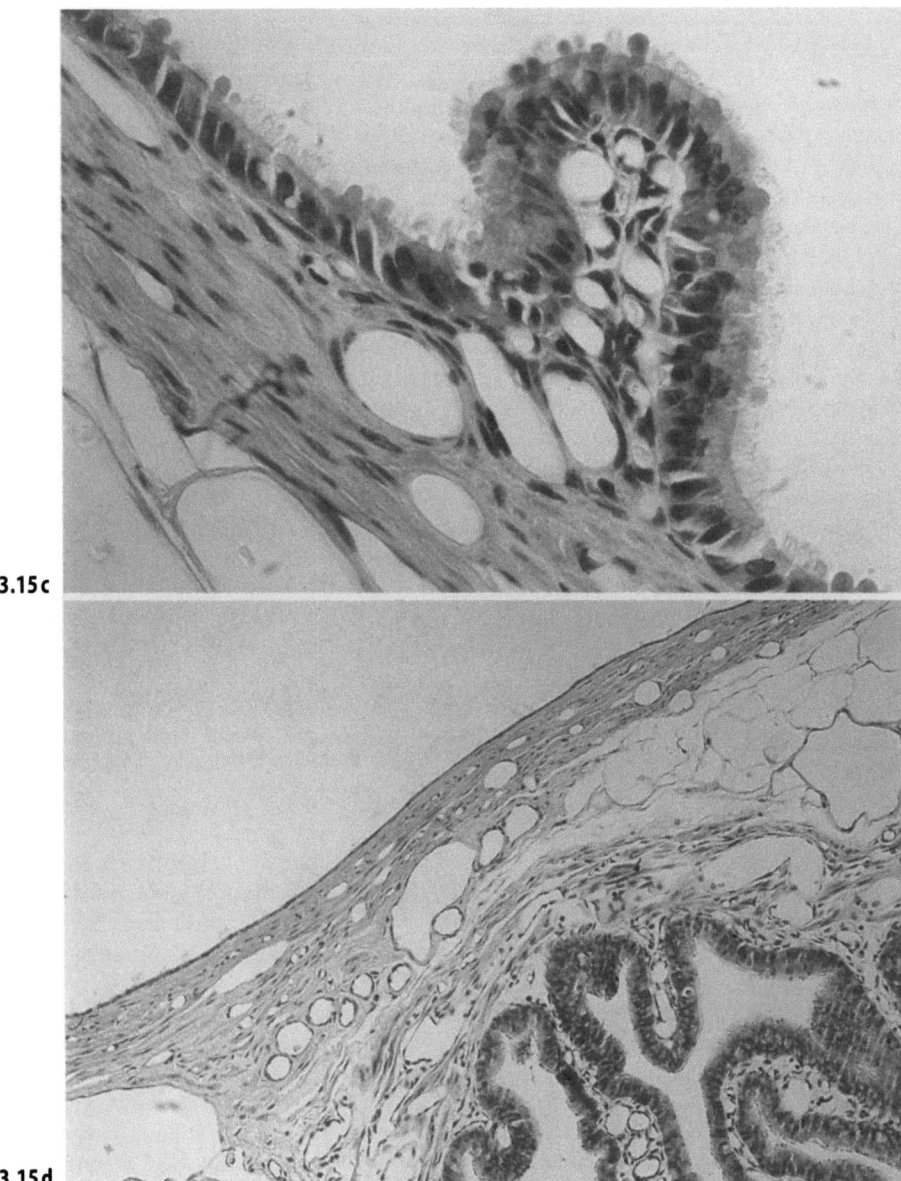

3.15c

3.15d

ment. Im unteren Bildabschnitt Anschnitt eines angrenzenden Tubenabschnitts mit normaler Schleimhaut; reichlich gut vaskularisierte Falten, hochprismatisches Epithel mit aktiven sekretorischen Zellen und reichlich zilientragenden Zellen. Im linken oberen Bildabschnitt massiv veränderte Tubenwand. Das Epithel ist völlig abgeflacht, eine Unterscheidung der beiden Zelltypen ist nicht mehr möglich, Zilien sind nicht erkennbar; LM x 304

gute Vaskularisation zeigt, ist das Epithel normal strukturiert. In Abb. 3.15 d sicht man das Bild einer maximalen Hydrosalpinx und im gleichen Anschnitt ein normales ampulläres Tubensegment. Deutlich erkennbar ist das dichte kapillare Gefäßnetz, das in direktem Kontakt mit dem Epithel des gesunden Tubenabschnitts steht. Im Hydrosalpinxanteil finden sich dagegen weit gestellte Kapillaren eher in den Außenbezirken der Tubenwandung.

3.3 Bewertung der morphologischen Befunde

Nach den hier dargestellten Befunden sind die Epithelveränderungen, die sich im Rahmen einer Hydrosalpinx abspielen, vordringlich eine Funktion der gestörten Vaskularisation und weniger eine direkte Folge der Flüssigkeitsansammlung. Untersuchungen von Verco et al. (1982) über die mikrovaskuläre Architektur der mechanisch induzierten Hydrosalpinx unterstützen diese These. Sie erklären auch das unterschiedliche Verteilungsmuster im Isthmus und in der Ampulle mit einer Abnahme der Ziliarisation zur Ampulle hin. So haben vor allem die Erkrankungsprozesse an der Tube, die die Vaskularisation primär oder sekundär beeinträchtigen, eine Auswirkung auf dieses für die Physiologie der Tube wichtigen Kompartiments. Auch operative Eingriffe an der Tuba uterina haben diesem Gesichtspunkt Rechnung zu tragen. Der Erhalt einer ungestörten Vaskularisation ist somit auch eines der Grundprinzipien der rekonstruktiven Tubenchirurgie. Die Technik der Salpingostomie, der Behandlung der Extrauteringravidität, der Tubenanastomose, ja sogar der Sterilisation werden dadurch bestimmt.

Die Deziliarisation bei der Ausbildung einer Hydrosalpinx ist kein Phänomen, das – wie häufig angenommen – gleichmäßig die gesamte Hydrosalpinx betrifft, sondern differentielle Verteilungsmuster zeigt. Dies konnte durch eigene Untersuchungen (Gauwerky et al. 1994), wie sie auch in den oberen Abschnitten dargestellt sind, eindrucksvoll gezeigt werden.

Die Ergebnisse von Studien zur experimentellen Hydrosalpinx sind kontrovers. Halbert u. Patton (1981) beschrieben zwar eine Dilatation und eine Abflachung des Faltenreliefs, aber keine Mukosaveränderungen sowie einen normalen Eitransport. Die Hydrosalpinx wurde nur durch eine periphere Ligatur erzeugt. An einem ähnlichen Tiermodell berichteten McComb et al. (1983) über eine normale Tubenfunktion nach einer Korrektur der Hydrosalpinx. Die Fallzahl von 4 Tieren war allerdings sehr klein. Im Gegensatz dazu berichteten Vasquez et al. (1981), Petrucco u. Tulsi (1981) und Kleinstein et al. (1982) über deutliche morphologische Veränderungen nach einer proximalen und peripheren Ligatur. Die morphologischen Veränderungen bestanden vorwiegend in einer Deziliarisation und der Bildung polypöser Auswüchse. Letztere konnten in eigenen Untersuchungen wohl nach einer Rekonstruktion, aber nicht zum Zeitpunkt der maximalen Dilatation festgestellt werden. Hier spiegeln sich wohl auch die grundsätzlich unterschiedlichen Präparationstechniken wider. Eine Immersionsfixierung, wie in den oben aufgeführten Studien, kann für derartige Fragestellungen nicht als ausreichend bezeichnet werden.

Die Regenerationsfähigkeit des Tubenepithels ist, wie in den eigenen Untersuchungen dargestellt, erheblich.

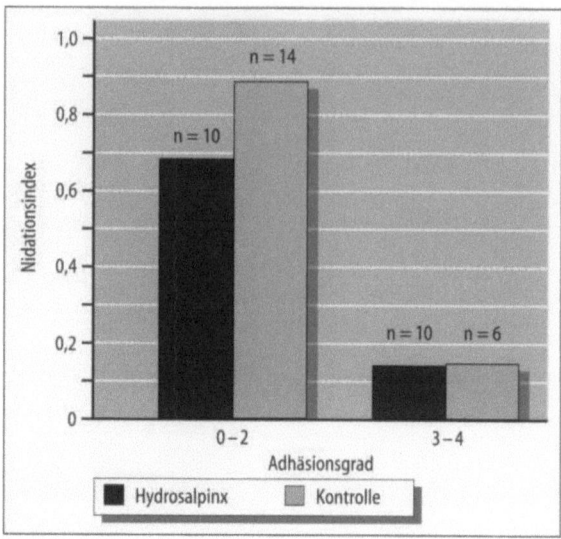

Abb. 3.16. Mittlerer Nidationsindex bei Hydrosalpinx- und Kontrollgruppe in Abhängigkeit vom Adhäsionsgrad. Trendmäßige Reduktion der Tubenfunktion durch die Hydrosalpinx in der Gruppe geringer Adhäsionsbildung. Score 0–2; $t=1{,}68$; $f=22$; $0{,}1 < p < 0{,}25$)

Nach der Rekonstruktion einer mechanisch induzierten Hydrosalpinx können sich die Mukosaalterationen vollständig zurückbilden. Auffallend ist jedoch in Einzelfällen eine gewisse Umstrukturierung der intraluminalen Architektur mit der Bildung polypöser Stummel. Derartige Bildungen sind an Regenerationsgeweben, beispielsweise bei Tubenanastomosen im Tubenbereich beschrieben. Ihre funktionelle Bedeutung ist unklar und wird als eher gering angenommen. Unabhängig von den Mukosaalterationen müssen sich an der Hydrosalpinx irreversible Schäden ereignen, deren pathogenetischer Mechanismus noch nicht aufgedeckt ist.

Die auch in experimentellen Studien (Abb. 3.16) belegte erniedrigte Tubenfunktion nach einer Rekonstruktion kann möglicherweise durch eine Modifikation oder Modulation von Prozessen bedingt sein, die an ihrer Regulation beteiligt sind. Dazu gehören Veränderungen der intraluminalen Architektur, ziliare Transportmechanismen, die motorische und sekretorische Aktivität, intraluminale Flüssigkeitsbewegungen und möglicherweise auch die Vaskularisation (Hypothese: arterielle Pumpe, Brökelmann 1988).

Zum ersten Punkt liegen kaum ausreichende Studien vor. Die Bildung polypöser Veränderungen ist bisher der einzige Hinweis auf derartige Einflußgrößen. Die motorische und ziliare Aktivität unterliegen einer hormonellen und neuroendokrinen Kontrolle, wobei in jüngster Zeit neben den bereits bekannten klassischen Transmittern die Rolle von Neuropeptiden studiert wurde (Reinecke 1987; Gauwerky u. Reinecke 1988).

Bezüglich der Hydrosalpinx sind die Untersuchungen jedoch recht spärlich. Kleinstein (1982) fand in mechanisch induzierten Hydrosalpingen einen signifikant erniedrigten Östrogenrezeptorgehalt. Die Regenerationsphase wurde allerdings nicht untersucht. An menschlichen Hydrosalpingen kamen Devoto et al. (1984) zu ähnlichen Ergebnissen. Schneider et al. (1988) berichteten über den positiven Effekt einer postoperativen Östrogensubstitutionstherapie auf die Schwangerschaftsrate rekonstruierter Hydrosalpingen. Hier ist jedoch Kritik an dem tierexperimentellen Modell gerechtfertigt. Der positive Effekt von Östrogenen auf die Regeneration und Ziliarisation der Mukosa ist bekannt (Hunter 1988; Donnez et al. 1985; Sotrel et al. 1988) und möglicherweise die Folge einer verbesserten Vaskularisation. Auch durch Ludwig u. Metzger (1976) sowie Patek u. Nilsson (1975) konnten beim Menschen zyklus- und altersabhängige Veränderungen der Ziliarisation beschrieben werden.

Auf dem Niveau der Einzelzelle vollziehen sich unter dem Einfluß der Hormone – und hier vordringlich der Östrogene – ebenfalls deutliche Veränderungen an den sekretorischen, weniger an den zilientragenden Zellen (Kühnel 1980). Insgesamt scheinen jedoch die unter hormonellem Einfluß stehenden Veränderungen zur Anpassung des tubaren Systems an die Entwicklung und den Transport der Blastozyste zumindest aus morphologischer Sicht weniger tiefgreifend zu sein als die Veränderungen zur Vorbereitung der Implantation im uterinen System (Beier u. Kühnel 1976).

Wir sind heute noch weit davon entfernt, ein hierarchisches Konzept zur Regulation der Tubenfunktion vorlegen zu können, das die vielfältigen Einzelteile zu einem Gesamtbild zusammenfaßt. Für die klinische Anwendung bei der Hydrosalpinx erscheint es eher unwahrscheinlich, daß unter physiologischen Bedingungen einer ausreichenden endogenen Östrogenproduktion mit einer additiven Östrogentherapie die postoperative Schwangerschaftsrate signifikant erhöht werden kann. Gerade unter dem Aspekt der begrenzten therapeutischen Möglichkeiten sind Studien zur Prävention und Quantifizierung des Tubenschadens von besonderer Wichtigkeit. In diesem Sinne könnten neue, noch in der Entwicklungsphase begriffene Techniken, wie die Salpingoskopie und die Falloposkopie, Bedeutung gewinnen. Auf dem Gebiet der Grundlagenforschung stellen sich hinsichtlich der Erforschung der Hydrosalpinx vordringlich folgende Fragen:

- Welche Veränderungen der adrenergen und cholinergen Innervation erfolgen bei der Entstehung und Regeneration der Hydrosalpinx?
- Welche Bedeutung kommt in diesem Rahmen den Neuropeptiden als Neurotransmitter oder Neuromodulatoren zu?
- Welchen Einfluß haben Östrogene und Gestagene?
- Wie erscheint die mikrovaskuläre Architektur der Hydrosalpinx vor und nach einer Rekonstruktion?

Literatur

Beier HM, Kühnel W (1976) Untersuchungen zur funktionellen Morphologie des Epithels der Endosalpinx und des Endometriums. Verh Anat Ges 70: 831–838

Brökelmann J (1988) Funktionelle Morphologie der Eileiter. Vortrag, 47. Kongreß der Deutschen Gesellschaft für Gynäkologie und Geburtshilfe, München

Devoto L, Pino AM, Heras JL, Soto E, Gunther A (1984) Estradiol and progesterone nuclear and cytosol receptors of hydrosalpinx. Fertil Steril 42: 594–597

Donnez J, Casanas-Roux F, Caprasse J, Ferin J, Thomas K (1985) Cyclic changes in ciliation, cell height, and mitotic activity in human tubal epithelium during reproductive life. Fertil Steril 43: 554–559

Gauwerky JFH, Reinecke M (1988) Die Regulation der Tubenfunktion durch Neuropeptide. Ber Gynäkol Geburtsh 125: 659

Gauwerky JFH, Forssmann WG, Kurz M, Klose RP, Bastert G (1994) Hydrosalpinx formation and its regeneration after microsurgical reconstruction – a functional and morphological study on rabbits. Hum Reprod 9: 2090–2102

Halbert SA, Patton DL (1981) Hydrosalpinx: effect of oviductal dilatation on egg transport. Fertil Steril 35: 69–73

Hunter RHF (1988) Development of the fallopian tubes and their functional anatomy. In: RHF Hunter (ed) The fallopian tubes. Their role in fertility and infertility. Springer, Berlin Heidelberg New York Tokyo, pp 12–29

Kleinstein J, Neubüser D, Mussmann J (1982) Mechanically induced tube damage in the arteficial hydrosalpinx. Genecol Obstet Invest 14: 292–299

Kühnel W (1980) Morphological studies of structural changes in the tubal mucosa of the rabbit at estrus and during HCG-induced pseudopregnancy. In: Dallenbach-Hellweg G (ed) Functional morphological changes in female sex organs induced by exogeneous hormones. Springer, Berlin Heidelberg New York, pp 146–167

Ludwig H, Metzger H (1976) The fallopian tube. In: Ludwig H, Metzger H (eds) The human female reproductive tract – a scanning electron microscopic atlas. Springer, Berlin Heidelberg New York, pp 79–105

McComb PF, Gomel V, Delbeke LO (1983) Preovulatory ovum harvest and transfer to sterile and infective hydrosalpinges in the rabbit. Clin Reprod Fertil 2: 191–194

Patek E, Nilson L (1975) The oviduct. In: Hafez ESE (ed) Atlas of mammalian reproduction. Thieme, Stuttgart, pp 156–171

Petrucco OM, Tulsi RS (1981) Microsurgical reversal of the arteficially induced hydrosalpinx in the rabbit – morphological studies. Aust N Z J Obstet Gynaecol 21: 159–163

Reinecke M (1987) Neurotensin in the human fallopian tube: immunohistochemical localization and effects of synthetic neurotensin on motor activity in vitro. Neurosci Lett 73: 20–224

Schneider HPG, Karbowski B, Kalwa M (1988) Organisationsstörung des Tubenepithels. Ber Gynäkol Geburtsh 125: 658–659 Sotrel G, Kyei-Aboagye K, Chattoraj S, Edelin KC (1988) Oviductal damage and the effect of estradiol. Gynecol Obstet Invest 26: 145–152

Vasques G, Oberti C, Boeckx W, Winston RM, Brosens IA (1981) The evolution of experimentally induced hydrosalpinges in rabbits. Fertil Steril 35: 342–348

Verco CJ, Gannon BJ, Jones WR (1982) Microvascular architecture of the mechanically induced hydrosalpinx in the rabbit. Clin Reprod Fertil 1: 311–321

4 Tubenanastomose – Pathomorphologie und Heilung

J. F. H. GAUWERKY

Inhalt

4.1 Rasterelektronenmikroskopie 53
4.2 Transmissionselektronenmikroskopie 61
4.3 Lichtmikroskopie 61
4.4 Bewertung der morphologischen Befunde 61
Literatur 63

Tubenanastomosen sind bei etwa 30% aller rekonstruktiven Maßnahmen zur Behebung einer tubaren Sterilität notwendig. Die Anastomose selbst stellt eine Tubenpathologie dar. Eine gravierende Pathologie (Okklusion) wird somit durch eine neue minder bedeutsame Störung der Anatomie, bedingt durch die Tubenanatomie, ersetzt.

Das operative Ziel besteht darin, die Tubenarchitektur so weit wie möglich nachzuahmen bzw. zu rekonstruieren. Unter diesen Aspekten sollen im folgenden die Heilungsprozesse bei der Durchführung von mikrochirurgischen Tubenanastomosen dargestellt werden. Sie machen gleichzeitig deutlich, welche Konsequenzen eine nicht exakte Anastomosierung hat und wo die Schwierigkeiten neuer endoskopischer Techniken liegen.

Im vorangegangen Kapitel wurde die Bedeutung der Vaskularisation für den Aufbau eines normalen Tubenepithels dargestellt. Dies hat auch für die Behebung der proximalen Tubenpathologie in zweierlei Hinsicht Bedeutung. Einerseits muß eine vollständige Entfernung des erkrankten fibrotischen und schlecht vaskularisierten Gewebes unter Erhalt vaskulärer Strukturen erfolgen, andererseits darf die Anastomosentechnik selbst nicht zur Ischämie führen. Die Wahl des Nahtmaterials, die Plazierung und die Anzahl der Nähte sowie die Knüpftechnik fließen als wichtige Randbedingungen für eine erfolgreiche Anastomosierung ein. Im folgenden sind die morphologischen Ergebnisse eigener Untersuchungen zur Heilung mikrochirurgischer Nahtanastomosen dargestellt.

4.1 Rasterelektronenmikroskopie

Bis zu 8 Tagen postoperativ wird im Anastomosenbereich eine deutliche Reduktion der zilientragenden Zellen festgestellt. Das Zellbild ist geprägt von relativ uniform gestalteten, z.T. etwas abgeflachten Zellen mit einem dichten Mikrovillibesatz (Abb. 4.1a). Teilweise werden singuläre stummelförmige Zilien gefunden. In einer weiteren Entfernung von der Anastomose, ca. 1 cm, kann schon zu diesem Zeitpunkt ein fast normales Zellbild konstatiert werden (Abb. 4.1b). Nach 16 Tagen ist die Regeneration des Tubenepithels im Anastomosenbereich fast vollständig abgeschlossen. Gelegentlich findet man jedoch noch eine geringe Reduktion der Ziliarisation (Abb. 4.1c). Der Anastomosenspalt ist weitgehend geschlossen. Jedoch treten auch noch später kleinste deziliarisierte Regenerationsbezirke (Abb. 4.2) und vereinzelt polypöse Strukturen (Abb. 4.3) auf. Die Zellen in diesen Arealen zeigen z.T. noch deutliche Zeichen der Ziliogenese.

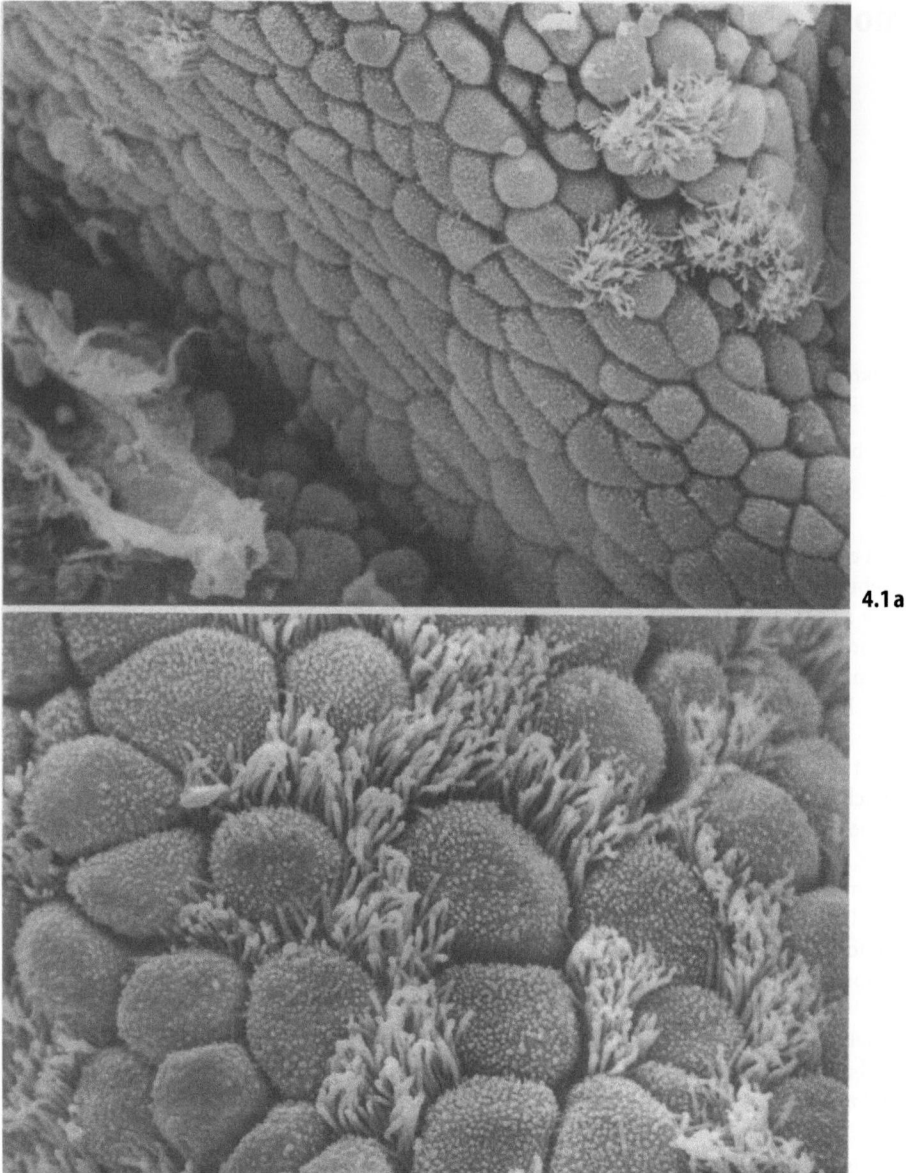

4.1a

4.1b

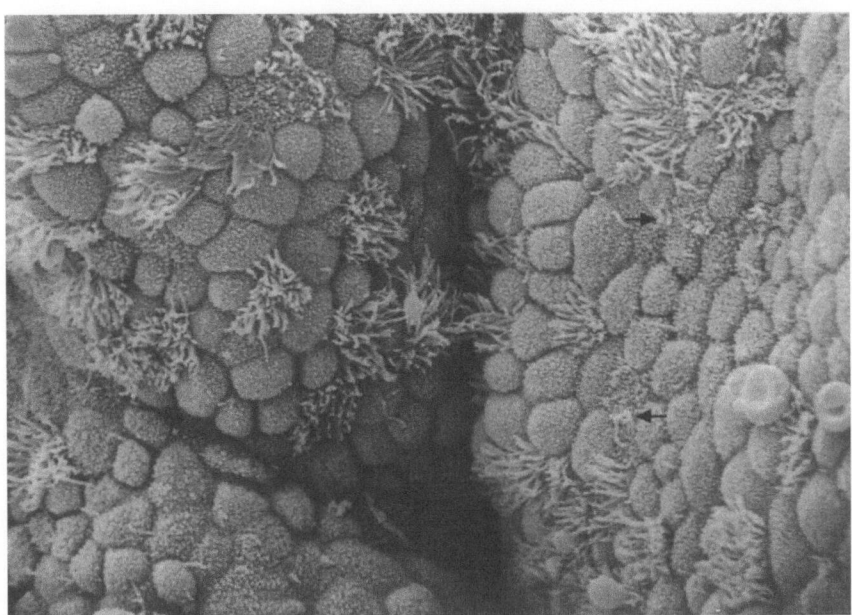

4.1c

Abb. 4.1. a Anastomosenbereich der Endosalpinx 8 Tage nach Durchführung einer isthmisch-isthmischen Tubenanastomose. Deutliche Reduktion der Zilien; REM x 1250. **b** Gleiches Präparat wie in **a**, 1 cm von der Anastomose entfernt; die Reduktion der Zilien ist hier weniger ausgeprägt; REM x 2500. **c** Anastomosenbereich 16 Tage nach einer isthmischen Tubenanastomose. Noch deutliche Reduktion der Zilien; Zeichen der Ziliogenese *(Pfeile)*; REM x 2025

Kapitel 4 · Tubenanastomose – Pathomorphologie und Heilung

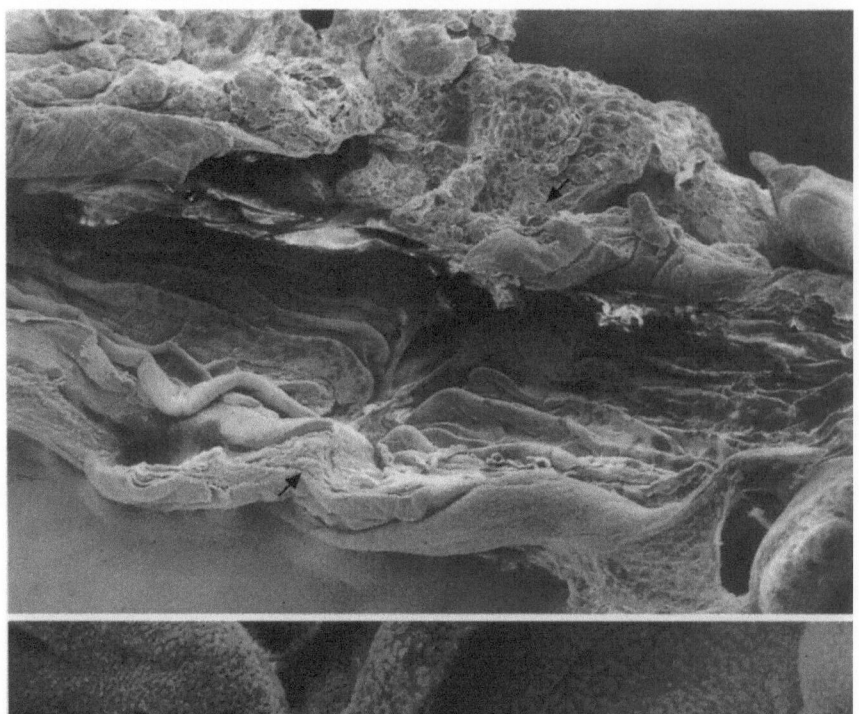

4.2a

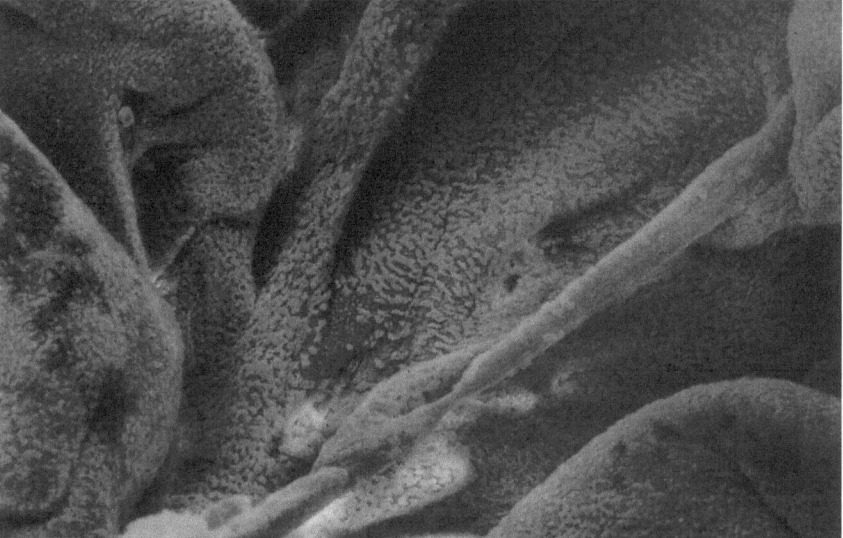

4.2b

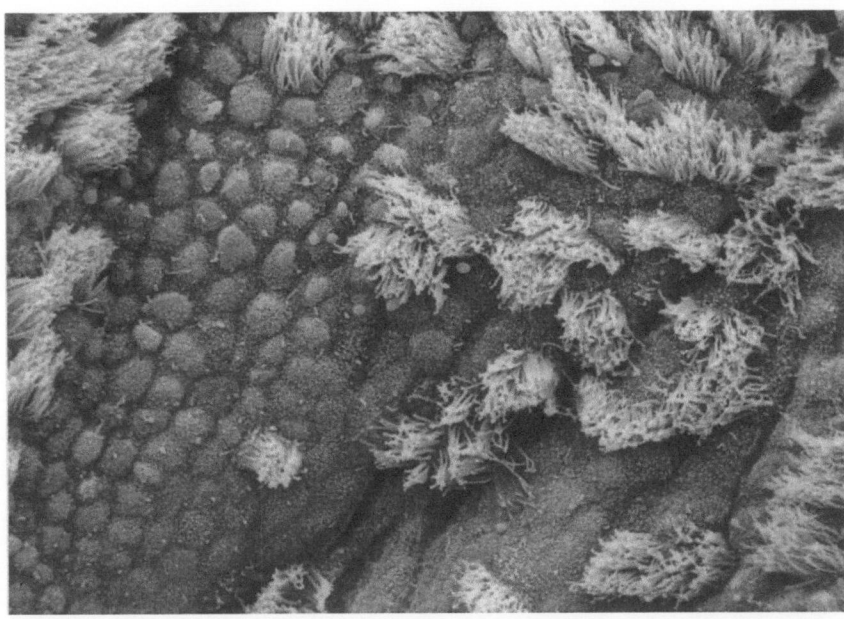

4.2c

Abb. 4.2. a Tubenanastomose 46 Tage postoperativ. Deutliche Unterbrechung der Faltenkontinuität bei guter Opposition korrespondierender Falten *(Pfeile)*; REM x 32. **b** Ausschnitt aus **a** mit der zentralen Anastomosenregion. Bildung strangförmiger Ausläufer; im Zentrum ein weitgehend deziliarisierter Regenerationsbezirk (s. **c**); REM x 242. **c** Regenerationsfeld mit deutlicher Reduktion des Zilienbesatzes, Ausschnitt aus **b**. REM x 2 025

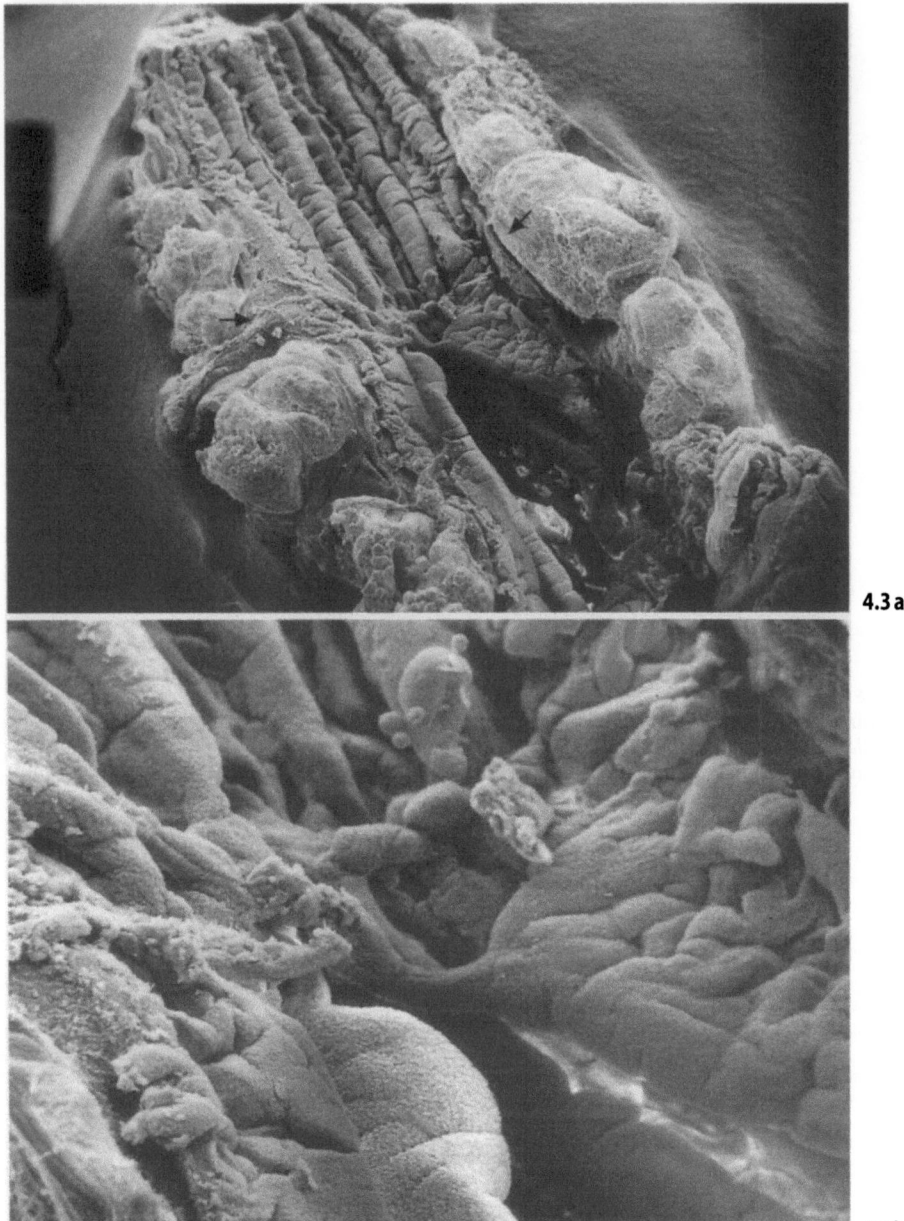

4.3a

4.3b

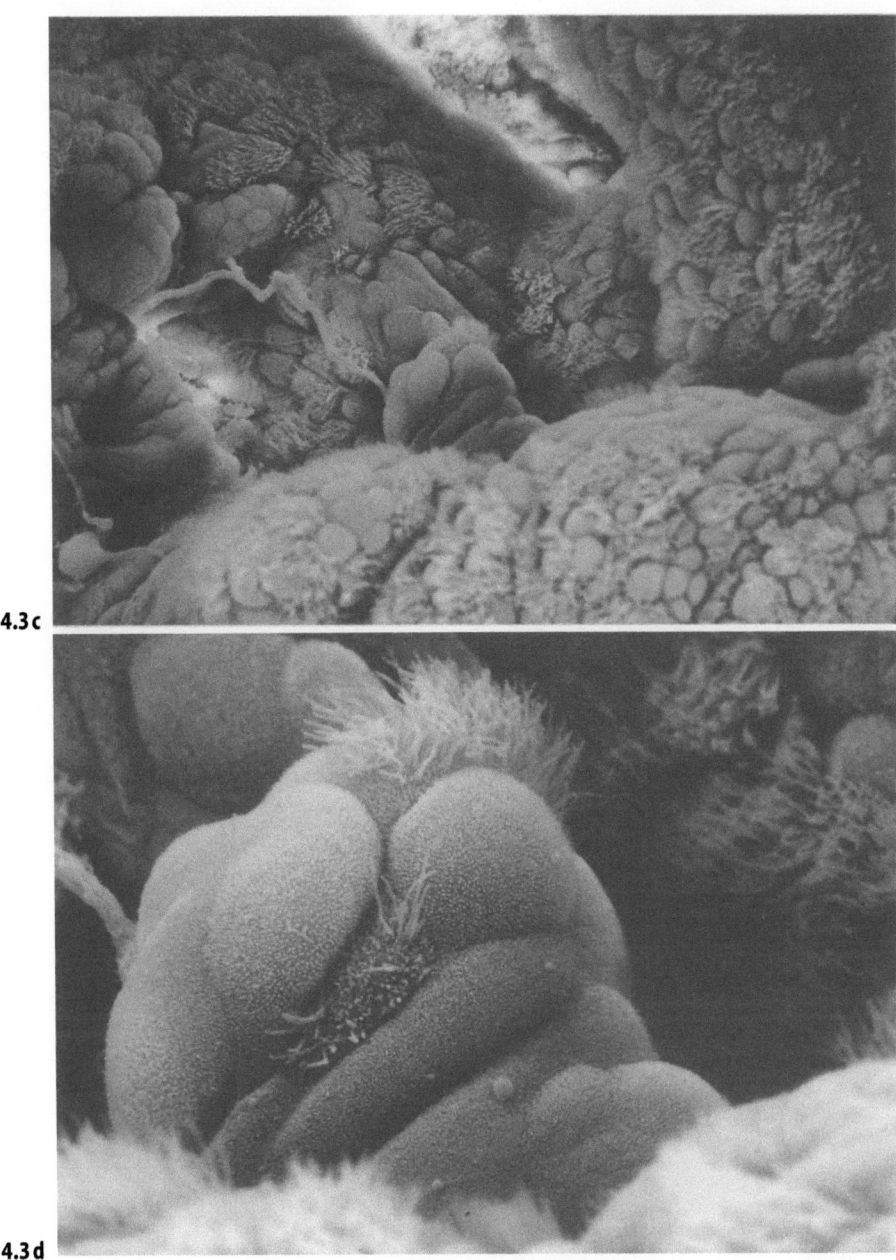

Abb. 4.3. a Anastomosenbereich 32 Tage nach einer isthmisch-isthmischen Tubenanastomose *(Pfeile)*; REM × 35. **b** Ausschnitt aus **a**. Bildung quer über den Anastomosenbereich verlaufender Stränge; der Anastomosenspalt selbst ist verschlossen; REM × 132. **c** Ausschnitt aus **b**. In der Tiefe der Anastomosenregion einzelne polypöse Bildungen und weniger ziliarisierte Regenerationsbezirke; REM × 1054. **d** Ausschnitt aus **c**. Polypöse Bildung direkt im Anastomosenbereich, überwiegend mit nichtziliarisierten mikrovillitragenden Zellen besetzt; REM × 4104. **e** Weiterer Ausschnitt aus **d**. Zentral auf der polypösen Bildung eine zilientragende Zelle mit deutlichen Zeichen der Ziliogenese; REM × 16 470

Abb. **e** siehe nachfolgende Seite

KAPITEL 4 · Tubenanastomose – Pathomorphologie und Heilung

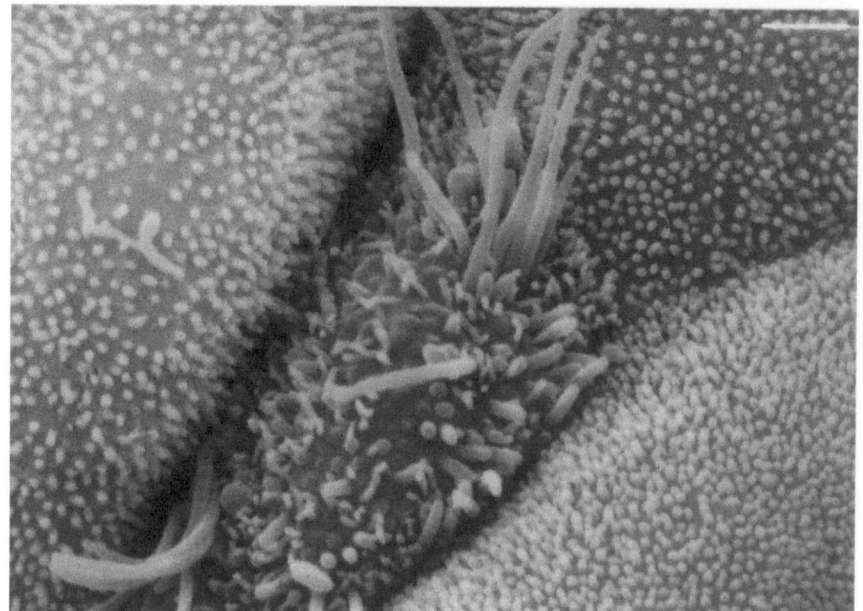

4.3e

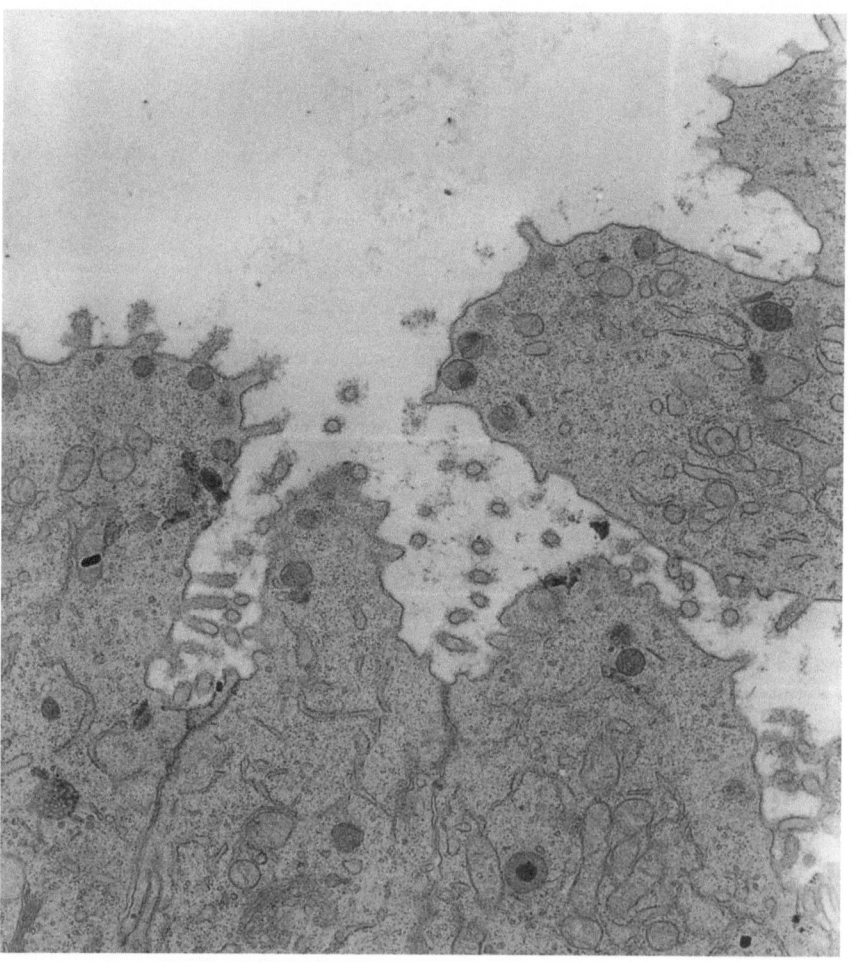

4.4

4.2 Transmissionselektronenmikroskopie

Auch das transmissionselektronenmikroskopische Bild der Mukosa im Anastomosenbereich ist in den ersten 8 Tagen von einem relativ uniformen Zellbild geprägt: z. T. mit stummelförmigen Mikrovilli besetzte und an der Oberfläche wenig strukturierte Zellformationen. Das Ergastoplasma ist vermehrt, die sekretorische Aktivität deutlich reduziert (Abb. 4.4). Die Sekretgranula finden sich vor allem in den apikalen Zellpartien. Nur vereinzelt findet man ziliarisierte Zellen mit den Zeichen einer aktiven Ziliogenese und der Bildung von Basalkörperchen.

Die Regeneration des Tubenepithels folgt dem rasterelektronenmikroskopisch beschriebenen Ablauf. Nach 32 Tagen ist sie soweit abgeschlossen, daß auch transmissionselektronenmikroskopisch ein normales Zellbild beobachtet wird: sekretorische Zellen mit einer hohen sekretorischen Aktivität und dicht mit Kinozilien besetzte strukturell unauffällige Flimmerzellen.

◂ **Abb. 4.4.** Apikale Zellformation im Anastomosenbereich in der Frühphase der Heilung 8 Tage nach Durchführung einer isthmisch-isthmischen Tubenanastomose. Verminderte sekretorische Aktivität; Vermehrung des Ergastoplasmas; relativ wenig strukturierte Oberfläche mit stummelförmigen Mikrovilli; keine Zilien; TEM x 19 836

4.3 Lichtmikroskopie

Das lichtmikroskopische Bild ist in den ersten 8 Tagen geprägt von einer deutlichen zellulären Infiltration im Anastomosenbereich. Sie ist besonders ausgeprägt im Bereich des verbliebenen Nahtmaterials. Bereits 16 Tage nach der Anastomosierung ist diese Entzündungsreaktion fast vollständig abgeklungen. Zu diesem Zeitpunkt besteht oft noch eine diskrete entzündliche Reaktion, die auf den Bereich des verbliebenen Nahtmaterials beschränkt ist (Abb. 4.5b). Der Epithelüberzug der anastomosierten Tubenregion ist nach 16 Tagen komplett. Gelegentlich sind aber im Anastomosenbereich noch Regionen feststellbar, in denen die Epithelhöhe reduziert ist. Abb. 4.5a zeigt eine aus morphologischer Sicht nicht optimale Anastomosierung: Im unteren Tubenwandteil ist die Anastomose nicht schichtengerecht; die Tubenwandung ist zum Lumen hin aufgeworfen; zwischen den vereinigten Tubenenden ist reichlich Nahtmaterial zu erkennen.

4.4 Bewertung der morphologischen Befunde

Die Ergebnisse zeigen, daß Tubenanastomosen innerhalb von 32 Tagen praktisch vollständig heilen. Aus morphologischer Sicht ist das hervorstechendste Merkmal die Normalisierung der Ziliarisation. Transmissionselektronenmikroskopisch dominiert postoperativ eine verminderte sekretorische Aktivität mit einer Vermehrung des Ergastoplasmas. Auch nach dem 32. postoperativen Tag sind im Anastomosenbereich jedoch noch kleine Regenerationsbezirke mit einer gesteigerten Ziliogenese feststellbar. Diese Befunde sind durch das Trauma mit einer lokalen, auf die Anastomose beschränkten Ischämie erklärbar (s. oben). Mit den beschriebenen reparativen Prozessen geht auch die Normalisierung der Tubenfunktion einher (Gauwerky et al. 1992). Auch aus funktioneller Sicht kann die Heilung der Anastomose nach 32 Tagen als abgeschlossen gelten. Vergleicht man diese mit mikrochirurgischen Techniken erzielten Befunde mit früheren makrochirurgischen Studien von Khoo u. Mackay (1972) und Mackay u. Khoo (1972), so werden die Leistungen der Mikrochirurgie deutlich. Im Gegensatz zu den dargestellten Heilungsverläufen nach einer mikrochirurgischen Tubenanastomose berichteten sie über erhebliche morphologische Alterationen der Wandschichten im Anastomosenbereich bis zu 6 Wochen postoperativ. Diese Veränderungen bestanden in Epithelunregelmäßigkeiten, dem Verlust des Faltenreliefs, der Deziliarisation, der verminderten sekretorischen Aktivität und dem fibrotischen Ersatz der geschädigten Tunica muscularis. Als Folge dieser morphologischen Veränderungen war die Schwangerschaftsrate (3/30) sehr niedrig.

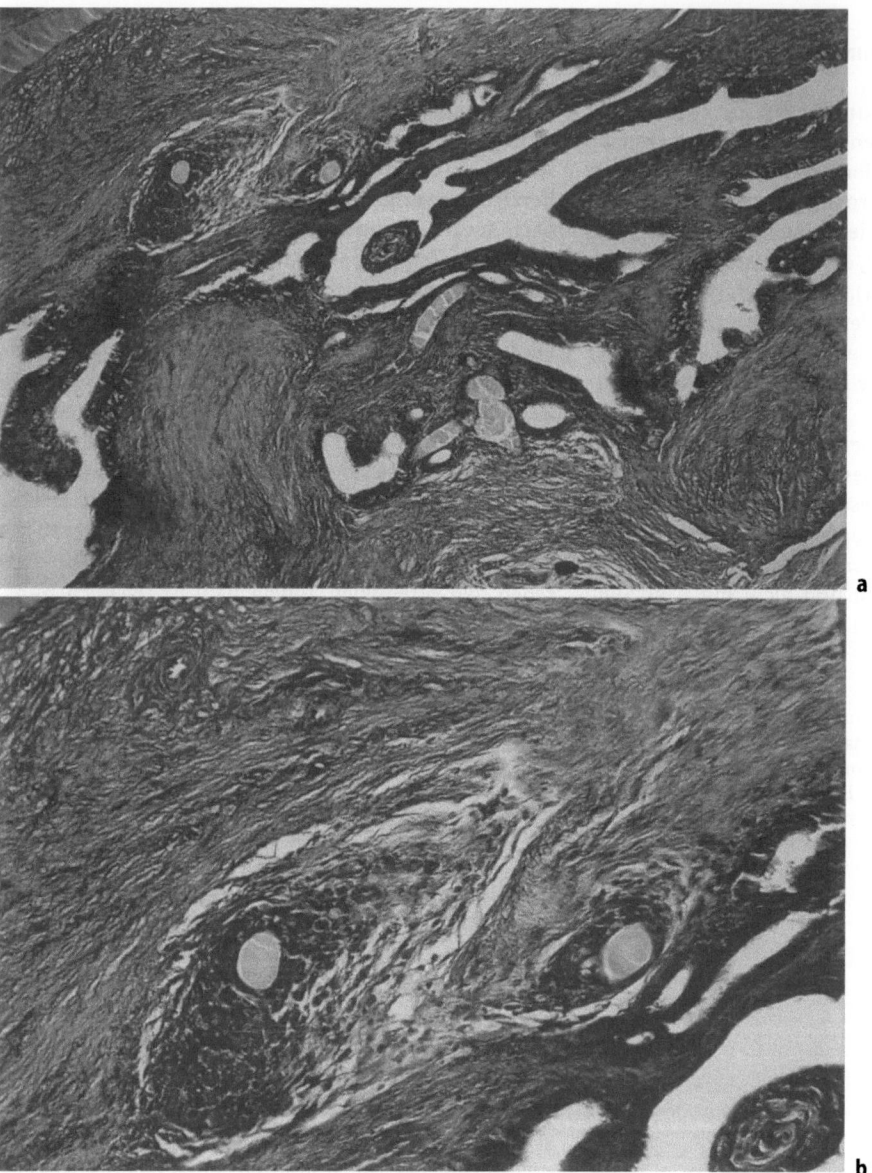

Abb. 4.5. a Isthmisch-isthmische Nahtanastomose 16 Tage postoperativ. Direkt submukös gelegene Naht; in der vorliegenden Schnittebene Einengung des Lumens; die Wandstruktur erscheint im Anastomosenbereich auf der einen Seite deutlich unterbrochen; LM x 86; **b** Ausschnitt aus **a**. Auf dieser Seite liegt eine gute Kontinuität der Tubenwandung vor. Deutliche zelluläre Infiltration im Bereich der Nähte; die Epithelhöhe im Anastomosenbereich erscheint reduziert; LM x 214

Die Ursachen dieser schlechten Ergebnisse von Khoo und Mackay liegen einerseits in der makrochirurgischen Technik, andererseits in dem verwendeten Nahtmaterial (4-0 Katgut) und dem relativ langen Belassen eines für das Tubenlumen zu dicken Tubensplints.

Nach Untersuchungen von Goldfarb et al. (1983) kommt dem makrochirurgischen Vorgehen wohl die geringste Bedeutung zu. Die Schwangerschaftsraten waren zwar bei der makrochirurgischen Technik (Lupenbrille) niedriger als beim mikrochirurgischen (Operationsmikroskop) Vorgehen (67% vs. 82%); die Unterschiede waren jedoch statistisch nicht signifikant. Größere Bedeutung scheint dem Nahtmaterial und der Operationstechnik unter der Verwendung eines Tubensplints zuzukommen. Die Verwendung von Katgut führt zu einer starken Entzündungsreaktion, die noch lange postoperativ nachzuweisen ist, einer stärkeren peritubaren Adhäsionsbildung, einer verstärkten Fibrose im Anastomosenbereich, einer schlechteren Revaskularisation und einer häufigeren Reokklusion der anastomosierten Tube (Winston, 1975).

Castello (1950) führte an der Tuba uterina von Affen experimentelle Anastomosen über einem Splint ohne zusätzliche Nähte durch und fand eine spontane Rekanalisation der Tuben. Dieses Ergebnis wurde in einer Zeit, in der die (makrochirurgischen) Resultate von Fertilitätsoperationen generell schlecht waren, von zahlreichen Operateuren dahingehend interpretiert, daß durch die Verwendung von Tubensplints auch die postoperativen Ergebnisse verbessert werden müßten. Shirodkar (1965) hat die Tubensplints bis zu 6 Monate postoperativ belassen; dabei erfolgte die Einführung über die Tubenenden oder über das Ostium uterinum tubae via Hysteroskopie.

Daß diese Auffassung grundsätzlich falsch ist, zeigte Winston (1975). Das Belassen eines intratubaren Splints über eine Woche führte bereits zu einer starken Zunahme der Adhäsionsbildung und der Tubenfibrose mit einer konsekutiven Abnahme der postoperativen Fertilität. Nach eigenen Untersuchungen hat jedoch die kurzfristige Belassung eines geeigneten und dem Lumen angepaßten Splints bis 4 Tage postoperativ keinen Einfluß auf die Regeneration der Tubenanastomose (Gauwerky et al. 1985).

Heute hat der Tubensplint in der Tubenchirurgie seine Bedeutung fast vollständig verloren und wird nur noch in Einzelfällen bei technisch schwierigeren tubocornualen Anastomosen verwendet. Er wird in der Regel nach der Komplettierung der Anastomose entfernt.

Die eigenen Ergebnisse zur Heilung von Tubenanastomosen stehen in Einklang mit den Ergebnissen rasterelektronenmikroskopischer Untersuchungen von Boeckx (1982), der nach 75 Tagen eine komplette Abheilung der Tubenanastomosen fand. Zu ähnlichen Resultaten kamen Bernhardt-Huth et al. (1981). In einer von Eddy u. Bajpai (1982) durchgeführten Serie von ampullären Anastomosen wurde bereits 14 Tage postoperativ eine nach morphologischen und funktionellen Kriterien komplette Abheilung beschrieben. Unterschiede in der Operationstechnik können hierfür nicht verantwortlich gemacht werden. Möglicherweise spielt aber die Lokalisation der Tubenanastomose eine Rolle. Das Netz submuköser kapillärer Plexus ist im Bereich der Ampulle deutlich dichter als im isthmischen Tubenabschnitt. Somit könnte durch die bessere Vaskularisation auch die Regeneration im ampullären Tubensegment positiv beeinflußt werden.

Die relativ rasche Abheilung von mikrochirurgischen Anastomosen zeigt, daß zusätzliche adjuvante Maßnahmen zu einer postoperativen Nachbehandlung entfallen können. Dies umfaßt sowohl Maßnahmen zur Förderung der Wundheilung als auch zur Erhaltung der Tubendurchgängigkeit wie die Verwendung länger liegender Splints und die auch heute noch weit verbreitete Hydropertubation. Zum anderen kann aufgrund dieser Ergebnisse auf eine länger dauernde postoperative Abstinenz verzichtet werden. Im Einklang mit dem zeitlichen Ablauf der Tubenheilung sind die immer wieder beobachteten früh (im Operationszyklus) eintretenden Schwangerschaften nach einer mikrochirurgischen Refertilisierung.

Literatur

Bernhardt-Huth D, Frantzen C, Schlosser HW (1981) Morphology of rabbit oviduct after microsurgical techniques for reanastomosis of the isthmus or ampulla. Arch Gynecol 230: 251–262

Boeckx WD (1982) Reconstructive microsurgery of the rabbit oviduct. Nauwelaerts, Leuven, S 51–56

Castello MA (1950) Experimental recanalization of fallopian tubes in macacus rhesus monkeys. Fertil Steril 1: 435–442

Eddy CA, Bajpai VK (1982) Healing and restoration of fertility following microsurgical transsection and anastomosis of the rabbit oviduct. Fertil Steril 38: 354–363

Gauwerky JFH, Heinrich D, Rabe T, Kubli F (1985) Der Einfluß eines intratubaren Splints auf die Tubenmukosa. Arch Gynecol 238: 457–458

Gauwerky JFH, Vetter H, Bastert G (1992) Funktionelle Aspekte der Heilung von mikrochirurgischen Tubenanastomosen – experimentelle Untersuchungen an der Kaninchentube. Zentralbl Gynäkol 114: 450–454

Goldfarb JM, Utian WH, Weiss R (1983) Microscopic versus macroscopic tubal anastomosis in rabbit fallopian tubes. Fertil Steril 40: 373–377

Khoo SK, Mackay EV (1972) Reactions in rabbit fallopian tube after plastic reconstruction. I. Gross pathology, tubal patency and pregnancy. Fertil Steril 23: 201–206

Mackay EV, Khoo SK (1972) Reactions in the rabbit fallopian tube after plastic reconstruction. II. Histopathology. Fertil Steril 23: 207–216

Shiroddkar VN (1965) Further experience in tuboplasty. Aust N Z J Obstet Gynaecol 5: 1–6

Winston RML (1975) Microsurgical reanastomosis of the rabbit oviduct and its functional and pathological sequelae. Br J Obstet Gynaecol 82: 513–522

5 Sterilitätsabklärung vor tubenchirurgischen Eingriffen

T. Rabe, Ü. B. Gör und J. F. H. Gauwerky

5.1 Nichtinvasive Methoden zur Sterilitätsabklärung 65
5.1.1 Anamnese und körperliche Untersuchung 65
5.1.2 Sterilitätsursachen 66
5.1.3 Methoden zur Funktionsdiagnostik 72
5.2 Invasive Methoden zur Sterilitätsabklärung 78
5.2.1 Allgemeines 78
5.2.2 Hysterosalpingographie (HSG) 78
5.2.3 Hysterosalpingokontrastsonographie (HKSG) 82
5.2.4 Hysteroskopie (HSK) 83
5.2.5 Laparoskopie (LSK) 84
5.2.6 Falloposkopie (FSK) 86
5.3 Sterilitätsabklärung beim Mann 86
Literatur 87

5.1 Nichtinvasive Methoden zur Sterilitätsabklärung

Die ungewollte Kinderlosigkeit stellt für ein Ehepaar eine große Belastung dar. Sie betrifft etwa 10 % aller Paare mit Kinderwunsch. Die Ursachen für die Sterilität liegen in etwa 35 % der Fälle bei der Frau und zu 35 % beim Mann. Bei etwa 15–20 % aller Ehepaare mit Kinderwunsch ist sie bei beiden Partnern zu suchen, und etwa 10 % fallen in den Bereich der ungeklärten (idiopathischen) Sterilität.

Der hormonellen und invasiven Diagnostik zur Abklärung von Sterilitätsursachen sollte eine gründliche Anamnese mit einer gynäkologischen Untersuchung vorausgehen. Insbesondere vor einer invasiven Diagnostik bei der Frau ist eine Basisabklärung beim Mann (Spermiogramm) erforderlich, um evtl. unnötige und belastende Prozeduren zu verhindern.

Die Sterilitätsabklärung soll zum einen Hinweise auf die Ursache der ausbleibenden Konzeption geben und zum anderen die Grundlage zur Therapieentscheidung im Hinblick auf operative Maßnahmen (z. B. Tubenrekonstruktion, Myomenukleation, Septumresektion) oder eine assistierte Fertilisation (Insemination, In-vitro-Fertilisation, intrazytoplasmatische Spermatozoeninjektion) schaffen.

Im folgenden soll auf die wichtigsten diagnostischen Punkte eingegangen werden, die zur Sterilitätsabklärung beitragen.

5.1.1 Anamnese und körperliche Untersuchung

Am Anfang jeder Sterilitätsabklärung sollte eine ausführliche Anamnese sowie eine eingehende körperliche Untersuchung erfolgen. Dem Anamnesegespräch kommt dabei eine zentrale Bedeutung zu. Die wichtigsten Punkte, die angesprochen werden sollten, sind im folgenden aufgeführt:

- Dauer des Kinderwunsches,
- frühere Schwangerschaften (Verlauf, Entbindungsmodus),
- Zyklusanamnese mit Zeitpunkt der Menarche, Frequenz der Periodenblutungen, Stärke, Dysmenorrhö, Amenorrhö, Ovulation (Basaltemperaturkurve),
- gynäkologische Erkrankungen (Entzündungen, Geschlechtskrankheiten, Endometriose, Ovarialtumoren, Myome, Polypen),
- Medikamentenanamnese,
- psychosomatische Aspekte (Stellenwert des Kinderwunsches für die Partnerschaft, Leistungsdruck, Angst vor einer Schwangerschaft, psychische Symptome wie Minderwertigkeitsgefühle, innere Unruhe, Libidostörungen, Zeichen einer Anorexia nervosa),
- bisher erfolgte Abklärung bzw. Therapie,
- Abklärung des Ehemanns (Spermiogramm zum Ausschluß eines andrologischen Faktors),
- endokrinologische Erkrankungen (Hypo-, Hyperthyreose, Cushing-Syndrom),
- Adipositas,
- Voroperationen (Abdominaloperationen, gynäkologische Eingriffe wie Abrasiones, tubendiagnostische Maßnahmen, Operationen an Uterus oder Adnexen).

Im Rahmen der nachfolgenden Untersuchung ist u. a. auf Androgenisierungserscheinungen und phänotypische Merkmale endokrinologischer Erkrankungen (z. B. Stammfettsucht, Vollmondgesicht als Zeichen eines Cushing-Syndroms) zu achten. Bei der gynäkologischen Untersuchung ist neben dem Genitalbefund (Schambehaarung, Vulva, Klitoris, Vagina) die Beurteilung des Uterus (Form, Größe, Lage, Beweglichkeit, Myome), der

Tuben (Verdickung, Druckschmerzhaftigkeit), des Douglas-Raums (Endometriose) und der Ovarien von Wichtigkeit. Ein Hygieneabstrich mit einer Untersuchung auf Chlamydien und Mykoplasmen hilft als orientierender Hinweis auf infektiöse Sterilitätsursachen. Eine abschließende Untersuchung der Mammae (Galaktorrhö) sollte ebenfalls durchgeführt werden.

5.1.2 Sterilitätsursachen

Die Sterilität bei der Frau kann vielfältige Ursachen haben. Dabei imponieren vor allem die ovariellen Störungen (primäre Ovarialinsuffizienz oder sekundäre Insuffizienz durch hypothalamisch-hypophysäre Funktionsstörungen in etwa 40–50 % der Fälle) und die tubaren Funktionseinschränkungen (20–30 %). Danach folgen die uterinen, zervikalen (etwa 10–25 %) und vaginalen Sterilitätsursachen (< 5 %). Etwa 10–15 % der Fälle sind auf immunologische Ursachen zurückzuführen, deren Bedeutung jedoch noch nicht vollständig geklärt ist. Psychogene Faktoren in Form von Partnerschaftsdysharmonien, Tubenspasmen und psychoreaktiven Zyklusstörungen machen etwa 5 % der Sterilitätsursachen aus. In etwa 10–15 % der Ehen bleibt die Ursache der Sterilität ungeklärt. Im folgenden soll kurz auf die betreffende Störung mit den dazugehörigen diagnostischen Maßnahmen eingegangen werden.

Hormonelle Ursachen

Zu den ovariellen Störungen zählen die verschiedenen Formen der Ovarialinsuffizienz und die Follikelreifungsstörungen, die eine verzögerte oder ausbleibende Ovulation sowie die Bildung insuffizienter Gelbkörper bedingen können. Unter einer primären Ovarialinsuffizienz versteht man Zyklusstörungen, die auf Veränderungen der Ovarien selbst beruhen. Bei der sekundären Ovarialinsuffizienz führen Störungen oder Veränderungen übergeordneter Zentren (Hypothalamus, Hypophyse) bzw. anderer endokriner Organe wie Schilddrüse oder Nebennierenrinde zu einer sekundären Funktionseinschränkung der Ovarien.

Die Abklärung der ovariellen Funktionsstörungen basiert neben der Messung der Basaltemperatur (als orientierender Hinweis auf einen ovulatorischen Zyklus) auf den Hormonbestimmungen und ggf. auch auf Hormontests, um Hinweise auf Störungen anderer Funktionskreise (Hyper- oder Hypothyreose, Hyperprolaktinämie, Hyperandrogenämie) zu erhalten.

Wenn bereits ein ovulatorischer Zyklus durch einen entsprechenden Ausfall der Hormonuntersuchungen in der zweiten Zyklushälfte gesichert ist (Progesteronbestimmung), so sind weitere Hormonbestimmungen von untergeordneter Bedeutung. Jedoch muß dabei beachtet

Tabelle 5.1. Hormonuntersuchungen zur Erkennung von Zyklusstörungen

	Zyklustag	Hormon
Hormontest 1	3–5	LH
		FSH
		Östradiol
		Prolaktin
		fT 4 (fT 3)
		TSH (basal, nach TRH)
		DHEAS
		Testosteron
Hormontest 2	19–24	Progesteron
		Prolaktin (basal, nach Metoclopramid)

werden, daß das Ergebnis einer einzelnen Progesteronbestimmung begrenzten Wert hat, da sowohl zirkadiane als auch inter- und intraindividuelle Schwankungen auftreten können. Daher werden 2 Progesteronbestimmungen in der Lutealphase empfohlen (5. und 9. Tag nach dem Anstieg der Basaltemperatur). Beträgt jedoch in der zweiten Zyklushälfte die Progesteronkonzentration > 2 ng/ml, wird eine Anovulation angenommen. Werte zwischen 2 und 10 ng/ml sprechen für eine Lutealinsuffizienz. In diesen Fällen ist eine Hormonuntersuchung am Zyklusanfang (3.–5. Tag) sinnvoll (Tabelle 5.1). Bestimmt werden folgende Parameter: Prolaktin, LH, FSH, Östradiol, Dehydroepiandrosteronsulfat und Testosteron.

Gleichzeitig sollte ein TRH-Test durchgeführt werden, bei einer sekundären Amenorrhö auch ein GnRH-Test (Gerhard et al. 1992). Besteht eine Oligoamenorrhö, so kann nach einem Schwangerschaftsausschluß ein Gestagentest durchgeführt werden. Dabei werden über 10 Tage täglich 10 mg Gestagene oral gegeben [z. B. Medrogeston (Prothil 5), Retroprogesteron (Duphaston)]. Die Entzugsblutung tritt gewöhnlich innerhalb einer Woche nach dem Absetzen der Gestagene auf. Der Gestagentest ist auch bei einer geringen Blutung als positiv zu bewerten. Bei einem negativen Test liegt entweder ein mangelhafter Endometriumsaufbau aufgrund einer zu geringen Östrogenbildung vor, in seltenen Fällen auch ein auf Gestagene nicht reagierendes Endometrium („silent menstruation"), eine Uterusmißbildung oder der Verlust des Endometriums (z. B. durch operative Eingriffe).

Sollte damit keine Blutung auszulösen sein (negativer Gestagentest), so kann ein Östrogentest angeschlossen werden, um zu untersuchen, ob ein Endometriumsaufbau durch exogene Östrogengaben zu erreichen ist. Zur Durchführung werden 20 Tage lang 60 µg Ethinylöstradiol oral (z. B. 3mal 1 Tbl. Progynon C) und zusätzlich vom 11.–20. Testtag 10 mg Gestagene gegeben (s. Gestagentest). Bei einem positiven Ausfall des Tests ist ein funktionsfähiges Endometrium gegeben. Nach dem Absetzen der Östrogen-Gestagen-Kombination kommt es zu einer Entzugsblutung. Bleibt die Blutung aus, so erhärtet sich der Verdacht auf eine uterine Amenorrhö. In diesem Fall ist zur histologischen Beurteilung des Endometriums eine Hysteroskopie mit einer Strichkürettage sinnvoll.

Die Bestimmung des Prolaktins bei regelmäßigen ovulatorischen Zyklen mit einer adäquaten Lutealphase hat keine Bedeutung (Gerhard et al. 1992). Die Follikelreifung läßt sich durch serielle Ultraschalluntersuchungen und Hormonbestimmungen überwachen. Der Durchmesser eines normal heranreifenden Follikels nimmt etwa um 2 mm pro Tag zu. Pro sprungbereitem Follikel werden im Serum etwa 300 pg/ml Östradiol gemessen. Der mittzyklische präovulatorische LH-Anstieg kann im Serum oder mittels Teststreifen im Urin nachgewiesen werden.

Primäre (hypergonadotrope) Ovarialinsuffizienz
Mit diesem Begriff wird eine vorzeitige (d.h. vor dem 40. Lebensjahr) Störung der ovariellen Steroidbiosynthese beschrieben, bei der es über eine Entkopplung der Feedbackhemmung an der Hypophyse und am Hypothalamus zu einer Steigerung der Gonadotropinsekretion wie in der Postmenopause kommt. Die Häufigkeit aller Formen der hypergonadotropen Ovarialinsuffizienz wird mit 10 bis 15 % aller Amenorrhöen veranschlagt (Breckwoldt et al. 1981).

Folgende Ursachen kommen für die hypergonadotrope Ovarialinsuffizienz in Frage:

* Idiopathisches Klimakterium praecox. Die afollikuläre primäre Ovarialinsuffizienz ohne erkennbare exogene Ursache (Breckwoldt et al. 1981; Aiman u. Smentek 1985).
* Syndrom der resistenten Ovarien. Ein Krankheitsbild, bei dem sich histologisch zahlreiche Primordialfollikel zeigen, ohne Anzeichen für eine weitergehende Follikelreifung (Jones u. de Moraes-Ruehsen 1969).
* Autoimmunerkrankungen. Insbesondere im Zusammenhang mit dem immunologisch bedingten Morbus Addison wird das Auftreten einer vorzeitigen Ovarialinsuffizienz beschrieben (Irvine et al. 1968). Gleiches gilt für das Polyendokrinopathiesyndrom (Tan et al. 1986; Wieacker et al. 1991).
* Zustand nach Zytostatikabehandlung.
* Zustand nach Strahlentherapie.
* Zustand nach weitgehender operativer Entfernung von Ovarialgewebe.
* Chromosomale Ursachen. Besonders numerische Aberrationen des X-Chromosoms können mit einer vorübergehenden Ovarialdysfunktion und anschließender vorzeitiger Erschöpfung einhergehen (Aleem 1981; Hens et al. 1989; Itu et al. 1990). Patientinnen mit einem 46-XX-Mosaik oder einer Stückdeletion eines X-Chromosoms können schwanger werden, ihre fertile Periode scheint jedoch verkürzt zu sein (Fitzgerald et al. 1984). Das Syndrom der Blepharophimose, Ptose und des Epikanthus inversus scheint vererbbar zu sein und geht mit einer vorzeitigen Ovarialerschöpfung einher (Graf et al. 1986; Smith et al. 1989).
* Kongenitale Fehlbildung der Ovarien. Obwohl die hiervon betroffenen Frauen selten primär die Sterilitätssprechstunde aufsuchen werden, sondern vielmehr zunächst mit einer primären Amenorrhö klinisch auffällig werden, seien sie hier der Vollständigkeit halber erwähnt. Hierzu zählen Frauen mit einem Turner-Syndrom, einer testikulären Feminisierung und einem Swyer-Syndrom (zur Systematik und Nomenklatur vgl. Coulam 1982).
* Galaktosämie. Selbst bei einer frühzeitigen Diagnose und einer optimalen diätetischen Einstellung scheinen diese Frauen häufig einen gonadalen Defekt aufzuweisen (Morrow et al. 1985; Beauvais u. Guilhaume 1984).

Diagnostik. Die Diagnose der hypergonadotropen Ovarialinsuffizienz stützt sich im wesentlichen auf einen wiederholt erhöhten FSH-Spiegel. Dabei ist zu beachten, daß z. B. durch Kreuzreaktionen mit Serumantikörpern falsch-positive Diagnosen vorkommen können (Jockenhövel et al. 1989; Padova et al. 1991). Insbesondere in der Frühphase der Störung kann der Östradiolwert noch normal sein, während sich im Lauf der Zeit ein zunehmender Lutealphasendefekt einstellen kann (Rosenberg et al. 1982; Cameron et al. 1988; Buckler et al. 1991). Die sonographische Untersuchung der Ovarien auf das Vorhandensein von Follikeln sollte als zusätzliches diagnostisches Mittel erfolgen (Mehta et al. 1992).

Während die Anamnese Hinweise auf mögliche exogene Noxen gibt, kann die allgemeine körperliche Untersuchung den Verdacht auf eine genetische Störung lenken. Eine Karyotypisierung im peripheren Blut ist sinnvoll. Soweit entsprechende Testverfahren zur Verfügung stehen, können Autoantikörper im Serum bestimmt werden, insbesondere solche, die gegen Ovarialgewebe oder Oozyten sowie andere endokrine Organe gerichtet sind.

Ein invasives diagnostisches Mittel ist die Ovarialbiopsie. Dabei ist zu bedenken, daß bei einer Laparoskopie die Wahrscheinlichkeit einer repräsentativen Probeexzision begrenzt ist. Nur mit Hilfe einer aussagefähigen Biopsie, die den gesamten Ovarquerschnitt erfaßt, läßt sich die Diagnose des Syndroms der resistenten Ovarien positiv sichern; darüberhinaus können immunhistologische Färbungen und eine Karyotypisierung vorgenommen werden. Allerdings bleibt die Notwendigkeit der zyklischen Substitution mit Östrogenen und Gestagenen unabhängig vom Ergebnis der Biopsie bestehen, außerdem sind auch bei „afollikulären" Patientinnen

Schwangerschaften beschrieben, so daß aus klinischer Sicht keine eindeutigen Schlußfolgerungen aus dem Befund gezogen werden können.

Therapie. Die Therapie der primären Ovarialinsuffizienz bietet eine insgesamt schlechte bis aussichtslose Prognose im Hinblick auf die Sterilität. In einer Literaturübersicht berichten Bateman et al. (1983) über insgesamt 11 Schwangerschaften, von denen eine nach einer Clomifentherapie, 2 nach einer Gonadotropintherapie und 7 unter oder kurz nach einer Östrogensubstitutionstherapie eintraten. Eine Schwangerschaft trat 2 Jahre nach einer Therapie mit Gonadotropinen ein. Zwei weitere Schwangerschaften werden von Aiman u. Smentek (1985) beschrieben. Keettel u. Bradbury (1964) berichteten über eine Schwangerschaft nach einem Progesteronentzug, Nakai et al. (1984) beschrieben eine Patientin, die bei persistent hohen Gonadotropinwerten einmal nach Clomifen konzipierte, und deren zweite Schwangerschaft nach einer intramuskulären Progesteronapplikation auftrat. Check et al. (1988) beobachteten bei einer Patientin mit einer Hypergonadotropinämie dosisabhängige Ovulationen, sowohl unter der alleinigen Gabe von Leuprorelinazetat als auch unter der Kombination von Leuprorelinazetat mit humanem Menopausengonadotropin.

Die zur Substitution ohnehin notwendige zyklische Substitutionstherapie kann ausnahmsweise auch zu ovulatorischen Zyklen führen; werden natürliche Östrogene in einer niedrigen Dosierung verwendet (z. B. 0,625 mg equine Östrogene), so ist hierdurch keine Störung der Ovulation zu befürchten (Hamilton-Fairley u. Franks 1990). Beim Verdacht auf eine Autoimmunerkrankung sollte eine immunsuppressive Therapie mit Steroiden versucht werden (Finer et al. 1985; Cowchock et al. 1988).

Sekundäre (hypothalamisch-hypophysäre) Ovarialinsuffizienz

Die hypothalamisch-hypophysäre Ovarialinsuffizienz faßt die Zustände zusammen, bei denen die Follikelreifung, die Lutealfunktion und die Steroidbiosynthese der Ovarien sekundär aufgrund einer Störung der Steuerungsfunktionen beeinträchtigt sind. Charakteristischerweise finden sich niedrig-normale oder erniedrigte Gonadotropinspiegel. In neurophysiologischer Hinsicht stellt der Hypothalamus das Bindeglied zwischen dem Kortex, dem Vegetativum und dem Endokrinum dar. Sowohl psychische als auch physische Streßzustände („Notstandsamenorrhö") können daher über Störungen der Regelkreise für Katecholamine, Glukokortikoide, Prolaktin, Melatonin und endogene Opiate die GnRH-Sekretion beeinflussen (Schenker et al. 1992).

Klassische klinische Beispiele für hypothalamisch bedingte Ovarialinsuffizienzen sind die Amenorrhöen der Athletinnen und der Anorektikerinnen (Highet 1989; DeSouza u. Metzger 1991). Als seltene hypothalamische Ursache der Infertilität ist das Kallmann-Syndrom zu nennen, das sich klinisch in einer primären Amenorrhö äußert (James et al. 1990). Es handelt sich hierbei um einen hypogonadotropen Hypogonadismus mit einer Anosmie (Soules u. Hammond 1980). Histologisch findet sich ein isolierter Defekt der adenohypophysären Gonadotrophzellen sowie eine Fehlentwicklung hypothalamischer Kernregionen (Kovacs u. Sheehan 1982).

Mit Ausnahme der laktotrophen Zellen sind isolierte Störungen auf der Ebene der Hypophyse (Trauma, Tumoren, Infektionen, vaskuläre Prozesse, Operationsfolgen) eher selten. Das klassische Beispiel ist hier das Sheehan-Syndrom; hierunter versteht man hypophysäre Funktionsausfälle infolge mütterlicher Schockzustände unter der Geburt. Neben einem negativen Ausfall der verschiedenen Funktionsprüfungen fällt in der Computertomographie der Hypophyse regelmäßig eine partiell oder vollständig leere Sella (Empty-Sella-Syndrom) auf (Hanker u. Schneider 1985; Bouceckine et al. 1980; Bakiri et al. 1991).

Diagnostik. Neben der klinischen Symptomatik mit Zyklusstörungen, Amenorrhö und der damit verbundenen Sterilitätsproblematik ermöglicht der Hormonstatus eine Aussage über die Funktion der Achse Hypothalamus-Hypophyse-Ovar. Zusätzliche Funktionstests wie z. B. der Clomifen- und der GnRH-Test geben Hinweise auf die Lokalisation der Störung.

Der *Clomifentest* dient zum Nachweis der hypothalamisch-hypophysären Funktion. Vor und nach der Clomifenstimulation (5.–9. Zyklustag) werden am 5. und 10. Zyklustag Östradiol und LH im Serum bestimmt. Durch Clomifen wird der negative Östrogenfeedback des Hypothalamus aufgehoben. Dabei kommt es zu einer vermehrten Sekretion von GnRH und der Gonadotropine LH und FSH der Hypophyse. Durch eine Messung der LH- und Östradiolkonzentration im Blut vor und nach der Clomifenstimulation kann die funktionelle Integrität der Hypothalamus-Hypophyse-Achse beurteilt werden. Der *GnRH-Test* gibt Hinweise auf das Ansprechen der Hypophyse auf einen hypothalamischen Stimulus. Das Gonadotropin-Releasinghormon bewirkt die hypophysäre Bildung und Freisetzung der Gonadotropine LH und FSH.

Eine exogene Zufuhr von synthetischem Releasinghormon führt normalerweise zu einem deutlichen Anstieg von LH (um das 3- bis 4fache des Ausgangswerts) und zu einem weniger ausgeprägtem Anstieg von FSH (um das 2fache) im Serum innerhalb von 30 min (positiver Test). Bei einem fehlenden Gonadotropinanstieg ist eine Hypophysenstörung anzunehmen (negativer Test). Dann ist eine weiterführende Diagnostik der Hypophyse (Tumorausschluß) angezeigt.

Therapie. Die Therapie der hypothalamisch-hypophysären Ovarialinsuffizienz im Hinblick auf den Kinderwunsch besteht in der Unterstützung der Eireifung durch Antiöstrogene, Gonadotropine oder eine pulsatile GnRH-Applikation.

Störungen anderer Funktionskreise
Neben der durch primäre oder sekundäre Ursachen auftretenden Ovarialinsuffizienz können Störungen der Prolaktinsekretion, der Schilddrüsenfunktion, des Androgenstoffwechsels und anderer endokriner Systeme zu einer Beeinträchtigung der Fertilität bzw. zu Zyklusstörungen führen. Im folgenden sind die wichtigsten Einflußgrößen aufgeführt.

Hyperprolaktinämie. Basale, d.h. am Zyklusanfang (z.B. 3.–5. Zyklustag) gemessene Prolaktinspiegel von über 410 mE/ml Serum können die Ovarfunktion und damit die Fertilität beeinträchtigen. Neben der Basalwertbestimmung hilft dabei der TRH- und der Metoclopramidtest im Hinblick auf die Diagnostik einer latenten Hyperprolaktinämie. Dabei wird durch eine Stimulation mit TRH oder Metoclopramid ein Anstieg der Prolaktinsekretion induziert. Nach einer intravenösen Gabe von Metoclopramid kommt es durch die Hemmung dopaminerger Rezeptoren zu einer Stimulation der Prolaktinsekretion aus der Hypophyse. Der Test ist zyklusabhängig und wird zwischen dem 20. und 22. Zyklustag durchgeführt. Nach der Bestimmung des basalen Prolaktinwerts erfolgt 30 min nach der Gabe von 10 mg Paspertin® eine erneute Prolaktinbestimmung. Ein stimulierter Prolaktinwert bis zu 200 ng/ml gilt als normal. Ein Anstieg auf 200–300 ng/ml weist auf eine latente, ein Anstieg auf Werte über 300 ng/ml auf eine manifeste Hyperprolaktinämie hin.

Erhöhte Prolaktinspiegel lassen sich bei Frauen mit einer funktionellen Amenorrhö in 13–20% der Fälle finden, bei einer Gelbkörperschwäche in bis zu 40% der Fälle (Hanker u. Schneider 1985).

Neben einer quantitativen Vermehrung prolaktinsezernierender Zellen (Hyperplasie, Mikroprolaktinom, Makroprolaktinom) kann die Ursache bei sporadisch erhöhten Prolaktinwerten situationsbedingt sein (Streß in der Untersuchungssituation, Blutabnahme nach palpatorischer Untersuchung der Mammae) sowie in der Einnahme von Medikamenten mit dopaminerger Wirkung liegen.

Ein erhöhter Prolaktinspiegel beeinflußt die Zyklusfunktion auf verschiedenen Ebenen:

- Abnahme der GnRH-Pulsatilität und hierdurch herabgesetzter Gonadotropinspiegel.
- Herabgesetzter Gonadotropinspiegel führt zu Beeinträchtigung der Ovarialfunktion.
- Direkter positiver Feedbackmechanismus der Östrogene auf die LH-Sekretion.
- Ungünstiger Effekt auf die Follikelreifung durch Förderung der Atresiebildung.

- Bei lang andauernder starker Hyperprolaktinämie können die Hypophysenzellen auf eine GnRH-Stimulation refraktär werden.

Das Ausmaß der Ovarfunktionsstörung hängt individuell von der Dauer und Höhe der Hyperprolaktinämie ab. Die Therapie der Wahl ist die orale Gabe von Dopaminagonisten, z.B. Bromocriptin [Pravidel®], Lisurid [Dopergin®] oder Cabergolin [Dostinex®]. Steigen unter einer medikamentösen Behandlung die Prolaktinwerte an oder liegt ein Makroprolaktinom vor, so sollte die Operation als alternative Behandlungsmethode erwogen werden.

Hypoprolaktinämie. Die Bedeutung der Hypoprolaktinämie hinsichtlich der Zyklusregulation und Fertilität ist nicht geklärt. Niedrige Prolaktinspiegel scheinen die Fertilität zu beeinflussen, wie eine Untersuchung von Odda et al. (1991) zeigen konnte. Man beobachtete, daß auch subnormale Prolaktinspiegel (<10 mg/l, entsprechend 240 mE/l) mit schlechteren Erfolgsraten bei der IVF-Behandlung einhergingen als Normo- oder Hyperprolaktinämien.

Hypothyreose. Besonders in Jodmangelgebieten sind latente Hypothyreosen häufig. Hierunter versteht man Schilddrüsenfunktionsstörungen, bei denen die peripheren Hormonspiegel noch normal sind, während die basalen TSH-Werte oder die TSH-Sekretion nach einer Stimulation durch TRH erhöht sind. Der genaue Pathomechanismus, über den die latente Hypothyreose die Fruchtbarkeit beeinträchtigt, ist nicht bekannt. Möglicherweise spielen die durch TSH stimulierten erhöhten Prolaktin- und LH-Werte eine Rolle (Thomas u. Reid 1987). Ferner ist das SHBG erniedrigt, dadurch sind die Konzentrationen des freien Testosterons und freien Östradiols erhöht.

Manifeste Schilddrüsenerkrankungen werden durch die Bestimmung von T3 und T4 diagnostiziert. Latente und präklinische Hypothyreosen werden durch den TRH-Test diagnostiziert. Der Test erfaßt eine Schilddrüsenstörung als mögliche Ursache einer Ovarialinsuffizienz und die Bestätigung einer Hyperprolaktinämie. Das Thyreotropin-releasing-Hormon (TRH) bewirkt die Ausschüttung von thyreoidstistimulierendem Hormon und Prolaktin aus der Hypophyse. Nach der Blutentnahme für TSH basal, fT4 und T3 erfolgt eine Gabe von 200 µg TRH und eine anschließende Blutentnahme nach 30 min. Ein Anstieg auf 2–20 mE/l ist normal. Ein fehlender Anstieg weist auf eine Hypophyseninsuffizienz hin oder eine latente Hyperthyreose (bei normalem T4). Ein überschießender Anstieg weist auf eine primäre thyreogene Hypothyreose hin.

Bildgebende Verfahren (Szintigraphie, Ultraschall) sollten in Absprache mit Internisten oder Nuklearmedizinern eingesetzt werden. Die latente wie auch die manifeste Hypothyreose lassen sich durch eine Substitution einfach behandeln. Man gibt zunächst über 14 Tage 50 μg L-Thyroxin und möglichst gleichzeitig 50 μg Jodid. Diese Dosis kann nach 14 Tagen erhöht werden. Nach 4-6 Wochen kann der Therapieerfolg durch einen erneuten TRH-Test überprüft werden; am Untersuchungstag sollte die Medikation ausgesetzt werden. Kommt es unter einer derartigen Therapie zu einer Normalisierung des TRH-Tests, so sollte die Therapie über mindestens 1 Jahr weitergeführt werden, bevor ein Auslaßversuch unternommen wird. Bei einem derartigen Vorgehen kommt es nur selten zu klinischen Zeichen einer Schilddrüsenüberfunktion, diese sind nach dem Absetzen der Therapie meist rückläufig (Emrich u. Klaushenke 1986).

Hyperthyreose und Schilddrüsenautonomie. Im Gegensatz zur latenten Hypothyreose werden diese Störungen in der Sterilitätssprechstunde eher selten angesprochen, hier kommt es auch weniger zu Ovulationsstörungen, sondern vielmehr zu vermehrten Fehlgeburten (Thomas u. Reid 1987; Leidenberger 1992).

Hyperandrogenämie. Von einer Hyperandrogenämie spricht man bei basalen, d. h. zu Zyklusanfang gemessenen, Serumspiegeln von über 600 pg/ml für Testosteron und 4000 ng/ml für DHEAS (3.-5. Zyklustag). Die klinische Erscheinungsform einer chronischen Hyperandrogenämie ist das *PCO-Syndrom*. Die Quelle für eine vermehrte Androgenbildung bei der Frau können in unterschiedlichem Ausmaß die Nebennierenrinde und das Ovar sein. Dabei kann eine Erhöhung des DHEAS als adrenal bedingt gelten, wohingegen Testosteron überwiegend im Ovar synthetisiert wird. Die ovarielle Testosteronsynthese ist zyklusabhängig, wobei sich in der frühen Follikelphase die niedrigsten Spiegel finden. Darüber hinaus findet im subkutanen Fettgewebe eine Konversion von androgen wirksamen Steroiden in Östrogene, überwiegend Östron (Aromatase-Stoffwechselweg) statt, weiterhin ist das Fettgewebe in der Lage, über die 5α-Reduktase aus androgenen Vorstufen biologisch hochwirksame Androgene, wie das 5α-Dihydrotestosteron, zu bilden.

Zur Diagnostik zählen neben den basalen Hormonbestimmungen der ACTH- und Dexamethasontest. Der *Dexamethasonsuppressionstest* dient zur Erkennung und Differenzierung einer NNR-Überfunktion mit oder ohne Hyperandrogenämie unterschiedlicher Genese. Synthetische Glukokortikoide hemmen bei einem intakten hypothalamohypophysär-adrenalen Regelkreis die ACTH-Ausschüttung der Hypophyse und damit die davon abhängige Produktion von Androgenen und Kortikoiden der Nebennierenrinde. Der *ACTH-Stimulationstest* dient zur Überprüfung der Hormonreserve der Nebennierenrinde bei einem Verdacht auf primäre oder sekundäre Nebennierenrindeninsuffizienz, zur Differentialdiagnostik des Cushing-Syndroms und zur Erkennung von Androgenisierungserscheinungen und adrenalen Enzymdefekten (AGS). Er kann entweder als Kurzzeittest (einmalige Gabe von ACTH) oder als Langzeittest (ACTH in Dauerinfusion) durchgeführt werden.

Nur bei einer Minderheit der Frauen mit einer chronischen Hyperandrogenämie läßt sich eine isolierte Ursache feststellen. Hierzu gehören der Morbus Cushing (ACTH-sezernierendes Hypophysenadenom), Nebennierenrindentumoren, androgensezernierende Ovarialtumore und eine iatrogen induzierte Hyperandrogenämie. Auch der Morbus Cushing kann neben den meist augenfälligen Folgen einer Hyperandrogenämie oder eines Hyperkortisolismus zu einer Störung des LH-Sekretionsmusters führen und hierdurch die Ovarialfunktion zusätzlich beeinträchtigen (Hompes et al. 1992).

Die erhöhte adrenale Sekretion von Androstendion führt zu einer vermehrten peripheren Konversion von Östron. Hierdurch wird das FSH unterdrückt, wobei die Androgene möglicherweise die Sekretion von LH erhöhen. Lunenfeld u. Insler (1991) extrapolierten aus Ergebnissen von Tierversuchen, daß auch das ZNS aus Androgenen Östrogene bilden kann und durch das vermehrte Östrogenangebot das Pulsatilitätsmuster des GnRH so gestört werden kann, daß ein normaler Zyklusablauf nicht mehr aufrechterhalten wird. Aufgrund von Enzymschwächen kann es intraovariell zu einer vermehrten Androgenbildung kommen, die gleiche Effekte auslöst wie die vermehrte adrenale Sekretion von Androgenen. Durch eine veränderte Pulsatilität von GnRH bzw. durch die veränderte Sekretion von LH und FSH (Verhältnis LH:FSH > 2:1) wird die ovarielle Androgensekretion noch verstärkt. Die Hyperandrogenämie führt zu einer vermehrten Follikelatresie, zu einer vorzeitigen Luteinisierung und damit zu Störungen der Ovulation.

Im Fall des PCO-Syndroms spielt neben den Hormonparametern und der klinischen Untersuchung (unter besonderer Beachtung der Körperbehaarung, Akne, Alopezie oder Klitorisvergrößerung sowie des Körpergewichts) die Sonographie eine besondere Rolle. Typischerweise lassen sich vergrößerte Ovarien mit subkapsulär angeordneten Ovarialzysten darstellen.

Die *Therapie* der Wahl besteht in der Suppression der adrenalen (und vermutlich auch ovariellen) Steroide mittels Dexamethason (zunächst 0,25-0,5 mg abends oral). Diese kann entweder als Dauertherapie z. B. ein Jahr lang durchgeführt werden oder aber als intermittierende Therapie während einer kombinierten Stimulationsbehandlung. Zur Unterstützung der Follikelreifung kommen primär Behandlungen mit Clomifen in einer Dosierung von 50-100 mg in Frage, wobei die Behandlungsdauer zwischen 5 und 10 Tagen variieren kann. Die erreichte Schwangerschaftsrate ist mit etwa 30 % niedrig.

Bei clomifenresistenten Patientinnen können in einem zweiten Therapieschritt HMG-Behandlungen durchgeführt werden. Die erreichten Schwangerschaftsraten liegen ebenfalls bei 30% (Wang u. Gemzell 1980). Als operative Maßnahmen bieten sich die laparoskopische Keilresektion oder die Stichelung der Zysten elektrochirurgisch oder mittels Laser an. Durch diesen Eingriff kann zumindest eine vorübergehende Normalisierung der hormonellen Situation erreicht werden. Während die Bandbreite der Schwangerschaftsraten mit 13–89% (Goldzieher u. Green 1962) sehr groß ist, treten als Folge dieser Operationen nicht selten periovarielle und peritubare Adhäsionen auf (Buttram u. Vaquero 1975; Toaff et al. 1976).

Zervikale Sterilität

Die zervikale Sterilität kann in eine funktionelle und organische Komponente unterteilt werden. Als Ursache eines pathologischen funktionellen Zervixfaktors wird in erster Linie eine mangelhafte Ansprechbarkeit der Endozervix auf Östrogene angenommen (Rezeptordefekt). Neben der hormonalen Dysregulation kommen medikamentöse sowie toxische Ursachen in Frage. Sie äußern sich in einer die Konzeption verhindernden Veränderung des Zervixschleims, wie z.B. einer verminderten Spinnbarkeit.

Eine typische zervikale Ursache der Sterilität stellt ferner die Zervizitis mit einer biochemischen Veränderung des Zervixschleims dar. Die Zervixhöhle gilt heute als das eigentliche Receptaculum seminis, da sich in ihren verzweigten Krypten die Spermatozoen tagelang aufhalten können. Bei der Zervizitis mit einem hohen Leukozyten- und Bakteriengehalt ist die Befruchtungsfähigkeit der Spermatozoen in erster Linie durch eine mechanische Beeinträchtigung vermindert. Heute sind zunehmend Chlamydien an den mukopurulenten Infektionen beteiligt. Nach einer chirurgischen oder elektrischen Konisation resultiert durch die weitgehende Zerstörung des Zervixdrüsenfeldes in bis zu 25% der Fälle ein pathologischer Zervixfaktor.

Uterine Sterilität

Organische uterine Faktoren sind zu etwa 7% für eine Sterilität oder Infertilität verantwortlich. Die Ursache für eine Sterilität oder Infertilität kann in Miß- oder Doppelbildungen (Uterusseptum, Uterus bicornis u.a.) der Gebärmutter liegen. Andere Ursachen können Geschwülste des Uterus sein, die u.a. bei einer ungünstigen Lage zum Implantationshindernis (submuköse Myome) oder einer mechanischen Behinderung (Sitz am Tubenwinkel mit Verschluß desselben) führen.

Auch iatrogene Schäden können zu einer Sterilitätsproblematik führen. So birgt eine zu scharfe Kürettage die Gefahr von Synechien oder Atresien des Cavum uteri, infolge einer vollständigen oder teilweisen Entfernung der Basalschicht (Asherman-Syndrom), in sich.

Vaginale Ursachen

Neben den seltenen anatomischen Ursachen wie einer Atresie, einer Stenose oder Doppelbildungen der Vagina sind Kolpitiden als Ursache für die vaginale Sterilität zu nennen. Sie können über die Veränderung des Scheidenmilieus zu einer Verkürzung der Lebensdauer der Spermatozoen führen.

Tubare Sterilität

Die Ursache des pathologischen Tubenfaktors, der abhängig vom untersuchten Patientenkollektiv zu 30–40% gefunden wird (Trimbos-Kemper et al. 1982), ist in den meisten Fällen eine durchgemachte Salpingitis oder Adnexitis. Weström (1987) gibt das Risiko, nach einer Adnexitis eine tubare Sterilität zu entwickeln, mit 17,4% an. Rosenfeld et al. (1983) fanden laparoskopisch bei etwa der Hälfte aller Frauen mit unerfülltem Kinderwunsch Anzeichen einer abgelaufenen asymptomatischen Salpingitis. Zunehmend wird hierbei der Chlamydieninfektion eine kausale Rolle zugeschrieben. Während die Prävalenz für Chlamydienantikörper in der Normalbevölkerung bei etwa 30% liegt, beträgt der Anteil bei sterilen Frauen mit einem pathologischen Tubenfaktor 85% (Hawkes u. Gilbert 1986; Quinn et al. 1987). Trotz der Symptomarmut der Primärinfektion können einerseits schwere Adhäsionen bis hin zum Vollbild des „frozen pelvis" oder ein Fitz-Hugh-Curtis-Syndrom resultieren; andererseits spielen sie möglicherweise als Wegbereiter akuter bakterieller Adnexitiden mit Anaerobiern, Streptokokken und Gonokokken sowie deren chronisch rezidivierenden Folgezuständen eine Rolle. Als eine der heute selteneren Ursachen für die Tubenschädigung wird die Genitaltuberkulose angesehen, die jedoch fast immer zu einem Tubenverschluß führt (Saracoglu et al. 1992).

Zu den nichtinfektiösen Ursachen des pathologischen Tubenfaktors zählt vor allem die Endometriose. Sie kann in ihren fortgeschrittenen Stadien die Tubenfunktion weniger durch eine Okklusion als vielmehr durch eine Adhäsionsbildung und narbige Veränderungen der Tubenwand nachhaltig beeinträchtigen. Eine Sonderform stellt die Salpingitis isthmica nodosa dar, die gehäuft nach Aborten oder Schwangerschaftsabbrüchen gefunden wird. Skibsted et al. (1991) fanden bei 24 von 193 Patientinnen mit einer Extrauteringravidität oder Adnexitis histologische Zeichen einer Salpingits isthmica nodosa.

Weitere Ursachen für ausgedehnte Adhäsionsbildungen und damit Beeinträchtigungen der Tubenmotilität können operative Eingriffe im kleinen Becken sein, insbesondere Operationen im Bereich der Adnexe.

David et al. (1981) fanden bei einer retrospektiven Auswertung von 2156 Hysterosalpingographien in 54

Fällen Tubenpolypen. Von diesen 54 Patientinnen konzipierten etwa die Hälfte im weiteren Verlauf. Die Autoren ziehen hieraus den Schluß, daß Polypen ein relatives Konzeptionshindernis darstellen und diese erst behandelt werden sollten, wenn andere Sterilitätsursachen korrigiert worden sind.

Eine nicht geringe Zahl der Tubenpathologien betrifft Patientinnen mit Zustand nach einer Tubensterilisation. Abgesehen von vorhergesehenen Änderungen der Lebenssituation scheint der Wunsch nach einer Refertilisierung besonders bei Frauen, die unmittelbar postpartal oder vor dem 25. Lebensjahr sterilisiert wurden, häufiger aufzutreten (Neuhaus et al. 1991; Wilcox et al. 1991). Die Rekonstruktionserfolge nach einer Sterilisation mit Clips sind dabei um ein Vielfaches höher als nach einer Koagulation und Durchtrennung der Tuben.

Besteht ein beidseitiger Tubenverschluß, so stehen 2 in ihren Erfolgsraten vergleichbare Verfahren zur Verfügung, nämlich die In-vitro-Fertilisierung (IVF) und die mikrochirurgische Sanierung. Die Schwangerschaftsraten nach einer IVF-Behandlung variieren je nach dem Zentrum zwischen 15 und 25 %. Die Erfolge nach tubenrekonstruktiven Maßnahmen hängen in entscheidendem Maße von der Lokalisation und Ausdehnung des Verschlusses ab und können bei günstiger Konstellation bis zu 80 % betragen (s. Kap. 7).

5.1.3 Methoden zur Funktionsdiagnostik

Die Funktionsdiagnostik des menstruellen Zyklus umfaßt neben den Hormonbestimmungen eine Vielzahl von Untersuchungsmethoden. Dabei ist als orientierende Methode die Basaltemperaturkurve von Wichtigkeit; sie wird ergänzt durch Untersuchungen des Zervixsekrets mit Hilfe des Spinnbarkeits- und Farntests. Zur Beurteilung der Zervixfunktion kann der Zervixscore Anwendung finden. Wichtige Hinweise im Hinblick auf die Beurteilung der Zervix-Spermien-Interaktion bieten der Sims-Huhner-Test, der Kurzrok-Miller-Test und der Kremer-Test; ferner der MAR-Test bei einem Verdacht auf lokale Spermatozoenantikörper.

Basaltemperaturbestimmung

Die Auswertung einer Basaltemperaturkurve (BTK) umfaßt die Feststellung der Zyklusdauer sowie im Fall einer biphasischen Kurve die Dauer der hypo- und hyperthermen Phase mit Hinweis auf den Ovulationstermin.

Unter der Basaltemperatur oder Aufwachtemperatur versteht man dabei die morgendliche Körpertemperatur, die unmittelbar nach dem Aufwachen besteht, ohne daß eine körperliche Aktivität stattgefunden hat. Sie sollte oral oder rektal gemessen werden. Sie zeigt gewöhnlich bei einem ovulatorischen Zyklus einen biphasischen Verlauf. Die Temperatur bleibt während der Follikelphase auf einem niedrigen Niveau um 36,5 °C. Postovulatorisch kommt es innerhalb von 48 h zu einem Temperaturanstieg um 0,3–0,5 °C. Nach der Definition der WHO sollte die Aufwachtemperatur an 3 aufeinanderfolgenden Tagen um wenigstens 0,3 °C höher liegen als an den vorausgegangenen 7 Tagen. Die Dauer der hyperthermen Phase beträgt im Mittel 12–14 Tage. Die Basaltemperatur dient jedoch nur als orientierender Hinweis für eine erfolgte Ovulation. Ein monophasischer Verlauf ist kein Beweis für die Anovulation, da das Temperaturzentrum einiger Frauen nicht oder nur abgeschwächt auf Progesteron reagiert (etwa 10–15 % der Fälle). Die Biphasik garantiert nicht eine suffiziente Follikelreifung und ausgewogene Lutealphasen. Ein treppenförmiger Anstieg bzw. eine verkürzte hypertherme Phase weisen hingegen auf eine Corpus-luteum-Insuffizienz hin.

Spinnbarkeitstest und Farnkrauttest

Als weitere orientierende Untersuchung im Rahmen der Sterilitätsdiagnostik bzw. Zyklusdiagnostik zur indirekten Beurteilung der Östrogenaktivität können der Spinnbarkeitstest und der Farnkrauttest zur Anwendung kommen.

Unter dem Östrogeneinfluß nimmt die Spinnbarkeit des Zervikalschleims zu. Sie ist ein Indiz für eine ausreichende Östradiolproduktion des heranreifenden Follikels, sowie eine normal ablaufende Eireifung. Die Spinnbarkeit sollte präovulatorisch auf 12–15 cm zunehmen. Ein Ausbleiben der Spinnbarkeit kann bei einer verfrühten Ovulation und einem beginnenden Gestageneinfluß sowie bei einer ausbleibenden Follikelreifung eintreten. Ferner wird dies bei einer bakteriellen Besiedlung des zervikalen Drüsenfeldes beobachtet. In solchen Fällen empfiehlt sich eine Bestimmung von Östradiol im Serum, eine Ultraschalluntersuchung der Follikelgröße sowie eine Zervixbakteriologie.

Der Farnkrauttest gibt einen Hinweis auf folgende Veränderungen: Mit der vermehrten Östrogenproduktion in der Follikelphase wird von den zervikalen Drüsen Schleim produziert. Dieser wird unter zunehmender Östrogenwirkung in der präovulatorischen Phase immer dünnflüssiger, spinnbarer und bildet bei einer Austrocknung ein farnartiges Kristallisationsmuster aus (Farnkrautphänomen). In der postovulatorischen Zyklusphase nehmen die Menge, die Transparenz und die Spinnbarkeit des Zervixschleims ab, das Farnkrautphänomen ist etwa vom 22. Zyklustag an nicht mehr nachweisbar. Zu schwach ausgeprägte Farnkrautphänomene sind auf eine mangelnde Östradiolsekretion zurückzuführen. Diese kann auf einer unzureichenden Follikelreifung beruhen. In Abb. 5.1 ist das Farnkrautphänomen dargestellt.

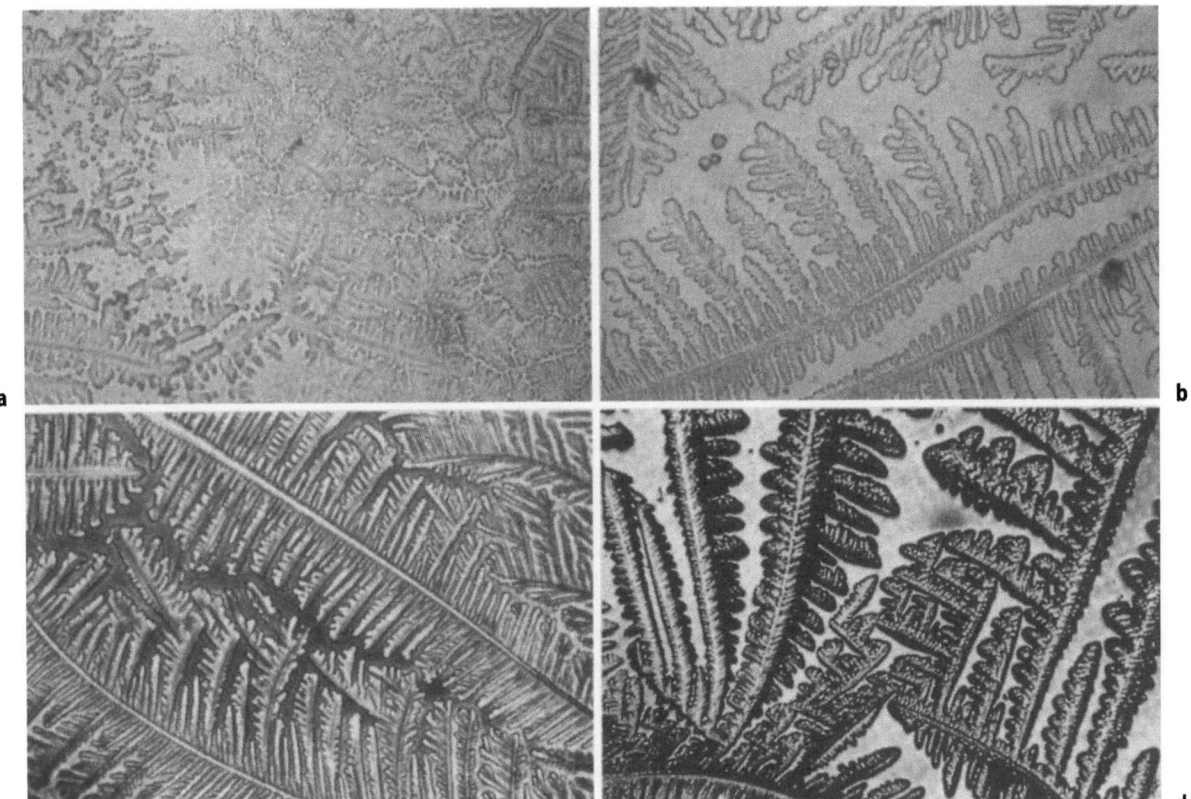

Abb. 5.1a–d. Farnkrautphänomen. **a** Kristallisierter Zervixschleim ohne Östrogenwirkung; Östrogeneinfluß **b** gering (frühe Follikelphase), **c** mittel (mittlere Follikelphase), **d** stark (späte Follikelphase). (Aus Rabe u. Runnebaum 1994)

Zur Durchführung der beiden oben genannten Untersuchungen wird präovulatorisch mit Hilfe einer Tuberkulinspritze Schleim aus dem Muttermund abgesaugt und die Spinnbarkeit des Schleimfadens definiert als der Maximalabstand zwischen der Spritze und einem Objektträger, bevor der Faden abreißt. Nach einem Antrocknen auf dem Objektträger erkennt man unter dem Mikroskop mehr oder weniger stark ausgeprägte Farnkrautstrukturen.

Vaginalzytologie

Die Oberflächenepithelien der Vagina machen hormonabhängig bestimmte Veränderungen durch, die als charakteristisch für Östrogen- und Gestageneffekte angesehen werden können. Aus diesem Grund eignet sich die Vaginalzytologie als eine ergänzende Untersuchung zur Funktionsdiagnostik des menstruellen Zyklus. Unter dem Östrogeneinfluß werden die Plattenepithelien groß und hell, die Zellkerne pyknotisch. Daraus läßt sich ein Karyopyknoseindex ermitteln, der ein Gradmesser für die Östrogenstimulation ist. Unter dem Gestageneinfluß kommt es zu einer Einkrempelung der Zellränder und einer Aggregation der Plattenepithelien.

Weiterhin gibt die Vitalzytologie einen Anhalt bei bestimmten Infektionen (Trichomonaden, Mykosen etc.). Zur Durchführung des Tests wird etwas Scheidensekret vom Rand des Spekulums entnommen und auf 2 Objektträger aufgetragen, die mit physiologischer Kochsalzlösung und mit Kalilauge (Geruchsverstärkung bei Anaerobierinfektion, sog. „Aminkolpitis") beträufelt werden.

Zervixscore

Die Erstellung des Zervixscores nach Insler (1972) dient im Rahmen der Sterilitätsabklärung als indirekter Parameter für die Beurteilung der basalen Östrogensekretion (Follikelreifung) und der Zervixfunktion. In einem Punktesystem erfolgt die semiquantitative Bewertung der Muttermundweite, der Zervixschleimmenge, der Spinnbarkeit und des Farnkrautphänomens. In Tabelle 5.2 ist die Bewertung des Zervixfaktors aufgeführt.

Tabelle 5.2. Beurteilung der Zervixfunktion: Zervixscore nach Insler (1972)

Punktezahl	0	1	2	3
Menge des Zervikalsekrets (A)[b]	Kein Sekret	Wenig Eine geringe Menge Sekret ist im ZK[a] feststellbar	Vermehrt Ein glänzender Tropfen ist im ZK sichtbar	Reichlich Sekret fießt spontan aus dem ZK
Muttermundweite (B)	Geschlossen Mukosa blaßrosa, Os externum kaum für dünne Sonde durchgängig		Teilweise offen Mukosa rosa, ZK für Sonde leicht durchgängig	Offen Mukosa hyperämisch, Os externum weit offen
Spinnbarkeit (C)	Keine	Leicht Ein Faden kann, ohne abzureißen, auf etwa 1/4 des Abstandes zwischen äußerem Muttermund und Vulva gezogen werden	Gut Dies ist auf 1/2 des Abstandes möglich	Sehr gut Der Faden kann bis über die Vulva gezogen werden, ohne abzureißen
Farnbildung (D)	Kein kristallisierbares Sekret	Linear Feine Fäden an einigen Stellen	Partiell Gutes Farnkrautphänomen mit seitlichen Verzweigungen an einigen Stellen	Komplett Volles Farnkrautphänomen über das ganze Präparat

[a] Zervikalkanal
[b] Zervixindex: A + B + C + D (maximale Punktzahl 12).

Tabelle 5.3. Bewertung des Postkoitaltests nach Sims-Huhner (bei 400facher Vergrößerung, Mittel aus 10 Gesichtsfeldern). (Nach Sims 1866 u. Huhner 1913)

Bewertung	Zahl der Spermatozoen im präovulatorischen Zervixschleim 8–12 h nach Koitus	Vorkommen und Beweglichkeit von Spermien im Zervikalschleim
Negativ	0	Spermien im Zervixkanalschleim[a]
Gering	2	Propulsiv motile Spermien
Eingeschränkt positiv	2–6	Propulsiv motile Spermien
Positiv	7 und mehr	Propulsiv motile Spermien

[a] Nachweis von Spermien im Vaginalsekret erforderlich.

Sims-Huhner-Test (Postkoitaltest/SH-Test)

Der Sims-Huhner-Test gehört als In-vivo-Test zur Basisuntersuchung bei der Fertilitätsdiagnostik. Indikationen für die Durchführung des Postkoitaltests sind der Verdacht auf immunologische Störungen zwischen Mukus und Spermien sowie der Verdacht auf einen pathologischen Zervixfaktor. Dabei wird die Anzahl und Beweglichkeit von Spermien im Zervikalsekret 8–12 h nach dem Geschlechtsverkehr beurteilt. Hierdurch können Hinweise auf eine Penetrationsstörung der Spermien erhalten werden. Der Test sollte möglichst nahe am Ovulationstermin durchgeführt werden (1–2 Tage vor dem erwarteten Termin). Zur Vorbereitung im Spontanzyklus genügt das Führen einer Basaltemperaturkurve (BTK), falls primär ein biphasischer Zyklus und eine terminierbare Ovulation vorlag. Zur optimalen Terminierung des SH-Tests kann neben der BTK die Follikelgröße im Ultraschall und die Bestimmung des endogenen LH-Peaks durch Urinuntersuchungen [Ovuquick®] herangezogen werden.

Das Paar sollte unterwiesen werden, 3 Tage vor dem Test keinen Koitus mehr zu haben. Gleichzeitig bietet sich die Entnahme von Vaginalsekret zur Untersuchung auf Spermatozoen an, um bei einem negativen Ausfall eventuelle Ejakulationsstörungen zu erkennen. In Tabelle 5.3 ist die Bewertung des Sims-Huhner-Tests aufgeführt.

Das Ergebnis wird als gut klassifiziert, wenn mehr als 7 progressiv-motile Spermien im Gesichtsfeld gefunden werden. Bei einem inadäquaten Ausfall des SH-Tests, insbesondere aufgrund einer reduzierten Zervikalmukusqualität, wird eine Wiederholung im folgenden Zyklus nach einer standardisierten Östrogenvorbehandlung empfohlen (80 µg Ethinylöstradiol/Tag für 7 Tage vor der Testdurchführung).

Der Postkoitaltest ist als Screeningtest zur Abklärung der lokalen Kompatibilität geeignet, doch ist streng auf die standardisierte Durchführung zu achten (richtiges Timing, Karenzzeit, Abnahmetechnik und mikroskopische Beurteilung). Einschlußparameter wie der hormonelle Effekt auf die Qualität des Zervixmukus oder der pH-Wert sind von großer Bedeutung (Eggert-Kruse et al. 1993). Ein pathologischer Ausfall beruht wesentlich häufiger auf einer Veränderung dieser Parameter als auf immunologischen Phänomenen wie spezifische Spermatozoenantikörper.

Kurzrok-Miller-Test

Bei dem Verdacht auf eine gestörte Spermien-Mukus-Interaktion wird der Kurzrok-Miller-Test durchgeführt. Dabei handelt es sich um einen In-vitro-Test, bei dem das Invasionsvermögen (Zahl und Beweglichkeit von Spermien im Zervikalschleim) überprüft wird. Hierdurch sollen pathologische und immunologische Reaktionen zwischen Spermien und Mukus erkannt werden (Kurzrok u. Miller 1928).

Nach der Bestimmung des Ovulationstermins anhand von Aufwachtemperaturkurven und/oder Hormonbestimmungen (Ovuquick) stellt sich die Patientin mit dem Ehepartner vor der erwarteten Ovulation vor. Neben der optimalen Terminierung ist eine sexuelle Karenz von etwa 3 Tagen erforderlich. Nach der Spermagewinnung durch Masturbation und einer Liquifizierung desselben wird mit Hilfe einer Insulinspritze Schleim aus dem Endozervikalkanal abgesaugt, hierbei ist zu beachten, daß kein Vaginalsekret aspiriert wird. Nach der Bestimmung des Zervixindex, einschließlich des pH-Werts (Indikatorpapier) werden Sperma und Schleim auf einem Objektträger unter einem Deckgläschen zusammengebracht. Anschließend werden die Invasionstiefe sowie die Motilität der Spermatozoen im Zervikalschleim beurteilt. Das Testprinzip ist in Abb. 5.2 aufgeführt: Innerhalb einer halben Stunde nach Testbeginn werden die Anzahl sowie die Motilität der Spermien bestimmt. Als normal wird die Invasion von propulsiv beweglichen Spermatozoen in den Zervikalschleim bewertet. Als typisch pathologisch gilt die pallisadenförmige Anhäufung und Immobilisation der Spermatozoen im Schleim. Weitere pathologische Phänomene sind die Agglutination und Immobilisation der Spermatozoen im Schleim.

Der Test kann jeweils auch gekreuzt mit Spendersperma und Spenderschleim durchgeführt werden. Durch einen gekreuzten Test mit Spendersperma bzw. Spenderschleim kann versucht werden, immunologische Reaktionen zwischen den Spermien und dem Mukus zu erkennen. Die Aussagefähigkeit des Tests ist jedoch begrenzt und umstritten. Zu falsch-negativen Aussagen kann es insbesondere unter folgenden Bedingungen kommen:

- ungenügende Zervikalmukusqualität durch ein inadäquates Timing des Tests,
- Follikelreifungsstörungen,
- niedriger pH-Wert des Mukus,
- Fehlern bei der Mukusentnahme,
- einem Austrocknen des Untersuchungsmaterials.

Ein zuverlässigeres quantitatives Ergebnis liefert der Kremer-Test (s. S. 77).

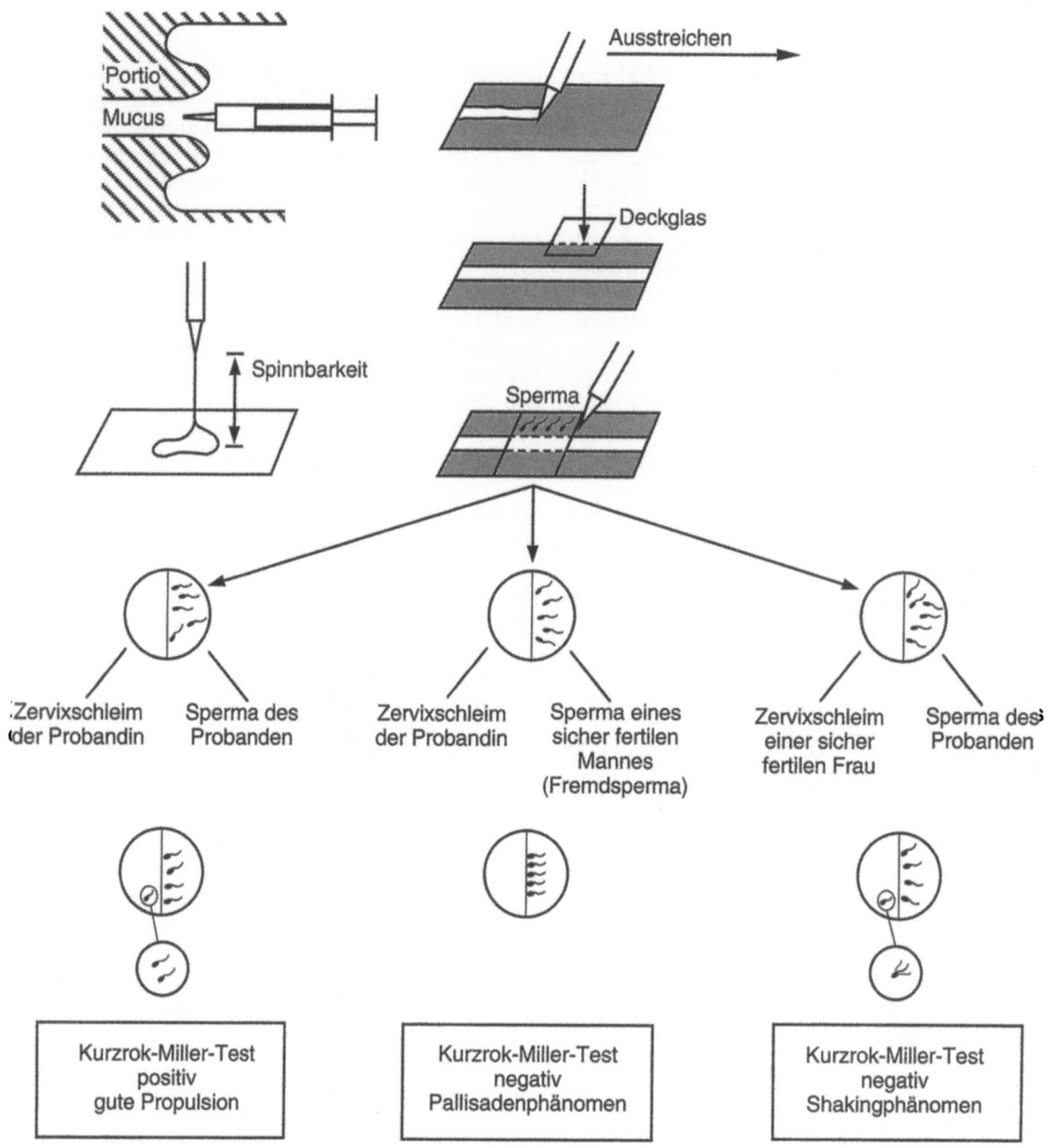

Abb. 5.2. Schematische Darstellung des Kurzrok-Miller-Tests. (Aus Rabe u. Runnebaum 1994)

Tabelle 5.4. Beurteilung des Spermien-Zervikalmukus-Penetrationstests (SCMPT) mit Hilfe eines Scores[a]. (Nach Eggert-Kruse et al. 1989a)

	Score			
	0	1	2	3
Eindringtiefe[b] [mm]	<15	15–29	30–44	≥45
Anzahl der beweglichen Spermien[b]	0–9	10–49	50–99	≥100
Art der Beweglichkeit[b]	Unbeweglich	Beweglich, jedoch auf der Stelle	Mittelgut beweglich, einige propulsiv	Sehr gut, propulsiv (größter Teil)

[a] bei 100facher Vergrößerung
[b] bestimmt nach 30 min, 2 und 6 h.

Kremer-Test (SCMPT)

Mit Hilfe des In-vitro-Spermien-Zervikalmukus-Penetrationstests (SCMPT), auch kurz Kremer-Test genannt, läßt sich die Penetrationsfähigkeit der Spermatozoen in ein schleimartiges Medium, wie z.B. Zervikalschleim, unter standardisierten Bedingungen prüfen. Durch eine Ablesung zu verschiedenen Zeiten lassen sich Aussagen machen über die Anzahl der penetrierenden Spermien, die Eindringtiefe, die Interaktion der Spermien mit dem Zervikalsekret sowie die Qualität und Dauer der Motilität. Der Test wird durchgeführt bei negativen oder eingeschränkten Ergebnissen des Postkoitaltests (v.a. bei gestörter Spermien-Mukus-Interaktion) sowie zur Ergänzung der andrologischen Diagnostik (v.a. bei Subfertilität des Mannes).

Der Test wird in erster Linie mit Sperma und Zervikalschleim des zu untersuchenden Paares durchgeführt. Er kann bei einer gegebenen Indikation auch gekreuzt mit Donorsperma und Donormukus durchgeführt werden, um eventulle immunologische Faktoren zu beurteilen, bzw. um den pathologischen Mukus und den Spermafaktor besser zu definieren.

Die Einbestellung der Paare erfolgt zwischen dem 9. und 14. Tag des Zyklus. Eine orale Vorbehandlung mit Ethinylöstradiol (80 µg/Tag) für mindestens 7 Tage vor dem Test (z.B. 5.–11. Tag des Zyklus; bei SCMPT am 12. Tag) wird empfohlen, um eine vergleichbare Qualität des Zervixmukus zu gewährleisten. Medikamente mit einem potentiell negativen Einfluß auf die Schleimqualität, wie z.B. Clomifen, sollten vor dem Testzyklus abgesetzt werden. Nach einer sexuellen Karenz von 3–5 Tagen erfolgt die Gewinnung von Sperma durch Masturbation und die direkte Verwendung nach einer Liquifizierung. Zusätzlich zum Kremer-Test kann – da nur eine geringe Menge an Sperma für den SCMPT benötigt wird – ein Spermiogramm nach Standardkriterien erstellt werden.

Bei der Frau erfolgt die Entnahme von Endozervikalschleim. Der frische Zervikalmukus wird unter der Vermeidung von Luftblasen in eine Glaskapillare aufgezogen, dann erfolgt das Eintauchen der Kapillare in einen Glasbehälter, das mit Ejakulat gefüllt ist. Nach einer Inkubationszeit von 1 h wird bei 37 °C die Penetrationstiefe der Spermien mikroskopisch beurteilt. Nach 30 min, 2 h und 6 h wird die Eindringtiefe (des vordersten Spermatozoons in Millimeter), die Anzahl der Spermatozoen pro Gesichtsfeld (mal 100, Penetrationsdichte) sowie die Art der Beweglichkeit (Motilitätsindex) beurteilt (Eggert-Kruse et al. 1989). In Tabelle 5.4 ist die Beurteilung des SCMPT dargestellt.

Mixed-antiglobulin-reaction-Test (MAR)

Die Bedeutung von Spermaantikörpern im Serum im Rahmen der Sterilitätsdiagnostik ist umstritten und wird als weniger wichtig eingestuft (Eggert-Kruse et al. 1989b). Von größerer Bedeutung ist der Nachweis von lokalen Spermaantikörpern (Kremer u. Jager 1988, 1992) auf der Spermienoberfläche bzw. im Sperma oder im Zervikalmukus, insbesondere lokale Spermatozoenantikörper der IgA-Klasse. Der positive Nachweis von zirkulierenden ASA (Antispermatozoenantikörpern), z.B. durch TAT (Tray-Agglutinationstest) korrelierte in prospektiven Studien nicht mit der Spermien- bzw. Mukusqualität, dem Ausfall des PCT und dem gekreuzten SCMPT und zeigte insbesondere keinen negativen Einfluß auf die Fertilitätsprognose.

Der MAR-Test dient zum Nachweis von lokalen Spermaantikörpern. Er wurde ursprünglich von Coombs et al. (1956) zur Demonstration von Thrombozytenantikörpern entwickelt. Er ermöglicht infolge einer Modifizierung durch Jager (Jager et al. 1978, 1980) den Nachweis von Antispermatozoenantikörpern (ASA). Durch die Verwendung unterschiedlicher Indikatorpartikel bzw. Antiseren ist eine Differenzierung in ASA der IgG- bzw. IgA-Klasse möglich.

Der Nachweis von IgG-Antikörpern beruht auf dem folgenden Prinzip: Bei dem Vermischen von mit IgG-Antikörpern beschichteten Erythrozyten bzw. anderen Indikatorpartikeln (z. B. Latex-microspheres) und frischem Sperma (verwendet direkt nach Liquifizierung ohne weitere Vorbehandlung) bilden sich im Fall von Antikörpern im Sperma gemischte Agglutinate. Darin werden 100 motile Spermien ausgezählt, wobei zwischen den frei progressiv beweglichen und den an den Erythrozyten-Agglutinaten fixierten mobilen Spermien unterschieden wird. So wird der prozentuale Anteil der in den gemischten Agglutinaten involvierten Spermien ermittelt (MAR %). Während zum Nachweis von IgG die Reaktion auf einem Objektträger (nach dem Vermischen einer Suspension von mit IgA beschichteten Erythrozyten des spezifischen IgA-Antiserums und der Spermien) beobachtet werden kann, ist es beim IgA wegen der langsameren Bindung erforderlich, die Reaktion in einer Kapillare, die bis zu einer halben Stunde inkubiert wird, zu beobachten (Jager et al. 1980).

Der MAR-Test ist einfach durchführbar und zuverlässig zur Bestimmung von lokalen Spermaantikörpern (Kremer u. Jager 1988, 1992). Eine besondere Bedeutung kommt dem Nachweis von lokalen Spermaantikörpern der IgA-Klasse zu. In prospektiven Studien bestand eine signifikante Korrelation zwischen einem positiven MAR-Test und dem Ausfall des SCMPT sowie ein signifikant negativer Einfluß auf die Fertilitätsprognose bei dem Vorhandensein von lokalen ASA (Eggert-Kruse et al. 1991).

5.2 Invasive Methoden zur Sterilitätsabklärung

5.2.1 Allgemeines

Bis vor wenigen Jahren stellte die mikrochirurgische Therapie die einzige Behandlungsmöglichkeit tubarer Sterilitätsursachen dar. Derzeit stehen insbesondere mit der In-vitro-Fertilisierung, GIFT (Gamete-intra-fallopian-Transfer) und der ICSI (intrazytoplasmatische Spermatozoeninjektion) bei der andrologischen Subfertilität zusätzliche Alternativen mit guten Erfolgsraten (Schwangerschaftsraten von 20-25%) zur Verfügung. Daher ist eine genaue Klassifikation des Tubenschadens (Lokalisation, Art, Ausdehnung, Ursache und Dauer der Läsion) von großer Bedeutung. Sie ermöglicht es dem Gynäkologen, das therapeutische Management zu ergreifen, das für die Patientin den größten Erfolg verspricht und dabei am wenigsten belastet.

Die im nachfolgenden aufgeführten Verfahren haben sich seit Jahren bei der Abklärung uteriner und tubarer Sterilitätsursachen etabliert. Die Säulen bei der Abklärung des Tubenfaktors stellen vornehmlich die Hysterosalpingographie und die Laparoskopie dar, die als sich gegenseitig ergänzende Verfahren zu betrachten sind. Ein neueres Verfahren, das zunehmend Anwendung im klinischen Alltag findet, ist die Hysterosalpingokontrastsonographie (HKSG). Additive diagnostische Möglichkeiten bieten die Hysteroskopie, die Endometriumsbiopsie und neuerdings auch die Falloposkopie. Idealerweise besteht die Möglichkeit, mehrere Verfahren zusammen durchzuführen.

Im folgenden werden die einzelnen diagnostischen Methoden im Hinblick auf die technische Durchführung und die Befunderhebung kurz beschrieben.

5.2.2 Hysterosalpingographie (HSG)

Die Hysterosalpingographie ist eine der häufigsten Methoden, die zur Abklärung des Tubenfaktors herangezogen wird und stellt ein relativ einfaches Vefahren dar. Da sie von allen zur Verfügung stehenden diagnostischen Verfahren in Bezug auf die Tubendurchgängigkeit (abgesehen von der Hysterosalpingokontrastsonographie) am wenigsten invasiv ist, sollte sie als erste Maßnahme zur Abklärung tubarer Sterilitätsursachen herangezogen werden. Sie wird ambulant unter einer Durchleuchtung durchgeführt. Zur Senkung des Infektionsrisikos ist vor dem Eingriff eine lokale Vorbehandlung der Vagina mit Ovula (Braunovidon, Mysteclin, Fluomycin) über 5 Tage zu empfehlen. Eine Entzündung im kleinen Becken sollte ausgeschlossen sein (negative bakteriologische Abstriche, keine BKS-Beschleunigung, keine Leukozytose). Die Untersuchung wird in der präovulatorischen Zyklusphase (am günstigten 8.-12. Zyklustag) durchgeführt. Die Risiken bestehen in Entzündungen der Tuben bis hin zur Pelveoperitonitis sowie einer möglichen Kontrastmittelreaktion.

Durchführung. Nach einer bimanuellen Untersuchung und einer Desinfektion der Portio wird ein Hysterosalpingographiebesteck nach Schultze angelegt. Nachfolgend werden 5-10 ml eines wasserlöslichen KM (z. B. Biligraphin) unter gleichzeitiger Kontrolle am Bildschirm langsam injiziert, so daß das Uteruscavum und die Tuben dargestellt und Füllungsdefekte gesehen werden können. Wenn ein beidseitiger Verschluß der Tuben vorliegt, spürt der Untersucher einen stärkeren Widerstand und die Patientin einen leichten abdominalen Schmerz, der durch die uterine Dehnung verursacht wird. Ist eine Seite frei durchgängig, so kann die Füllung der kontralateralen Seite verzögert sein. Beim Untersucher kann dann der falsche Eindruck einer proximalen Obstruktion entstehen. Wenn dies auftritt, können nochmals 1-4 ml KM injiziert werden. Gelegentlich liegt ein echter Tubenspasmus vor, der durch die Gabe eines relaxierenden Medikaments aufgehoben werden kann. Zur Dokumentation sollten 1-2 Röntgenaufnahmen angefertigt werden.

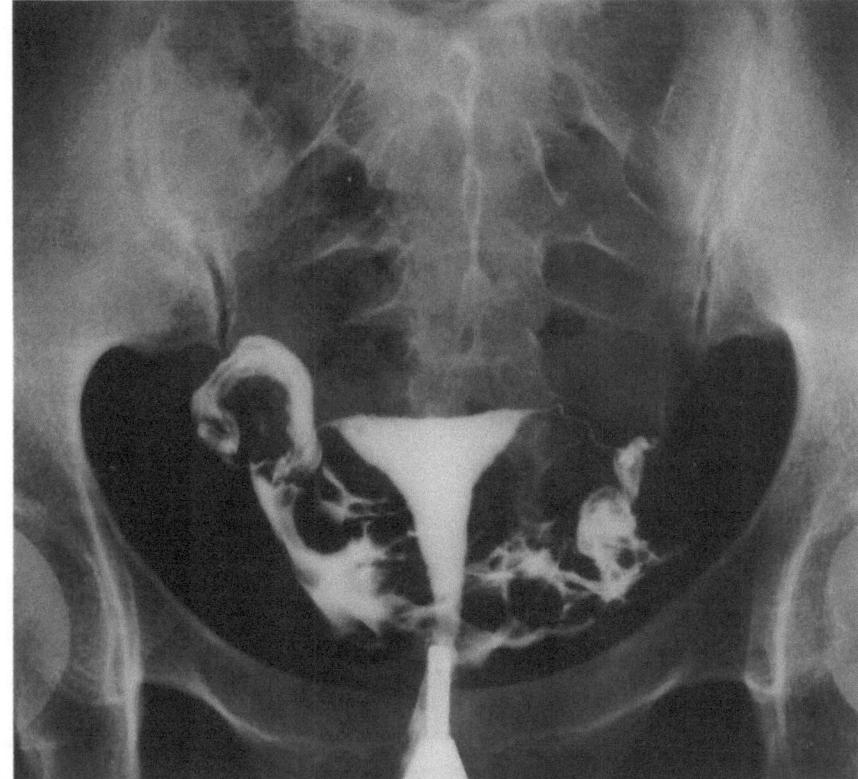

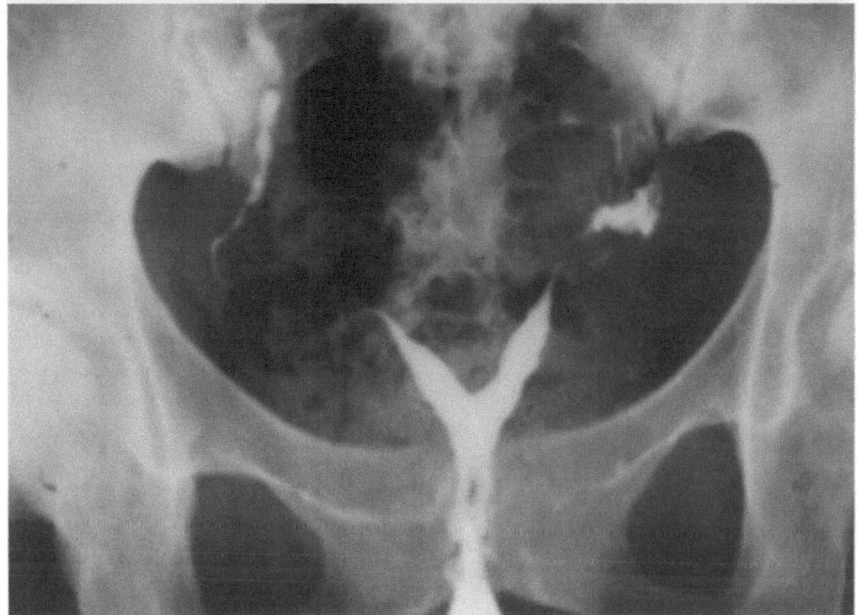

Abb. 5.3. a Normalbefund HSG. Corpus-Kollum-Verhältnis 2:1, Uteruscavum unauffällig. Freie Tubenpassage rechts mit normalem Schleimhautrelief. Linke Tube im ampullären Teil durch Luftblasen nicht ideal dargestellt. **b** Uterus subseptus

Normalbefund. Nachdem sich das Uteruscavum mit KM angefüllt hat, stellen sich die Cornuae spindelförmig dar und die Spitze des Uterushorns geht kontinuierlich in den intramuralen Tubenanteil über. Manchmal ist eine prätubare Ausbuchtung erkennbar, die durch eine anatomische Falte verursacht wird, die das Endometrium und die Endosalpinx voneinander trennt. Der intramu-

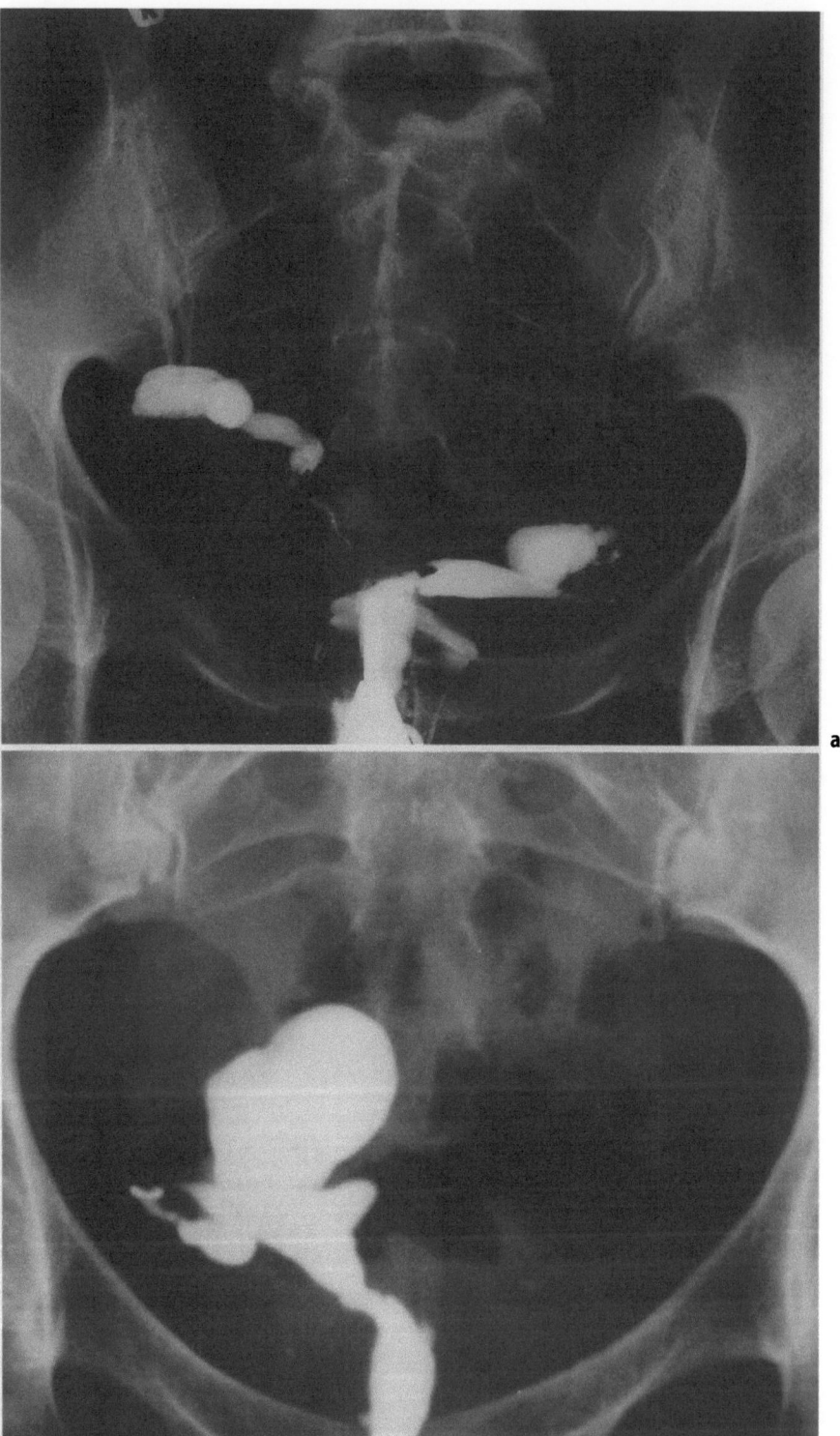

Abb. 5.4 a, b. HSG. **a** Darstellung eines distalen Tubenverschlusses Grad II. Schleimhautfalten noch teilweise erhalten. **b** Distaler Tubenverschluß Grad IV (über 2,5 cm Dilatation)

rale Tubenanteil kann gewöhnlich dargestellt werden. Die luminale Wand des intramuralen und isthmischen Tubenanteils stellen sich gewöhnlich glatt dar. Der Lumendurchmesser ist in diesen Tubenabschnitten gleichförmig. Wenn das KM in die Ampulle fließt, sind die

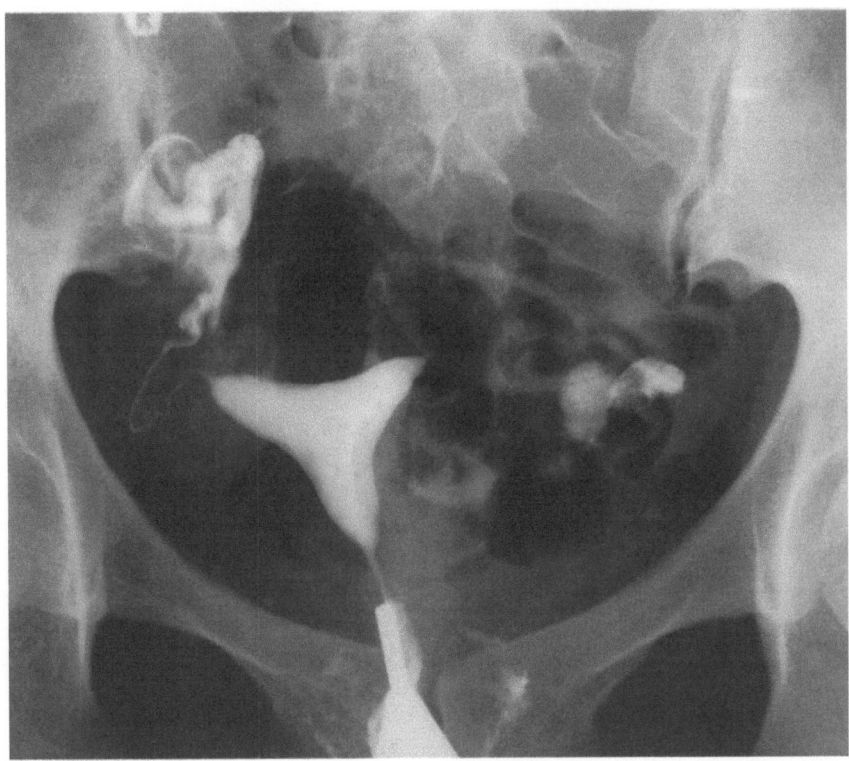

Abb. 5.5. HSG. Hypoplastische Tuben; distaler Tubenverschluß links

Schleimhautfalten klar zu sehen, bevor die Tube sich komplett gefüllt hat. Das aus dem Fimbrienende austretende KM verteilt sich letztendlich zwischen den Darmschlingen. In Abb. 5.3 sind ein Normalbefund und ein Uterus subseptus bei der HSG abgebildet.

Pathologische Uterusbefunde

Uterine Fehlbildungen. Der Uterus duplex, Uterus subseptus (Abb. 5.3), Uterus arcuatus, Uterus bicornis unicollis, Uterus unicornis, Endometriumpolypen, submuköse Myome oder Synechien zählen zu den relativ häufigen Befunden, die eine Sterilitätsursache darstellen können. Sie treten zumeist durch Aussparungen und „Füllungsdefekte" bzw. durch ihre typischen Konturen nach einer KM-Füllung des Uteruscavums hervor.

Distaler Tubenverschluß. Bei einem distalen Tubenverschluß tritt kein KM aus; die Ampulle ist mehr oder weniger aufgeweitet. Oftmals ist der Verschluß unvollständig oder es finden sich peritubare Adhäsionen, die das Lumen verziehen.

Hypoplastische Tuben. Die spezielle Architektur hypoplastischer Tuben führt häufig zur Fehldiagnose eines distalen Tubenverschlusses. Dieses wird durch die verzögerte Expulsion der Kontrastmittel und der Dilatation der ampullären Tubenwandung vorgetäuscht (Abb. 5.5).

Endometriose. Die Salpingitis isthmica nodosa ist charakterisiert durch divertikelartige Strukturen verschiedener Größe, gewöhnlich >2 mm im Durchmesser, die zumeist in einem Tubensegment von 1–2 cm Länge zu finden sind (Abb. 5.6). Die Kontinuität des schmalen Tubenlumens ist durch die ungeordnete punktförmige Anordnung des KM unterbrochen. In etwa 50% der Fälle tritt sie bilateral auf. Bei der tubaren Endometriose kann der Isthmus als honigwabenartige Struktur imponieren. Die Divertikel sind größer als bei der Salpingitis isthmica nodosa.

Tubenpolypen. Sie stellen sich als ovale Schatten im intramuralen Tubensegment dar und werden in einer dünnen Schicht von KM umflossen.

Ovarialzysten. Die Tube kann über der Ovarialzyste ausgezogen sein. Sie kann gedreht oder teilweise obstruiert erscheinen. Manchmal stellt sich die Ovarialzyste durch das austretende KM dar.

Tuberkulose. Der Tubenbefall ist fast immer bilateral und manifestiert sich vorzugsweise in der Ampulle. Die Tuberkulose kann das radiologische Bild einer Salpingitis isthmica nodosa imitieren, die Knoten sind jedoch weniger einheitlich und die Tube erscheint rigider mit

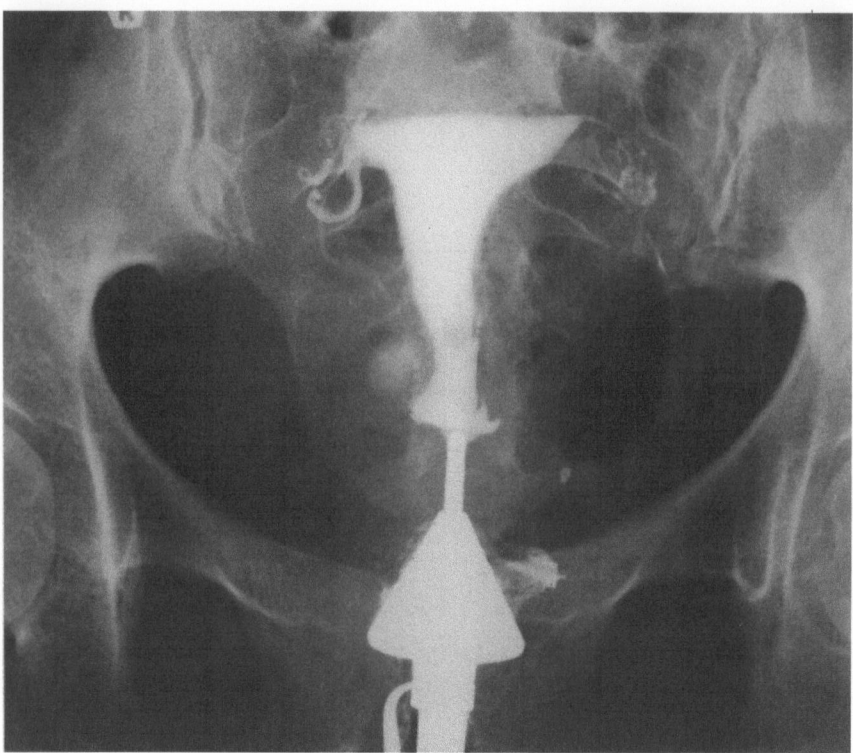

Abb. 5.6. Salpingitis isthmica nodosa

kleinen terminalen Aussackungen. Außerdem können sich Kalzifizierungen in der Tube, in den Ovarien oder Beckenlymphknoten darstellen. Die Verdachtsdiagnose Tuberkulose kann ebenfalls gestellt werden bei einer starken Verdichtung und Verdickung der longitudinalen Falten. Das alternierende Auftreten von stenosierten und dilatierten Bezirken kann der Tube ein perlschnurartiges Aussehen geben. Auch die Fixierung in einer unnatürlichen Position kann einen Aspekt der Tuberkulose darstellen. Ganz selten finden sich tubointestinale Fisteln.

5.2.3 Hysterosalpingokontrastsonographie (HKSG)

Seit kurzem wird zur Diagnostik des Tubenverschlusses als Alternative zur Hysterosalpingographie zunehmend die Hysterosalpingokontrastsonographie (HSKG) eingesetzt. Dabei wird ein dünnlumiger weicher Katheter transzervikal in das Cavum uteri eingeführt und dort mit einem kleinen Ballon im unteren Cavumbereich über ein zweites Kathetersystem fixiert. Eine Prämedikation oder Anästhesie ist im allgemeinen nicht erforderlich. Bei langsamer Instillation einer kontrastgebenden Substanz [Echovist®, Fa. Schering; basierend auf Galaktosemikropartikeln] kann die Ausbreitung in das

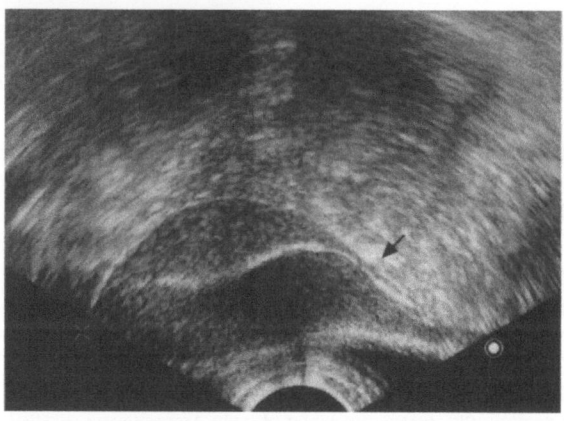

Abb. 5.7. Normalbefund HKSG. Hysterokontrastsonographische Darstellung des proximalen Tubenabschnitts links (*Pfeil*) mit normaler Passage der Flüssigkeit

Cavum uteri, in die Abschnitte der Tuben und teilweise auch der Abfluß in die freie Bauchhöhle vaginosonographisch verfolgt werden (Abb. 5.7).

Die Vorteile der HKSG gegenüber der Laparoskopie sind die kurze Untersuchungszeit und das geringe invasive Risiko. Außerdem kann der Eingriff ohne eine Prämedikation und Anästhesie durchgeführt werden. Die Vorteile gegenüber der HSG sind das Fehlen der Strahlenbelastung und das Fehlen von typischen KM-Allergien. Die zusätzliche Einsatzmöglichkeit der Doppler-Sonographie macht die Beurteilung des Tubenverlaufs und der Tubendurchgängigkeit in der Hand eines erfahrenen Untersuchers der HSG ebenbürtig (Degenhardt et al. 1990). Der Nachteil der HKSG besteht darin, daß keine Aussage über die peritubaren Verhältnisse möglich ist.

Die HKSG ist eine verläßliche Methode, um in einem ersten einfachen diagnostischen Schritt eine Aussage über die Tubendurchgängigkeit zu erhalten (Deichert et al. 1989; Hüneke et al. 1989). Sie steht damit in direkter Konkurrenz zur HSG. Während eine festgestellte Tubendurchgängigkeit ein doch relativ verläßliches Ergebnis darstellt, erscheint im Fall eines in der HKSG diagnostizierten Tubenverschlusses als weiterführender diagnostischer Schritt (zum Ausschluß eines falsch-negativen Ergebnisses) die Durchführung einer Chromolaparoskopie empfehlenswert (Boehmer et al. 1992).

5.2.4 Hysteroskopie (HSK)

Die Hysteroskopie wird zumeist in Kombination mit der Laparoskopie durchgeführt. Sie gewinnt aber aufgrund der niedrigen Komplikationsrate stetig auch im ambulanten Bereich an Bedeutung.

Die Hysteroskopie erlaubt die Inspektion der Uteruscavums, die Betrachtung des internen Ostiums und des proximalen intramuralen Tubensegments. Die hysteroskopische Untersuchung des Tubenostiums ermöglicht die Beobachtung der Aktivität der periorifiziellen Muskulatur. Für die Diagnostik der Tubendurchgängigkeit und der Unversehrtheit der intramuralen und isthmischen Tubensegmente ist die HSK ungeeignet und sollte daher mittels einer HSG oder Laparoskopie mit einer Chromopertubation abgeklärt werden. An die Durchführung der Hysteroskopie werden die gleichen Vorbedingungen wie an die Hysterosalpingographie geknüpft. Kontraindikationen für die Durchführung stellen entzündliche Genitalerkrankungen sowie Blutungen dar.

Technik. Nach einer bimanuellen Untersuchung wird die Portio mit Spekula dargestellt und desinfiziert. Anschließend wird das Hysteroskop vorsichtig eingeführt. Die Füllung des Uteruscavums (zur Entfaltung) kann über einen automatischen Insufflator erfolgen, mit einer festgelegten Rate von CO_2-Gas bei einem intrauterinen Druck von etwa 50–80 mmHg. Alternativ können verschiedene flüssige Distensionsmedien benutzt werden, z. B. NaCl-Lösung. Zur Routinediagnostik wird das Panhysteroskop mit einer 30-Grad-Winkeloptik benutzt. Für eine genauere Untersuchung des Endometriums oder der Tubenostien ist die Verwendung eines Mikrokolpohysteroskops erforderlich, das bis zu 60fache Vergrößerungen erlaubt.

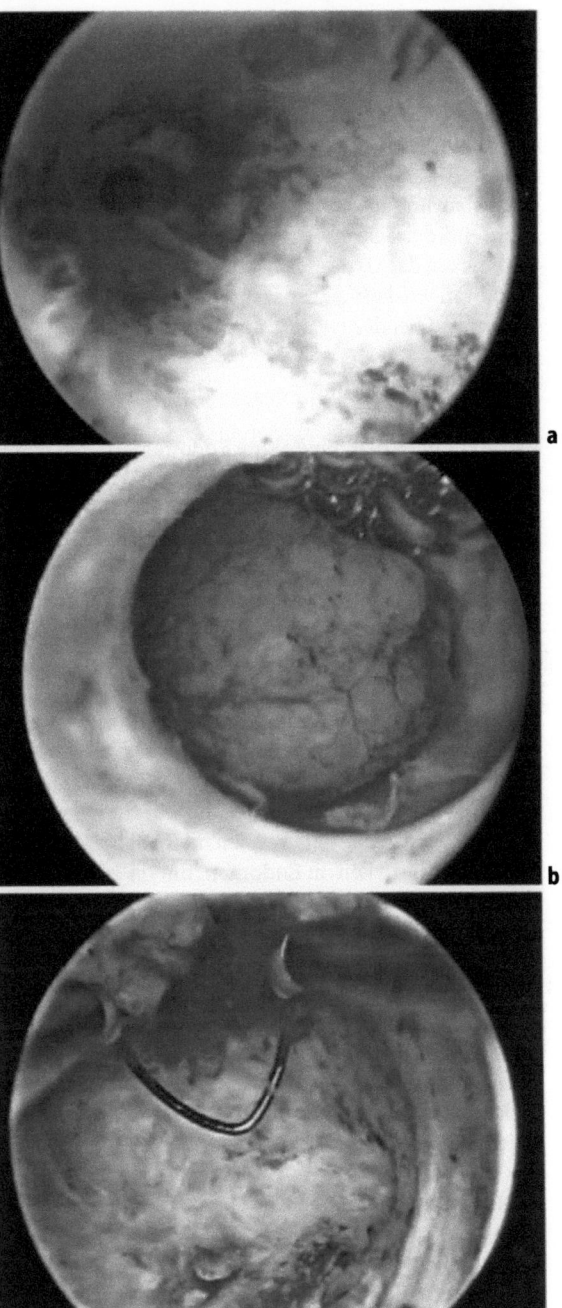

Abb. 5.8 a–c. HSK. a Normalbefund: Hysteroskopische Darstellung des Cavum uteri mit unauffälligem Tubenostium rechts. b Corpusschleimhautpolyp vor dem rechten Tubenostium. c Uteruscavum nach Resektion eines Corpusschleimhautpolypen an der linken Hinterwand

Normalbefund. Während der Beobachtung der Tubenostien kann man, wenn der intrauterine Druck den Druck der Tube übersteigt, das insufflierte Gas in die Tuben abströmen sehen. Die Öffnung der Tubenostien gestattet die Betrachtung des proximalen intramuralen

Tubensegments. Das Erscheinungsbild des Endometriums und des intramuralen Tubensegments sind stark vom Zeitpunkt des Zyklus abhängig. Während der Proliferationsphase ist das Epithel des intramuralen Tubensegments stark durchblutet und erscheint daher rötlicher als das Endometrium. Die Tubenostien sind frei einsehbar und liegen zentral im jeweiligen Uterushorn. Während der Sekretionsphase wird das Epithel blasser und dicker, das Ostium ist weniger gut definiert und die Membran wird oft transparent. In Abb. 5.8a ist ein Normalbefund bei der Hysteroskopie dargestellt.

Pathologische Befunde

Akute Endometritis. Eine akute Endometritis, die das gesamte Cavum umfaßt, führt sowohl zu Veränderungen des Tubenostiums als auch des intramuralen Tubenteils. Dabei findet sich eine Hyperämie mit lokalen Blutungen. Die Grenze zum Endometrium wird unscharf. Das Tubenepithel scheint hyperplastisch, was ihm eine irreguläre Kontur verleiht. Das Tubenostium kann dabei partiell verschlossen sein.

Fibrose. Gelegentlich führen infektiöse Prozesse im Bereich der Tube zu einer Fibrose des Ostiums. Dieses nimmt dann eine irreguläre Form an. Es wird starr und weiß und ist von avaskulärem Gewebe umgeben. Der Grad der Fibrose variiert von leichten Formen mit einigen weißen Bezirken im Endometrium bis hin zu schweren Formen mit dichtem fibrotischem Gewebe, das das gesamte Ostium umschließt.

Akute Salpingitis. Die akute Salpingitis führt zu einer Bildung neuer muköser, sich stark verzweigender Blutgefäße, die sich vom Tubenostium radiär über das Endometrium ausbreiten. Das Ostium bleibt rund, aber die Enden werden aufgrund der Hyperplasie der intramuralen Mukosa unscharf.

Salpingitis isthmica nodosa. Die Salpingitis isthmica nodosa gilt als eine Sonderform der Endometriose des interstitiellen Tubenabschnitts, die meist als ausgeprägtes Tubenwinkeladenom entwickelt ist. Wegen der ursprünglichen Annahme eines entzündlichen Prozesses wurden die Endometrioseherde fälschlicherweise als Salpingitis isthmica nodosa bezeichnet. Die Tubenecken des Uterus sind wegen des in die Tubenwand hineingewucherten Endometriums und der gleichzeitigen Hyperplasie des angrenzenden Myometriums knotig aufgetrieben. Dadurch werden die Tubenostien eingeengt, so daß sie verschlossen imponieren. Dies führt zu einem typischen Erscheinungsbild der Mukosa, die hyperplastisch erscheint. Das normalerweise rund erscheinende Ostium ist irregulär geformt und aufgrund der vergrößerten Falten weniger gut abgrenzbar. Die Grenze zwischen dem Endometrium und der Tubenmukosa ist ebenfalls verschwommen.

Myome und Polypen des Uterus. Sowohl Myome (submukös/intramural), als auch Polypen können bei einem tubenwinkelnahen Sitz die Ursache einer Sterilität darstellen (Abb. 5.8b,c). Eine teilweise oder vollständige Obstruktion des Ostiums kann bei einer direkten Sicht mit der HSK im Vergleich zur Hysterosalpingographie oder Chromolaparoskpie besser differenziert werden. Insbesondere können flottierende Polypen bei der HSG oder Chromo-LSK einen totalen Verschluß des Ostiums vortäuschen. Bei der HSK kann ggf. durch eine Druckvariation eine differenziertere Aussage getroffen werden.

5.2.5 Laparoskopie (LSK)

Die Laparoskopie ist eine etablierte Technik in der routinemäßigen Diagnostik und zunehmend auch in der Therapie der Sterilität. Sie erlaubt eine vollständige und detaillierte Untersuchung der Beckenorgane sowie des pelvinen und abdominalen Peritoneums. Pelvine Adhäsionen können hierbei diagnostiziert und in der gleichen Sitzung behoben werden. Die Laparoskopie wird unterstützt durch die transzervikale Injektion von Methylenblaulösung, mit der die Tubendurchgängigkeit geprüft wird (Chromolaparoskopie). Weitere Hilfseinstiche können erforderlich sein, z.B. zur Mobilisation von Strukturen oder zur Adhäsiolyse.

Technik. Nach einer sachgerechten Lagerung und Desinfektion der Patientin erfolgt das Anbringen des Portioadapters (nach Schultz). Nach einem manuellen Anheben der Bauchdecke wird mit der Verres-Nadel eingegangen und etwa 3 l CO_2-Gas bis zu einem Druck von 12 mmHg insuffliert. Anschließend folgt die Entfernung der Verres-Nadel, ein vorsichtiges Eingehen mit dem Trokar und ein Ersetzen durch die Optik. Nach der Inspektion des inneren Genitales und einem orientierenden Blick zum Oberbauch erfolgt die Blaupertubation mit einer gleichzeitigen Beurteilung der Tubendurchgängigkeit.

Befundung

Uterus. Das generelle Erscheinungsbild des Uterus wird inspiziert, um Faktoren zu entdecken., die die Fertilität beeinflussen könnten (intramurale/subseröse Myome mit ungünstiger Lokalisation, z.B. am Tubenwinkel).

Tuben. Nach der Inspektion des Uterus werden die Tuben genauestens untersucht. Diese sollten in ihrer gesamten Länge dargestellt werden, wobei auch die Zartheit und Mobilität des Fimbrientrichters beurteilt wird.

Die Untersuchung der Tuben wird durch die Chromopertubation unterstützt. Ein proximaler Verschluß ist anzunehmen, wenn die Blaulösung das Tubenlumen nicht anfüllt. Unregelmäßigkeiten im Isthmusbereich sind Hinweise für eine Endometriosis tubae interna oder eine Salpingitis isthmica nodosa. Ferner kann bei einer Tubenwandendometriose das sog. Kettengliedphänomen beobachtet werden.

Während der Untersuchung der Ampulle sollte auf deren Durchmesser und die Mobilität dieses Tubenabschnitts geachtet werden. Die Beweglichkeit der Ampulle kann durch Verwachsungen mit dem Ovar oder anderer Organe des kleinen Beckens eingeschränkt sein.

Im folgenden sollten die Fimbrien genauestens inspiziert werden. Dabei wird auf evtl. vorhandene fimbriale Adhäsionen geachtet, die Hinweise auf einen möglichen Mukosaschaden der Tube geben können. Falls eine Hydrosalpinx vorliegt, kann die Wanddicke Hinweise auf die Dauer des bestehenden Tubenschadens geben, und damit hilfreich im Hinblick auf die prognostische Beurteilung sein. Wenn während der Untersuchung der Verdacht auf eine Infektion besteht, werden Abstriche zur Erregerbestimmung (Hygiene, Chlamydien, Mykoplasmen) durchgeführt. In Abb. 5.9 sind verschiedene Befunde bei der Laparoskopie dargestellt.

Ovarien. Bei der Betrachtung der Ovarien sollte man auf die Anzeichen einer ovariellen Aktivität achten wie Follikel- oder Lutealzysten. Die Oberfläche der Ovarien wird genauestens auf Endometrioseherde sowie auf Adhäsionen untersucht.

Peritoneum. Die Untersuchung des Peritoneums sollte nach einem bestimmten Schema (z. B. im Uhrzeigersinn) durchgeführt werden, um keine Pathologien zu übersehen. Dabei wird insbesondere auf Adhäsionen und Anzeichen einer aktiven oder inaktiven Endometriose geachtet und der Befund dokumentiert. Aktive Endometrioseherde erscheinen als kleine, manchmal nur stecknadelkopfgroße bläulich-livide Knötchen. Bei der peritonealen Endometriose findet sich auch eine Zunahme der feinen Gefäße des Endometriums um die Herde, die manchmal nur das einzige Anzeichen für einen Endometrioseherd darstellen können. Oft finden sich hämorrhagische oder schwarze fibrosierte Herde, die die sog. Powder-burn-Läsionen ergeben. Die Fibrosierung der Herde führt zu einer konsekutiven Retraktion der Peritonealoberfläche und damit evtl. zu Peritonealdefekten. Diese Befunde repräsentieren kein aktives Stadium der Endometriose, können aber dennoch ein chirurgisches Vorgehen notwendig machen.

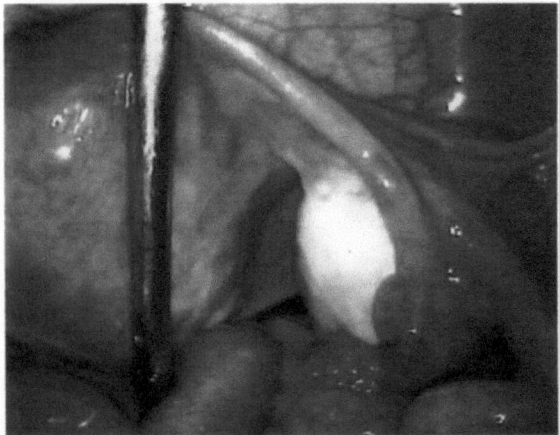
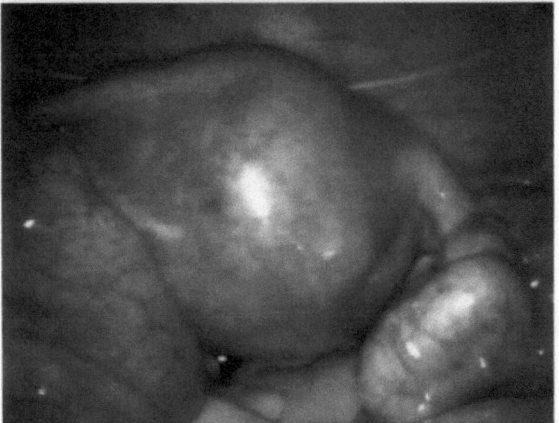
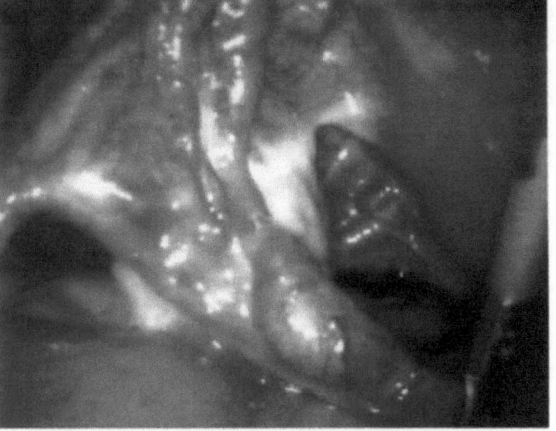

Abb. 5.9 a–c. Laparoskopie. **a** Normalbefund (Chromopertubation), **b** distaler Verschluß, **c** hypoplastische Tuben

5.2.6 Falloposkopie

Bis vor kurzem gab es keine Möglichkeit, die Tubenschleimhaut direkt zu untersuchen. Die Falloposkopie ist eine neue, 1985 erstmals von Cornier beschriebene endoskopische Methode zur Abklärung der tubaren Sterilität. Sie stellt die logische Ausweitung der endoskopischen Untersuchung des weiblichen Genitaltrakts dar und ermöglicht die detaillierte Untersuchung der Endosalpinx als zusätzliche Ergänzung zu anderen Untersuchungen der Tubenfunktion. Klinische und morphologische Studien haben eine große Übereinstimmung zwischen dem Erscheinungsbild der Tubenschleimhaut und der sich daraus ergebenden Fertilität erbracht.

Die Falloposkopie ermöglicht die Diagnose von Tubenschäden, die durch die Hysterosalpingographie nicht entdeckt werden können. Sie liefert über die Zustandsdiagnostik der Endosalpinx ein wichtiges prognostisches Kriterium im Hinblick auf die Erfolgsrate eines mikrochirurgischen Eingriffs und leistet damit eine wertvolle Entscheidungshilfe für die Indikationsstellung.

5.3 Sterilitätsabklärung beim Mann

Wie am Anfang dieses Kapitels erwähnt, ist die ungewollte Kinderlosigkeit nahezu zur Hälfte durch die herabgesetzte Zeugungsfähigkeit des Mannes bedingt. Aus diesem Grund muß die Abklärung der Zeugungsfähigkeit des Mannes am Anfang jeder Sterilitätsdiagnostik stehen. Die Untersuchung auf Zeugungsfähigkeit sollte durch einen erfahrenen Spezialisten (Andrologen) erfolgen.

Eine häufige Ursache für die bestehende Sterilität oder Subfertilität sind exogene Einflüsse wie Varikozelen, thermische, entzündliche, toxische oder traumatische Ereignisse, die die Schädigung der Hoden, Nebenhoden oder der harnableitenden Wege verursachen. Zu einem großen Prozentsatz (bis zu 50%) besteht ein primärer Hodenschaden mit Tubulusveränderungen ohne sonstige organopathologische Störungen. Auch eine Insuffizienz der Hypothalamus-Hypophyse-Achse kommt als Ursache in Frage (Abklärung durch Bestimmung der Gonadotropine im Blut).

Daneben können auch immunologische oder psychosoziale Faktoren als Sterilitätsursache von Bedeutung sein. Überdurchschnittlicher Streß sowie die beruflich bedingte Exposition mit Umweltschadstoffen wie Strahlen, Isotopen oder anderen toxischen Substanzen können die Qualität des Spermas negativ beeinflussen. Gleiches gilt für die Einnahme bestimmter Medikamente, wie z. B. Psychopharmaka, Schlaf- und Beruhigungsmittel, Hormonpräparate sowie für Nikotin, Alkohol oder Drogen. Auch die Sexualanamnese (Kenntnis des Konzeptionsoptimums) und die psychische Situation sollten genau eruiert werden. Eine gründliche Anamnese läßt bereits häufig Rückschlüsse auf die Ursache der Fertilität zu. Sie sollte neben der genauen Erfragung von Kinderkrankheiten (Mumpsorchitis), postpuberaler Erkrankungen und durchgeführter Operationen auch eine genaue Berufsanamnese, sowie eine Medikamenten- und Genußmittelanamnese beinhalten.

Das Spermiogramm stellt die einfachste Untersuchungsmethode dar, um einen Überblick über der Fertilität des Mannes zu geben. Die Spermagewinnung sollte nach einer sexuellen Karenzzeit von etwa 3–5 Tagen erfolgen. Als Minimum sind pro Patient mindestens 2 Spermiogramme durchzuführen, da teils starke individuelle Schwankungen auftreten können. Das Spermiogramm gibt Aufschluß über das Volumen, die Motilität, Morphologie und Konzentration der Spermatozoen. Dabei sollte auch auf Besonderheiten geachtet werden (Geruch, Farbe, pH-Wert, Verflüssigungszeit, Agglutinationen). Falls erforderlich, kann eine bakteriologische Untersuchung angeschlossen werden.

Anhand des Spermiogramms läßt sich zwar eine Aussage über den Fertilitätszustand eines Patienten machen, es erlaubt jedoch bei einem pathologischen Ausfall selten die Diagnose eines Krankheitsbildes. Übereinstimmung besteht darin, daß letztendlich keine diskriminierenden Grenzwerte bestehen, die mit Sicherheit ein normales von einem pathologischen Spermiogramm abgrenzen. Um jedoch Richtwerte zu haben, gelten als Mindestanforderungen an ein Spermiogramm (laut WHO-Kriterien):

- Volumen > 2 ml
- pH-Wert 7,2–7,8
- Spermatozoenkonzentration > 20 Mio./ml
- Gesamtspermienzahl > 40 Mio. pro Ejakulat
- Globalmotilität: > 50 % Vorwärtsbeweglichkeit
- Morphologie: > 50 % normale Spermatozoen
- Leukozyten: > 1 Mio./ml

Patienten, deren Spermiogrammparameter oberhalb der Mindestanforderungen liegen, sind nicht behandlungsbedürftig. Andererseits kann bei einer gegebenen Indikation mit Spermaaufbereitungstechniken (Swim-up-, Percoll-Technik) die Konzentration der Spermatozoen vor einer Insemination erhöht werden. Da die Aussagekraft der morphologischen und biochemischen Parameter begrenzt ist, stellt letztendlich der Eintritt der Schwangerschaft das entscheidende Kriterium für die Fertilität beim Mann dar.

Bei einem eingeschränkten Spermiogramm ist eine weitere Diagnostik empfehlenswert. Sie umfaßt neben der körperlichen Untersuchung eine genaue Inspektion des gesamten Integuments, unter der besonderen Betrachtung der Körperproportionen und der Ausprägung der sekundären Geschlechtsmerkmale sowie die Palpation des männlichen Genitales einschließlich der Zuhilfenahme physikalischer Untersuchungsmethoden wie der Thermographie, Doppler-Sonographie, Phlebographie und Röntgendiagnostik. Von besonderer Wichtigkeit ist dabei der Ausschluß einer Varikozele, die durch eine Vena-spermatica-interna-Insuffizienz (vornehmlich linkseitig) charakterisiert ist.

Literatur

Aiman J, Smentek C (1985) Premature ovarian failure. Obstet Gynecol 66/1: 9-14

Aleem FA (1981) Familial 46 XX gonadal dysgenesis. Fertil Steril 35/3: 317-320

Bakiri F, Bendib SE, Maoui R, Bendib A, Benmiloud M (1991) The sella turcica in Sheehan's syndrome: computerized tomographic study in 54 patients. J Endocrinol Invest 14/3: 193-196

Bateman BC, Nunley WC Jr, Kitchin JD (1983) Hypergonadotropic ovarian failure in young women. Int J Gynaecol Obstet 21: 305-314

Beauvais P, Guilhaume A (1984) L'insuffisance ovarienne de la galactosemie congenitale. Presse Med 13/14: 2685-2687

Boehmer S, Degenhardt F, Gohde M, Schneider J (1992) Ambulante vaginosonographische Durchgängigkeitsprüfung der Eileiter mit der Hysterosalpingokontrastsonographie (HKSK) Fertilität 8: 62-65

Boucekkine C, Maoui R, Klioua R et al. (1980) La reserve thyreotrope au cours du syndrome de Sheehan. Etude chez 36 malades. Nouv Presse Med 9/7: 427-431

Breckwoldt M, Siebers JW, Mueller U (1981) Die primäre Ovarialinsuffizienz. Fertil Steril 57/1: 74-80

Brundin J, Bremmer S, Grundstrom H, Lundberg HJ, Lundberg S, Asard PE (1993) Developmental steps for radionuclide hysterosalpingography. Gynecol Obstet Invest 36/1: 34-38

Buckler HM, Evans CA, Mamtora H, Burger HG, Anderson DC (1991) Gonadotropin, steroid, and inhibin levels in women with incipient ovarian failure during anovulatory and ovulatory rebound cycles. J Clin Endocrinol Metab 72/1: 116-124

Buttram VC, Vaquero C (1975). Post ovarian wedge resection adhesive disease. Fertil Steril 26: 874-876

Cameron IT, O'Shea FC, Rolland JM, Hughes EG, Kretser DM de, Healy DL (1988) Occult ovarian failure: a syndrome of infertility, regular menses, and elevated follicle-stimulating hormone concentrations. J Clin Endocrinol Metab 67/6: 1190-1194

Check JH, Wu CH, Check ML (1988) The effect of leuprolide acetate in aiding induction of ovulation in hypergonadotropic hypogonadism: a case report. Fertil Steril 49/3: 542-543

Cornier E (1985) La fibroscopie en gynécologie: la fibrohysterographie et al fibrotuboscopie. La Nouvelle Presse Medicale 11: 2841-2843

Coulam CB (1982) Premature gonadal failure. Fertil Steril 38/6: 645-655

Coulam CB, Stern JJ (1992) Evaluation of immunological infertility. Am J Reprod Immunol 27/3-4: 130-135

Cowchock FS, McCabe JL, Montgomery BB (1988) Pregnancy after corticosteroid administration in premature ovarian failure (polyglandular endocrinopathy syndrome). Am J Obstet Gynecol 158/1: 118-119

David MP, Ben-Zwi D, Langer L (1981) Tubal intramural polyps and their relationship to infertility. Fertil Steril 35/5: 526-531

Deichert U, Schlief R, Sandt M, Juhnke I (1989) Transvaginal hysterosalpingo-contrast-sonography compared with conventional tubal diagnostics. Hum Reprod 4: 418-424

DeSouza MJ, Metzger DA (1991) Reproductive dysfunction in amenorrheic athletes and anorexic patients: a review. Med Sci Sports Exerc 23/9: 995-1007

Eggert-Kruse W, Christmann M, Gerhard I, Pohl S, Klinga K, Runnebaum B (1989a) Circulating antisperm antibodies and fertility prognosis: a prospective study. Hum Reprod 4/5: 513-520

Eggert-Kruse W, Leinhos G, Gerhard I, Tilgen W, Runnebaum B (1989 b) Prognostic value of in vitro sperm penetration into hormonally standardized human cervical mucus. Fertil Steril 51: 317-323

Eggert-Kruse W, Hofsäß A, Haury E, Tilgen W, Gerhard I, Runnebaum B (1991) Relationship between local anti-sperm antibodies and sperm-mucus interaction in vitro and in vivo. Hum Reprod 6: 267-276

Eggert-Kruse W, Köhler A, Rohr G, Runnebaum B (1993) The pH as an important determinant of sperm mucus interaction. Fertil Steril 59/3: 617-628

Finer N, Fogelman I, Bottazzo G (1985) Pregnancy in a woman with premature ovarian failure. Fertil Steril 57/2: 439-441

Fitzgerald PH, Donald RA, McCormick P (1984) Reduced fertility in women with X chromosome abnormality. Clin Genet 25/4: 301-309)

Gerhard I, Runnebaum B (1979) Comparison between Tamoxifen and clomiphene therapy in women with anovulation. Arch Gynaecol 227: 279-288)

Gerhard I, Eggert-Kruse W, Merzoug K, Klinga K, Runnebaum B (1992) Thyrotropin-releasing hormone (TRH) and metoclopramide testing in infertile women. Gynecol Endocrinol 5: 15-32

Goldzieher JW, Green JA (1962) The polycystic ovary. - I. Clinical and histological features. J Clin Endocrinol Metab 22: 325

Graf M, Distler W, Schnürch HG, Majewski F (1986) Ovarialinsuffizienz bei Blepharophimose, Ptosis, Epicanthus inversus. Geburtshilfe Frauenheilkd 46: 187-189

Hamilton-Fairley D, Franks S (1990) Common problems in induction of ovulation Baillieres. Clin Obstet Gynaecol 4/3: 609-625

Hamilton-Fairley D, Kiddy D, Watson H, Sagle M, Franks S (1991) Low-dose gonadotrophin therapy for induction of ovulation in 100 women with polycystic ovary syndrome. Hum Reprod 6/8: 1095-1099

Hanker JP, Schneider HPG (1985) Endokrinologie in der Sprechstunde. In: Wulf KH Schmidt-Matthiesen H (Hrsg) Klinik der Frauenheilkunde und Geburtshilfe, Bd 1, 2. Aufl. Urban & Schwarzenberg, München

Hawkes LA, Gilbert GL (1986) Seroepidemiology of Chlamydia trachomatis infection in infertile women in Melbourne. Med J Aust 145/10: 197-199

Hens L, Devroey P, Van Waesberghe L, Bonduelle M, Van Steirteghem AC, Liebaers I (1989) Chromosome studies and fertility treatment in women with ovarian failure. Clin Genet 36/2: 81-91

Highet R (1989) Athletic amenorrhoea. An update on etiology, complications and management. Sports Med 7/2: 82-108

Hompes PGA, Scheele F, Gooren LJG, Schoemaker J (1992) Pulsatile secretory patterns of luteinizing hormone in two patients with secondary amenorrhea suffering from Cushing's disease, before and after transsphenoidal adenectomy. Fertil Steril 57/4: 924-926

Huhner M (1913) Sterility in the male and female and its treatment. Rebman, New York

Hüneke B, Lindner C, Braendle W (1989) Untersuchung der Tubenpassage mit der vaginalen gepulsten Kontrastmittel-Doppler-Sonographie. Ultraschall Klin Prax 4, 192–198

Insler V, Melmed H, Eden E (1972) The cervical score: a simple semiquantitative method for monitoring of the menstrual cycle. Int J Gynaecol Obstet 10: 223

Irvine WJ (1974) Autoimmunity in endocrine diseases. Proc R Soc Med 67: 548

Irvine WJ, Chan MMW, Scarth L, Kolb FO, Hartog M, Bayless RIS, Drury MI (1968) Immunological aspects of premature ovarian failure associated with idiopathic Addison's disease. Lancet 2: 883

Itu M, Neelam T, Ammini AC, Kucheria K (1990) Primary amenorrhoea in a triple X female. Aust N Z J Obstet Gynaecol 30/4: 386–388

James CSJ, Pride SM, Ho-Yuen B (1990) Failure of ovulation induction with pulsatile gonadotropin-releasing hormone and human menopausal gonadotropins in isolated gonadotropin deficiency. Obstet Gynecol 76/5 (Suppl 2): 921–924

Jockenhövel F, Khan SA, Nieschlag E (1989) Circulating antibodies to monoclonal immunoglobulins used in a follitropin assay may cause incorrect fertility diagnosis. J Clin Chem Clin Biochem 27/10: 825–828

Jones GS, Moraes-Ruehsen M de (1969) A new syndrome of amenorrhoe in association with hypergonadotropism and apparently normal ovarian follicular apparatus. Am J Obstet Gynecol 104/4: 597–600

Keettel WC, Bradbury JT (1964) Premature ovarian failure, permanent and temporary. Am J Obstet Gynecol 89: 83

Kovacs K, Sheehan HL (1982) Pituitary changes in Kallmann's syndrome: a histologic, immunocytologic, ultrastructural, and immunoelectron microscopic study. Fertil Steril 37/1: 83–89

Leidenberger FA (1992) Klinische Endokrinologie für Frauenärzte. Springer, Berlin Heidelberg New York Tokyo

Lunenfeld B, Insler V (1991) Pathophysiology of polycystic ovarian disease: new insights. Hum Reprod 6/8: 1025–1029

Lunenfeld B, Insler V, Glezermann M (1993) Diagnosis and treatment of functional infertility. Blackwell, Berlin

McCalley MG, Braunstein P, Stone S (1985) Radionuclide hysterosalpingography for evaluation of fallopian tube patency. J Nucl Med 26/8: 868–874

Mehta AE, Matwijiw I, Lyons EA, Faiman C (1992) Noninvasive diagnosis of resistant ovary syndrome by ultrasonography. Fertil Steril 57/1: 56–61

Merzoug K, Gerhard I, Runnebaum B (1990) Häufigkeiten und Voraussetzungen für therapieunabhängige Schwangerschaften bei Sterilitätspatientinnen. Geburtshilfe Frauenheilkd 50: 177–188

Morrow RJ, Atkinson AB, Carson DJ et al. (1985) Ovarian failure in a young woman with galactosaemia. Ulster Med J 54/2: 218–220

Nakai M, Tatsumi H, Arai M (1984) Successive pregnancies in a patient with premature ovarian failure. Case report. Eur J Obstet Gynecol Reprod Biol 18: 217–224

Neuhaus W, Kusche M, Wellmann-Barth M, Fervers-Schorre B, Bolte A (1991) Analysis of motivation of sterilised women wishing to be refertilised. Geburtshilfe Frauenheilkd 51/3: 203–207

Oda T, Yoshimura Y, Takehara Y et al. (1991) Effects of prolactin on fertilization and cleavage of human oocytes. Horm Res 35 [Suppl. 1]: 33–38

Padova G, Briguglia G, Tita P, Munguira ME, Arpi ML, Pezzino V (1991) Hypergonadotropinemia not associated to ovarian failure and induced by factors interfering in radioimmunoassay. Fertil Steril 55/3: 637–639

Quinn PA, Petric M, Barkin M, Butany J, Derzko C, Gysler M, Lie KI, Shewchuck AB, Shuber J, Ryan E, Chipman ML (1987) Prevalence of antibody to Chlamydia trachomatis in spontaneous bortion and infertility. Am J Obstet Gynecol 156/2: 291–296)

Rabe T, Runnebaum B (1994) Funktionsteste und Untersuchungsmethoden in der gynäkologischen Endokrinologie und Fortpflanzungsmedizin. In: Runnebaum B, Rabe T (Hrsg) Gynäkologische Endokrinologie und Fortpflanzungsmedizin, Bd 2. Springer, Berlin Heidelberg New York Tokyo, S 29–98

Rimbach S, Wallwiener D, Sohn C, Bastert G (1993) Hysteroscopic proximal tube catheterization (HPTC). Gynaecol Endosc 2/2: 107

Rosenberg SM, Johnson M, Riddick DH (1982) Luteal phase defect as a marker of imminent ovarian failure. Obstet Gynecol Suppl 59/6: 89–91

Rosenfeld DL, Seidman SM, Bronson RA, Scholl GM (1983) Unsuspected chronic pelvic inflammatory disease in the infertile female. Fertil Steril 39: 44–48

Saracoglu OF, Mungan T, Tanzer F (1992) Pelvic tuberculosis. Int J Gynaecol Obstet 37/2: 115–120

Schenker JG, Meirow D, Schenker E (1992) Stress and human reproduction. Eur J Obstet Gynecol Reprod Biol 45: 1–8

Sims IM (1866) Clinical notes on uterine surgery. Wood W (ed), New York

Skibsted L, Sperling L, Hansen U, Hertz J (1991) Salpingitis isthmica nodosa in female infertility and tubal diseases. Hum Reprod 6/6: 828–831

Smith A, Fraser IS, Shearman RP, Russell P (1989) Blepharophimosis plus ovarian failure. A likely candida for a contiguous gene syndrome. J Med Genet 26/7: 434–438

Soules MR, Hammond CB (1980) Female Kallmann's syndrome: evidence for a hypothalamic luteinizing hormone-releasing hormone deficiency. Fertil Steril 33/1: 82–85

Tan SL, Hague WM, Becker F, Jacobs HS (1986) Autoimmune premature ovarian failure with polyendocrinopathy and spontaneous recovery of ovarian follicular activity. Fertil Steril 45/3: 421–424

Thomas EJ, Cooke ID (1987) Successful treatment of asymptomatic endometriosis: does it benefit infertile women? Br Med J 294/6580: 1117–1119

Thomas R, Reid RL (1987) Thyroid disease and reproductive dysfunction: a review. Obstet Gynecol 70/5: 789–798

Toaff R, Toaff ME, Peyser MR (1976) Infertility following wedge resection of ovaries. Am J Obstet Gynecol 124: 92–96

Trimbos-Kemper T, Trimbos B, Van Hall E (1982) Etiological factors in tubal infertility. Fertil Steril 37/3: 384–388

Wang CF, Gemzell C (1980) The use of human gonadotropins for the induction of ovulation in women with polycyclic ovarial disease. Fertil Steril 33/5: 479–486

Westroem L (1987) Pelvic inflammatory disease: bacteriology and sequelae. Contraception 36/1: 111–128

Wieacker P, Emmerich D, Runge M, Breckwoldt M (1991) Primäre Ovarialinsuffizienz beim Polyendokrinopathie-Syndrom. Geburtshilfe Frauenheilkd 51: 1004–1005

Wilcox LS, Chu SY, Eaker ED, Zeger SL, Peterson HB (1991) Risk factors for regret after tubal sterilization: 5 years of follow-up a prospective study. Fertil Steril 55/5: 927–933

6 Nomenklatur und Klassifizierung

J. F. H. GAUWERKY

6.1 Nomenklatur 89
6.2 Klassifizierung der Adhäsionen 90
6.3 Klassifizierung der distalen Tubenpathologie 91
6.4 Klassifizierung der proximalen Tubenpathologie 92
6.5 Klassifizierung der intratubaren Pathologie 92
Literatur 94

6.1 Nomenklatur

1977 wurde von der IFFS (International Federation of Fertility and Sterility) auf dem 9. Weltkongreß in Miami eine Nomenklatur der tubenchirurgischen Eingriffe erarbeitet und 1980 auf dem 10. Weltkongreß in Madrid in der endgültigen Form verabschiedet (s. Übersicht).

Diese Nomenklatur wurde auch auf der 4. Arbeitstagung „Mikrochirurgie der Tube" in Mürren 1981, aus deren Gruppierung später die Arbeitsgemeinschaft Mikrochirurgie der Deutschen Gesellschaft für Gynäkologie und Geburtshilfe hervorging, in einer etwas verkürzten Form mit den 4 Begriffen Adhäsiolyse, Fimbrioplastik, Salpingostomie und Anastomose übernommen. Trotz dieser Versuche, zu einer einheitlichen Nomenklatur und Terminologie zu gelangen, bestehen immer noch internationale Verständigungsschwierigkeiten. So versteht man im französischen Sprachraum unter einer Fimbrioplastik jede Operation an einer Tube mit erhaltenen Restfimbrien. Andererseits spricht man dort auch dann von einer Salpingostomie, wenn an einer nicht vollständig verschlossen Tube ohne Restfimbrien eine Erweiterung des Tubenostiums durchgeführt wird (Scheidel u. Hepp 1981).

Das Ziel einer einheitlichen Nomenklatur ist die Vergleichbarkeit operativer Ergebnisse. Diese hängen jedoch nicht nur von dem operativen Eingriff ab, der zweifelsohne einen Teil der Tubenpathologie beschreibt, sondern wesentlich von der Tubenpathologie selbst. Deshalb erfordert eine exakte Evaluierung der operativen Ergebnisse nicht nur eine Darstellung der Eingriffe an den Tuben, sondern auch der Tubenpathologie selbst.

Nomenklatur der Tubenchirurgie entsprechend den Richtlinien der IFFS

- Adhäsiolyse (Salpingolyse, Ovariolyse). Klassifizierung entsprechend dem Adnex mit der geringeren Pathologie
  - minimal: 1 cm der Tube oder des Ovars betroffen
  - mittel: partielle Einhüllung der Tube oder des Ovars
  - stark: Einhüllung von Tube und/oder Ovar
- Adhäsiolyse (übriges Abdomen)
- Tubouterine Implantation
  - isthmisch: Implantation eines isthmischen Segments
  - ampullär: Implantation eines ampullären Segments
  - Kombination: unterschiedlicher Typ rechte und linke Seite
- Tubenanastomose
  - intramural-isthmisch
  - intramural-ampullär
  - isthmisch-isthmisch
  - isthmisch-ampullär
  - ampullär-ampullär
  - ampullär-infundibulär (fimbrial)
  - Kombination: unterschiedlicher Typ rechts und links
- Salpingostomie (operative Schaffung eines neuen Ostiums)
  - terminal
  - ampullär
  - isthmisch
  - Kombination: unterschiedlicher Typ rechts und links
- Fimbrioplastik (Rekonstruktion vorhandener Fimbrien bei offener Tube)
  - durch Lösen fimbrialer Verwachsungen oder Dilatation
  - mit Inzision der Tubenwandung
  - Kombination: unterschiedlicher Typ rechts und links
- Andere Eingriffe
- Kombinationen
  - an einer Tube (proximale und periphere Pathologie)
  - an 2 Seiten (z. B. Tubenanastomose rechts, Salpingostomie links)

6.2 Klassifizierung der Adhäsionen

Bei tierexperimentellen Untersuchungen hat sich das von Knightly et al. (1962) vorgeschlagene System direkt oder in modifizierter Form durchgesetzt (Tabelle 6.1). Bronson u. Wallach (1977) publizierten ein relativ kompliziertes Klassifizierungssystem, das sie bei Patientinnen mit einer tubaren Sterilität anwendeten. Sie konnten einen direkten Zusammenhang zwischen der postoperativen Schwangerschaftsrate und der durch den Adhäsionsscore festgehaltenen Ausprägung der Verwachsungen nachweisen. Hulka et al. (1978) stellten das derzeit in der Humanmedizin am häufigsten verwendete Schema vor (Tabelle 6.2).

Eine weite Verbreitung hat die von der American Fertility Society vorgeschlagene Klassifizierung gewonnen, in die sowohl die Ausdehnung als auch der Charakter der Verwachsungen eingehen (Rosenberg u. Board 1984).

In der von der Adhesion Study Group (1983) publizierten Arbeit über die Adhäsionsprophylaxe mit Dextranen wird ein modifizierter „Hulka-Score" verwendet: Verwachsungen im Bereich der Fimbrien und Ovarien werden beidseits gesondert entsprechend der Einteilung von Hulka klassifiziert und jeweils ein Wert von 1–4 zugeordnet (Tabelle 6.2). Durch eine Addition der einzelnen auf das jeweilige Organ bezogenen Werte wird der Gesamtscore berechnet. Ein Wert von 16 entspricht einem beidseits durch Adhäsionen total verdeckten Adnex, während ein Wert von 4 bedeutet, daß im Adnexbereich keine Adhäsionen vorhanden sind.

6.3 Klassifizierung der distalen Tubenpathologie

Aus der klinischen Beobachtung, daß die postoperative Schwangerschaftsrate nach einer Salpingostomie vom Grad der Distension abhängt, wurde von Donnez u. Casanas-Roux (1986) ein Klassifizierungsschema abgeleitet, das eine weite Verbreitung gefunden hat (Tabelle 6.3). Eine von Kleinstein et al. (1989) vorgestellte Stadieneinteilung (Tabelle 6.4) berücksichtigt auch weitere prognostisch wichtige Faktoren, wie die Struktur der Muskularis, den Zustand der Fimbrien und peritubare Adhäsionen und weist diesbezüglich einige Ähnlichkeiten mit dem Punkteschema der American Fertility Society (1988) auf.

Tabelle 6.1. Klassifizierung intraperitonealer Verwachsungen nach Knightly et al. (1962)

Befund	Klassifizierung
Keine Verwachsungen	0
Einzelne dünne, leicht trennbare Verwachsungen	1
Zwischen Darm und Netz 2 oder 3 Adhäsionsstränge	2
Zahlreiche ausgedehnte dichte viszerale Adhäsionen, keine viszeroparietale Beteiligung	3
Wie 3, aber zusätzlich viszeroparietale Adhäsionen	4

Tabelle 6.2. Klassifizierung von intraperitonealen Adhäsionen nach Hulka et al. (1978) und modifizierter Hulka-Score der Adhesion Study Group (1983)

Hulka-Score	
Klassifizierung der Ausdehnung	**Befund**
Stadium I	Minimale Adhäsionen, der größte Teil des Ovars sichtbar
Stadium II	Über 50% der Ovaroberfläche sichtbar
Stadium III	Weniger als 50% der Ovaroberfläche sichtbar
Stadium IV	Ovar durch Adhäsionen total verdeckt
Klassifizierung des Charakters	**Befund**
A	Dünne avaskuläre Adhäsionen mit Erhaltung der Organabgrenzung
B	Organisierte vaskuläre Adhäsionen mit Aufhebung der Organgrenzen, Konglomeratbildung

Score der Adhesion Study Group	
Klassifizierung nur der Ausdehnung, wobei Adhäsionen im Bereich der Ovarien und Fimbrien beiderseits gesondert gewertet werden. Die Summe der pro Organ erhobenen Einzelwerte ergibt den Adhäsionsscore.	
Klassifizierung	**Befund**
1	Keine Verwachsungen
2	Über 50% des Organs sichtbar
3	Weniger als 50% des Organs sichtbar
4	Organ vollständig von Verwachsungen verdeckt

Tabelle 6.3. Klassifizierung der distalen Tubenpathologie nach Donnez u. Casanas-Roux (1986)

Stadium	Befund
I	Phimose, noch offene Tube
II	Vollständiger distaler Verschluß ohne Dilatation der Ampulle
III	Vollständiger distaler Verschluß mit Dilatation der Ampulle auf 15–25 mm
IV	Distaler Verschluß mit ampullärer Dilatation auf mehr als 25 mm

Tabelle 6.4. Klassifizierung der distalen Tubenpathologie nach Kleinstein et al. (1989)

Stadium	Befund
I	Hydrosalpinx >15 mm Durchmesser Erhaltene invertierte Fimbrien Keine peritubaren Adhäsionen Keine Fibrose der Tunica muscularis
II	Hydrosalpinx 15–30 mm Durchmesser Fimbrien partiell erhalten Peritubare Adhäsionen ohne Fixierung Geringe Fibrose der Tunica muscularis
III	Hydrosalpinx >30 mm Durchmesser Fimbrien nicht erhalten Fixierte Tuben „Frozen pelvis" Ausgeprägte Fibrose der Tunica muscularis

6.4 Klassifizierung der proximalen Tubenpathologie

Ein einheitliches, allgemein anerkanntes Klassifizierungsschema der proximalen Tubenpathologie liegt bisher nicht vor. Dennoch ergeben sich einige Ansatzpunkte für eine mit der Prognose der Pathologie gekoppelten Stadieneinteilung.

Hinsichtlich der operativen Erfolgschancen muß grundsätzlich zwischen Fällen im Zustand nach einer Sterilisation und solchen sonstiger Tubenpathologie unterschieden werden, wie dem Verschluß nach einer Entzündung, wegen einer Endometriose oder Salpingitis isthmica nodosa. Für beide Gruppen stellt der Typ der Anastomose und die postoperative Tubenlänge ein Maß der Tubenpathologie und damit auch der Prognose dar. Für postentzündliche Verschlüsse reicht diese einfache Klassifizierung, wie sie auch von der AFS (1988) für Fälle nach einer Sterilisation publiziert wurde, jedoch nicht aus; hier ist eine exaktere, histologische Beschreibung des Tubenschadens erforderlich. Von Wiedemann et al. (1987) wurde die in Tabelle 6.5 dargestellte Stadieneinteilung bei einer proximalen Pathologie publiziert. Hierbei handelt es sich notgedrungen um eine postoperative Einteilung.

6.5 Klassifizierung der intratubaren Pathologie

Durch die technologische Weiterentwicklung der Mikroendoskopie (Kerin et al. 1990) hat die Beurteilung der intratubaren Pathologie neue Akzente gewonnen. Die Versuche, aufgrund der hysterosalpingographischen Befunde eine prognostisch relevante Einteilung zu definieren, sind trotz einiger positiver Ansätze (z. B. Faltenstruktur) unbefriedigend geblieben. Von Henry-Suchet et al. (1985) wurde die Bedeutung der direkten Visualisierung der intratubaren Verhältnisse hervorgehoben. Puttemans et al. (1987) publizierten eine einfache Klassifizierung der intratubaren Pathologie (Tabelle 6.6). Trotz zahlreicher weiterer Ansätze (s. auch Kap. 9) fehlt heute noch ein allgemein akzeptiertes Schema der intratubaren Klassifizierung. Darüber hinaus ist es strittig, ob die vielfach gefundene intratubare Pathologie tatsächlich relevant ist. Wir klassifizieren derzeit deskriptiv nach dem Schema von Kerin et al. (1991, 1992). Dabei werden die 4 Tubenabschnitte hinsichtlich der Durchgängigkeit, der Epithelbeschaffenheit, der Vaskularisation, der Adhäsionen und der Dilatation klassifiziert (Abb. 6.1). Der Gesamtpunktwert je Tube beträgt minimal 20. Diese Punktzahl entspricht einem normalem Befund. Punktwerte zwischen 20 und 30 bedeuten eine mäßige, über 30 eine schwere intratubare Pathologie.

Tabelle 6.5. Stadieneinteilung der proximalen Tubenpathologie nach Wiedemann et al. (1987)

Stadium	Befund
I	Intakte Tubenwandschichtung
	Geringe entzündliche Reaktion
	Ausreichende Gewebsresektion
II	Intaktes Epithel
	Bindegewebsvermehrung
	Bindegewebe zu Muskulatur 1:1
	Inflammatorische Reaktion, die Lamina muscularis miteinbeziehend
	Resektion weitgehend im Gesunden
III	Nahezu aufgelöste Tubenwandschichtung
	Weitgehender Ersatz der Lamina muscularis durch Bindegewebe
	Entzündliche Reaktion, alle Schichten betreffend
	Kein intaktes Lumen

Tabelle 6.6. Klassifizierung der intratubaren Pathologie nach Puttemans et al. (1987)

Grad	Befund
I	Normale Schleimhautfalten
II	Hauptfalten separiert und abgeflacht, aber sonst unauffällig
III	Fokale Adhäsionen zwischen den Schleimhautfalten
IV	Ausgedehnte Adhäsionen zwischen den Schleimhautfalten
V	Vollständiger Verlust der Schleimhautfaltung

FALLOPOSCOPIC CLASSIFICATION AND LOCALIZATION OF TUBAL LUMEN DISEASE

Patient's Name ____ Date ____ Phone # ____
Age ____ G ____ P ____ Sp Ab ____ VTP ____ Ectopic ____ Infertile: Yes ____ No ____
Other Significant History (i.e. surgery, infection, etc.) ____

HSG ____ Sonography ____ Photography ____ Laparoscopy ____ Laparotomy ____
Cycle Details ____
Semen Details ____

	RIGHT TUBE				LEFT TUBE			
SITE of DISEASE	INTRAMURAL	ISTHMIC	AMPULLARY	FIMBRIAL	INTRAMURAL	ISTHMIC	AMPULLARY	FIMBRIAL
PATENCY Patency — 1 Stenosis — 2 Obstruction — 3								
EPITHELIUM Normal — 1 Pale, Atropic — 2 Flat, featureless — 3								
VASCULARITY Normal — 1 Intermediate — 2 Poor pallor — 3								
ADHESIONS None — 1 Thin, weblike — 2 Thick — 3								
DILITATION None — 1 Minimal — 2 Hydrosalpinx — 3								
* OTHER — 2–3								
CUMULATIVE SCORE								
TOTAL SCORE	RIGHT TUBE =			(NORMAL = 20)	LEFT TUBE =			(NORMAL = 20)

A cumulative score for each tube of: 20 = Normal Tubal Lumen; > 20 but < 30 = Moderate Endotubal Disease; > 30 = Severe Endotubal Disease.
* Mucus Plugs or Tubal Debri, Endotubal Polyps, Endometriosis, Salpingitis Isthmica Nodosa, Inflammatory, Infective, Neoplastic conditions and absent tubal segments are each assigned a score of 2 to 3 depending on the significance of the lesion.

Treatment (Specify R & L Tube Surgical Procedures).

Nothing ____
Aquadissection ____
Guidewire Cannulation ____
Wire Dilitation ____
Direct Balloon Tuboplasty ____
Other ____

Prognosis for Conception:

____ Excellent (> 75%)
____ Good (50-75%)
____ Fair (25-50%)
____ Poor (< 25%)

Recommended Followup Treatment: ____

Surgeons ____

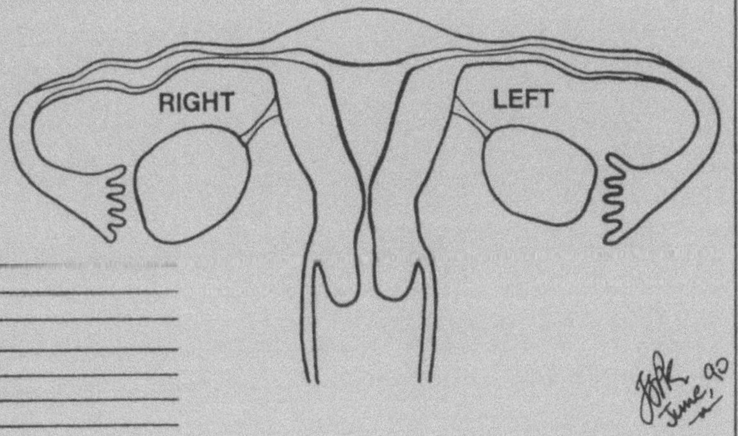

Abb. 6.1. Klassifizierung der intratubaren Pathologie. (Nach Kerin et al. 1992)

Literatur

Adhesion Study Group (1983) Reduction of postoperative pelvic adhesions with intraperitoneal 32% dextran 70: a prospective, randomized clinical trial. Fertil Steril 40: 612–619

American Fertility Society (1988) The American Fertility Society classifications of adnexal adhesions, distal tubal occlusion, tubal occlusion secondary to tubal ligation, tubal pregnancies, Müllerian anomalies and intrauterine adhesions. Fertil Steril 49: 944–955

Bronson RA, Wallach EE (1977) Lysis of periadnexal adhesions for correction of infertility. Fertil Steril 28: 613–619

Donnez J, Casanas-Roux F (1986) Prognostic factors of fimbrial microsurgery. Fertil Steril 46: 200–204

Henry-Suchet J, Loffredo V, Tesquier L, Pez JP (1985) Endoscopy of the tube (=tuboscopy): its prognostic value for tuboplasties. Acta Eur Fertil 16: 139–145

Hulka JF, Omran K, Berger GS (1978) Classification of adnexal adhesions: a proposal and evaluation of its prognostic value. Fertil Steril 30: 661–665

Kerin JF, Daykhovsky L, Grundfest WS, Surrey ES (1990) Falloposcopy: a microendoscopic transvaginal technique for diagnosing and treating endotubal disease incorporating guidewire cannulation and direct ballon tuboplasty. J Reprod Med 35: 606–612

Kerin JF, Surrey ES, Williams DB, Daykhovsky L, Grundfest WS (1991) Falloposcopic observations of endotubal mucus plugs as a cause of reversible obstruction and their histological characterization. J Laparoendosc Surg 1: 103–110

Kerin JF, Williams DB, San Roman GA, Pearlstone AC, Grundfest WS, Surrey ES (1992) Falloposcopic classification and treatment of fallopian tube lumen disease. Fertil Steril 57: 731–741

Kleinstein J, Gips H, Genis E, Khanaga O (1989) Therapeutische Maßnahmen bei mechanisch bedingter weiblicher Sterilität. Fertilität 5: 1–5

Knightly JJ, Agostino D, Clifton EE (1962) The effect of fibrinolysin and heparin on the formation of peritoneal adhesions. Surgery 52: 250–258

Puttemans P, Brosens IA, Delattin PH, Vasquez G, Boeckx W (1987) Salpingoscopy versus hysterosalpingography in hydrosalpinges. Hum Reprod 2: 535–540

Rosenberg SM, Board JA (1984) High-molecular weight dextran in human infertility surgery. Am J Obstet Gynecol 148: 380–385

Scheidel P, Hepp H (1981) Die mikrochirurgische Therapie der tubaren Sterilität. Überlegungen zur standardisierten Erfolgskontrolle. 9. Akademische Tagung deutschsprachender Hochschullehrer in der Gynäkologie und Geburtshilfe, Basel, 21.–24.10.81

Wiedemann R, Scheidel P, Wiesinger H, Hepp H (1987) Die Pathologie des proximalen Tubenverschlusses – Morphologische Auswertungen. Geburtshilfe Frauenheilkd 47: 96–100

7 Mikrochirurgische Tubenchirurgie

J. F. H. GAUWERKY

7.1 Prinzipien der Mikrochirurgie 95
7.1.1 Atraumatische Technik 95
7.1.2 Vollständige Entfernung erkrankten Gewebes 96
7.1.3 Intraperitoneale Blutstillung 96
7.1.4 Schichtenweise Adaptation der Gewebestrukturen 96
7.1.5 Peritonealisierung 96
7.1.6 Irrigation freiliegender peritonealer Gewebeoberflächen 96
7.1.7 Benutzung von Vergrößerungsgeräten 96
7.2 Mikrochirurgisches Instrumentarium 96
7.2.1 Mikrochirurgische Instrumente 96
7.2.2 Pflege der mikrochirurgischen Instrumente 98
7.2.3 Nahtmaterial 98
7.2.4 Nadeln 98
7.2.5 Operationsmikroskop 99
7.2.6 Mikrochirurgische Zusatzgeräte 102
7.3 Operationsvorbereitung 103
7.3.1 Eröffnung der Bauchhöhle 104
7.3.2 Adhäsionsprophylaxe 105
7.4 Operationstechniken 105
7.4.1 Reanastomosierung der Tube 105
7.4.2 Tubouterine Implantation 109
7.4.3 Tuboampulläre Anastomosen 109
7.4.4 Korrektur der distalen Tubenpathologie 111
7.4.5 Sonstige rekonstruktive Eingriffe 112
7.5 Mikrochirurgisches Training 113
7.5.1 Knotentechnik 113
7.5.2 Anastomosentechnik 114
7.5.3 Adhäsiolyse 115
7.6 Ergebnisse der mikrochirurgischen Tubenchirurgie 115
Literatur 120

7.1 Prinzipien der Mikrochirurgie

Die Ergebnisse operativer Eingriffe im uterotubaren System sind an bestimmte Grundvoraussetzungen gebunden, die als Prinzipien der gynäkologischen Mikrochirurgie formuliert werden können und im folgenden zusammengefaßt sind:

- atraumatische Operationstechnik,
- vollständige Entfernung des erkrankten Gewebes,
- sorgfältige Blutstillung,
- schichtenweise und exakte Adaptation der Gewebestrukturen,
- vollständige Peritonealisierung,
- ständige Irrigation freiliegender peritonealer Gewebeoberflächen,
- Benutzung von Vergrößerungsgeräten.

7.1.1 Atraumatische Technik

Die häufigste Ursache für das Versagen fertilitätschirurgischer Eingriffe ist die postoperative Ausbildung pelviner Adhäsionen (Gomel 1980a). Eine schonende Operationstechnik und die Benutzung weitgehend atraumatischen Materials sind daher die unumgänglichen Voraussetzungen für den Erfolg der gynäkologischen Mikrochirurgie. Dazu gehört die Vermeidung bzw. Verminderung einer peritonealen Traumatisierung (Gauwerky u. Kubli 1986; Gordji 1975; Levinson u. Swolin 1980). Die Bauchtücher sollten aus gewebefreundlichem Material bestehen und feucht gehalten werden. Nur Gewebe, das exzidiert wird, darf mit scharfen Instrumenten gefaßt werden. Zur Darstellung, zum Anheben und zur Retraktion von Organen und Organteilen sollten möglichst teflonbeschichtete Stäbe oder Glasstäbe benutzt werden. Handschuhpuder sollte vor dem Operieren gründlich abgespült werden, um Fremdkörperreaktionen zu vermeiden (Fienberg 1937; Winston 1975).

7.1.2 Vollständige Entfernung erkrankten Gewebes

Nur die vollständige Entfernung des erkrankten Gewebes kann zu einem optimalen Ergebnis der rekonstruktiven Operation führen. Bei einer Wiederherstellung der Tubendurchgängigkeit nach einer Sterilisation beispielsweise sollten nur gesunde Tubenstümpfe miteinander vereinigt werden. Dabei muß eine vollständige Resektion des durch die Sterilisation veränderten Gewebes erfolgen. Gleiches gilt auch für den Verschluß der Tube durch eine Endometriose (Abb. 7.15) oder eine Salpingitis isthmica nodosa (Brosens et al. 1980; Brosens u. Winston 1978; Cordua 1952; Diamond 1977; Neubüser 1982). Problematisch wird diese Maxime, wenn die gesamte Tube erkrankt ist, wie bei einem distalen Tubenverschluß.

7.1.3 Intraperitoneale Blutstillung

Blut allein vermag keine Adhäsionen hervorzurufen, sondern nur in Verbindung mit einem peritonealen Trauma (s. Kap. 13); dennoch ist die exakte Hämostase eine Voraussetzung zur Vermeidung postoperativer Adhäsionen. Postoperativ noch im Abomen vorhandenes Blut sollte sorgfältig entfernt werden (Garcia u. Mastroianni 1980).

7.1.4 Schichtenweise Adaptation der Gewebestrukturen

Zur Wiederherstellung der anatomischen und funktionellen Integrität des Eileiters ist eine schichtengerechte Rekonstruktion wichtig. Für die Tubenanastomose bedingt dieses Prinzip die zweischichtige Reanastomosierung (Tunica muscularis und Tunica serosa getrennt) unter der Aussparung der Tunica mucosa (Frantzen u. Schlösser 1984).

7.1.5 Peritonealisierung

Die vollständige spannungslose Reperitonealisierung des Operationsgebiets gilt als eine wichtige Maßnahme zur Vermeidung intraperitonealer Adhäsionen (Ellis 1971). Der Nutzen von Peritonealtransplantaten ist allerdings umstritten (Gauwerky et al. 1989). Als Nahtmaterial werden zur Deckung seröser Defekte Fäden der Stärke 7-0 bis 8-0 verwendet; bei größeren Defekten, die tiefer im kleinen Becken liegen und keine direkte Beziehung zum Adnexbereich haben, können auch Fäden der Stärke 6-0 Verwendung finden. Bei der Peritonealisierung ist besonders auf die spannungslose Adaptation der Peritonealränder zu achten, da eine Ischämie des Peritoneums zu Nekrosen führt und die Ausbildung von Adhäsionen begünstigt (Ellis 1962; Holtz 1984).

7.1.6 Irrigation freiliegender peritonealer Gewebeoberflächen

Ein Austrocknen der serösen Oberflächen ist gleichbedeutend mit einem peritonealen Trauma (Ryan et al. 1971; Gomel 1983a). Die ständige Irrigation der freiliegenden Peritonealflächen ist damit ein integraler Bestandteil der bereits intraoperativ einsetzenden Adhäsionsprophylaxe. Für die Irrigation sollte eine balancierte Mineralstofflösung verwendet werden. Ringer-Laktatlösung hat sich für diesen Zweck als besonders geeignet erwiesen. Durch den Zusatz von Heparin (5000 IE/l) kann die Koagelbildung und damit die Ausbildung von Fibrinkomplexen verhindert werden, die für die Bildung von Adhäsionen verantwortlich sind.

7.1.7 Benutzung von Vergrößerungsgeräten

Erst durch die Anwendung von Vergrößerungsgeräten können wichtige Strukturen sichtbar gemacht und dadurch erhalten werden. Das betrifft z. B. Gefäße bei der Rekonstruktion des Fimbrientrichters oder in der Mesosalpinx bei der Tubenanastomose. Nur durch die Anwendung von Lupen, Mikroskopen und auch Endoskopen können die Wandschichten der Tube erkannt und somit schichtengerecht reanastomosiert werden. Die Verwendung feinster Instrumente und Nahtmaterialien setzt die Vergrößerung voraus. Erkranktes Gewebe kann häufig nur unter einer Vergrößerung als solches erkannt werden. Vergrößerungsgeräte sind somit unerläßliche Hilfsmittel in der rekonstruktiven mikrochirurgischen Tubenchirurgie.

7.2 Mikrochirurgisches Instrumentarium

7.2.1 Mikrochirurgische Instrumente

Für rekonstruktive Eingriffe im kleinen Becken werden nur wenige mikrochirurgische Instrumente benötigt, die im folgenden vorgestellt werden. Für den gynäkologischen Bereich ist es nicht notwendig, sämtliche auf dem Markt befindlichen mikrochirurgischen Instrumente in allen möglichen Variationen zu besitzen; die Instrumente sollten eine Länge von 14 cm haben. Da ein operativer Eingriff immer nur partiell mikrochirurgischen Charakter haben kann, werden neben den hier vorgestellten mikrochirurgischen Instrumenten auch eine Reihe makrochirurgischer Instrumente benötigt. Diese variieren jedoch nach Art des operativen Ein-

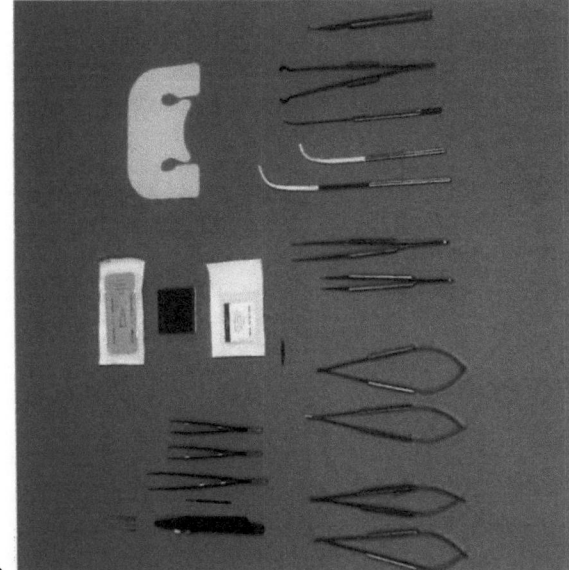

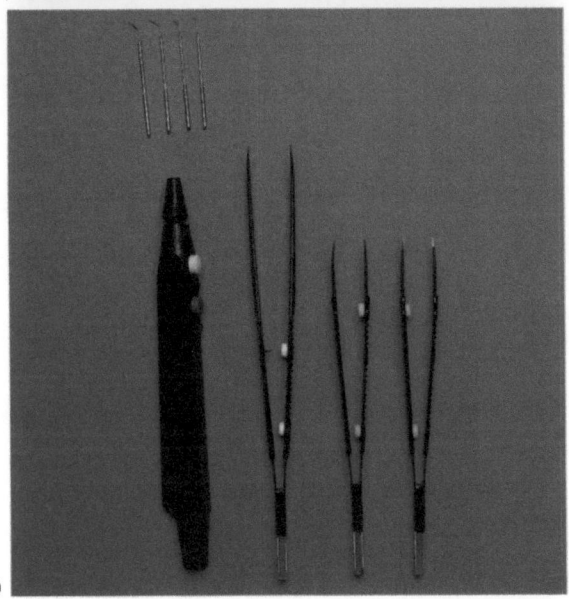

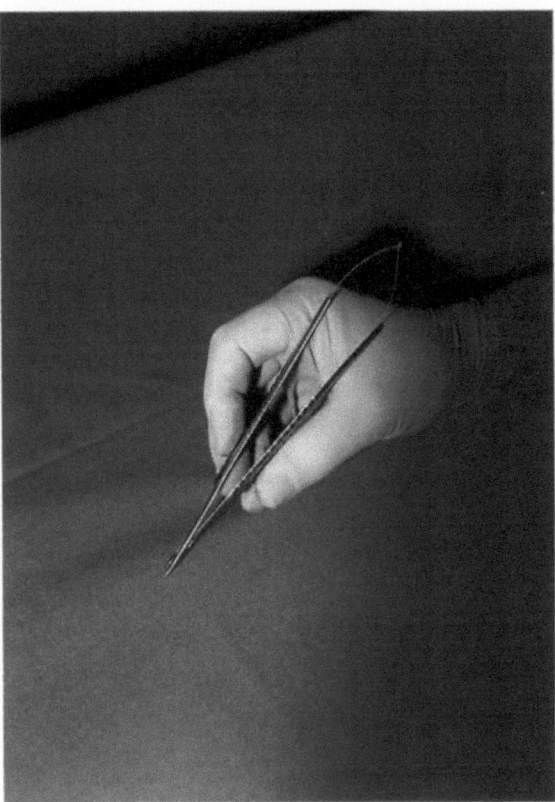

Abb. 7.2. Handhabung der mikrochirurgischen Instrumente. Die Instrumente werden ähnlich wie ein Bleistift gehalten, das hintere Ende des jeweiligen Instruments kommt dabei auf der Streckseite der ersten Zwischenfingerfalte zu liegen. Wichtig ist eine entspannte Haltung von Hand und Unterarm. Die Hand liegt der Unterlage mit der ulnaren Fläche lose auf. Mikroschere und Mikronadelhalter werden mit der rechten Hand (Rechtshänder), Pinzetten mit der linken Hand geführt

Abb. 7.1. a Mikrochirurgisches Instrumentarium. **b** Zubehör für die Elektromikrochirurgie: Handgriff mit Mikronadeln und feine Bipolarpinzetten

griffs, sind bekannt und werden daher im folgenden nicht vorgestellt.

Das benötigte mikrochirurgische Instrumentarium besteht aus (Abb. 7.1 a):

- 2 Mikropinzetten, davon eine chirurgische und eine mit flachen Backen zum Knüpfen von Nähten,
- je einer gebogenen glatten Schere mit spitzer und stumpfer Spitze,
- einem Mikronadelhalter, gebogen,
- einer geraden Tubenschere,
- 2 teflonbeschichteten Taststäben,
- ggf. Bogenklingen für die Resektion intramuraler Tubensegmente.

Zusätzlich werden feine Nadelelektroden und Bipolarpinzetten für elektromikrochirurgische Präparationen benötigt (Abb. 7.1 b). Die mikrochirurgischen Instrumente werden ähnlich wie ein Bleistift gehalten (Abb. 7.2), das hintere Ende des jeweiligen Instruments kommt dabei auf der Streckseite der ersten Zwischenfingerfalte zu liegen. Wichtig ist eine entspannte Haltung von Hand und Unterarm. Die Hand liegt der Unterlage mit der ulnaren Fläche lose auf. Die Mikroschere und der Mikronadelhalter werden mit der rechten Hand (Rechtshänder), Pinzetten mit der linken Hand geführt.

7.2.2 Pflege der mikrochirurgischen Instrumente

Mikrochirurgische Instrumente sind sehr empfindlich und bedürfen daher einer sorgfältigsten Handhabung und Pflege. Sie sollten getrennt von anderen makrochirurgischen Instrumenten, am besten in einer speziell dafür gefertigten Box untergebracht sein. Der innere Anteil solcher Kästchen, in denen die Instrumente gelagert sind, kann aus der Box herausgenommen und somit während der Operation als Instrumentenhalter fungieren. Nach der Benutzung ist eine sorgfältigste Reinigung in einem Ultraschallreiniger notwendig. Die Instrumente sollten nicht mit einem Tuch abgetrocknet werden, sondern in Warmluft von selbst trocken. Diese Reinigungsarbeiten sollten nicht delegiert werden, sondern vom Mikrochirurgen selbst vorgenommen werden. So behält er auch einen Überblick über den intakten Zustand der von ihm benutzten Instrumente.

Mikrochirurgische Instrumente können magnetisch werden; sie sollten deshalb von magnetisierenden Geräten ferngehalten werden. Es kann notwendig werden, die Instrumente von Zeit zu Zeit zu demagnetisieren, um das lästige Anheften von Nadeln am Nadelhalter oder an Pinzetten zu verhindern.

7.2.3 Nahtmaterial

Nahtmaterial ist grundsätzlich ein Fremdkörper; es kann daher eine lokale Entzündungsreaktion hervorrufen (vgl. Abb. 4.5) und das Ergebnis des operativen Eingriffs verschlechtern. Als Fremdkörper können Nahtmaterialien Adhäsionen (s. unter 7.2.3) auslösen, die für Eingriffe im tubaren System deletäre Folgen haben können. Drei Prinzipien sind daher zu berücksichtigen:

1. so wenig Nähte wie möglich,
2. so dünne Nähte wie möglich,
3. Verwendung von Nahtmaterial mit einer möglichst geringen Entzündungsreaktion.

Zum ersten Punkt wird unter 7.4 (Operationstechniken) Stellung genommen. Die Stärke der verwendeten Nahtmaterialien variiert in der gynäkologischen Mikrochirurgie zwischen 7-0 und 10-0, wobei eine Standardfadenstärke von 8-0 am gebräuchlichsten ist. In den Anfängen der Tubenchirurgie wurden zahlreiche Studien zur Überprüfung der Gewebereaktion auf verschiedene Nahtmaterialien durchgeführt. In einer älteren Studie haben Khoo u. Mackay (1972) die Wirkung von Katgut (Stärke 4-0) an der Kaninchentube untersucht. Die funktionellen Ergebnisse nach einer Reanastomosierung waren deletär, eine Entzündungsreaktion noch lange nachweisbar. Zusätzlich wurde eine deutliche fibroblastische Gewebeumwandlung festgestellt (Khoo u. Mackay 1972). In einer Studie von Winston (1975) wurde 8-0 plain Katgut mit 10-0 Nylonfäden verglichen. Auch in dieser Studie wurde gezeigt, daß Katgut zu einer wesentlich stärkeren Entzündungsreaktion führt und außerdem mit einer erhöhten Inzidenz von Adhäsion, Fibrose und Vaskularisationsstörung vergesellschaftet ist. Diese Studie hat sicherlich auch mit dazu beigetragen, daß in der Mikrochirurgie zur damaligen Zeit Nylon als das Nahtmaterial für die Tubenchirurgie schlechthin angesehen wurde. Jedoch bestanden auch zu dieser Zeit schon Vorbehalte gegenüber nichtresorbierbaren Materialien im Bereich der Tubenchirurgie (Gomel 1983c). Zu derselben Zeit kamen bereits synthetische resorbierbare Nahtmaterialien auf den Markt (Polyglactin 910, Vicryl), die ähnliche oder sogar weniger entzündliche Reaktionen als nichtresorbierbare Nahtmaterialien hervorriefen (Gomel et al. 1980).

Obwohl sich im europäischen Raum resorbierbare Nahtmaterialien im Bereich der Tubenchirurgie nur schwer durchsetzten, haben wir von Anfang an auf der Basis dieser experimentellen Untersuchungen resorbierbare Nähte im Tubenbereich eingesetzt und auch klinisch die experimentellen Daten bestätigen können. Ein seit einigen Jahren ebenfalls auf dem Markt befindliches atraumatisches und gewebeverträgliches Nahtmaterial ist Polydioxanon (PDS). Seine Resorptionscharakteristik ist etwas anders als die von Vicryl. Es behält länger seine Reißfestigkeit, und die Resorption dauert etwas länger. Für den Tubenbereich sind derartige physikalische Eigenschaften nicht notwendig, so daß von uns das billigere Polyglactin 910 bevorzugt wird.

7.2.4 Nadeln

Durch die Fertigung von atraumatischen Nadel-Faden-Kombinationen konnte der Übergang zwischen dem relativ starken Nadelkörper und dem dünneren Faden harmonisiert werden. Dennoch haben auch heute noch die atraumatischen Nadeln einen deutlich stärkeren Durchmesser als der entsprechende Faden. Die in der gynäkologischen Mikrochirurgie verwendeten Nadeln haben durchweg eine kreisförmige Biegung, wobei bei einzelnen Situationen einer Halbkreisnadel gegenüber einer 3/8-Kreisnadel der Vorzug gegeben werden muß (Abb. 7.3). In der Ophthalmologie werden noch vorwiegend Nadeln mit einer Spatulaspitze angewendet. Für die gynäkologische Mikrochirurgie sind sie nicht tauglich. Optimal sind Rundkörpernadeln mit einer geschliffenen Mikrospitze. Durch diese Fertigung kann die Nadel leichter in das Gewebe eingeführt werden. Eine für die Tubenchirurgie geeignete Nadel wird mit der Typenbezeichnung MV-14 von der Fa. Ethicon angeboten. Die Stärke der verwendeten Mikronadeln liegt zwischen 50 µm und 150 µm; die Sehne hat eine Länge von ungefähr 3–5 mm. Die von uns am häufigsten verwendete Na-

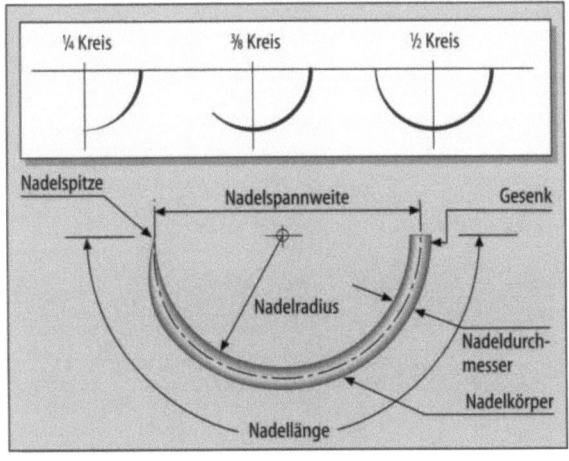

Abb. 7.3. Charakteristika einer Mikronadel

del-Faden-Kombination besteht aus einem Vicrylfaden der Stärke 8-0, armiert mit einer MV-14-Nadel. Im Rahmen von tierexperimentellen Studien am Rattenuterus kann das gleiche Material Anwendung finden, für Kaninchenanastomosen wird von uns ein Faden der Stärke 10-0 oder 11-0, armiert mit einer BV-6-Nadel (Fa. Ethicon), verwendet.

7.2.5 Operationsmikroskop

Anforderungen

Die Anforderungen an ein Operationsmikroskop betreffen

- die Bildqualität,
- die Flexibilität des Systems und
- die Bedienung.

Bildqualität. Selbstverständlich sollten Verzeichnungen, sphärische und chromatische Aberrationen unter der Wahrnehmungsgrenze liegen. Das mikroskopische Bild muß geebnet sein und eine hinreichend gute Auflösung aufweisen. Es muß stereoskopisch sein, um die Tiefenlokalisation besonders im Hinblick auf die Führung der mikrochirurgischen Instrumente zu gewährleisten. Weiterhin muß ein gewisser Mindestabstand der Sehhilfe vom Opertionsfeld gewährleistet sein, um die Instrumente unter dem Operationsmikroskop frei führen zu können.

Flexibilität des Systems. Für das Arbeiten im gynäkologischen Bereich ist es unerläßlich, daß verschiedene Vergrößerungen möglichst stufenlos einzustellen sind (bis 40fach). Wünschenswert ist außerdem ein System, das hinsichtlich der Erweiterung flexibel ist und daher möglichst Modulcharakter haben sollte. Auf diese Weise ist es möglich, an ein Basisinstrument für Assistenz- oder Demonstrationszwecke nachträglich Mitbeobachtungs- und Dokumentationseinrichtungen anzubringen. Weiterhin kann es notwendig werden, über Zusatzadapter z. B. ein Lasergerät zu installieren.

Bedienung. Die operative Technik und Infrastruktur (Organisation, Instrumente, Geräte) sollten stets so einfach wie möglich gehalten werden. Ein Gerät, das in seiner Bedienung kompliziert ist, wird keine Akzeptanz erfahren. Nur die Zusatzgeräte und Instrumente sollten verwendet werden, die auch wirklich benötigt werden. So kann ein modulares Mikroskopsystem die Anwendung vereinfachen. Einzelne Module werden nur bei Bedarf zugeschaltet.

Bauprinzip

Grundsätzlich ist ein Operationsmikroskop wie ein Feldstecher aufgebaut, dem ein weiteres sammelndes System, das Mikroskophauptobjektiv, vorgeschaltet ist (Abb. 7.4). Das Mikroskophauptobjektiv definiert mit seiner Brennweite den Arbeitsabstand des Mikroskops. Das optische System des Operationsmikroskops besteht somit aus dem Okular, dem Binokulartubus, in dem Umkehrprismen enthalten sind, und dem Mikroskophauptobjektiv. Durch die Bauweise des Binokulartubus ist eine Veränderungsdistanz (PD) gewährleistet (Abb. 7.4). Bemerkenswert ist, daß für beide Strahlengänge nicht jeweils ein Objektiv benutzt wird, wie es bei einzelnen Stereomikroskopen des sog. Greenough-Typs der Fall ist. Dieser Typ hat sich jedoch nicht durchgesetzt, da bei der Verwendung von 2 Objektiven beide Beobachtungsstrahlengänge in einem bestimmten kleinen Winkel gegeneinander geneigt sein müßten, damit man mit beiden Strahlengängen auf die gleiche Stelle des Operationsfeldes sehen kann. Dies hat zur Folge, daß bei unterschiedlichen Arbeitsabständen auch unterschiedliche Neigungen der Beobachtungsstrahlengänge eingestellt werden müßten. Ein weiterer Gesichtspunkt bei der Verwendung nur eines Hauptobjektivs betrifft die Beleuchtung des Operationsfeldes, die selbst bei unterschiedlichen Arbeitsabständen bzw. Brennweiten der Objektive automatisch immer richtig eingestellt ist. Die Vergrößerung (V) eines wie eben skizzierten Operationsmikroskops berechnet sich aus der Brennweite des Hauptobjektivs, des Tubusobjektivs und der Brennweite des Okulars wie folgt:

$V = (f\ Tubus / f\ Objektiv) \cdot$ Vergrößerung des Okulars

Im Hinblick auf die oben gestellte Forderung der Praktikabilität sollte die Brennweite flexibel und schnell ver-

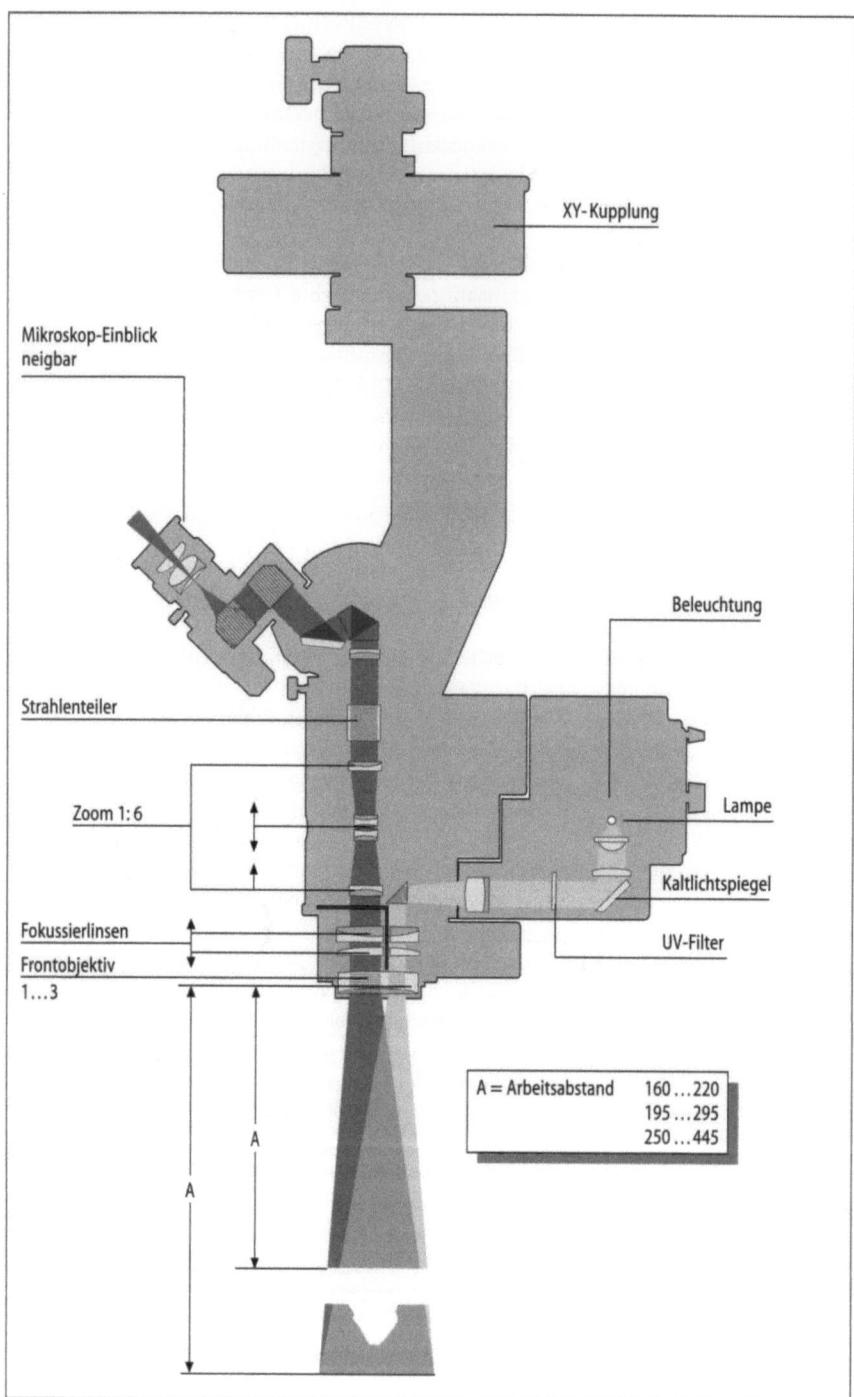

Abb. 7.4. Bauprinzip eines Operationsmikroskops

änderbar sein. Das Operationsmikroskop sollte also mit einem Vergrößerungswechsler ausgestattet sein. Im folgenden werden die einzelnen Bausteine des Operationsmikroskops kurz vorgestellt.

Objektiv
In der Mikrochirurgie sind Objektive mit einer Brennweite von 150–400 mm gebräuchlich; in der gynäkologischen Mikrochirurgie wird vorwiegend mit einer Brennweite von 200 mm gearbeitet. Die Wahl des Objektivs hängt einmal von dem minimal erforderlichen Arbeitsabstand zum Operationsfeld, der gewünschten Vergrößerung (s. vorne) und der erforderlichen Bildhelligkeit ab. Wichtig ist letzter Punkt, wenn zusätzliche Dokumentations-und Mitbeobachtungseinrichtungen eingesetzt werden sollen. Die heute im Einsatz befindlichen Objektive sind vergütet, um unerwünschte Reflexe weitgehend zu unterdrücken. Die Vergütung ist an dem bläulichen Schimmer der Glasoberfläche erkennbar. Für die Pflege ist bedeutend, daß die Objektive sauber gehalten werden, da durch Verschmutzungen der Kontrast des Bildes erheblich verringert werden kann. Um auch ein Operieren über längere Zeit zu gewährleisten, sollten die Bildfehler (Verzeichnungsfehler, sphärische und chromatische Aberrationen) unter der Wahrnehmungsgrenze liegen.

Binokulartuben
Binokulartuben sind in verschiedenen Bauweisen auf dem Markt, wobei prinzipiell gerade Tuben von Schrägtuben unterschieden werden müssen. Für den gynäkologischen Bereich, bei dem vertikal ins Operationsfeld eingesehen werden muß, empfehlen sich Schrägtuben, die seit einiger Zeit auch mit variablen Einstellwinkeln (zwischen 0° und 75° einstellbar) geliefert werden (Abb. 7.5). Der Binokulartubus stellt ein optisches System dar, bei dem durch eine sammelnde Optik ein Bild in der Zwischenbildebene erzeugt wird. Im Sinne einer kompakten Bauweise sollte die Brennweite dieses Systems möglichst gering sein. Bei Schrägtuben ist auch durch die Abknickung der Strahlengänge konstruktiv eine längere Brennweite möglich, ohne die kompakte Bauweise zu beeinträchtigen. Ein wichtiger Aspekt bei den Binokulartuben ist der Pupillenabstand, der üblicherweise zwischen 54 mm und 76 mm liegt und auch einstellbar ist. Eine exakte Einstellung auf den Abstand des jeweiligen Operateurs ist eine grundlegende Voraussetzung für die stereoskopische dreidimensionale Sicht auf das Operationsfeld. Schon geringfügige Abweichungen von der optimalen Einstellung beeinträchtigen die Verschmelzung beider Bilder zu einem dreidimensionalen Gesamtbild oder machen eine Fusion gar unmöglich.

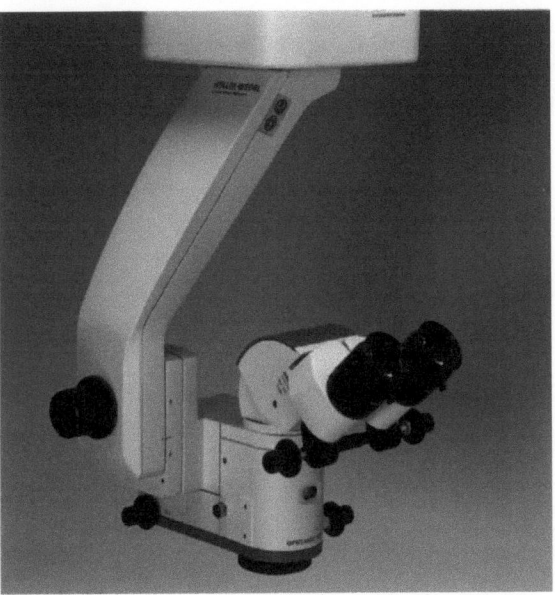

Abb. 7.5. Binokularer Schrägtubus. Der Einblickwinkel ist einstellbar

Okulare
Das Okular hat die Aufgabe, das im Binokulartubus erzeugte Zwischenbild zu vergrößern. Die am häufigsten verwendeten Okulare haben eine Vergrößerung von 12,5mal beziehungsweise 10mal. Eine weitere Vergrößerung würde zu einer Einschränkung des Sehfeldes führen. Diese oben genannten Vergrößerungen stellen einen guten Kompromiß zwischen Vergrößerung und Sehfeld dar. Die modernen Okulare sind Brillenträgerokulare, d. h. sie besitzen einen weiten Abstand der Austrittspupille (AP). Dadurch können fehlsichtige Operateure das Operationsmikroskop mit Brille benutzen. Operateure, die ihre Brille während der Operation nicht tragen wollen, passen die Okulare ihrer Fehlsichtigkeit an.

Vergrößerungswechsler
Prinzipiell läßt sich die Vergrößerung eines Operationsmikroskops verändern, indem man ein anderes Objektiv, andere Okulare oder einen Binokulartubus anderer Brennweite verwendet. Für eine vernünftige Handhabung ist das jedoch zu umständlich, so daß sich 2 Formen von Vergrößerungswechslern, der Stufenvergrößerungswechsler und Zoomsysteme, durchgesetzt haben. Der Stufenvergrößerungswechsler besticht wegen seines einfachen Aufbaus nach dem Prinzip eines Galilei-Fernrohrs, kann aber die vielfachen Vorteile eines Variosystems nicht bieten. Diese bestehen einerseits in der ununterbrochenen Sicht und Kontrolle auf das Operationsfeld während des Vergrößerungswechsels. Da der Vergrößerungswechsler elektromotorisch über einen Fußschalter bedienbar ist, kann der Operateur während

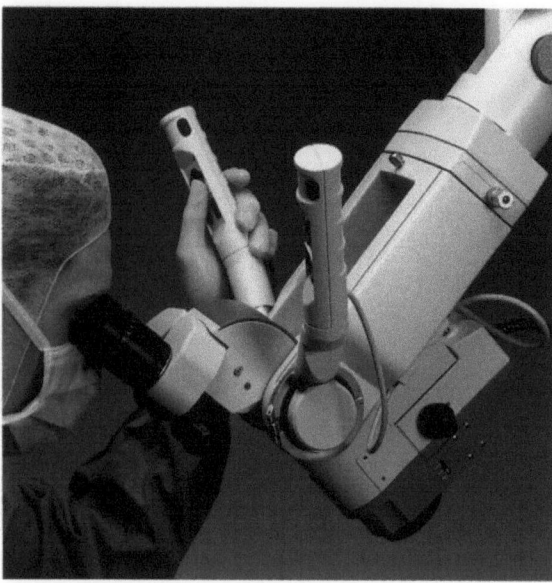

Abb. 7.6. Variosystem. Die Bedienung erfolgt über Fußschalter oder wie abgebildet über Handtasten am Operationsmikroskop. Die heute üblichen Variosysteme sind mit einem Dehnungsfaktor von 1:16 ausgestattet

des Vergrößerungswechsels seine mikrochirurgischen Instrumente weiterhin in beiden Händen führen. Für Dokumentationszwecke kann das interessierende Operationsfeld optimal dem Bildformat angepaßt werden. Da die Vergrößerungsstufe über ein Fußschaltpult eingestellt werden kann, entfällt das Problem der Sterilisation. Die heute üblichen Variosysteme sind mit einem Dehnungsfaktor von 1:16 ausgestattet. Eine technische Ausführungsform des Varioobjektivs zeigt Abb. 7.6, in der das Operationsmikroskop der Fa. Möller-Wedel dargestellt ist.

Beleuchtungseinrichtungen
Prinzipiell kommen beim Operationsmikroskop 2 Beleuchtungsarten in Frage: die Koaxial- und die Schrägbeleuchtung. Der Vorteil der Koaxialbeleuchtung ist die gleichmäßige und randscharfe Ausleuchtung des Sehfeldes. Durch die Anordnung der Lichtquelle ist eine quasi automatische Ausleuchtung des Sehfeldes unabhängig von der Objektivbrennweite gewährleistet. Ein weiterer Vorteil der Koaxialbeleuchtung ist die unproblematische Ausleuchtung tiefgelegener Operationsfelder wie sie z. B. häufig in der Otorhinolaryngologie angetroffen werden. Die Schrägbeleuchtung hat Vorteile bei flach gelegenen Operationsfeldern und in der Ophthalmologie, da Reflexionen vermieden werden können.

Als Lichtquellen kommen heute weitgehend Halogenlampen zum Einsatz, die durch einen höheren Blauanteil ein „weißeres" Licht liefern als normale Glühlampen. Die für Operationsmikroskope eingesetzten Halogenlampen haben eine Leistung von 75–100 W.

Zubehör
Die Qualität eines Operationsmikroskops entscheidet sich einerseits sicherlich an der optischen Leistungsfähigkeit, zum anderen aber auch an der Variabilität hinsichtlich der Anbringung von entsprechendem Zubehör. Wichtig sind unter diesem Aspekt Zubehörteile für die Mitbeobachtung und Dokumentation. Durch das modulare System der Mikroskope ist es über Strahlteiler problemlos möglich, Beobachtungseinrichtungen anzubringen. Desweiteren bereitet die Anbringung von Fotoapparaten, Videokamaras und Laseradaptern keine Schwierigkeiten. Operationsmikroskope, seien sie fest installiert oder mobil, stellen zusätzliche Bedingungen an die räumlichen Gegebenheiten. Nicht überall ist es möglich, ein Operationsmikroskop unterzustellen. Auch der organisatorische Aufwand zur Bereitstellung eines Operationsmikroskops im Rahmen eines mikrochirurgischen Eingriffs stellt zusätzliche Anforderungen. Nicht zuletzt deshalb hat die Lupenbrille, die in einem kleinen Kästchen aufbewahrt oder in einer Tasche mitgebracht werden kann, zahlreiche Anhänger gefunden. Ihre Anwendung wird jedoch durch 2 Dinge limitiert: einmal die begrenzte Vergrößerung bis zu einem Faktor von ungefähr 7, zum andern durch die schnelle Ermüdung mit zunehmender Operationsdauer, da der Fokusabstand durch die Kopfhaltung selbst eingestellt werden muß. Auf dem Markt sind derzeit verschiedene Ausführungen, die je nach Modell bis zu 5 000 DM kosten. Aus eigener Erfahrung empfiehlt es sich, eine Lupenbrille speziell auf die Fehlsichtigkeit des jeweiligen Operators anzupassen. Das hat allerdings den Nachteil, daß diese Brille nur von dem jeweiligen Operator benutzt werden kann. Man hat dann jedoch die Garantie, daß es sich um ein optimal angepaßtes Vergrößerungsgerät handelt.

7.2.6 Mikrochirurgische Zusatzgeräte

Elektrochirurgische Einheit
Trotz der Entwicklung neuer Technologien wie der Lasertechnologie (s. unter 8.1.5) ist ein mikrochirurgischer Arbeitsplatz ohne eine entsprechende elektrochirurgische Einheit nicht denkbar. Folgende Anforderungen sind an eine solche Einheit zu stellen:

- Die Einheit sollte universell sowohl für den mikrochirurgischen und endoskopischen als auch für den makrochirurgischen Bereich einsetzbar sein,
- sie sollte sowohl monopolare als auch bipolare Anwendungen ermöglichen, und
- sie sollte sicher sein.

In Abb. 7.7 ist ein derartiges Modell (Fa. Erbe) dargestellt. Dieses Gerät verfügt über die aufgeführten Anforderungen. Die Schneideleistung regelt sich sowohl im mikro-als auch im makrochirurgischen Bereich selb-

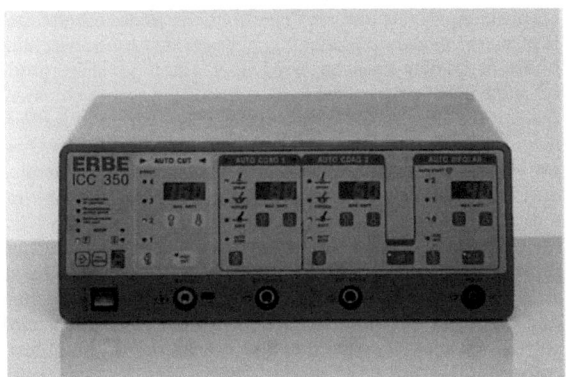

Abb. 7.7. Elektrochirurgische Einheit. Die Schneideleistung regelt sich sowohl im mikro- als auch im makrochirurgischen Bereich selbständig. Das Regelspektrum ist in 1-Wattstufen begrenzbar. Im makrochirurgischen Bereich können maximal 300 W, im mikrochirurgischen Bereich etwa 50 W als Regelspektrum eingesetzt werden. Diese Regelcharakteristik erlaubt den problemlosen Einsatz von Nadelelektroden mit einem Durchmesser von 0,05 mm

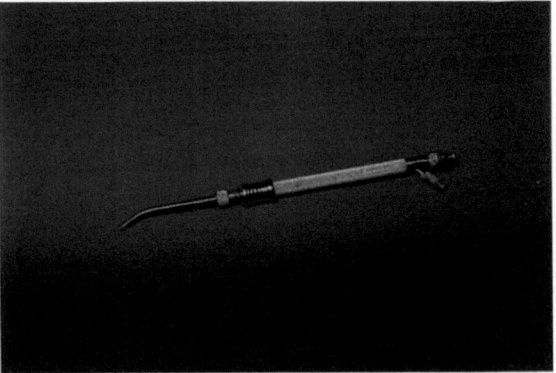

Abb. 7.8. Saug-Spüleinrichtung

ständig. Das Regelspektrum ist in 1-Wattstufen begrenzbar. Im makrochirurgischen Bereich können maximal 300 W, im mikrochirurgischen Bereich etwa 50 W als Regelspektrum eingesetzt werden. Diese Regelcharakteristik erlaubt den problemlosen Einsatz von Nadelelektroden mit einem Durchmesser von 0,05 mm. Gerade bei mikrochirurgischen Operationen ist eine effiziente Blutstillung wichtig. Mit dem abgebildeten Gerät wird eine sichere Koagulation ohne Klebeeffekt mittels einer automatischen Leistungsregulierung und einer Autostop-Funktion erreicht. Über den mikrochirurgischen Bereich hinaus ist mit diesen Geräten heute ein breites Anwendungsspektrum in der Endoskopie und Allgemeinchirurgie realisiert.

Laserchirurgie
Dieses Zubehör wird im Kap. 8 gesondert behandelt und eingehend dargestellt.

Spül-Saug-Einrichtung
Ein Grundprinzip der atraumatischen Mikrochirurgie ist die konstante Befeuchtung peritonealer Oberflächen und die Vermeidung einer Austrocknung. Elegant ist eine kombinierte Saug-Spül-Einrichtung, die mit den Fingerspitzen betätigt wird (Abb. 7.8). Alternativ kommt eine einfache 20-ml-Spritze, die mit einer gebogenen Knopfkanüle armiert ist, in Frage.

7.3 Operationsvorbereitung

Die Maßnahmen zur Vorbereitung einer tubenchirurgischen Operation lassen sich prinzipiell in präoperative und intraoperative, den eigentlichen tubenchirurgischen Eingriff vorbereitende Schritte unterteilen. Zu ersterem Punkt gehören die Lagerung der Patientin, die Anbringung von Instrumenten zur Pertubation sowie Maßnahmen zur Einleitung einer Adhäsionsprophylaxe. Zu dem zweiten Maßnahmenkomplex gehören die Technik zur Eröffnung der Bauchhöhle und die sachgerechte Darstellung der Adnexe, an der der tubenchirurgische Eingriff erfolgen soll.

Nach der Narkoseeinleitung wird die Patientin in Steinschnittlage gelagert und ein Foley-Katheter in das Cavum uteri plaziert (Abb. 7.9 a). Der Ballon wird mit 2 ml Kochsalzlösung aufgefüllt. An den Foley-Katheter wird über einen Verlängerungsschlauch eine Spritze mit Methylenblaulösung angeschlossen (Abb. 7.9 b). Die Spritze wird später in den sterilen Bereich über das Verlängerungsstück plaziert. Auf diese Weise ist während der Operation eine Chromopertubation schnell und problemlos durchführbar. Verwendet werden Katheter der Stärken 8 bzw. 10. Nach dem Anbringen des Foley-Katheters zur Pertubation wird die Patientin umgelagert und die Beine auf Flachbeinschienen gelegt, so daß eine breitflächige Auflage möglich ist. Die Beine sind während der Operation zusammengeführt. Die Assistenten und der Operateur stehen bzw. sitzen seitlich der Patientin. Die Patientin wird so weit wie möglich nach unten gelagert, um für den mikrochirurgischen Part eine bequeme Sitzposition des Operateurs zu gewährleisten (Abb. 7.9 c). Wir haben daher für die Beinschienen eine Verlängerung um 15 cm konstruiert, die auf die üblichen Beinschienen gesteckt wird (Abb. 7.9 d). Bei der Lagerung ist peinlichst genau darauf zu achten, daß die Unterlage der Patientin trocken ist. Wir verwenden dafür Moltex-Tücher, die nach der Desinfektion ggf. nochmals

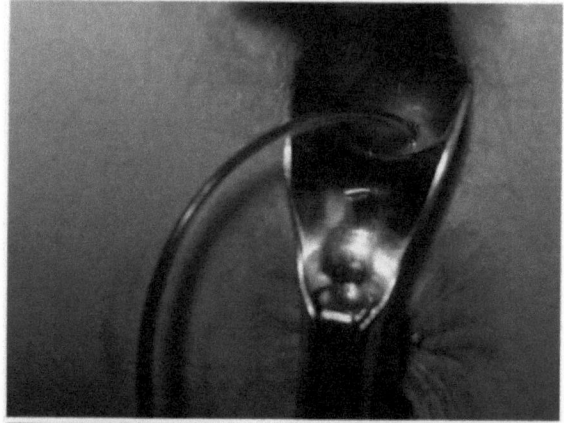
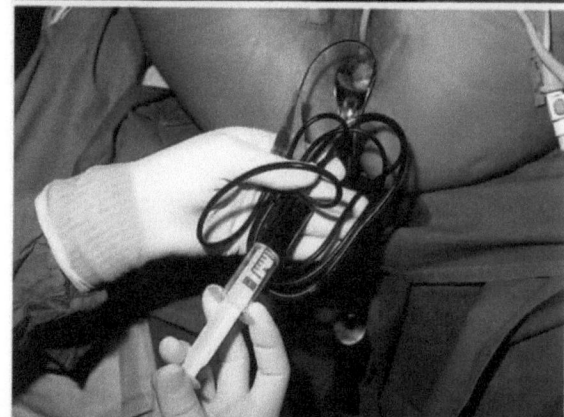
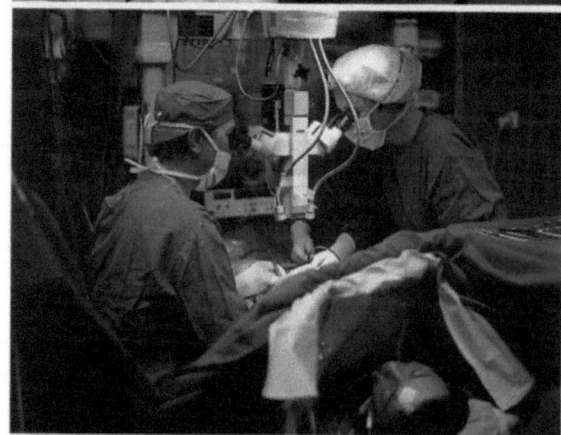
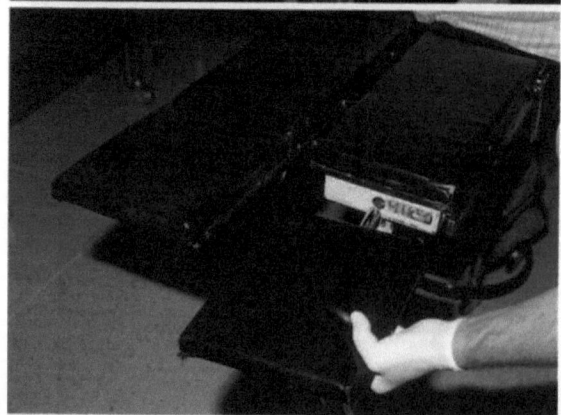

Abb. 7.9. a Nach Narkoseeinleitung wird die Patientin in Steinschnittlage gelagert und ein Foley-Katheter in das Cavum uteri plaziert Der Ballon wird mit 2 ml Kochsalzlösung aufgefüllt. **b** An den Foley-Katheter wird über einen Verlängerungsschlauch eine Spritze mit Methylenblaulösung angeschlossen. Die Spritze wird später in den sterilen Bereich über das Verlängerungsstück plaziert. Auf diese Weise ist während der Operation eine Chromopertubation schnell und problemlos durchführbar. Verwendet werden Katheter der Stärke 8 bzw. 10. **c** Nach Anbringen des Foley-Katheters zur Pertubation wird die Patientin umgelagert und die Beine auf Flachbeinschienen gelegt, so daß eine breitflächige Auflage möglich ist. Die Beine sind während der Operation zusammengeführt. Assistenten und Operateur sitzen seitlich der Patientin. Die Patientin wird so weit wie möglich nach unten gelagert, um für den mikrochirurgischen Part eine bequeme Sitzposition des Operateurs zu gewährleisten. **d** Verlängerung, die auf die üblichen Beinschienen gesteckt wird, um die Patientin soweit wie möglich nach unten zu lagern

ausgewechselt werden. Das Abdomen wird danach in der üblichen Weise steril abgedeckt.

7.3.1 Eröffnung der Bauchhöhle

Üblicherweise wird ein typischer Pfannenstiel-Schnitt durchgeführt. Eine Modifikation mit einer präfaszialen Präparation und einem Faszienlängsschnitt kann in Einzelfällen vorteilhaft sein. Die Schnittführung wird bereits bestehenden Laparatomienarben angepaßt. Nach der Eröffnung der Bauchhöhle wird eine Ringfolie in die Wundhöhle eingelegt. Diese stellt einen zusätzlichen Schutz gegen eine Durchfeuchtung dar (Abb. 7.10 a). Auch für die Mikrochirurgie hat sich der Kirschner-Rahmen als geeignet erwiesen. Der nächste Schritt besteht in der Darstellung des kleinen Beckens und der Adnexe. Mit atraumatischen Bauchtüchern werden die Darmanteile nach kranial verlagert, der Uterus mit einer Collin-Zange eleviert und die Adnexe aus dem kleinen Becken hervorluxiert. Sollte sie durch Adhäsionen fixiert sein, erfolgt jetzt zunächst eine makrochirurgische, besser mikrochirurgische, Adhäsiolyse unter der Verwendung einer Lupenbrille. Der Douglas-Raum wird anschließend sorgfältig austamponiert. In die Gaze wird eine T-Drainage gewickelt, über die später eine permanente Sekretabsaugung möglich ist. Auf die Tamponade wird eine Silastikfolie gelegt und die Adnexe auf diese Folie plaziert (Abb. 7.10 b). Die T-Drainage wird an eine übliche Saugeinrichtung angeschlossen. Während des mikrochirurgischen Eingriffs erfolgt eine kontinuierliche Befeuchtung der peritonealen Oberflächen. Das dabei anfallende Sekret wird ständig abgesaugt, so daß ein Überlaufen vermieden wird.

7.4 Operationstechniken

7.4.1 Reanastomosierung der Tube

Im Gegensatz zu Gefäßanastomosen erfolgt die Anastomosierung der Tuba uterina nicht mit (alle Schichten erfassenden) durchgreifenden Nähten, sondern in 2 Schichten unter Aussparung der Mukosa. Das ist notwendig, um eine möglichst saubere Heilung der Tubenanastomose auf dem Niveau der Mukosa, die eine fein abgestimmte nutritive und Transportfunktion (Zilien) hat, zu ermöglichen. Die Reanastomosierung der Tuba uterina erfolgt zweischichtig durch eine erste muskuläre zirkuläre Nahtreihe mit Einzelknopfnähten, sowie eine zweite Nahtreihe, die darüber die Serosa verschließt. Für die Reanastomosierung selbst sollen so wenige Nähte wie möglich gesetzt werden. Im isthmischen Bereich werden in der Regel 4 Nähte, bei ampullären Anastomosen oder lumenangleichenden Operationstechniken bis zu 8 muskuläre Einzelknopfnähte gelegt. Der Serosaverschluß darüber kann fortlaufend oder mit Einzelknopfnähten erfolgen. Im antimesenterialen Bereich bei der 12-Uhr-Position haben sich Einzelknopfnähte bewährt, da eine fortlaufende Naht leicht zu einer Einziehung führt. Als Nahtmaterial wird ein Faden der Stärke 8-0 bzw. 9-0 sowohl für den Muskularis- als auch den Serosaverschluß gewählt (s. unter 7.2.3).

Das grundlegende Prinzip der Tubenanastomose ist in Abb. 7.11 dargestellt. Nach der Präparation der proximalen und peripheren Tubensegmente, die vom verschlossenen Ende in Richtung des offenen Tubenteils scheibenförmig erfolgt, wird die exakte Durchgängigkeit der Tubensegmente durch eine aszendierende und eine deszendierende Chromopertubation überprüft. Danach erfolgt die Approximation der Tubensegmente um eine spannungsfreie Anastomose zu ermöglichen. Bewährt hat sich die Approximation durch eine fortlaufende Mesosalpinxnaht, die den medialen Teil des Lig. latum erfaßt und von dem unteren Winkel bis zum Rand der Tube führt (Abb. 7.12).

Nun erfolgt die eigentliche Anastomosierung durch eine extramuköse Vereinigung der Muskularis, beginnend bei der 6-Uhr-Position. Danach erfolgt in den Positionen 9, 12 und 3 Uhr jeweils eine weitere Muskularisnaht. Diese Nähte werden entsprechend einer Loop-Technik erst gelegt und dann sukzessiv geknüpft (Abb. 7.13). Vor dem Serosaverschluß wird die Durchgängigkeit der Anastomose durch eine aszendierende Chromopertubation überprüft. Eine Leckage wird evtl. durch eine zusätzliche Naht verschlossen. Jedoch sollten nicht zu viele zusätzliche Nähte gelegt werden, da die Wasserdichtigkeit der Anastomose, anders als bei Gefäßanastomosen, nicht unbedingt erforderlich ist. Der Serosaverschluß darüber erfolgt fortlaufend im lateralen Mesosalpinxbereich und mit Einzelknopfnähten im

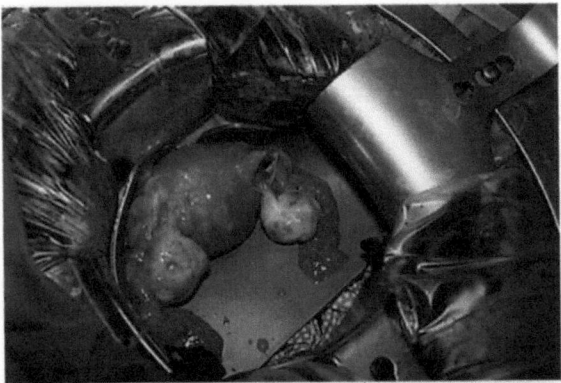

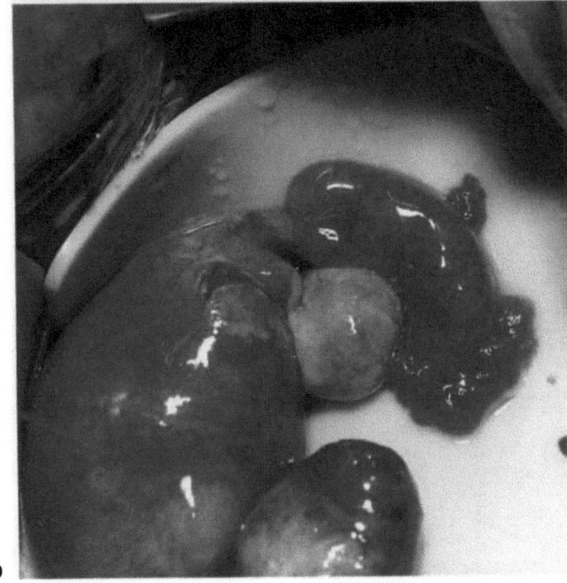

Abb. 7.10 a, b. Intraoperativer Situs. **a** Nach Eröffnung der Bauchhöhle wird eine Ringfolie in die Wundhöhle eingelegt. Dies stellt einen zusätzlichen Schutz gegen eine Durchfeuchtung dar. **b** Der Douglas-Raum wird anschließend sorgfältig austamponiert. Auf die Tamponade wird eine Silastikfolie gelegt und die Adnexe auf diese Folie plaziert

7.3.2 Adhäsionsprophylaxe

Eine systemische medikamentöse Adhäsionsprophylaxe sollte bereits präoperativ beginnen. Das betrifft sowohl entzündungshemmende Medikamente als auch die Gabe von Antibiotika. Im Kap. 13 sind die Prinzipien der Adhäsionsprophylaxe beschrieben.

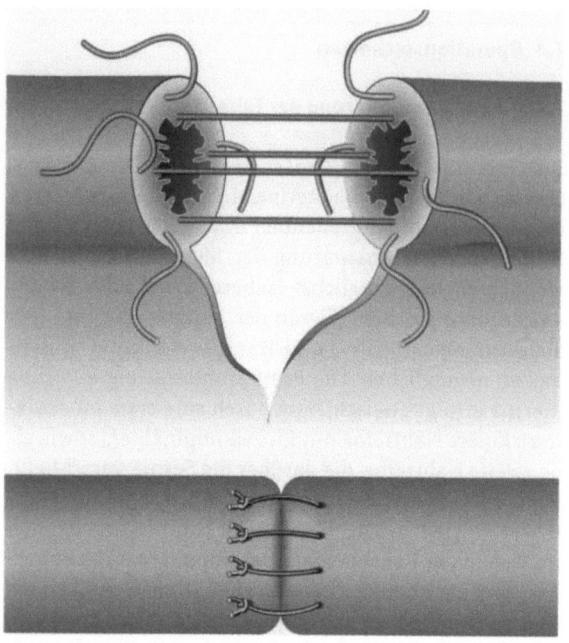

Abb. 7.11. Prinzip der Tubenanastomose. Die Naht erfolgt in 2 Schichten extramukös: zunächst 4 muskuläre Nähte an den Kardinalpunkten in den Positionen 6, 9, 12 und 3 Uhr, darüber Serosaverschluß mit EKN oder fortlaufend

Abb. 7.12. Vor der eigentlichen Reanastomosierung werden die Tubenstümpfe durch eine fortlaufende Mesosalpinxnaht approximiert. Dabei wird zunächst nur das mediale Blatt gefaßt. Das laterale Blatt wird nach Knüpfen der seromuskulären Nähte verschlossen

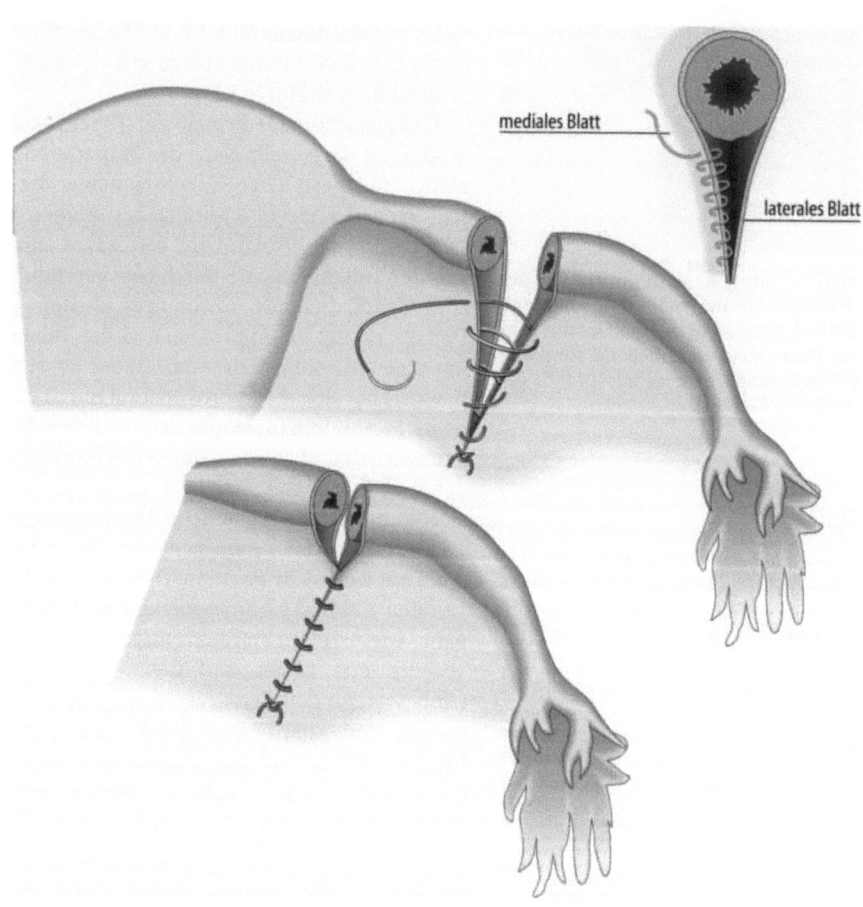

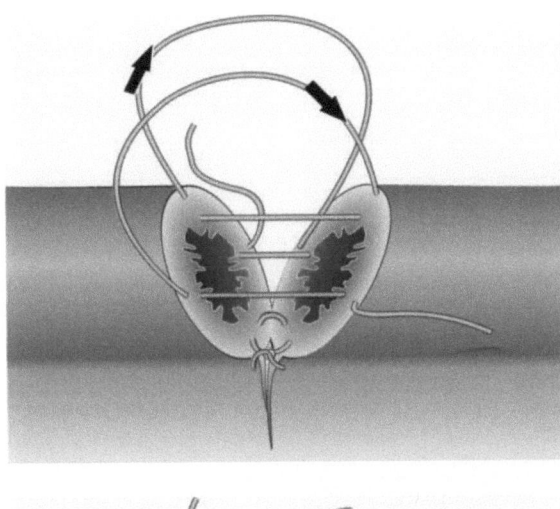
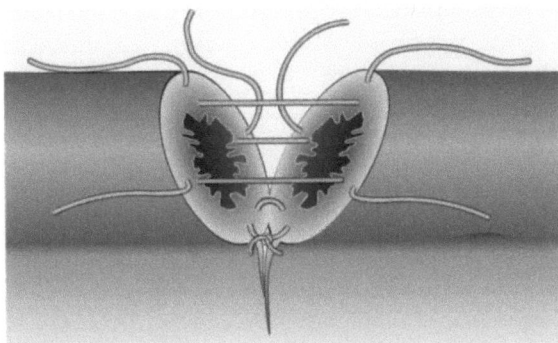
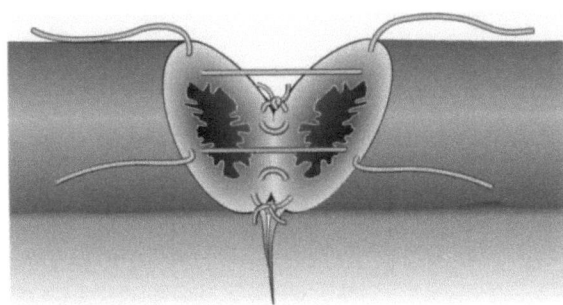
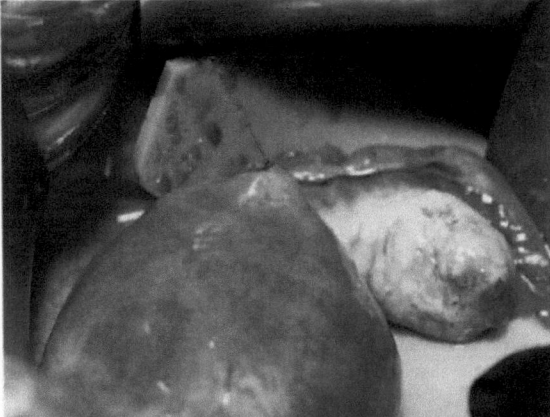
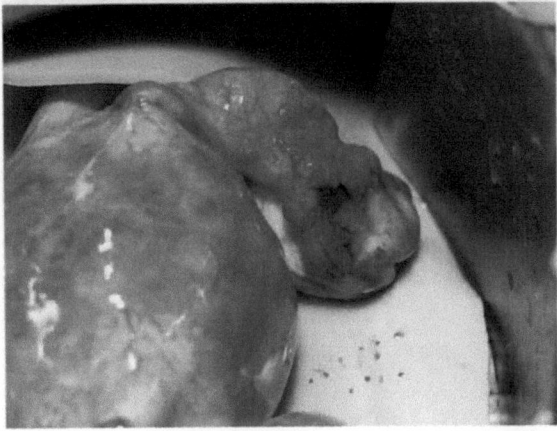

Abb. 7.14 a, b. Isthmisch-isthmische Tubenanastomose im Zustand nach Sterilisation. **a** Ausgangsbefund nach Präparation des proximalen Tubensegments. Die Durchgängigkeit des proximalen Segments wird durch aszendierende Chromopertubation überprüft. **b** Befund nach Anastomosierung. Die Anastomose ist frei durchgängig

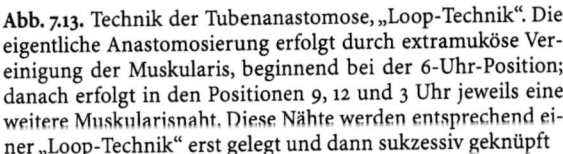

Abb. 7.13. Technik der Tubenanastomose, „Loop-Technik". Die eigentliche Anastomosierung erfolgt durch extramuköse Vereinigung der Muskularis, beginnend bei der 6-Uhr-Position; danach erfolgt in den Positionen 9, 12 und 3 Uhr jeweils eine weitere Muskularisnaht. Diese Nähte werden entsprechend einer „Loop-Technik" erst gelegt und dann sukzessiv geknüpft

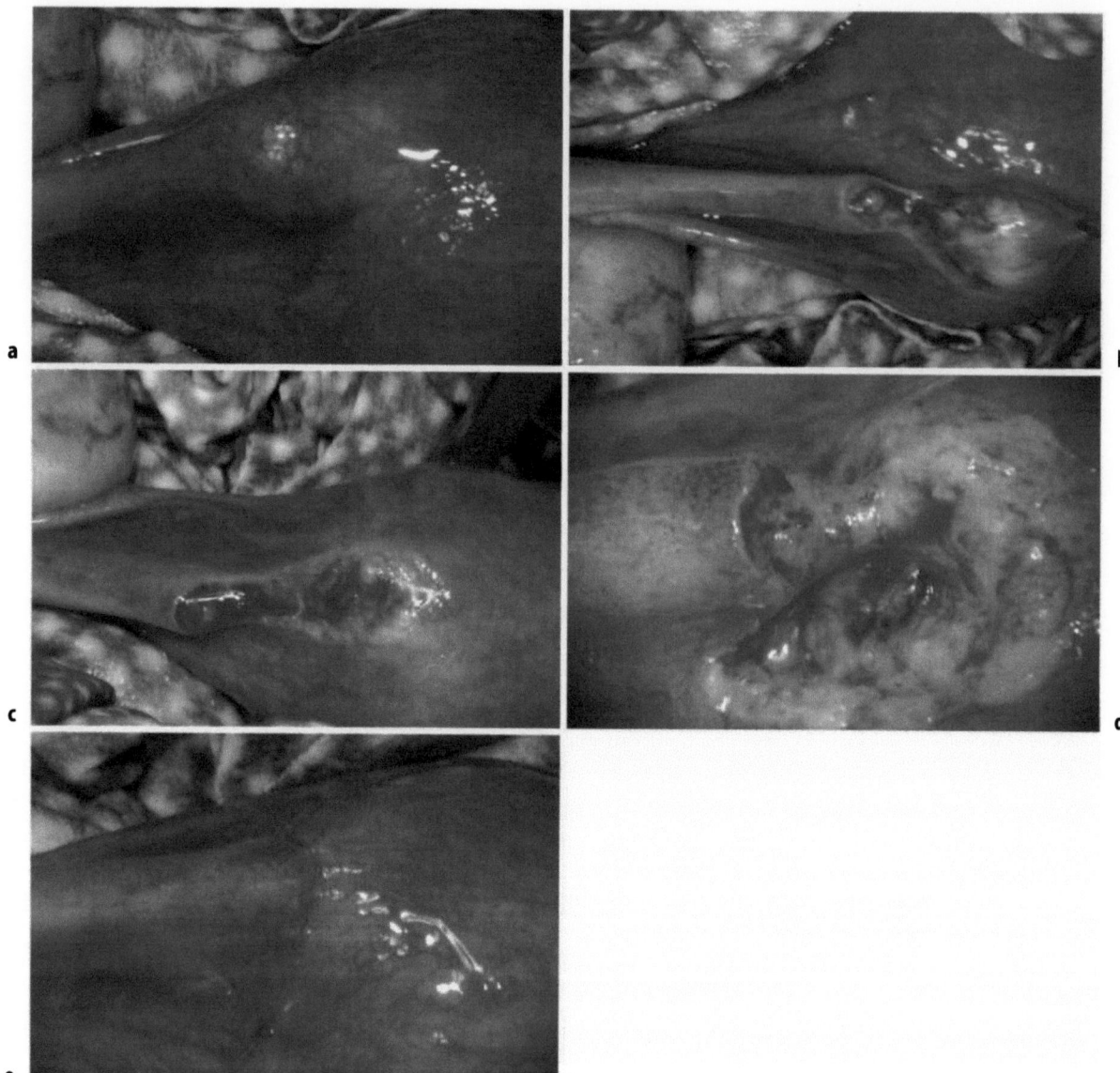

Bereich der Tubenwandung. Abb. 7.14 zeigt eine isthmisch-isthmische Anastomose im Zustand nach einer Sterilisation.

Im Fall von nicht durch eine Sterilisation bedingten Verschlüssen, wie beispielsweise einer Endometriose (Abb. 7.15), ist sorgfältigst darauf zu achten, daß die Pathologie vollständig exzidiert wird. Anschließend erfolgt die Reanastomosierung gesunder Tubensegmente.

Abb. 7.15 a–e. Beispiel für endometriotisch bedingten proximalen Tubenverschluß. Wichtig ist die komplette Exzision des erkrankten Gewebes und die Reanastomosierung im Gesunden. **a** Ausgangsbefund, **b** Situs während der Resektion, und **c** nach der Resektion. **d** Anastomosierung mit 4 Muskularisnähten (Viryl 9-0). **e** Schlußbild nach Serosaverschluß

7.4.2 Tubouterine Implantation

Die tubouterine Implantation ist ein makrochirurgisches Verfahren und ist heute kaum noch notwendig. Im eigenen Patientengut war in den letzten 14 Jahren lediglich eine tubouterine Implantation erforderlich (Abb. 7.16). Diese erfolgte bei einer Uterusfehlbildung mit einem rudimentären Uterushorn, das eine normale Tube trug. Die Implantation erfolgte in das gut ausgebildete kontralaterale Uterushorn. An die Stelle der Tubenimplantation ist die mikrochirurgische tubointramurale Anastomse getreten, die mit mikrochirurgischen Techniken nach einer Freilegung des intramuralen Tubenabschnitts ermöglicht wird. Hierbei wird entsprechend dem Verlauf der Tube die Uteruswandung, die den intramuralen Tubenanteil umgibt, longitudinal eröffnet. Die eigentliche Anastomosierung wird mikrochirurgisch durchgeführt, wie oben dargelegt.

7.4.3 Tuboampulläre Anastomosen

Bei tuboampullären Anastomosen (Abb. 7.17, Abb. 7.18) sollte bei der Präparation des distalen ampullären Tubensegments und seiner Eröffnung darauf geachtet werden, daß das Lumen des distalen Tubenstumpfes dem des proximalen Segments entspricht. Hierbei hat es sich als hilfreich erwiesen, von distal eine Knopfsonde oder einen Teflonstab einzuführen und über diesem die Tube zu eröffnen. Vor der Eröffnung erfolgt die zirkuläre Abpräparation eines Serosaringes. Die Anastomosierung kann dann bei einer Lumengleichheit genauso wie beschrieben durchgeführt werden. Liegt allerdings eine Lumendifferenz vor, so sollte eine lumenangleichende Operationstechnik gewählt werden, bei der das proximale Tubensegment in der 12-Uhr-Position schlitzförmig erweitert und dadurch ein größeres Lumen erreicht wird (Abb. 7.19). Die Anastomosierung erfolgt dann analog der Standardsituation in der 6-Uhr-Position beginnend. Daraufhin werden die Nähte in den Positionen A,B,C (Abb. 7.19) gelegt und anschließend geknüpft. Bisweilen sind aufgrund des größeren Lumens zusätzliche Muskularisnähte notwendig.

Ampulläre Tubenanastomosen sind relativ selten notwendig und hinsichtlich der Ergebnisse (s. unter 7.6) prognostisch ungünstiger. Aufgrund des weiteren Lumens sind in der Regel mehr als 4 Muskularisnähte notwendig. Wegen der, in Relation zum Tubenlumen, dünnen Tubenwandung erfolgt die Anastomosierung meistens einschichtig mit seromuskulären Einzelknopfnähten. Im Prinzip wird die Anastomosierung entsprechend dem zuvor geschilderten Vorgehen durchgeführt. Die erste Naht wird in der 6-Uhr-Position gelegt, Kardinalnähte bei 9, 12 und 3 Uhr. Je nach der Weite des Lumens müssen zwischen diesen Positionen weitere Nähte (nicht mehr als insgesamt 8) gelegt werden.

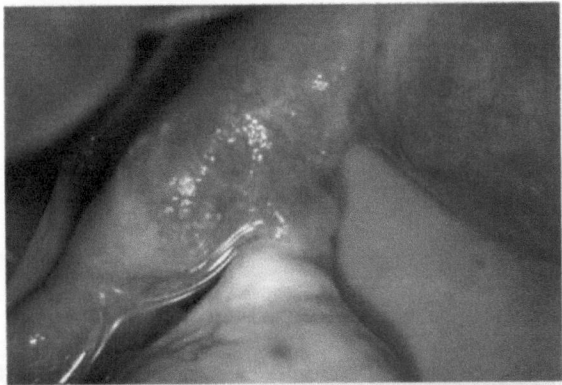
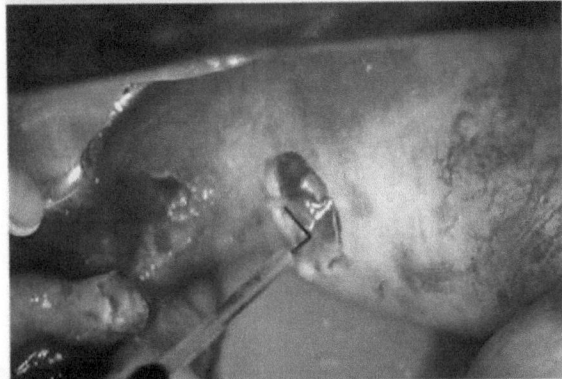
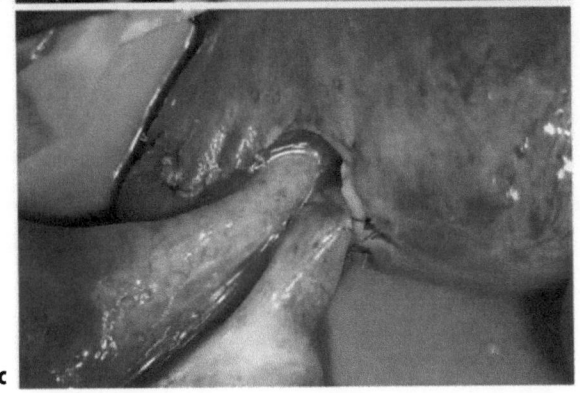

Abb. 7.16 a, b. Tubouterine Implantation bei Uterusfehlbildung. **a** Rudimentäres verschlossenes Uterushorn mit daran anschließender normaler Tube. **b** Nach Resektion des verschlossenen Segments Präparation eines Implantationskanals in das kontralaterale gut entwickelte Uterushorn. **c** Situs nach Tubenimplantation

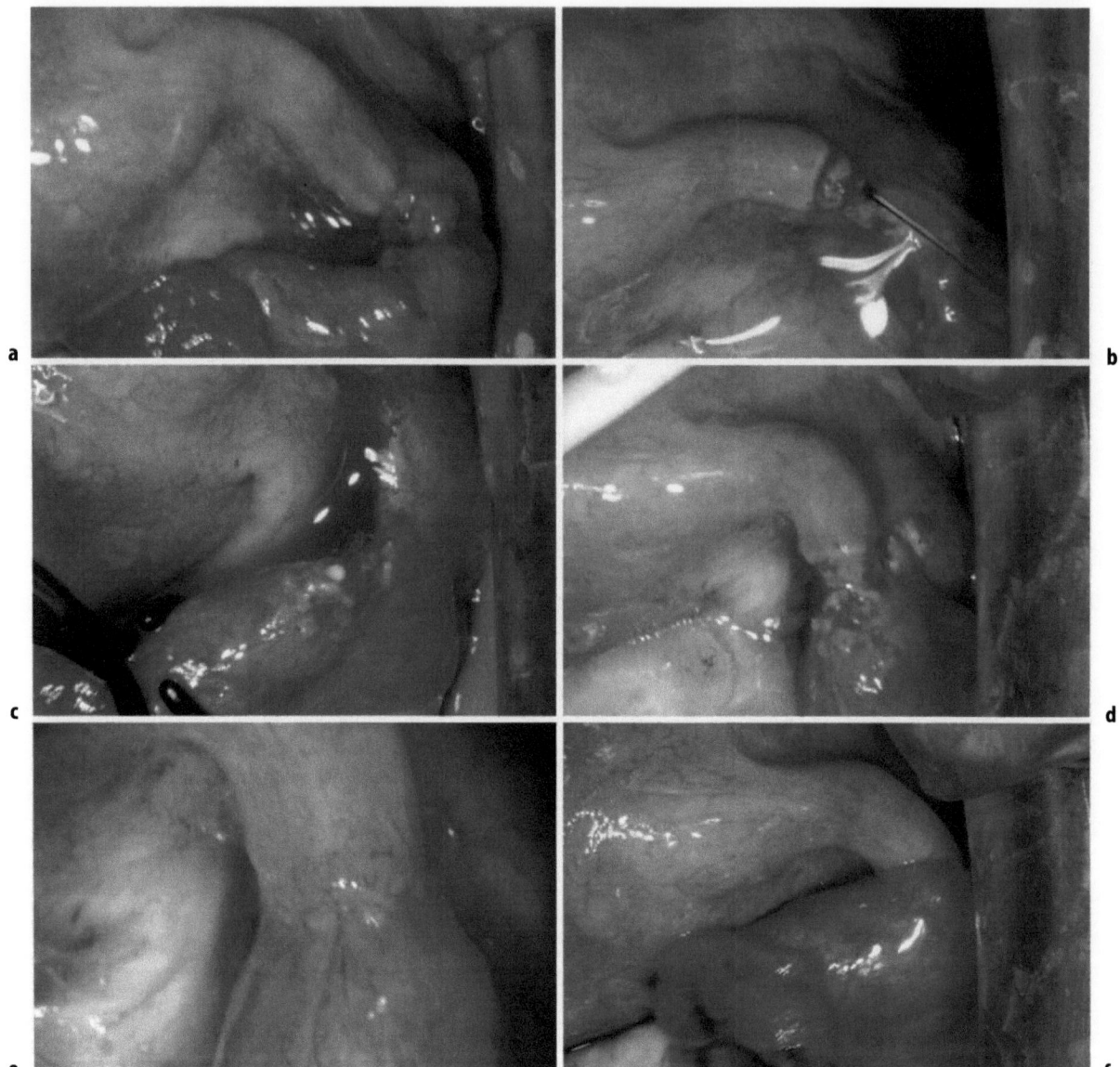

Abb. 7.17 a–f. Tuboampulläre Anastomose. **a** Zustand nach Sterilisation nach Pomeroy. Nicht resorbierbare Ligaturfäden. In situ. **b** Nach Präparation des proximalen Tubensegments erfolgt die aszendierende Chromopertubation. Der Austritt der Farblösung erfolgt in einem glatten Strahl. **c** Bei Präparation des distalen ampullären Tubensegments und seiner Eröffnung muß darauf geachtet werden, daß das Lumen des distalen Tubenstumpfes dem des proximalen Segments entspricht. Hierbei hat es sich als hilfreich erwiesen, von distal eine Knopfsonde oder einen Teflonstab einzuführen und über diesem die Tube zu eröffnen. **d** Die Anastomosierung kann dann bei Lumengleichheit wie bei isthmisch-isthmischen Anastomosen erfolgen. **e** Serosaverschluß in diem Falle fortlaufend. **f** Überprüfung der Tubendurchgängigkeit durch aszendierende Chromopertubation

Abb. 7.19. Prinzip der lumenangleichenden Anastomosierungstechnik. Das proximale Tubensegment wird in der 12-Uhr-Position schlitzförmig erweitert und dadurch ein größeres Lumen erreicht. Die Anastomosierung erfolgt dann analog der Standardsituation in der 6-Uhr-beginnend. Daraufhin werden die Nähte in den Positionen *A,B,C* gelegt und anschließend geknüpft. Bisweilen sind aufgrund des größeren Lumens zusätzliche Muskularisnähte notwendig

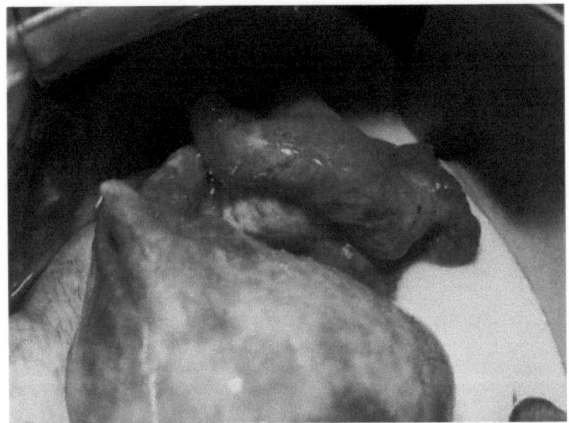

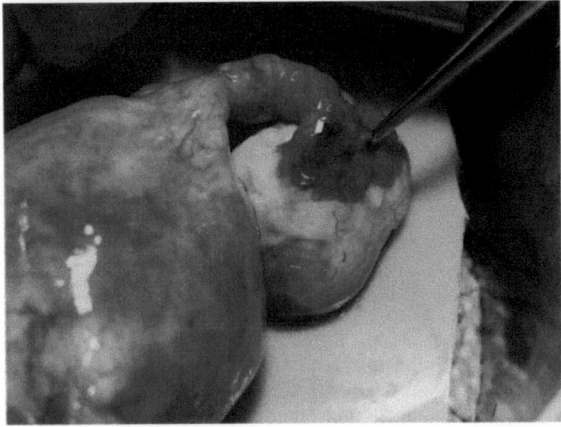

Abb. 7.18 a, b. Beispiel für isthmisch-ampulläre Anastomose. **a** Ausgangsbefund. Im Zustand nach Sterilisation kurzes isthmisches Tubensegment, davon disloziert ein 5 cm langes ampulläres Tubensegment. **b** Nach isthmisch-ampullärer Anastomose. Die Anastomose ist frei durchgängig

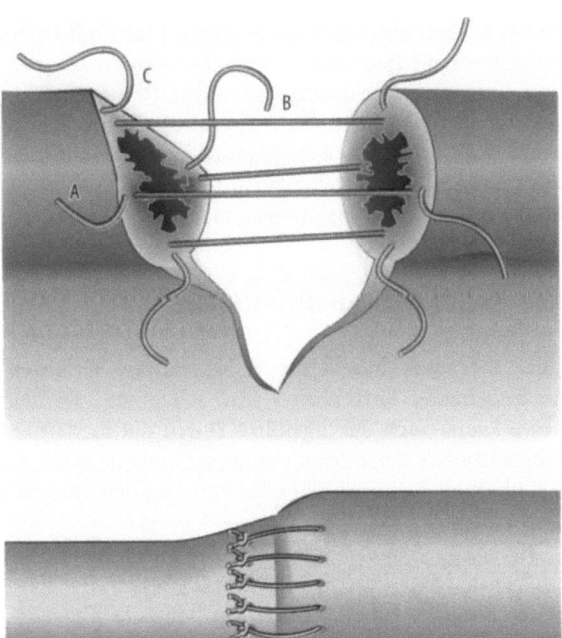

7.4.4 Korrektur der distalen Tubenpathologie

Salpingostomie

Die operative Eröffnung einer peripher verschlossenen Tube wird als Salpingostomie bezeichnet. Meistens ist diese Form der Tubenpathologie auch mit Adhäsionen verbunden, so daß diese Eingriffe nicht isoliert, sondern in Kombination mit einer Salpingolyse, durchgeführt werden. Eine häufig vorgefundene Situation besteht darin, daß die peripher verschlossene Tube breitflächig am Ovar verwachsen, beziehungsweise mit der Beckenwand adhärent ist. In diesem Fall muß der eigentlichen Salpingostomie die Salpingolyse vorausgehen. Die Präparation erfolgt elektro-mikrochirurgisch monopolar mit einer feinen Nadelelektrode. Eine laserchirurgische Präparation bringt keine Vorteile. Nach einer Mobilisierung des distalen Tubenendes wird unter einer aszendierenden Chromopertubation der distale Stumpf am „Nabel" (Abb. 7.20) eröffnet und dann sukzessiv entlang von avaskulären Narbenstraßen das Tubenende weiter eröffnet. Nach ein oder zwei weiteren Inzisionen kann die Präparation von der Innenseite der Tube erfolgen, so daß die noch vorhandenen Fimbrien geschont werden können. Meistens ist es notwendig, die gebildeten Tubenlappen in einer geöffneten Position mit mehreren Einzelknopfnähten der Stärke 8-0 zu fixieren. Jedoch treten auch Situationen auf, in denen eine Nahtversion unterbleiben kann (Abb. 7.20).

Fimbrioplastik

Unter einer Fimbrioplastik verstehen wir die operative Korrektur am Fimbrientrichter bei einer durchgängigen Tube. Hierzu gehört die operative Korrektur einer Tubenphimose, die Inzision eines Peritonealringes und die Korrektur von agglutinierten Fimbrien. Die operative Korrektur muß bei dieser Vielfalt der Veränderungen individuell erfolgen und sich an die anatomischen Gegebenheiten anpassen. Das Ziel ist auch hier die originäre Rekonstruktion des Fimbrientrichters. Sämtliche Manipulationen sollten atraumatisch mit Taststäben erfolgen; Inzisionen erfolgen in der Regel elektro-mikrochirurgisch mit einer feinen Nadelelektrode. Blutungen am Fimbrientrichter werden unter mikroskopischer Sicht und Spülung direkt gestillt.

Adhäsiolyse

Obwohl die Adhäsiolyse mittlerweile eine Domäne der operativen Endoskopie geworden ist, seien hier kurz einige Prinzipien erläutert. Die Präparation erfolgt ebenfalls elektro-mikrochirurgisch, wobei sie exakt den anatomischen Strukturen und Grenzen folgen sollte. Hierbei sollte es ebenfalls das Ziel sein, die originäre anatomische Struktur zu rekonstruieren, die Adhäsionen vollständig zu entfernen und nicht nur zu durchtrennen.

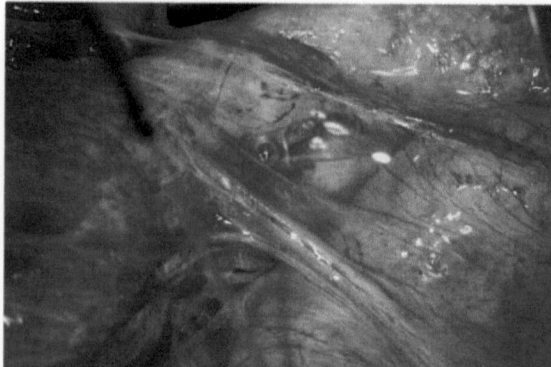
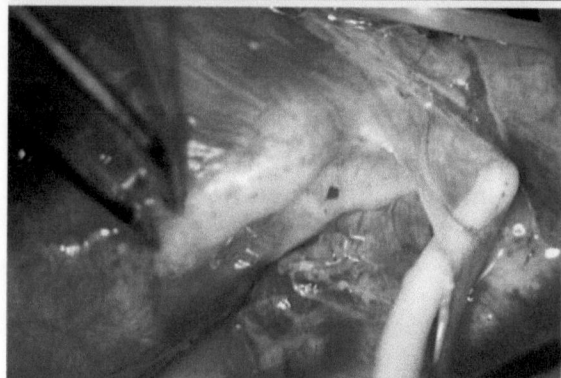

Abb. 7.21 a, b. Adhäsiolyse. **a** In Adhäsionen eingebettetes und an der Beckenwand fixiertes Adnex. **b** Zur Darstellung werden die Adhäsionen mit Teflonstäben zeltartig angehoben und mit der Mikroelektrode auf dem Taststab durchtrennt

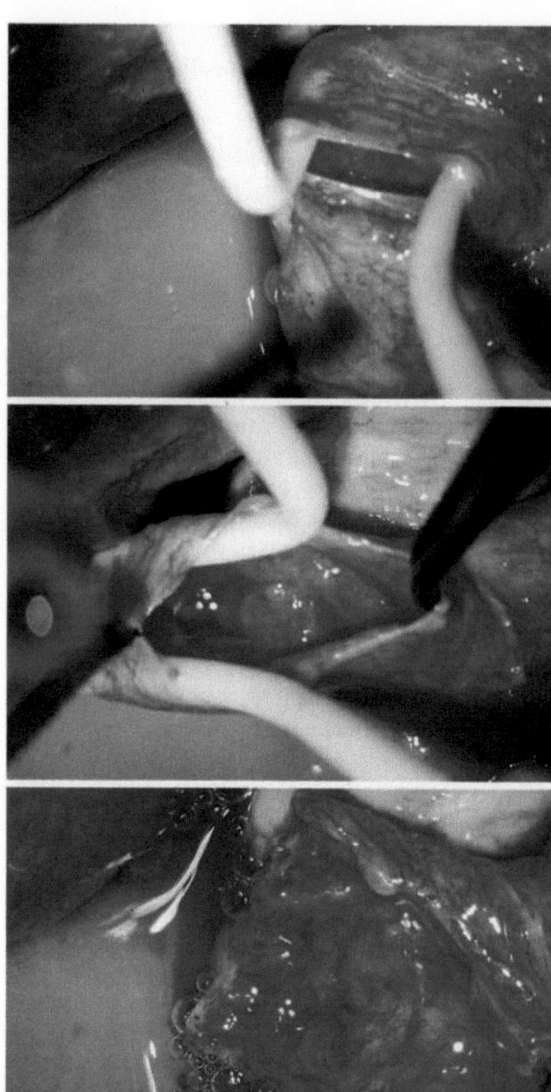

Abb. 7.20 a–c. Salpingostomie. **a** Primäre Eröffnung in einem gefäßlosen Areal. **b** Präparation und Erweiterung des Fimbrientrichters durch radiäre Inzisionen unter Beachtung der Mukosafalten und der Gefäßversorgung. **c** Schlußbild; evertierende Nähte sind in diesem Fall nicht notwendig

dung zurückzuführen. Deshalb sollte diesem Aspekt besonderes Augenmerk gewidmet werden. Bei der Präparation sollten die Adhäsionen und die anatomischen Strukturen mit Taststäben angespannt werden. Über einem unter den Adhäsionssegeln vorgeschobenen Taststab (Abb. 7.21) erfolgt die Präparation elektrochirurgisch. Dadurch ist eine gute Exploration und ein Schutz des angrenzendes Gewebes gewährleistet. Über sonstige Maßnahmen zur Adhäsionsverminderung s. Kap. 13.

7.4.5 Sonstige rekonstruktive Eingriffe

Über die zuvor beschriebenen operativen Verfahren hinausgehende Korrekturen sind selten und werden heute kaum noch durchgeführt. Durch die modernen Möglichkeiten der Reproduktionstechnologie sind sie z. T. überholt. Dennoch seien sie im folgenden kurz angesprochen.

Homologe Tubentransplantationen haben nur historischen und experimentellen Wert. Die bisher beschriebenen Eingriffe haben nicht zu klinischen Erfolgen geführt.

Ein weiteres wichtiges Prinzip der Adhäsiolyse ist die Präparation in avaskulären Gewebearealen. Gefäße können problemlos unter dem Mikroskop erkannt und vor der Durchtrennung bipolar oder monopolar koaguliert werden. Da ungefähr 60% der Tubenpathologie mit Adhäsionen einhergehen, ist die exakte Durchführung einer Adhäsiolyse eine der wichtigsten Maßnahmen bei tubenchirurgischen Eingriffen. Ein großer Prozentsatz operativer Versager im Rahmen tubenchirurgischer Eingriffe ist ebenfalls auf Adhäsionen bzw. ihre Neubil-

Die *Transposition* der Tube auf die kontralaterale Seite ist dann sinnvoll, wenn auf einer Seite die Tube und auf der anderen Seite das Ovar fehlt. Eine einfache Technik besteht darin, das Ovar der kontralateralen Seite hinter den Uterus in die Nähe der Tube zu bringen. Die Tube der anderen Seite wird gestielt und ebenfalls hinter den Uterus verlagert. Auf diese Weise ist der Fimbrientrichter dem Ovar angenähert.

Eine weitere Möglichkeit besteht darin, die Tube oder das Ovar als *gestieltes vaskuläres Transplantat* auf die andere Seite zu bringen. Die Transplantation der Tube erfordert dann aber auch eine mikrochirurgische Tubenanastomose auf der ovariellen Seite. Mit diesen Techniken sind in der Literatur einzelne Schwangerschaften erzielt worden. Insgesamt handelt es sich jedoch um seltene Indikationen.

7.5 Mikrochirurgisches Training

Optimale therapeutische Ergebnisse sind in einem Fachgebiet, das manuelle Geschicklichkeit ganz in den Vordergrund stellt, nur mit einem intensiven operativen Training erreichbar. Anderseits kann aber eine maximale Vorbereitung im Training nicht die Intuition und die Erfahrung ersetzen, die nur im direkten Umgang am Operationstisch gewonnen werden kann. Die mikrochirurgische Ausbildung muß daher diese 2 Komponenten berücksichtigen: das Erlernen mikrochirurgischer Prinzipien und operativer Techniken, die weitgehend an totem und tierexperimentellen Material gewonnen werden kann und die Anleitung am Operationstisch.

Sicherlich sind die individuelle Lernfähigkeit, Geschicklichkeit und kreative Intuition unterschiedlich ausgeprägt, man möge sich jedoch nicht über die Schwierigkeit mikrochirurgischer Operationstechniken hinwegtäuschen. Eine nur um Bruchteile eines Millimeters falsch gesetzte Naht bei der Reanastomosierung der Tube kann deletäre Folgen haben, nämlich einen Tubenverschluß. Boeckx (1982) hat seine Ergebnisse bei der Reanastomosierung der Kaninchentube in Abhängigkeit vom Trainingsgrad zusammengestellt. Erst nach 150 Tubenanastomosen wurden konstant gute Ergebnisse erzielt. Wir möchten uns mit unserer Forderung nach einem entsprechenden Training nicht auf diese Zahl festlegen, sie zeigt jedoch, daß eine Anwendung mikrochirurgischer Techniken ohne ein entsprechendes Training verantwortungslos und mit ärztlich-ethischem Handeln nicht zu vereinbaren ist. Gleiches gilt natürlich auch für die endoskopische Tubenchirurgie. Im folgenden sollen die gängigen experimentellen Modelle zum Erlernen mikrochirurgischer Techniken dargestellt werden.

7.5.1 Knotentechnik

Die ersten Schritte beim Erlernen mikrochirurgischer Techniken bestehen in einer sachgerechten Handhabung der mikrochirurgischen Instrumente. Die in einen Karton eingespannte Fläche eines *Gummihandschuhs* (Abb. 7.22) ist ein ideales Hilfsmittel zum Erlernen der Knoten- und Nahttechnik sowie des Umgangs mit mikrochirurgischen Instrumenten. Die Folie des Gummihandschuhs kann inzidiert und dann mit einer Nahtreihe wieder verschlossen werden. Wichtig ist die breite Auflage der ulnaren Fläche beider Hände, so daß eine ruhige Führung der Instrumente möglich ist (Abb. 7.22). Die Knotentechnik besteht in einem doppelt gelegten Knoten, dem ein gleichläufiger und anschließend ein gegenläufiger Knoten folgt. Es ist wichtig, diese Bewegungen harmonisch und ohne zu große „Ausschläge" durchzuführen und so eine ökonomische Instrumentenführung zu üben. Wie überall in der Chirurgie sollte beachtet werden, daß auch hier die Nadel senkrecht in das Gewebe eingeführt und dann mit einer Drehbewegung entsprechend der Kurvatur der Nadel durch das Gewebe geführt und ausgestochen wird. Beim Durchstechen der Nadel und Durchziehen des Fadens sollte mit der Pinzette ein Gegendruck auf das Gewebe ausgeübt und so eine Verziehung und Traumatisierung des Gewebes vermieden werden.

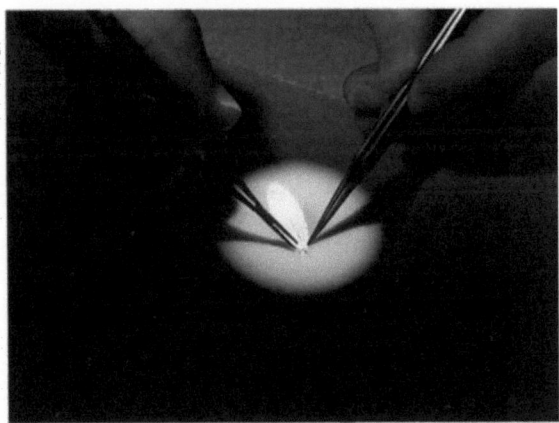

Abb. 7.22. Trainingsmodell „Gummihandschuh". Die in einen Karton eingespannte Fläche eines Gummihandschuhs ist ein ideales Hilfsmittel zum Erlernen der Knoten- und Nahttechnik sowie des Umgangs mit mikrochirurgischen Instrumenten. Die Folie des Gummihandschuhs kann inzidiert und dann mit einer Nahtreihe wieder verschlossen werden

7.5.2 Anastomosentechnik

Ein einfaches Modell besteht in der Reanastomosierung eines durchtrennten *Silastikschlauchs* (Abb. 7.23). In einem nächsten Schritt mit natürlichem Material kann eine *Reanastomosierung von Nabelschnuranteilen* und Nabelschnurgefäßen trainiert werden. Die Nabelschnur wird auf einer Korkplatte mit 2 Nadeln fixiert und nach der Durchtrennung eine Nahtanastomose durchgeführt (Abb. 7.23). Zum Training von Gefäßanastomosen verweisen wir auf die gesonderte mikrochirurgische Literatur.

Ein anerkanntes Modell für die Tuba uterina des Menschen ist der *Rattenuterus*. Er entspricht im Durchmesser und im Aufbau der Wandstrukturen weitgehend dem isthmischen Anteil der Tuba uterina des Menschen und ist daher ein ideales Modell zum Training der Reanastomosierung der Tuba uterina in diesem Tubenabschnitt. Das Abdomen und der Uterus duplex werden durch eine mediane Unterbauchlaparotomie freigelegt und danach die präparativen Schritte durchgeführt (Abb. 7.24).

Ein anderes in der wissenschaftlichen Tubenforschung anerkanntes Modell ist die *Kaninchentube*. Aufgrund des geringen Durchmessers eignet sie sich nicht zum Training mikrochirurgischer Techniken bei Anfängern, sondern ist vielmehr ein „Fortgeschrittenenmodell", bei dem bereits eingehende Kenntnisse der mikrochirurgischen Technik vorliegen müssen. Für die Anastomose werden Nahtmaterialien der Stärke 11-0 verwendet.

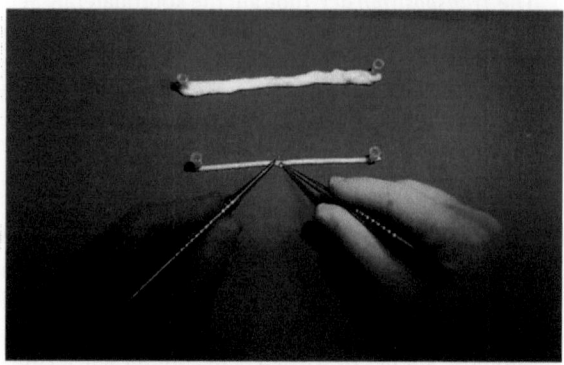

Abb. 7.23. Trainingsmodelle „Silastikschlauch", „Nabelschnur". *Unten:* Ein einfaches Modell besteht in der Reanastomosierung eines durchtrennten Silastikschlauchs. *Oben:* In einem nächsten Schritt mit natürlichem Material kann eine Reanastomosierung von Nabelschnuranteilen und Nabelschnurgefäßen trainiert werden. Die Nabelschnur wird auf einer Korkplatte mit 2 Nadeln fixiert und nach Durchtrennung eine Nahtanastomose durchgeführt

Abb. 7.24. Trainingsmodell „Rattenuterus". Ein anerkanntes Modell für die Tuba uterina des Menschen ist der Rattenuterus. Er ist paarig angelegt (Uterus duplex) und entspricht hinsichtlich Durchmesser und Wandstruktur weitgehend dem isthmischen Anteil der Tuba uterina des Menschen

▼

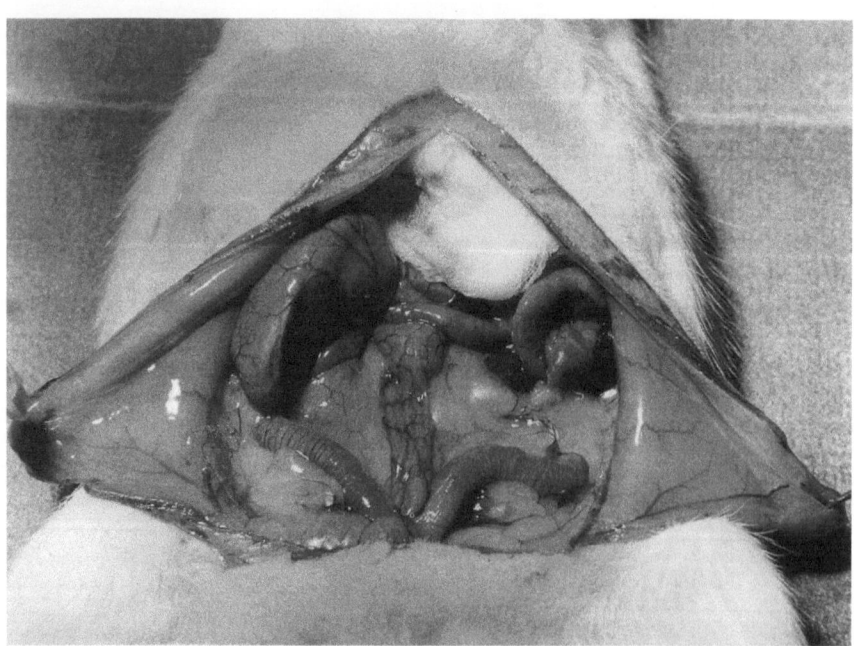

7.5.3 Adhäsiolyse

Adhäsiolysen lassen sich experimentell an *Mesenterien von Schlachttieren*, aber auch an vitalem Gewebe trainieren, z. B. dem *Dünndarmmesenterium der Ratte*.

Das Dünndarmmesenterium der Ratte ist papierdünn, entspricht in seiner Art den häufig vorgefundenen segelförmigen, teils vaskulären, teils avaskulären Adhäsionen beim Menschen. Somit ist eine Adhäsiolyse sehr gut an diesem Modell zu simulieren.

7.6 Ergebnisse der mikrochirurgischen Tubenchirurgie

Durch die Einführung mikrochirurgischer Techniken konnten die Ergebnisse bei der Rekonstruktion endständiger Tubenverschlüsse (Tabellen 7.1, 7.2) nicht in dem Maß verbessert werden (10–25%) wie bei der Reanastomosierung der Tube nach einer vorausgegangenen Sterilisation (30–55%) (Tabelle 7.3; s. auch Tabelle 7.4). Der Grund dafür liegt in der Tube selbst, deren Architektur bei distalen Verschlüssen insgesamt gestört ist (s. Kap. 3) und nicht „punktuell", wie bei der Sterilisation. Veränderungen der Operationstechnik werden daher bei distalen Tubenverschlüssen weniger am Erfolg sichtbar als bei der Reanastomosierung der Tube nach einer vorausgegangenen Sterilisation. Bei der prognostischen Beurteilung der Erfolgsaussichten einer operativen Korrektur helfen diese globalen Zahlen jedoch wenig und erfordern eine differenziertere Sicht.

Für die distale Tubenpathologie haben Donnez u. Casanas-Roux (1986a) ihre stadienabhängigen Resultate übersichtlich in Form von kumulativen Schwangerschaftsraten dargestellt (Abb. 7.25). Fälle, bei denen lediglich eine Adhäsiolyse oder Fimbrioplastik notwendig ist, haben eine ausgezeichnete Prognose. Die kumulativen intrauterinen Schwangerschaftsraten betragen 60% und mehr. Auch Verschlüsse II. Grades (vollständiger Verschluß ohne Dilatation) sind einer operativen Korrektur gut zugänglich. Die intrauterinen Schwangerschaftsraten betragen 48%. Diese Ergebnisse werden allerdings erst nach 24 Monaten Beobachtungszeit erzielt. Schlecht, insbesondere bei Abwägung alternativer reproduktionstechnologischer Maßnahmen, schneiden vollständige Verschlüsse mit einer Dilatation der Tubenwandung ab (intrauterine Schwangerschaftsraten von 25% bzw. 22%) (Abb. 7.26). Diese Ergebnisse konnten in der Zwischenzeit durch eine Reihe anderer Autoren bestätigt werden.

Für die distale Tubenpathologie entscheidet sich somit die Frage nach der Operabilität hauptsächlich an der Dilatation der endständig verschlossenen Tube. Der Zustand der Mukosa spielt hierbei eine wichtige Rolle. Beide Faktoren korrelieren miteinander. Eine starke Dilatation führt meist zu einer deutlichen Rarefizierung der Mukosa. Abb. 7.27 zeigt einen Befund mit deutlich reduzierten Schleimhautfalten. Darüber hinaus wissen wir, daß die Ergebnisse bei einer starren, dickwandigen Hydrosalpinx noch deutlich schlechter sind als die oben beschriebenen Resultate.

Was für die distale Tubenpathologie die Dilatation darstellt, ist für die prognostisch günstige Refertilisierung die Tubenlänge und der Anastomosierungstyp, die sich gegenseitig bedingen.

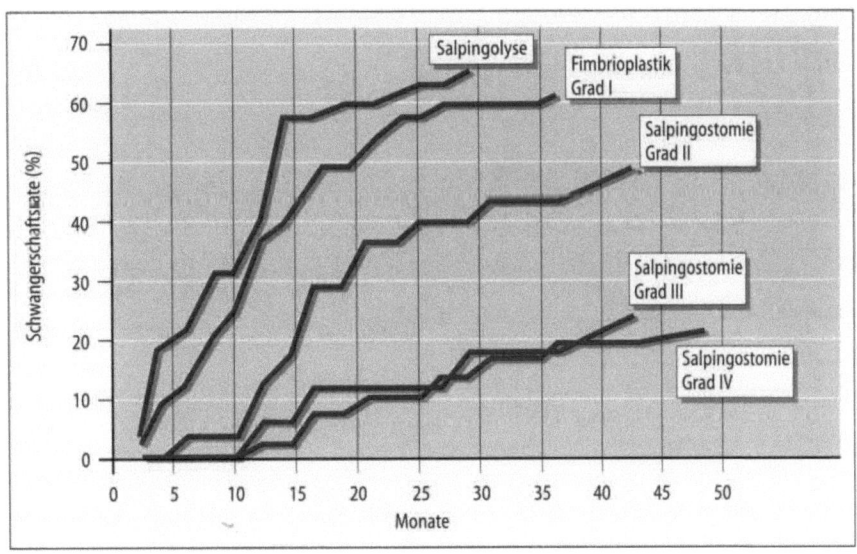

Abb. 7.25. Ergebnisse der mikrochirurgischen Rekonstruktion des distalen Tubenverschlusses. (Nach Donnez u. Casanas-Roux 1986a)

Tabelle 7.1. Ergebnisse der makrochirurgischen Salpingostomie. Zusammenstellung aus der Literatur

Autor	Behandlungen	Geburten	Aborte	EUG
Rock et al. (1954)	41	7 (17%)	–	–
Hanton et al. (1964)	32	1 (3%)	4	1
Mulligan (1966)	66	11 (17%)	3	6
Crane u. Woodruff (1968)	34	2 (6%)	4	2
Siegler (1969)	27	2 (7%)	0	0
Young (1970)	18	3 (17%)	0	3
Jessen (1971)	25	5 (20%)	5	3
Lamb u. Moscovitz (1972)	35	2 (6%)	–	3

Tabelle 7.2. Ergebnisse der mikrochirurgischen Salpingostomie. Zusammenstellung aus der Literatur

Autor	Behandlungen	Geburten	Aborte	EUG
Swolin (1975)	33	8 (24,0%)	–	18,0%
Winston (1980b)	241	42 (17,5%)	7,5%	9,5%
Frantzen u. Schlösser (1982)	85	12 (14,1%)	4,7%	3,5%
Verhoeven (1986)	143	28 (19,6%)	4,2%	2,1%
Gomel (1983a)	89	28 (31,5%)	4,2%	9,0%
Hepp u. Scheidel (1983)	73	12 (16,4%)	2,7%	8,2%
Donnez u. Casanas-Roux (1986a)	83	26 (31,0%)	7,0%	–
Boer-Meisel et al. (1986)	108	24 (22,0%)	6,0%	18,0%
Mage et al. (1986)	76	20 (26,3%)	–	9,2%
Carey u. Brown (1987)	53	9 (17,0%)	–	17,0%
Laatikainen et al. (1988)	93	12 (13,0%)	7,5%	13,0%
Bruhat et al. (1992)	76	20 (26,3%)		7 (9,2%)

Tabelle 7.3. Ergebnisse der makrochirurgischen Refertilisierung. Zusammenstellung aus der Literatur

Autor	Behandlungen	Geburten	Aborte	EUG
Helman (1956)	3	1	0	–
Buxton u. Mastroianni (1962)	1	1	0	0
Hanton et al. (1964)	2	1	0	1
Crane u. Woodruff (1968)	6	3	0	0
Siegler (1969)	7	3	1	0
Lamb u. Moscovitz (1972)	8	2	–	–
Williams (1973)	5	0	0	0
Umezaki et al. (1974)	6	3	0	0
Siegler u. Perez (1975)	46	14 (30%)	1	0
Hodari et al. (1977)	14	3	3	0
McCormick et al. (1979)	53	25 (47%)	8 (15%)	0
Siegler u. Kantopoulos (1979)	20	2	3	0

Tabelle 7.4. Ergebnisse der mikrochirurgischen Refertilisierung. Zusammenstellung aus der Literatur

Autor	Behandlungen	Geburten	Aborte	EUG
Owen u. Pickett-Heaps (1977)	10	6	0	0
Diamond (1979)	28	18 (64%)	3	0
Winston (1978)	45	24 (53%)	0	1
Siegler u. Kantopoulos (1979)	18	8	0	1
Vammen et al. (1979)	20	11 (55%)	2	1
Frantzen u. Schlösser (1979)	18	4	–	1
Frantzen (1981)	71	36 (51%)	7	2
Gomel (1980b)	118	76 (64%)	0	1
Silber u. Cohen (1980)	25	14 (56%)	0	1
Seiler (1983)	73	44 (60%)	–	3
Hepp (1983)	21	10 (48%)	1	1
Wiedemann u. Hepp (1989)	55	23 (42%)	3	2
Kleinstein et al. (1989)	35	25 (71%)	5	2
Hucke et al. (1990) (Arbeitsgruppe Düsseldorf)	257	143 (55,6%)	15 (5,8%)	10 (3,9%)
Dubuisson et al. (1995)	206	144 (69,9%)		

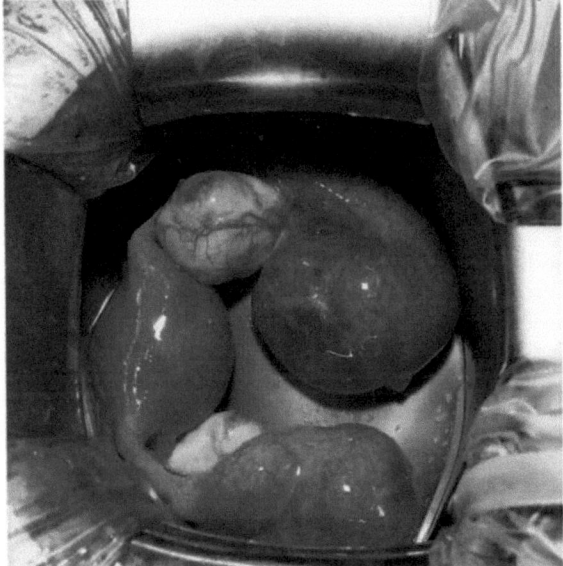
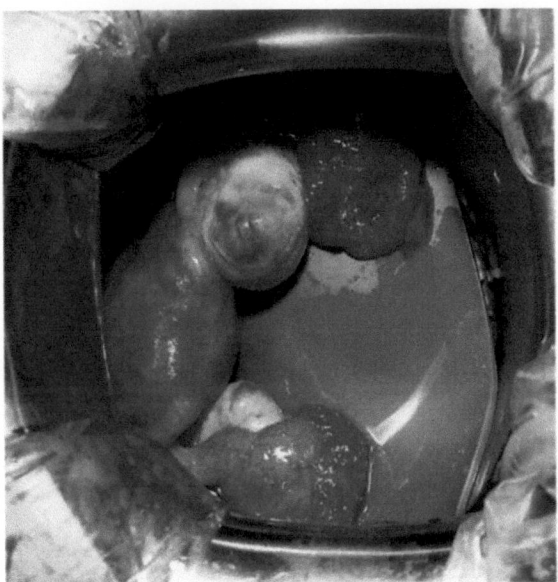

Abb. 7.26. a Hydrosalpinx Grad IV; b nach mikrochirurgischer Korrektur

In einer Studie von Silber u. Cohen (1980) wurden bei Tubenlängen von 3 cm und weniger keine Schwangerschaften erzielt; bei 3–4 cm langen Resttuben betrug die Schwangerschaftsrate immerhin noch 43%.

Die besten Resultate mit Geburtenraten zwischen 70 und 80% werden erreicht bei isthmisch-cornualen bzw. isthmisch-isthmischen Anastomosen (Winston 1980a), also bei Tuben, bei denen der ampulläre, der für die Fertilisation und frühe Embryoentwicklung wichtigste Teil, vollständig erhalten ist.

Neben der absoluten Schwangerschaftsrate scheint die Tubenlänge aber auch einen Einfluß auf den Zeitpunkt des Eintretens einer Schwangerschaft zu haben. Patientinnen mit postoperativ langen Tuben werden im

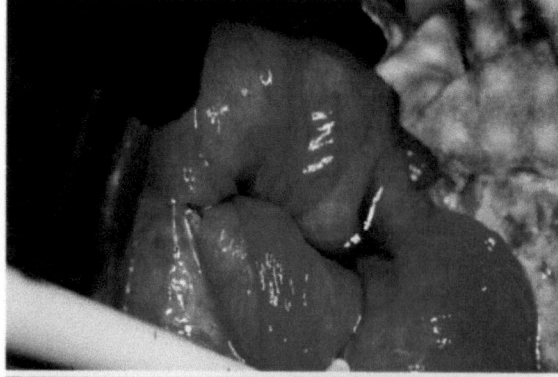
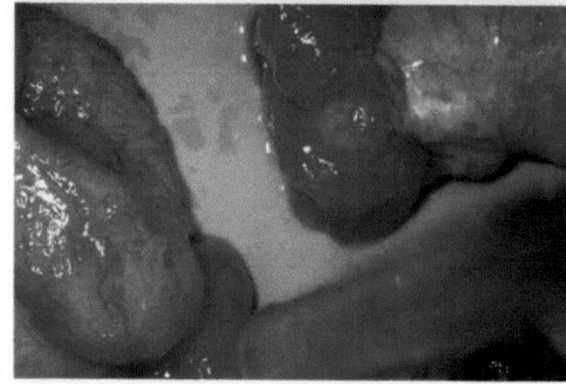

Abb. 7.27. a Zustand nach Salpingostomie einer Hydrosalpinx Grad III. Deutliche Rarefizierung der Mukosa. **b** Zustand nach Salpingostomie beidseits (Hydrosalpinx Grad III links, Grad II rechts)

Mittel schneller schwanger als solche mit kurzen Tuben. In einem von Gomel (1983b) zusammengestellten Kollektiv von 118 Patientinnen betrugen die mittleren postoperativen Zeitintervalle bis zum Eintreten einer Schwangerschaft 6,7 Monate (Tuben länger als 4 cm) bzw. 19,1 Monate (Tuben 4 cm lang oder kürzer).

Die Ergebnisse mikrochirurgischer Refertilisierungen sind in Tabelle 7.4. zusammengefaßt. Die Geburtenraten liegen in einem nicht selektionierten Krankengut im Mittel zwischen 50 und 60 %, die Abortrate beträgt etwa 5 %, die EUG-Rate 2–4 %. Die kumulativen Schwangerschaftsraten eines eigenen Patientenkollektivs zeigt Abb. 7.28.

Im Gegensatz zu diesen hervorragenden Ergebnissen ist die Prognose pathologischer, nicht durch Sterilisation hervorgerufener proximaler Verschlüsse deutlich schlechter. In einer von Donnez u. Casanas-Roux (1986b) publizierten Serie von 82 Fällen betrug die Geburtenrate 44 % und die EUG-Rate 7 %. Bei kurzen Verschlüssen, die eine Resektion von weniger als 1,5 cm erforderten, war die Geburtenrate 52 %, die EUG-Rate 5 %. Die entsprechenden Zahlen bei längerstreckigen Verschlüssen waren deutlich schlechter (Geburtenrate 36 %, EUG-Rate 9 %). In einer später (1988) von denselben Autoren publizierten Studie wurde der Einfluß histologischer Veränderungen auf die postoperative Schwangerschaftsrate untersucht. Eine deutlich schlechtere Prognose mit Schwangerschaftsraten unter 30 % ist dann gegeben, wenn Zeichen der chronischen Salpingitis oder Endosalpingiosis vorliegen. Bei einer kleinen Zahl von durch eine Endometriose bedingten Verschlüssen wurde überhaupt keine Schwangerschaft erzielt. In die gleiche Richtung weisen die Untersuchungen der Münchner Arbeitsgruppe (Wiedemann et al. 1987). Die intrauterine Schwangerschaftsrate im Stadium I (Einteilung s. Kap. 6) war 43 % (9/21), im Stadium II 8 % (1/12), im Stadium III wurden keine intrauterinen Schwangerschaften erzielt.

Abb. 7.28. Kumulative Schwangerschaftsraten nach mikrochirurgischer Tubenrekonstruktion, eigene Ergebnisse

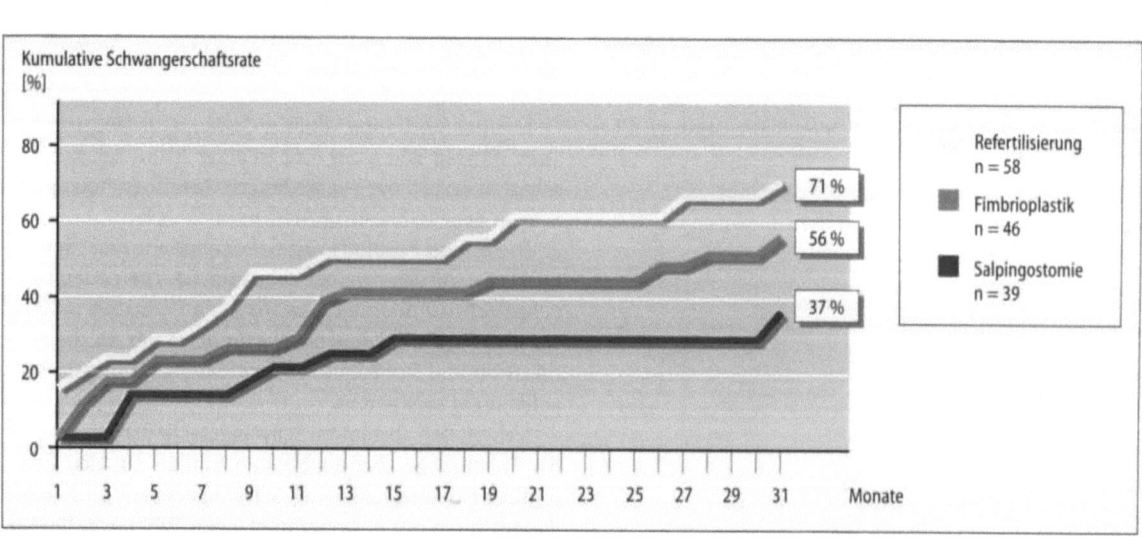

7.6 · Ergebnisse der mikrochirurgischen Tubenchirurgie

Zwei Dinge sind bei der Einstufung der hier dargestellten Ergebnisse zu berücksichtigen:

1. Das Problem der assoziierten Tubenpathologie: Durch zusätzlich zur führenden Tubenpathologie bestehende Störungen kann die Prognose einer plastischen Tubenoperation so weit verschlechtert werden, daß eine operative Korrektur nicht mehr sinnvoll ist. Das gilt z. B. für Fälle mit einem distalen und einem gleichzeitig bestehenden proximalen Tubenverschluß oder für Fälle mit einem distalen Tubenverschluß und gleichzeitig bestehenden ausgeprägten Adhäsionen. Die operativen Resultate sind dann weit unter der 20 %-Grenze. Auch eine gleichzeitig bestehende Endometriose (Abb. 7.29) verschlechtert die Prognose erheblich.

2. Das Problem assoziierter Fertilitätsstörungen: Am Beispiel der proximalen Tubenpathologie haben dies Gillet u. Herbison (1989) deutlich dargestellt (Abb. 7.30). Bei zusätzlichen Fertilitätsstörungen ist die Erfolgsrate nach einer operativen Korrektur nur halb so hoch wie bei Patientinnen ohne zusätzliche Fertilitätsstörungen. Dies wirft ein Licht auf die Bedeutung einer exakten präoperativen Diagnostik sämtlicher Fertilitätsfaktoren. Nur wenn diese durchgeführt wurde, kann eine hinreichend zuverlässige prognostische Beratung des Ehepaares erfolgen und unsinnige Operationen vermieden werden.

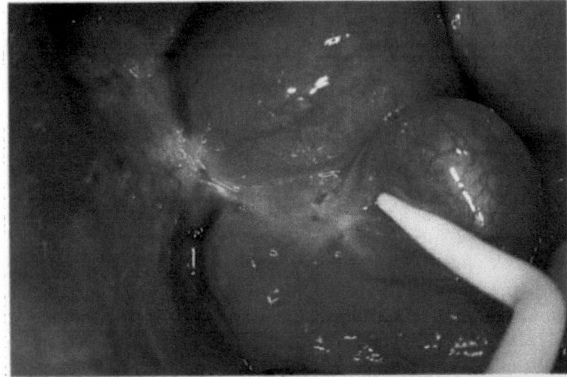
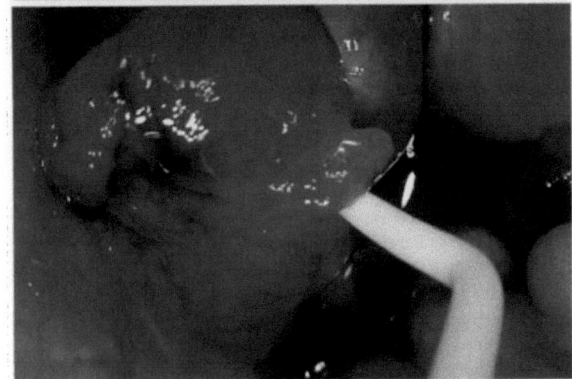

Abb. 7.29. a Distaler Verschluß Grad III mit gleichzeitig bestehender Peritonealendometriose/Tubenwandendometriose. **b** Nach Salpingostomie. Trotz guter Schleimhautverhältnisse ist die Prognose durch die Endometriose deutlich reduziert

Abb. 7.30. Kumulative Schwangerschaftsraten nach mikrochirurgischer Korrektur eines cornualen Tubenverschlusses. *Dicke Linie:* ohne zusätzliche Fertilitätsstörung, *dünne Linie:* mit zusätzlicher Fertilitätsstörung. (Nach Gillett u. Herbison 1989)

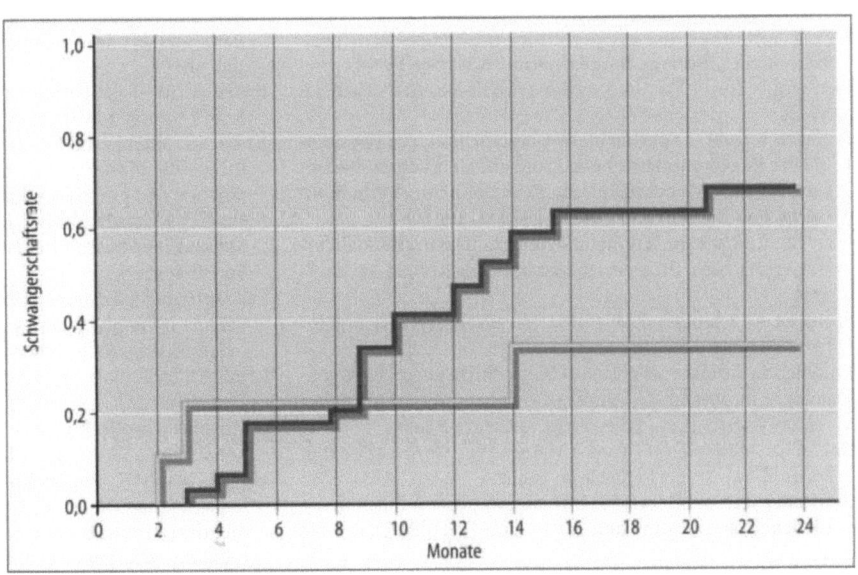

Literatur

Boeckx W (1982) Reconstructive microsurgery of the rabbit oviduct. Nauwelarets Printing, Leuven

Boer-Meisel ME, te Velde ER, Habbema IDF, Kardaun WPF (1986) Predicting the pregnancy outcome in patients treated for hydrosalpinx: a prospective study. Fertil Steril 45: 23-29

Brosens I, Winston RML (1978) Reversibility of female sterilization. Academic Press, London pp 1-95

Brosens I, Boeckx W, Gordts S, Vasquez G (1980) Funktionserhaltende Operationen bei Ovarialendometriose, Tubenschwangerschaft und Tubenokklusion. Gynäkologie 13: 153-159

Bruhat MA, Canis M, Mage G, Manhes H, Pouly JL, Wattiez A (1992) Operative laparoscopy. McGraw-Hill, New York, Paris, Toronto, p 106

Buxton CL Mastroianni L (1962) Surgical treatment of infertility. Obstet Gynecol 20: 844-847

Carey M, Brown ST (1987) Infertility surgery for pelvic inflammatory disease: success-rates after salpingolysis and salpingostomy. Am J Obstet Gynecol 156: 296-300

Cordua R (1952) End-zu-End-Vereinigung der Tubenstümpfe als Refertilisierungsmethode nach Madlenerschen Sterilisation. Geburtshilfe Frauenheilkd 12: 922-926

Crane M, Woodruff D (1968) Factors influencing the success of tuboplastic procedures. Fertil Steril 19: 810-820

Diamond E (1977) Microsurgical reconstruction of the uterine tube in sterilized patients. Fertil Steril 28: 1203-1210

Diamond E (1979) A comparison of gross and microsurgical techniques for repair of cornual occlusion in infertility: a retrospective study, 1968-1978. Fertil Steril 32: 370-376

Donnez J, Casanas-Roux F (1986a) Prognostic factors of fimbrial microsurgery. Fertil Steril 46: 200-204

Donnez J, Casanas-Roux F (1986b) Prognostic factors influencing the pregnancy rate after microsurgical cornual anastomosis. Fertil Steril 46: 1089-1092

Donnez J, Casanas-Roux F (1988) Histology: a prognostic factor in proximal tubal occlusion. Eur J Obstet Gynecol Reprod Biol 29: 33-38

Dubuisson JB, Chapron C, Nos C, Morice P, Aubroit FX, Garnier P (1995) Sterilization reversal: fertility results. Hum Reprod 10: 1145-1151

Ellis H (1962) The aetiology of postoperative abdominal adhesions: an experimental study. Br J Surg 50: 10-16

Ellis H (1971) The cause and prevention of postoperative intra-abdominal adhesions. Surg Gynecol Obstet 133: 497-51

Fienberg R (1937) Talcum powder granuloma. Arch Path 24: 36-42

Frantzen C (1981) Experimentelle Untersuchung zur Physiologie der Eileitersegmente beim Kaninchen und deren Bedeutung für die mikrochirurgische Refertilisierung beim Menschen. Habilitationsschrift, Universität Düsseldorf

Frantzen C, Schlösser HW (1979) Die mikrochirurgische Refertilisierung nach Tubensterilisation. Dtsch Ärztebl 42: 2715-2719

Frantzen C, Schlösser HW (1982) Microsurgery and postinfectious tubal infertility. Fertil Steril 38: 397-402

Frantzen C, Schlösser HW (1984) Mikrochirurgie in der Gynäkologie. In: Martins G, Schmidt-Gollwitzer M (Hrsg) Bücherei des Frauenarztes, Bd 15. Enke, Stuttgart. S 1-51

Garcia CR, Mastroianni L (1980) Microsurgery for treatment of adnexal disease. Fertil Steril 34: 413-424

Gauwerky JFH, Kubli F (1986) Intraabdominelle Adhäsionen - Ursachen, Vorbeugung und Behandlung. Fertilität 2: 125-134

Gauwerky JFH, Mann J, Bastert G (1989) Intraperitoneal adhesions - the effect of fibrin glue and peritoneal grafts. Arch Gynecol Obstet 247: 161-166

Gillet WR, Herbison GP (1989) Tubocornual anastomosis: surgical considerations and coexistent infertility factors in determining the prognosis. Fertil Steril 51: 241-246

Gomel V (1977) Tubal reanastomosis by microsurgery. Fertil Steril 28: 59-65

Gomel V (1980a) Causes of failed reconstructive tubal microsurgery. J Reprod Med 24: 239-243

Gomel V (1980b) Microsurgical reversal of female sterilization: a reappraisal. Fertil Steril 33: 587-597

Gomel V (1983a) Results of reconstructive infertility surgery. In: Gomel V (ed): Microsurgery in female infertility. Little & Brown, Boston, pp 225-244

Gomel V (1983b) Causes of failure of infertility surgery. In: Gomel V (ed) Microsurgery in female infertility. Little & Brown, Boston, pp 245-252

Gomel V (1983c) Microsurgical instrumentation, suture materiels and needles. In: Gomel V (ed) Microsurgery in female infertility. Little & Brown, Boston, pp 67-83

Gomel V, McComb P, Boer-Meisel MD (1980) Histologic reactions to polyglactin-910, polyethylene and nylon microsuture. J Reprod Med 25: 56

Gordji M (1975) Pelvic adhesions and sterility. Acta Eur Fertil 6: 279-285

Greenhill JP (1937) Evaluation of salpingostomy and tubal implantation for the treatment of sterility. Am J Obstet Gynecol 33: 39-44

Hanton EM Pratt JH Banner EA (1964) Tubal plastic surgery at the Mayo Clinic. Am J Obstet Gynecol 89: 934-939

Helman LM (1956) Tubal plastic operations. J Obstet Gynecol Br Commonw 63: 852-858

Hepp H (1983) Gynäkologische Mikrochirurgie. Arch Gynecol 235: 125-132

Hepp H, Scheidel P (1983) Mikrochirurgie in der Gynäkologie. Möglichkeiten und Grenzen mikrochirurgischer Techniken in der rekonstruktiven Tubenchirurgie. In: Zander J (Hrsg) Die Sterilität. Urban & Schwarzenberg, München, S 81-90

Hodari AA, Vibhasiri S, Isaac AY (1977) Reconstructive tubal surgery for midtubal obstruction. Fertil Steril 28: 620-623

Holtz G (1984) Prevention and management of peritoneal adhesions. Fertil Steril 41: 497-507

Hucke J, Schlösser HW, Campo RL, Salem H (1990) Indikationen und Ergebnisse der mikrochirurgischen Verfahren zur Behandlung der weiblichen Sterilität. Gynäkologe 23: 196-202

Jessen H (1971) 45 operations for sterility. Acta Obstet Gynecol Scand 50: 105-108

Khoo, SK, Mackay EV (1972) Reactions in the rabbit fallopian tube after plastic reconstruction. I. Gross pathology, tubal patency and pregnancy. Fertil Steril. 23: 201-206

Kleinstein J, Gips H, Genis E, Khanaga O. (1989) Therapeutische Maßnahmen bei mechanisch bedingter weiblicher Sterilität. Fertilität 5: 1-5

Laatikainen TJ, Tenhunen AK, Venesma PK, Apter DL (1988) Factors influencing the success of microsurgery for distal tubal occlusion. Arch Gynecol Obstet 243: 101-106

Lamb EJ, Moscovitz W (1972) Tuboplasty for infertility. Int J Fert 17: 53-57

Levinson C, Swolin K (1980) Postopertive adhesions: Etiology, prevention and therapy. Clin Obstet Gynecol 23: 1213-1220

Mage G, Pouly JL, Bouquet de Joliniere J, Chabrand S, Rioual-lon A, Bruhat MA (1986) A preoperative classification to predict the intrauterine and ectopic pregnancy rates after distal tubal microsurgery. Fertil Steril 46: 807-810

McCormick WG, Torres J, McCanne LR (1979) Tubal reanastomosis, an update. Fertil Steril 31: 689–692

Mulligan WJ (1966) Results of salpingostomy. Int J Fertil 1: 424–426

Neubüser D (1982) Refertilisierung nach Tubensterilisation. In: Gießner (Hrsg) Gynäkologische Fortbildung. Thieme, Stuttgart, S 129–135

Owen ER, Pickett-Heaps AA (1977) The microsurgical fallopian tube reconstruction. Aust NZ J Surg 47: 300–308

Rock J, Mulligan WJ, Easterday CL (1954) Polyethylene in tuboplasty. Obstet Gynecol 3: 21–28

Ryan GB, Grobety J, Majno G (1971) Postoperative peritoneal adhesions. A study of the mechanism. Am J Pathol 65: 117–148

Seiler JC (1983) Factors influencing the outcome of microsurgical tubal ligation reversals. Am J Obstet Gynecol 146: 292–295

Siegler AM (1969) Salpingoplasty: Classification and report of 115 operations. Qbstet Gynecol 34: 339–344

Siegler AM, Kantopoulos V (1979) An analysis of macrosurgical and microsurgical techniques in the management of tuboperitoneal factor in infertility. Fertil Steril 32: 377–383

Siegler AM, Perez RJ (1975) Reconstruction of Fallopian tubes in previously sterilized patients. Fertil Steril 26: 383–392

Silber SJ, Cohen R (1980) Microsurgical reversal of female sterilization: the role of tubal length. Fertil Steril 33: 598–601

Swolin K (1975) Electromicrosurgery and salpingostomy: long term results. Am J Obstet Gynecol 121: 418–419

Umezaki C, Katayama P Jones HW Jr (1974) Pregnancy rates after reconstructive surgery on the Fallopian tubes. Obstet Gynecol 43: 418–424

Vammen AN, Gideon WP, Elkins JP (1979) Reanastomosis of the previously ligated Fallopian tube. Fertil Steril 32: 652–656

Verhoeven HC (1986) Infertilitätsmikrochirurgie-Möglichkeiten und Grenzen. Krankenhaus Arzt 59: 830–835

Wiedemann R, Hepp H (1989) Zur differenzierten Indikationsstellung der operativen Techniken in der Reproduktionsmedizin – Mikrochirurgie, IVF und ET, GIFT und TET. Geburtshilfe Frauenheilkd 49:416–422

Wiedemann R, Scheidel P, Wiesinger H, Hepp H (1987) Die Pathologie des proximalen Tubenverschlusses – Morphologische Auswertungen. Geburtsilfe Frauenheilkd 47: 96–100

Williams GFJ (1973) Fallopian tube surgery for reversal of sterilization. Br Med J 1: 599–601

Winston RML (1975) Microsurgical reanastomosis of the rabbit oviduct and its functional and pathological sequelae. Br J Obstet Gynecol 82: 513–522

Winston RML (1978) Tubal anastomosis for reversal of sterilization in 45 women. In: Brosens I, Winston RML (eds) Reversibility of female sterilization. Academic Press, London, S 55–59

Winston RML (1980a) Reversal of tubal sterilization. Clin Obstet Gynecol 24: 521–530

Winston RML (1980b) Microsurgery of the fallopian tube: from fantasy to reality. Fertil Steril 34: 521–530

Young DE, Egan JE, Barlow JJ, Mulligan WJ (1970) Reconstructive surgery for infertility at the Boston hospital for woman. Am J Obstet Gynecol 108: 1092–1097

8 Endoskopische Tubenchirurgie*

J. F. H. GAUWERKY

Inhalt

8.1 Instrumentarium 123
8.1.1 Basisinstrumente 123
8.1.2 Endoskopische Nähte 125
8.1.3 Saug-Spül-Einrichtung 126
8.1.4 Trokare, Endoskope und Videotechnik 127
8.1.5 Lasertechnik – technische Grundlagen für den Einsatz in der gynäkologischen Endoskopie 128
8.2 Vorbereitung zur Operation 130
8.3 Operative Techniken 132
8.3.1 Adhäsiolyse 132
8.3.2 Salpingostomie – Fimbrioplastik 133
8.3.3 Tubenanastomose 133
8.4 Endoskopisches Training 135
8.5 Ergebnisse der operativen Endoskopie 136
8.5.1 Studie zur Wertigkeit laparoskopischer bzw. laserassistierter Techniken zur Rekonstruktion bei distaler Tubenpathologie 136
8.5.2 Zusammenfassende Bewertung der operativen Endoskopie in der Tubenchirurgie 142
Literatur 143

Der endoskopischen und mikrochirurgischen Tubenchirurgie liegen die gleichen Prinzipien (s. Kap. 7) zugrunde. Die Endoskopie erfordert jedoch eine Adaptation der Technik an einen vorgegebenen Zugangsweg, weswegen spezielle Variationen nötig sind. Diese betreffen das Instrumentarium, die Operationsvorbereitung, aber auch die operativen Techniken.

8.1 Instrumentarium

8.1.1 Basisinstrumente

Tubenchirurgische Eingriffe erfordern in der Regel vorbereitende operative Schritte zur Darstellung und Freilegung der Adnexe. Das gilt für die Mikrochirurgie, aber auch für operativ-endoskopische Eingriffe. Folglich kann die Operation in 2 Phasen (vorbereitende operative Schritte und eigentliche Tubenchirurgie) unterteilt werden, für die unterschiedliche Instrumente und Präparationstechniken notwendig sind.

Instrumente für die allgemeine endoskopische Chirurgie

Das Angebot an endoskopischen Instrumenten ist umfangreich, und es vergehen kaum einige Monate, ohne daß nicht neue Instrumente im Handel erscheinen. Dennoch kann die allgemeine endoskopische Chirurgie mit wenigen Basisinstrumenten suffizient ausgeführt werden. Grundsätzlich sollte man bei der Wahl der Instrumente 2 Aspekte berücksichtigen. Der erste Aspekt betrifft den Rahmen, in dem wiederverwendbare Instrumente oder Einmalinstrumente zum Einsatz kommen sollen. Einmalinstrumente haben den Vorteil der schnellen Verfügbarkeit, der einwandfreien Funktion und einer geringen Inanspruchnahme des Personals u. a. wegen der wegfallenden Aufbereitung. Sie sind aber teurer und unter dem Aspekt der Umwelthygiene in der Regel weniger empfehlenswert. Diese Aspekte führen uns dazu, Einmalinstrumente auf bestimmte Indikationen, wie schwierige operative Laparoskopien, aber auch infektiöse Patientinnen (Hepatitis, HIV) zu beschränken. Für Situationen, in denen einzelne Instrumente nicht funktionieren, haben wir ebenfalls immer einen Satz Einmalinstrumente als Reserve auf Lager.

Ein weiterer Aspekt betrifft die Aufbereitung und Flexibilität der Instrumente. Moderne Instrumente sind heute komplett in mehrere Komponenten zerlegbar. Das gewährleistet einerseits eine hygienische Reinigung, andererseits beinhaltet dieses System eine hohe Flexibilität. Verschiedene Funktionseinsätze (Scheren, Zangen

---

* Kap. 8.1.5 und 8.5.1 D. Pollmann und D. Wallwiener

124 KAPITEL 8 · Endoskopische Tubenchirurgie

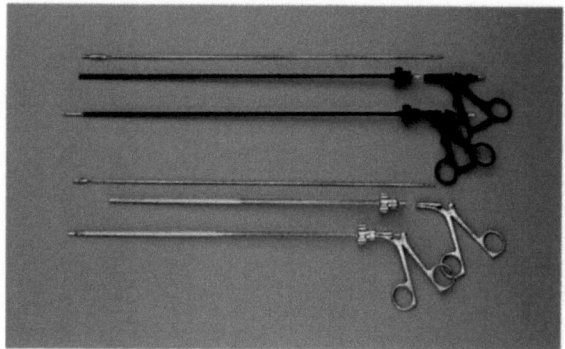

Abb. 8.1. Instrumentensystem der Fa. Storz. Die Instrumente sind zerlegbar. Die verschiedenen Komponenten können wahlweise miteinander kombiniert werden

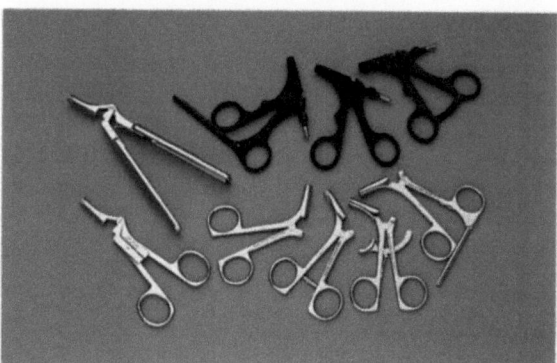

Abb. 8.2. Verschiedene Handgriffe für endoskopische Instrumente

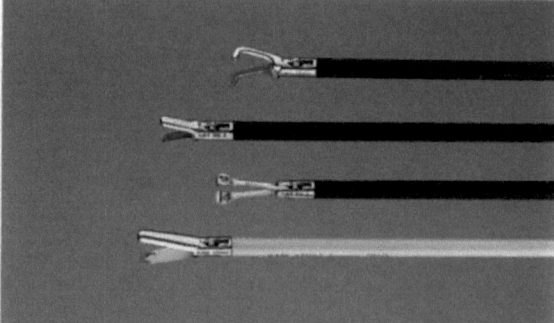

a1

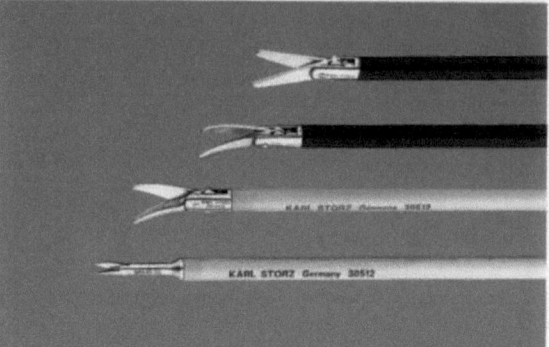

a2

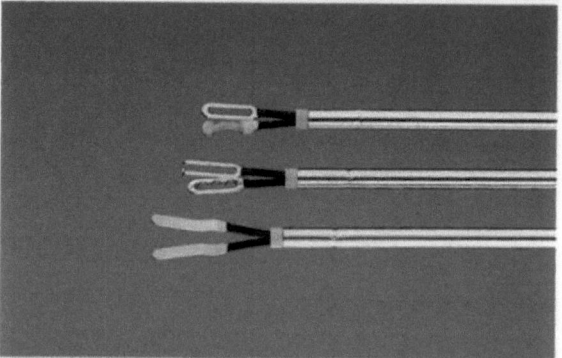

a3

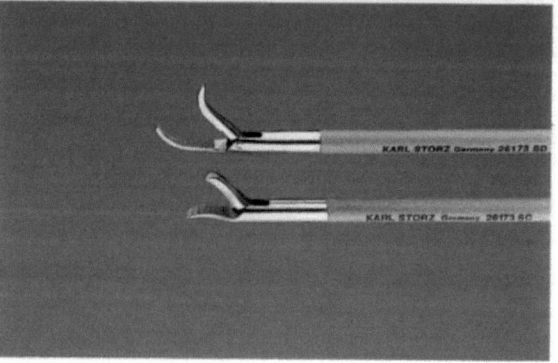

b

Abb. 8.3. a Basisinstrumente für die endoskopische Chirurgie: scharfe und atraumatische Zangen, gebogene und gerade Scheren, Nadelhalter, Koagulationszangen, **b** Nadelhalter nach Szabo

etc.) können somit über verschiedene Schäfte mit unterschiedlichen Handgriffen verbunden werden. In Abb. 8.1 ist ein derartiges System der Fa. Storz dargestellt. Es ist grundsätzlich sinnvoll, sich auf einen Schaft und einen Handgrifftyp für alle Instrumente zu einigen. Wir verwenden einen isolierten Schaft und den Handgriff mit „Ratsche" (Abb. 8.2).

Anstelle der Pinzetten und Scheren etc. in der offenen Chirurgie werden in der endoskopischen Chirurgie vergleichbare Instrumente benötigt (Abb. 8.3):

- scharfe und atraumatische Zangen,
- gebogene und gerade Scheren,
- Nadelhalter,
- Koagulationszangen.

Für die allgemeine endoskopische Chirurgie verwenden wir die Nadelhalter nach Szabo (Fa. Storz, Abb. 8.3 b). Sie sind durch ihre spezielle Formung ideal an die Anforderungen der endoskopischen Naht- und Knüpftechniken angepaßt. Die Koagulation erfolgt weitgehend bipolar mit den Anforderungen entsprechend geformten Branchen.

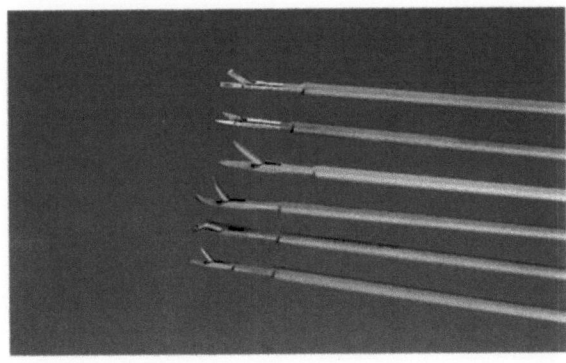

Abb. 8.4. Endoskopische Instrumente für die Tubenchirurgie der Fa. Storz

Spezielle Instrumente für die endoskopische Tubenchirurgie

Für die endoskopische Tubenchirurgie werden spezielle, den feinen Strukturen angepaßte Instrumente benötigt. Sie wurden erstmals durch Semm entworfen und sind heute in einer Vielfalt auf dem Markt. Die neueste Entwicklung zeigt Instrumente, die nur noch einen sehr kleinen Schaftdurchmesser haben und ihre Stabilisierung durch den Trokar erfahren, der ebenfalls nur noch einen Durchmesser von 2 mm aufweist. Dadurch sind diese Instrumente ohne großen Aufwand und ohne die Hinterlassung von Narben an jeder Stelle des Abdomens zu positionieren. Die Freiheitsgrade für die operativen Interventionen sind dadurch wesentlich erhöht worden. Das ist besonders wichtig für endoskopische Tubenanastomosen.

Abb. 8.4 zeigt endoskopische Instrumente für die Tubenchirurgie der Fa. Storz.

Für die Koagulation kleinster Gefäße werden ebenfalls feinere Bipolarzangen benötigt.

8.1.2 Endoskopische Nähte

Mit der Entwicklung endoskopischer Techniken wurden auch Alternativen zu herkömmlichen Naht- und Knüpftechniken entwickelt. Insbesondere die extrakorporale Knotung hatte hierbei eine gewisse Bedeutung. Mit zunehmender Erfahrung und Training hat sich jedoch die intrakorporale Knotung als Standardverfahren etabliert. Wendelknoten, Twistknoten und klassische chirurgische Knoten (Abb. 8.5) werden hierbei eingesetzt. Sie erfordern keine speziell für die endoskopische Technik gefertigte Nadel-Faden-Kombination. So sind in der Regel auch dieselben Fäden und Nadeln endoskopisch verwendbar, die am offenen Abdomen Anwendung finden. Für die Tubenchirurgie stehen Fäden der Stärke 6-0 bis 8-0 zur Verfügung. Wir verwenden am liebsten

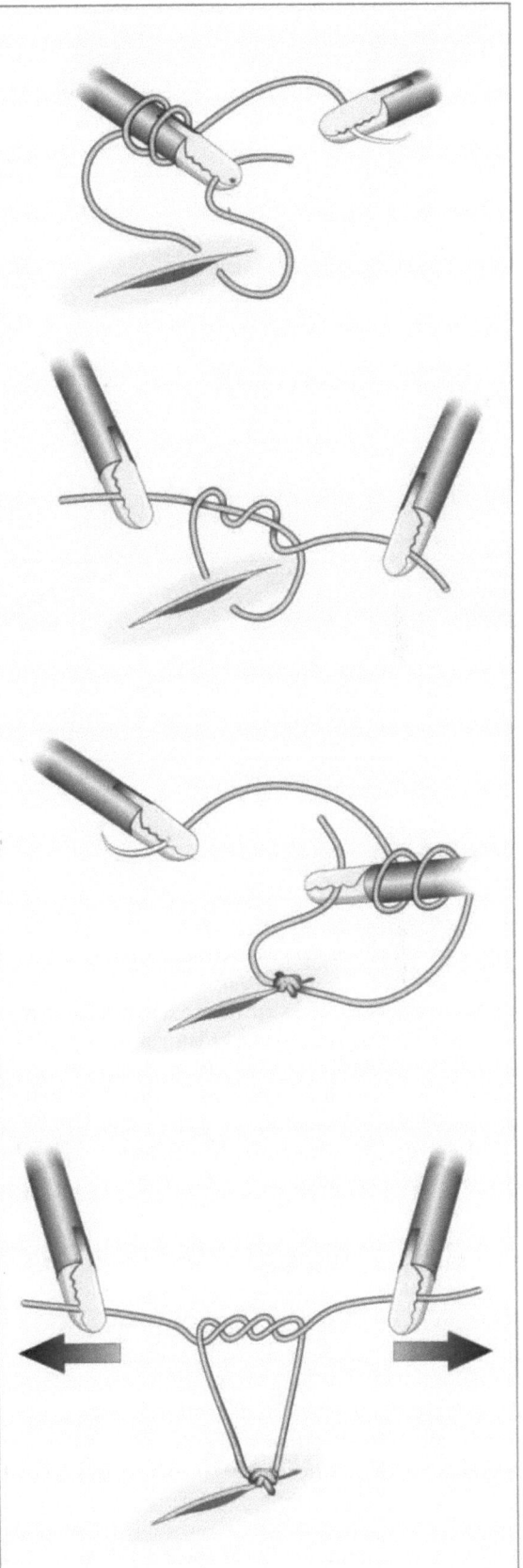

8.5a

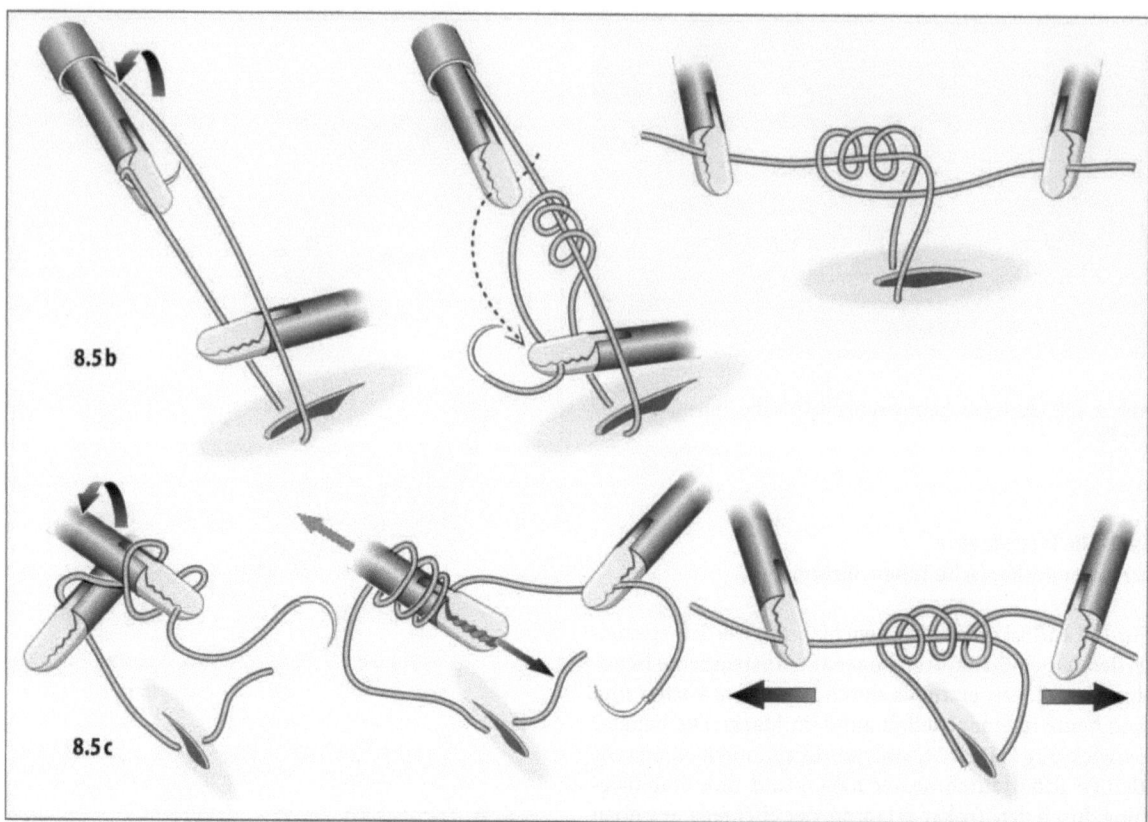

Abb. 8.5a–c. Intrakorporale Knotentechnik. **a** Chirurgischer Knoten, **b** Wendelknoten, **c** Twistknoten

Vicryl, da es nicht zu starr ist und durch seine Geschmeidigkeit besticht. Als Nadel verwenden wir stets eine 3/8-Kreis- oder Halbkreisnadel, wie z. B. die CC1-Nadel (Ethicon). Wichtig ist, daß der Faden vor der Applikation auf die entsprechende Länge, in der Regel auf 15 cm, gekürzt wird. Danach wird die Nadel-Faden-Kombination über eine Applikationshülse intraperitoneal eingeführt. Für den Wendelknoten ist ein Faden von etwa 70 cm Länge notwendig.

8.1.3 Saug-Spül-Einrichtung

Eine funktionstüchtige Saug-Spül-Einrichtung ist eine der Basisrequisiten der endoskopischen Chirurgie. Sie ermöglicht die Herstellung klarer Sichtverhältnisse, die Darstellung von blutenden Gefäßen zur exakten Koagulation, eine Aquadissektion und eine Befeuchtung der peritonealen Oberflächen. Letzteres ist, wenn auch nicht in dem Maße wie bei der offenen Chirurgie, bei längern Eingriffen vorteilhaft. Durch einen hohen Durchsatz von CO_2-Gasvolumina kommt es ebenfalls zu Austrocknungseffekten. Empfehlenswert ist ein System, bei dem

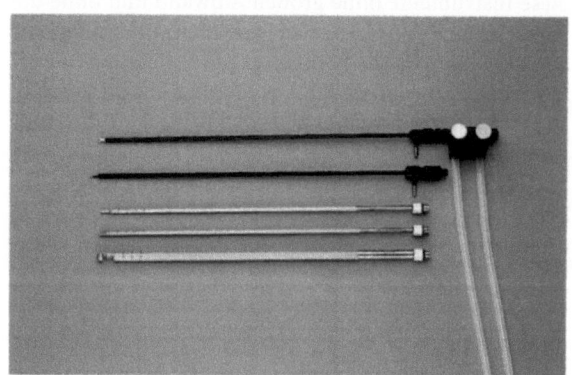

Abb. 8.6. Saug-Spül-Einrichtung. Wir verwenden die Saugrohre der Fa. Storz, die auf einen Einmalhandgriff aufgesetzt werden können

Saugrohre unterschiedlichen Kalibers und unterschiedlicher Formung aufgesetzt werden können. Wir verwenden die Saugrohre der Fa. Storz, die auf einen Einmalhandgriff (Abb. 8.6) aufgesetzt werden können.

8.1.4 Trokare, Endoskope und Videotechnik

Die Vielzahl der heute auf dem Markt befindlichen Trokare garantiert für jede Indikation ein passendes Modell. In der Tubenchirurgie kommen Trokare von 2–12 mm zum Einsatz (Abb. 8.7). Englumige Trokare werden als reine Instrumententrokare, weiterlumige auch zum Applizieren von Nähten, Clips, Bergebeuteln etc. verwendet. In der Regel setzen wir wiederverwendbare Trokare der Fa. Storz, alternativ Einmaltrokare der Fa. Ethicon, ein.

Grundsätzlich erfordert die endoskopische Tubenchirurgie optimale optische Qualitäten. Vor diesem Hintergrund sind Miniendoskope in der Regel weniger ratsam. Wir verwenden 10-mm-Endoskope mit 0-Grad-Optiken (Abb. 8.8). Für einzelne Indikationen sind jedoch auch Winkeloptiken vorteilhaft.

In den Anfängen der endoskopischen Tubenchirurgie haben wir endoskopische Tubenanastomosen noch mittels direkter Sicht durch die Optik durchgeführt. Dieses war erforderlich, weil die feinen Fäden über die Videoanlage nur schwer erkennbar und die anatomischen Strukturen mittels direkter Betrachtung deutlich besser zu sehen waren. Heute stehen Videoanlagen zur Verfügung, die durch die moderne Mehrchip-Technologie hochauflösende Bilder liefern, so daß auch in der Tubenchirurgie ein sicheres Operieren über die Videoeinheit möglich ist. In Abb. 8.9 ist unsere Anlage dargestellt. Der Funktionsturm beinhaltet einen Großbildmonitor (Fa. Sony), die elektrochirurgische Einheit (Fa. Erbe), einen Videorecorder, ein Wärmegerät für die Endoskope, eine Insufflationseinheit, eine Steuereinheit für den elektrischen Morcellator (Myome), und eine Pumpe für die Saug-Spül-Einrichtung. Für die Aufnahmen verwenden wir eine Dreichip-Kamera der Fa. Storz (Abb. 8.10). Diese Einheit liefert hervorragende Bildqualitäten, hat eine automatische Lichtsteuerung und Schärferegulation.

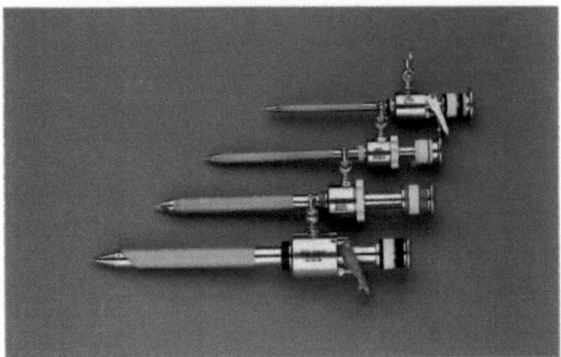
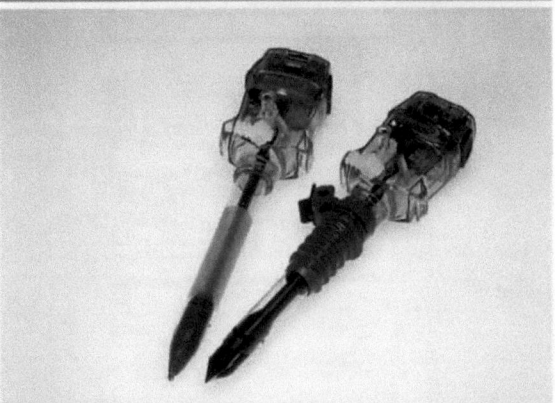
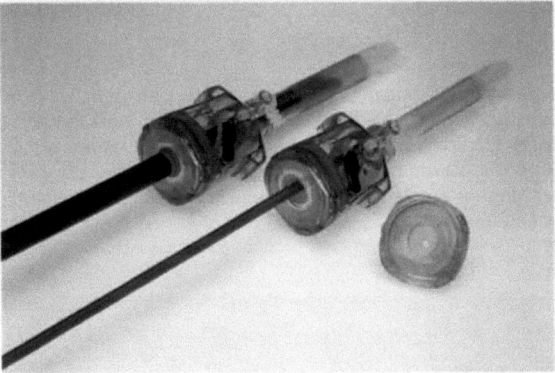

Abb. 8.7 a, b. Trokare: **a** Wiederverwendbares Trokarsystem der Fa. Storz, **b** Einmaltrokarsystem der Fa. Ethicon

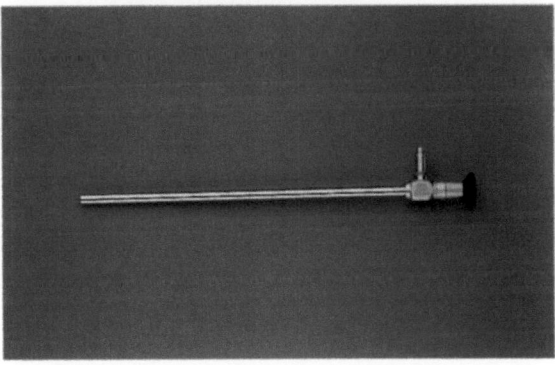

Abb. 8.8. 10-mm-Endoskop mit 0-Grad-Optik der Fa. Storz

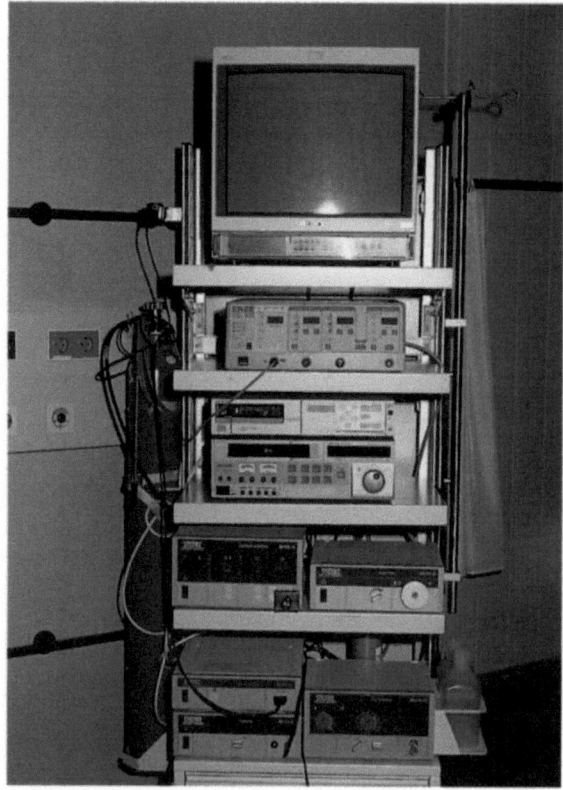
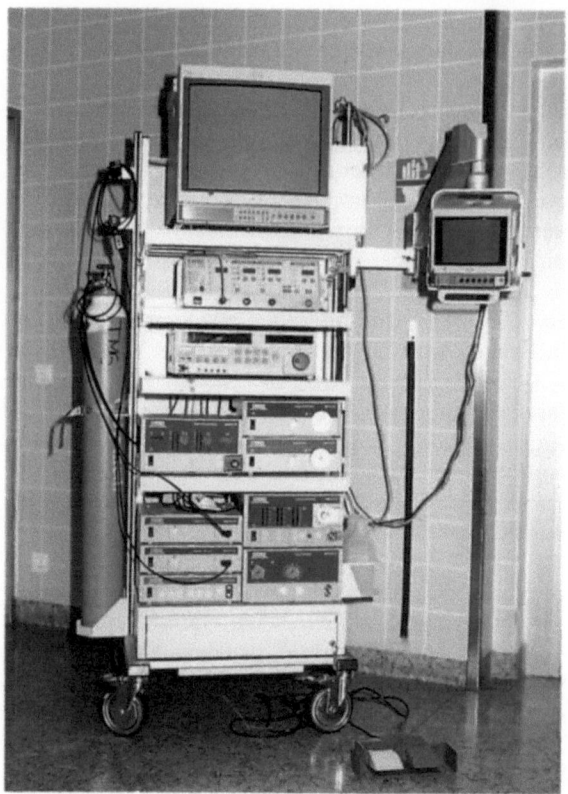

Abb. 8.9. a Videoturm für laparoskopische Chirurgie. Elektrochirurgiegerät der Fa. Erbe, sonstige Geräte Fa. Storz. **b** Videoturm für kombiniert hysteroskopische und laparoskopische Eingriffe, die simultan durchgeführt werden können. Ein zweiter Monitor ermöglicht die Mitbeobachtung durch das gesamte OP-Team

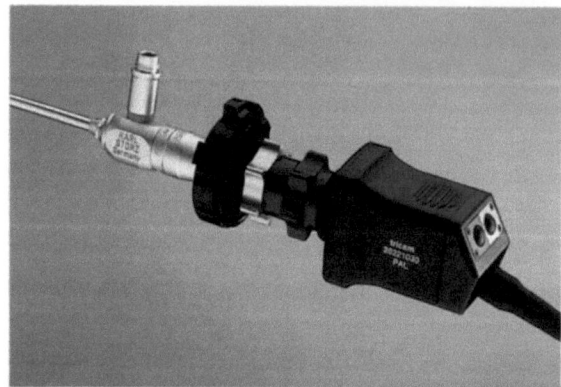

Abb. 8.10. Dreichip-Kamera der Fa. Storz

8.1.5 Lasertechnik – technische Grundlagen für den Einsatz in der gynäkologischen Endoskopie

D. POLLMANN und D. WALLWIENER

Von den z. Z. auf dem Markt befindlichen Operations-Lasersystemen konnten sich der CO_2-, der Nd:YAG- sowie der Argon-Laser durchsetzen (Keckstein et al. 1988; Rouse u. Minielly 1985; Rubinstein 1985; Sasako et al. 1982).

Der CO_2-Laser

Der Laser mit dem größten gynäkologischen Indikationsspektrum ist der CO_2-Laser. Er wird in der sog. „Nichtkontakt-Technik" d. h. durch ein berührungsfreies Einwirken des Laserstrahls auf das Gewebe angewendet.

Von entscheidender Bedeutung ist dabei die Eindringtiefe des Laserstrahls in das Gewebe, die einerseits von der Leistungsdichte, andererseits von der Energieabsorption durch das Gewebe bestimmt wird. Sie kann über die Ausgangsleistung, die Applikationszeit sowie die Fokussierung des Strahls gesteuert werden.

Die Schneidewirkung des CO_2-Lasers resultiert aus den thermischen Gewebeeffekten, die durch die Absorption der Laserenergie und die Umwandlung in Wärme entstehen. Im Bereich der höchsten Leistungsdichte werden ganze Zellen und Gefäße vaporisiert. Daran schließen sich Zonen an, die thermisch irreversibel bzw. im Randbereich der Lasereinwirkung reversibel geschädigt sind. Die Breite dieser Zonen hängt in erster Linie von der applizierten Energie ab. Über einen Spiegelgelenkarm wird der Laser über den Arbeitskanal des Laparoskops zum Operationsfeld geführt und durch ein Linsensystem fokussiert. Möglich ist auch der Einsatz des Lasers über die Trokarhülse des Zweiteinstichs, wobei allerdings das Handling dadurch erschwert wird, daß sich der Laserstrahl nicht in der optischen Achse befindet.

Zur scharfen Präparation wird der CO_2-Laserstrahl im fokussierten Zustand angewendet. Im defokussierten Zustand ist er hervorragend geeignet, im präzise vorwählbaren Energiebereich feinste Gewebsschichten oberflächlich zu verdampfen, also durch Vaporisation abzutragen, ohne daß umliegende Gewebsschichten relevant geschädigt werden.

Die CO_2-Laserapplikation erfolgt entweder im „continuous-wave-mode" (Cw-mode), bei der eine kontinuierliche Lasereinwirkung mit konstantem Energieniveau erzielt wird oder im „superpulsed wave-mode" (Sp-wave-mode). Dabei wird die Lasereinstrahlung so hochfrequent gepulst, daß eine sehr kurze Pulsdauer bei einer sehr hohen Pulsfrequenz entsteht. Dadurch kann eine bis zu 10mal höhere Energiedichte erzielt werden als beim konventionellen „continuous-wave-mode". Außerdem kann die Nekroszone durch den „sp-wave-mode" im Vergleich zur Cw-Technik um den Faktor 2,5 verringert werden.

Der Nd:YAG-Laser

Bei dem Nd:YAG-Laser handelt es sich um einen Festkörperlaser, für den ein Kristallgitter als Medium dient. Bei der berührungsfreien Präparation dringt die Nd-YAG-Strahlung tiefer in das Gewebe ein als der CO_2-Laserstrahl und erzeugt eine gleichförmige thermische Koagulation (Keiditsch et al. 1985). Blutgefäße von bis zu mehreren Millimetern im Durchmesser können verschlossen werden (Stein u. Kenoall 1984).

Bei der Nd:YAG-Laser Kontaktpräparation wird der Strahl in einem direkten Gewebekontakt über flexible Quarzglasfasern appliziert (Frank 1986). Mit Hilfe dieser Fasern kann die Anwendung über den Arbeitskanal des Laparoskops erfolgen.

Für die gynäkologische Endoskopie sind alternativ 400-μm- und 600-μm-Fasern einsetzbar. Diese werden in erster Linie als Einmalfasern angeboten. Durch die Kalibrierung ist die Laserleistung am Gewebe stets reproduzierbar.

Um einen rein thermischen Schneideeffekt zu erzielen, muß die blanke Faser vor der Gewebepräparation eingebrannt werden. Durch das Einbrennen, z. B. an einem Blutstropfen, bildet sich eine dünne Karbonisationsschicht an der Spitze der Glasfaser. Der Schneideeffekt resultiert aus einem extrem schnellen Aufheizen der Faserspitze durch die Absorption der Laserstrahlung in dieser Schicht.

Nach dem Einbrennen der Faser mit einer Ausgangsleistung von 30–40 W wird die Ausgangsleistung für die Laparoskopie auf 15–20 W eingestellt.

Eine obligatorische Indikation für den Nd:YAG-Laser ist die operative Hysteroskopie. Hier ist der CO_2-Laser keinesfalls einsetzbar. Für die Hysteroskopie bei einer Flüssigkeitsdistension wird die Ausgangsleistung auf 40–60 W eingestellt.

Bei folgenden Indikationen kann der Nd:YAG-Laser auf laparoskopischem Wege eingesetzt werden:

- rekonstruktive Eingriffe im Rahmen der distalen Tubenpathologie wie Ovariolysen, Fimbrioplastiken und Salpingostomien,
- Adhäsiolyse,
- lineare Salpingostomien bei tubenerhaltenden Operationen von Tubargraviditäten,
- Endometriosekoagulation bis hin zur Exstirpation von Endometriomen,
- Exstirpation und Fenestrierung von Ovarialzysten oder Ovarpunktion beim PCO-Syndrom.

Besonders exakte Präparationsschritte zu einer Tubenrekonstruktion bei einer distalen Tubenpathologie sind mit der Nd:YAG-Laser-Kontakttechnik möglich. Dies gilt besonders für die Salpingolyse bzw. Ovariolyse bei Sterilitätspatientinnen.

Die vorsichtigen Präparationsschritte können jedoch nur bei einem optimal dargestellten Situs und einem Anspannen der zu präparierenden Adhäsionsstränge erfolgen. Dies gilt ebenso für die Durchführung von Fimbrioplastiken bzw. Salpingostomien bei kompletten distalen Tubenverschlüssen. Hier kann bei einer optimal eingebrannten Faser die Laserleistung zur Minimierung der thermischen Schädigung der Fimbrienläppchen auf 15 W reduziert werden.

Second-look-Laparoskopien nach einer laparoskopischen Rekonstruktion mittels einer Kontakttechnik bei einer distalen Tubenpathologie zeigen gute Rekonstruktionsergebnisse, die naturgemäß vom Ausmaß der präoperativen postentzündlichen Tubenschädigung abhängen.

Bei Adhäsiolysen hat sich die sog. Pendeltechnik bewährt, d. h. das pendelnde Präparieren mit der Faser in leichtem Kontakt. Dabei sollte kein starker Druck auf das Gewebe ausgeübt werden, da die Faser sonst zu tief eindringt und am Gewebe anhaftet.

Bei der Kontaktpräparation muß auf einen unmittelbaren Gewebekontakt geachtet werden, da sonst das distale Faserende verglühen kann und evtl. thermische Läsionen verursacht werden.

8.2 Vorbereitung zur Operation

Die Patientin wird in Steinschnittlagerung gebracht, wobei die Beine auf normalen Beinschalen gelagert werden. Zur aszendierenden Chromopertubation wird entsprechend der Vorbereitung bei mikrochirurgischen Operationen ein intrauteriner Katheter appliziert, der über einen Verlängerungsschlauch mit einer 20er-Spritze verbunden ist. Als Pertubationslösung verwenden wir verdünnte Methylenblaulösung.

Nach der Desinfektion wird die Patientin mit einem speziell für die operative Laparoskopie entwickelten Abdecktuch abgedeckt (Fa. Mölnlycke, Abb. 8.11). Dieses Abdecktuch hat 2 Vorteile. Erstens hat es eine zusätzliche abdeckbare Öffnung für den Bereich der Vulva, so daß ohne größeren Aufwand während der Laparoskopie auf einen vaginalen Zugang umgestiegen werden kann.

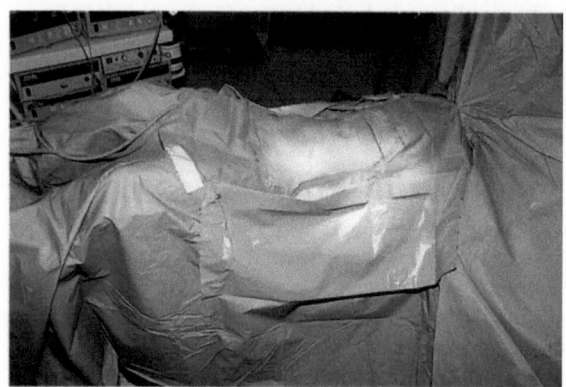

Abb. 8.11. Sterile Abdeckung der Patientin. Dieses von uns benutzte Abdecktuch der Fa Mölnlycke hat 2 Vorteile: Erstens hat es eine zusätzliche abdeckbare Öffnung für den Bereich der Vulva, so daß ohne größeren Aufwand während der Laparoskopie auf einen vaginalen Zugang umgestiegen werden kann. Zweitens sind in das Abdecktuch seitliche Taschen eingearbeitet, die als Ablage für die Instrumente etc. fungieren können

Abb. 8.12. Positionierung von Geräten, Operateuren und instrumentierender Schwester bei der Tubenchirurgie (Setting 1)
▼

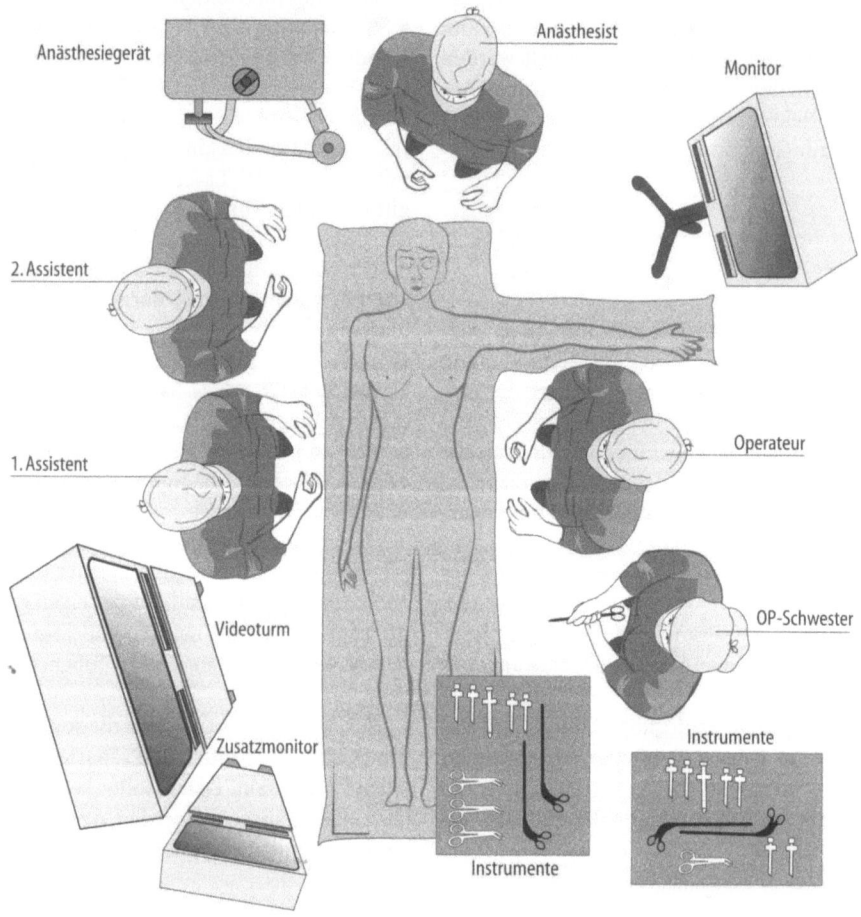

Dies ist z. B. dann erforderlich, wenn im Rahmen der Fertilitätsoperation eine Hysteroskopie notwendig wird. Zweitens sind in das Abdecktuch seitliche Taschen eingearbeitet, die als Ablage für die Instrumente etc. fungieren können. Bei erwartungsgemäß längeren operativen Laparoskopien (> 2 h) führen wir generell eine Antibiotika-Prophylaxe mit einem Cephalosporin durch.

Der Videomonitor ist optimalerweise dem Operateur direkt gegenüber positioniert. Dies bedeutet, daß bei der üblichen Position des Operateurs an der linken Seite der Patientin der Monitor auf der rechten Seite plaziert wird. Damit der erste und zweite Assistent noch Platz an der Seite der Patientin finden, muß der Monitor schräg nach kaudal versetzt werden. Die instrumentierende Schwester steht bei dieser Positionierung kaudal der Patientin mit dem Instrumententisch zwischen oder über den Beinen. Da die Assistenten bei dieser Positionierung keinen Einblick in den Monitor haben, ist ein zweiter Monitor kaudal oder an der linken Seite notwendig (Abb. 8.12). Alternativ kommt eine Positionierung wie in Abb. 8.13 in Frage. Der Endoskopieturm mit dem Monitor steht zwischen den Beinen der Patientin, so daß sowohl der Operateur als auch die Assistenten Einblick in den Monitor haben.

Klassischerweise erfordert die endoskopische Tubenchirurgie neben dem transumbilikalen Optiktrokar 3 weitere suprapubische Inzisionen (Abb. 8.14). Sie sollten nicht zu eng gesetzt werden. Die lateralen Einstiche sollten ca 3–4 cm über der Ebene des mittleren suprasymphysären Einstichs plaziert werden. Für endoskopische Tubenanastomosen sollte ein Trokar zwischen der Symphysenoberkante und dem Nabel eingebracht werden. Wir bevorzugen dafür Mikroinstrumente mit einem 2–3-mm-Trokar. Die Optik kann auch über einen seitlichen Trokar geführt werden. Diese Positionierung gewährleistet einen besseren Einblick in den Adnexbereich und kommt der Sichtrichtung am offenen Abdomen näher.

Abb. 8.13. Alternative Positionierung von Geräten, Operateuren und instrumentierender Schwester bei der Tubenchirurgie (Setting 2) ▼

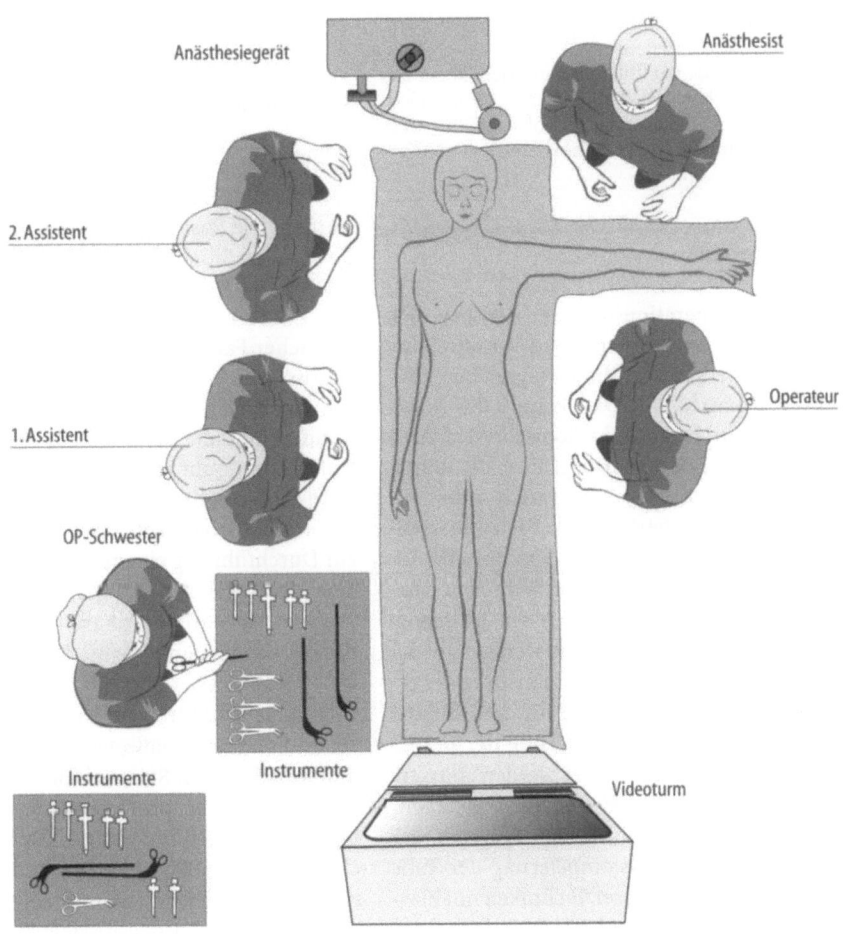

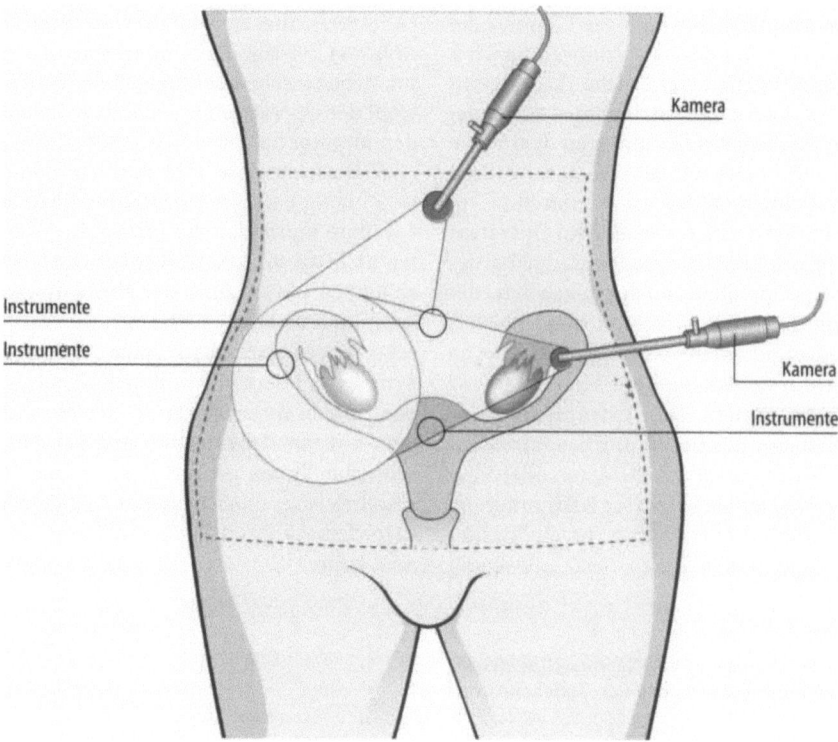

Abb. 8.14. Trokarplazierung. Für Tubenanastomosen ist ein zusätzlicher Einstich zwischen Nabel und Symphyse hilfreich. Die Optik kann auch über den seitlichen Trokar geführt werden, was eine bessere Einsicht in den Adnexbereich gewährleistet

8.3 Operative Techniken

Die endoskopischen Operationstechniken lehnen sich an die geschilderten mikrochirurgischen Verfahren an, d.h. deren Kenntnis erleichtert die erfolgreiche endoskopische Präparationstechnik. Die Technik der Adhäsiolyse ist praktisch direkt auf endoskopische Verfahren übertragbar, wobei es irrelevant erscheint, ob die Präparation elektrochirurgisch, laserchirurgisch oder bei avaskulären Adhäsionen scharf erfolgt. Die endoskopische Salpingostomie und auch die endoskopische Tubenanastomose, die bisher noch experimentellen Charakter trägt, ist dagegen mit endoskopischen Techniken schwerer realisierbar. Der Grund liegt weniger in der präparativen Phase der Operation als vielmehr in der rekonstruktiven Phase, in der die Nähte für die Eversion der Fimbrien oder die Reanastomosierung der präparierten Tubensegmente exakt plaziert werden müssen. Vor diesem Hintergrund wurden alternative, leichter endoskopisch anwendbare Techniken der Eversion der Fimbrien, aber auch zur Reanastomosierung der Tube gesucht. Die Gleichwertigkeit dieser Techniken mit klassischen mikrochirurgischen Verfahren ist jedoch fraglich.

8.3.1 Adhäsiolyse

Vor der eigentlichen Salpingolyse müssen Verwachsungen der Umgebung zur vorderen Bauchwand etc. gelöst werden. Die Positionierung der Trokare muß dieser individuellen Situation gerecht werden. Für die Salpingolyse sind außer dem Sichttrokar 3 weitere Einstiche sinnvoll. Zwei dienen der Darstellung des Situs mittels atraumatischer Faßzangen (Overhold, Manhes), ein weiterer ist zur Führung des eigentlichen Arbeitsinstruments, d.h. der Schere, des Elektrotoms oder des Lasers notwendig. Im Falle der Laserapplikation über den Sichttrokar könnte auf einen zusätzlichen Einstich verzichtet werden. Die Führung der Schere oder eines elektrochirurgischen Instruments über den Sichttrokar halten wir zur Durchführung einer exakten Präparation an der Tube in der Regel nicht für geeignet.

Zunächst werden Adhäsionen, die das Adnex an der Beckenwand fixieren, gelöst. Die Präparation erfolgt unter strikten Sicherheitsvorkehrungen in Bezug auf die wichtigen Strukturen an der Beckenwand, d.h. den Ureter und pelvine Gefäße. Ggf. muß bei einer anatomisch unübersichtlichen Situation der Ureter dargestellt oder gesplintet werden. Im Zweifelsfall ist ein Umstieg auf ein offenes Vorgehen notwendig. Die Verwendung elektrochirurgischer Präparationstechniken an der Beckenwand ist problematisch und sollte nur bei einer gut übersichtlichen Situation erfolgen. Dabei geht es insbesondere um die Vermeidung von Ureterkomplikationen durch die Anwendung von Strom.

Sobald das Adnex freigelegt ist und aus dem kleinen Becken hervorluxiert werden kann, wird die eigentliche Salpingolyse durchgeführt. Die Präparation erfolgt entsprechend den anatomischen Strukturen schichtengerecht dicht an der Tubenwandung. Auch dabei ist auf eine exakte Hämostase zu achten. Gefäße werden vor der Durchtrennung entweder mit einer monopolaren Nadelelektrode oder bipolar (Mikrozange!) koaguliert.

8.3.2 Salpingostomie – Fimbrioplastik

Das zentrale Problem der endoskopischen Salpingostomie oder Fimbrioplastik ist die Formierung des Fimbrientrichters, die mikrochirurgisch mit feinsten (8-0) Einzelknopfnähten erfolgt. Diese Nahteversion ist nicht in allen Fällen, aber doch meistens notwendig. In Anbetracht des schwierigen endoskopischen Handlings dieses feinsten Nahtmaterials wurden von Endoskopikern alternative Techniken entwickelt, die jedoch teilweise die Prinzipien der Mikrochirurgie verletzen.

Die Eversion der Fimbrien wird durch die Vaporisation eines Serosakranzes mit dem defokussierten CO_2-Laserstrahl bei niedriger Energie oder durch eine Bikoagulation einzelner zirkulärer Punkte erreicht. Diese häufig endoskopisch angewendete Technik führt jedoch zu einer partiellen Zerstörung wichtiger tubarer Strukturen und ist daher nicht unumstritten. Auch die Eversion und Fixierung mit einem Fibrinkleber wurde versucht. Technisch ist es jedoch schwierig, den Fibrinkleber so exakt zu plazieren, daß keine anderen angrenzenden Strukturen, wie der Fimbrientrichter selbst, betroffen sind. Außerdem hält der Fibrinkleber nicht auf der glatten Oberfläche der Tubenwandung, so daß die Eversion nicht zuverlässig gelingt.

Wir bevorzugen eine Technik der Nahteversion mit möglichst feinem Nahtmaterial. In der Regel verwenden wir Vicryl-Einzelknopfnähte der Stärke 6-0. In der Regel sind 2–3 Nähte ausreichend. Nach einem intensiven Training sind jedoch auch Nahtmaterialien der Stärken 7-0 und 8-0 einsetzbar. Die Applikation dieser Nähte erfordert spezielle endoskopische Instrumente (s. oben) für den mikrochirurgischen Bereich.

8.3.3 Tubenanastomose

Bei der Suche nach alternativen endoskopisch anwendbaren Anastomosierungstechniken wurde von uns eine kombinierte Naht-Klebe-Technik entwickelt (Gauwerky u. Klose 1990), die den Prinzipien der schichtengerechten Approximation der Tubenstümpfe entspricht. Bei dieser Technik, die nur für Anastomosen ohne Lumendifferenz anwendbar ist, erfolgt nach der Präparation

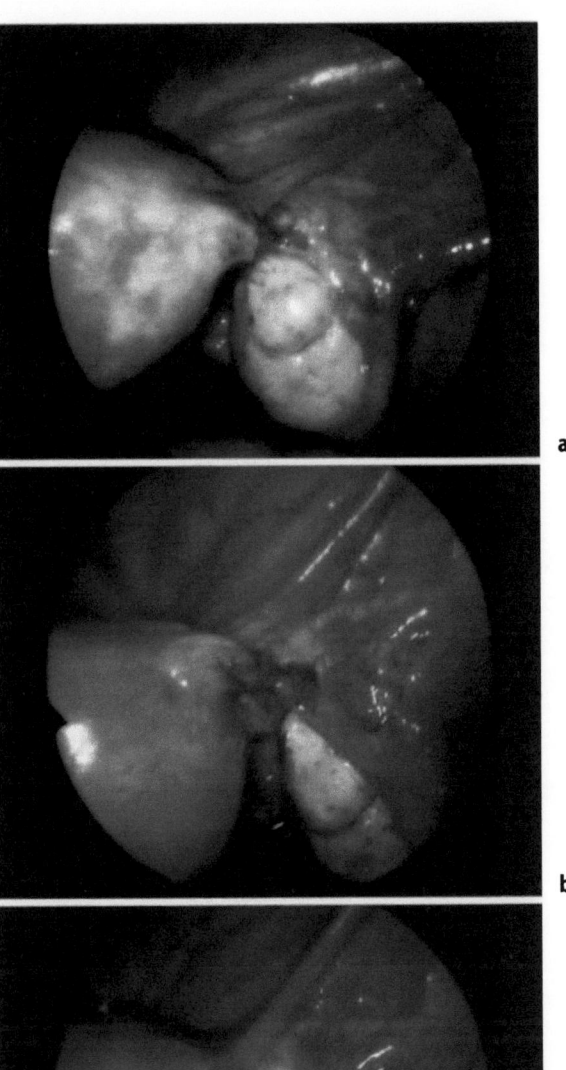

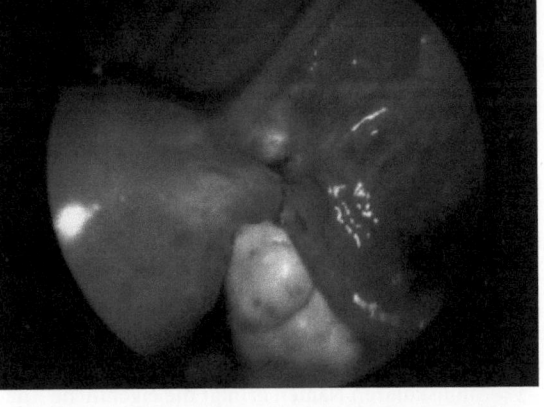

Abb. 8.15 a–c. Endoskopische Tubenanastomose. **a** Bild nach Präparation des proximalen Tubensegments. Bei aszendierender Chromopertubation glatte Passage der Pertubationslösung. **b** Nach Approximation der Tubenstümpfe sind 2 weitere Nähte antimesenterial gelegt (3-Punkt-Technik). **c** Bild nach Abschluß der Anastomose

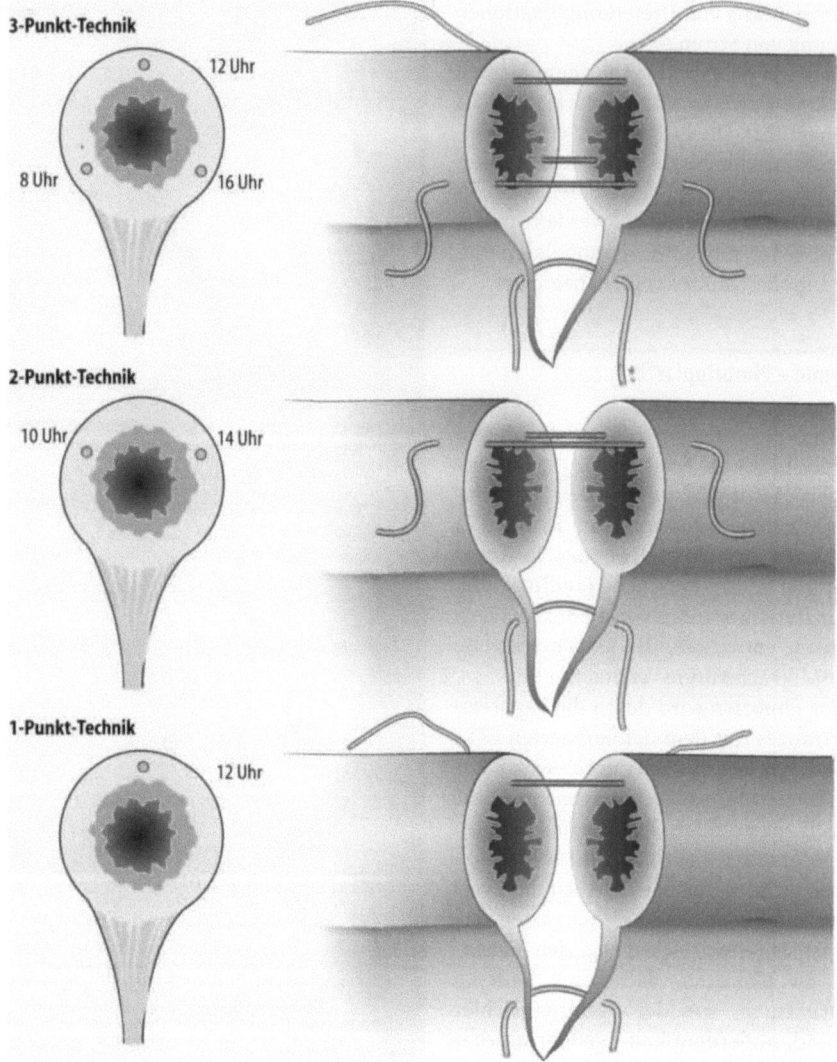

der Tubenstümpfe, die sich am mikrochirurgischen Verfahren orientiert und endoskopisch unproblematisch ist, die Reanastomosierung über einen hysteroskopisch eingeführten und laparoskopisch durch das periphere Segment durchgezogenen Splint. Nach dem Legen von 1–2 seromuskulären Nähten erfolgt die eigentliche Anastomosierung mit einem Fibrinkleber. Die nach der Festigung des Klebers geknüpften Nähte dienen der Sicherung der Anastomose (Abb. 8.15). Andere Arbeitsgruppen beschritten den Weg einer reinen Nahttechnik, allerdings mit weniger und stärkeren Nähten als sie in der mikrochirurgischen Tubenchirurgie verwendet werden. In Modifikationen der mikrochirurgischen Technik wurden 1-Punkt- (Swolin), 2-Punkt- und 3-Punkt-Techniken beschrieben (Abb. 8.16). Kürzlich wurde von Yoon et al. (1997) eine weitgehend an die Mikrochirurgie adaptierte Technik unter der Verwendung feinster Nahtmaterialien vorgestellt. Nach der Approxi-

Abb. 8.16. Unterschiedliche endoskopische Techniken zur Tubenanastomosierung: 1-, 2- und 3-Punkt-Technik

mation der Mesosalpinx mit 6-0-EKN erfolgte die eigentliche Anastomosierung mit 4 Muskularisnähten der Stärken 7-0 oder 8-0. Der Serosaverschluß erfolgte mit 3 EKN der Stärke 6-0 in den Positionen 9, 12 und 3 Uhr.

8.4 Endoskopisches Training

Gute Ergebnisse lassen sich nur mit einer genügenden operativen Erfahrung erreichen, die teilweise an Trainingsmodellen gewonnen werden kann. Ein operatives Training spielt damit gerade im Rahmen der heute unabdingbaren Qualitätssicherung eine zentrale Rolle. Die endoskopische Chirurgie erfordert Kenntnisse und Fähigkeiten, wie sie von der Arbeitsgemeinschaft Endoskopie vermittelt werden. Darüber hinaus sind für die endoskopische Tubenchirurgie spezielle Erfahrungen im Umgang mit diesem zarten Reproduktionsorgan nötig, die über allgemeine endoskopische Kenntnisse und Fertigkeiten weit hinausgehen. Zur Verbesserung des operativen Standards eignen sich Tiermodelle, sei es in Form von Schlachttierpräparaten oder vitalem Gewebe. Ihre Verwendung sollte jedoch nach strengen Kautelen unter Beachtung der Tierschutzbestimmungen erfolgen.

Grundsätzlich lassen sich die unterschiedlichen Techniken an den gleichen Trainingsmodellen wie auch beim mikrochirurgischen Training (s. unter 7.5) üben. Sie müssen lediglich unter endoskopischen Bedingungen durchgeführt werden. Das bedeutet, daß das Modell nicht unter ein Operationsmikroskop gelegt wird, sondern in einen endoskopischen Trainingssimulator. Der Rattenuterus ist ein ideales Modell zum Training endoskopischer Techniken (Gauwerky u. Klose 1990; Abb. 8.17). Dazu wird das Abdomen der Ratte eröffnet und dann das Präparat in einen Trainingssimulator gelegt. An dem Rattenuterus lassen sich insbesondere isthmisch-isthmische Tubenanastomosen hervorragend trainieren (Abb. 8.18). Auch lumenangleichende Techniken können erprobt werden. Salpingolysen (Dünndarmmesenterium) sind so ebenfalls simulierbar. Salpingostomien können an abgebunden Darmsegmenten der Ratte oder auch von Minischweinen erprobt werden. Insgesamt sind dem Ideenreichtum zur Simulation unterschiedlichster operativer Situationen kaum Grenzen gesetzt.

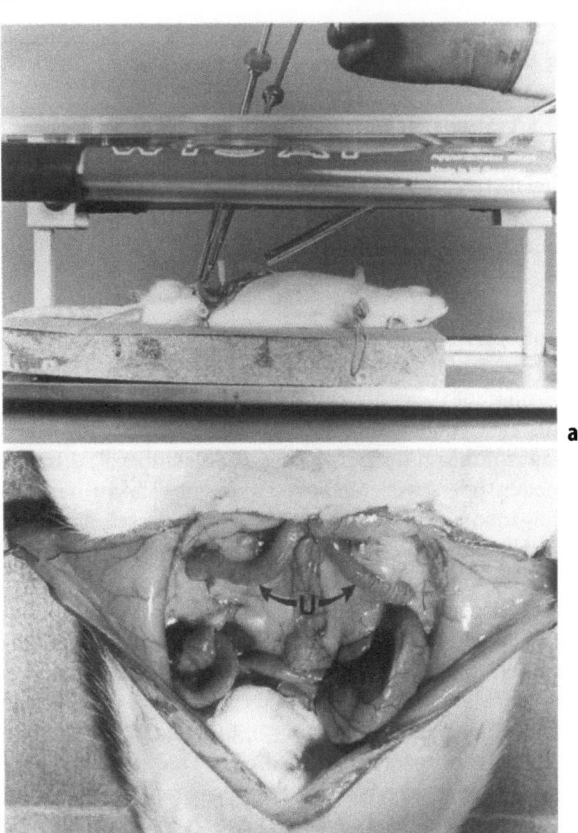

Abb. 8.17 a, b. Endoskopisches Trainingsmodell für Tubenanastomosen. **a** Die Ratte ist in einen Pelvitrainer gelegt, **b** danach können Tubenanastomosen am Rattenuterus *(u)* trainiert werden

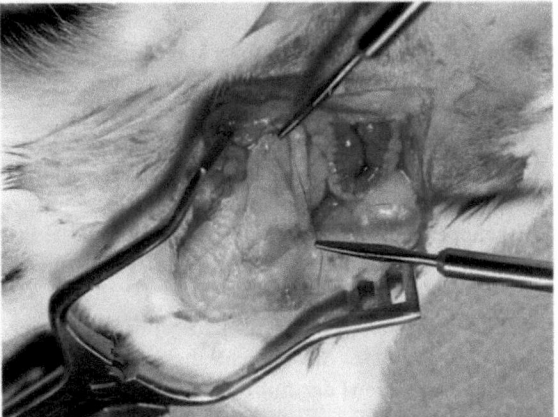

Abb. 8.18. Endoskopische Tubenanastomose am Modell des Rattenuterus

8.5 Ergebnisse der operativen Endoskopie

8.5.1 Studie zur Wertigkeit laparoskopischer bzw. laserassistierter Techniken zur Rekonstruktion bei distaler Tubenpathologie

D. POLLMANN und D. WALLWIENER

Tuboperitoneale Schäden stellen eine der wichtigsten Ursachen für die Kinderlosigkeit der Frau dar (Mage u. Bruhat 1983). Bei der chirurgischen Rekonstruktion von distalen Tubenpathologien gilt die Mikrochirurgie per laparotomiam derzeit als sog. „Goldstandard", d.h. alle neuen operativen Methoden müssen sich an den Erfolgsquoten dieses Standards messen lassen. Dies gilt insbesondere für die laparoskopischen Verfahren, die einen zentralen Bestandteil der gynäkologischen Fertilitätschirurgie ausmachen.

Obwohl sich in der Literatur eine Reihe von Publikationen findet, die sich mit der mikrochirurgischen (Boer-Meisel et al. 1986; DeCherney u. Kase 1981; Gomel u. McComb 1981; Gomel 1983b; Kelly u. Diamond 1991; Russell et al. 1986; Sasako et al. 1982; Thie et al. 1986; Verhoeven et al. 1983; Winston 1988) bzw. laparoskopischen (Bruhat et al. 1989; Daniell u. Herbert 1984; Dubuisson et al. 1990; Fayez 1983; Gomel 1977) Tubenchirurgie beschäftigen, liegen bislang kaum Daten vor, die einen direkten Vergleich zwischen den Erfolgsquoten der Mikrochirurgie und der Laparoskopie erlauben. Ebenso gibt es nur wenige vergleichende Untersuchungen zum Einsatz thermischer Präparationstechniken wie dem Laser und der Elektrochirurgie (Mage u. Bruhat 1983). Es liegen lediglich einige wenige Studien zur Salpingostomie mit Nichtlasertechniken (DeCherney u. Kase 1981; Gomel 1978; Harris u. Daniell 1983; Mage u. Bruhat 1983) bzw. Lasertechniken (Daniell et al. 1986; Kelly u. Roberts 1983; Mage u. Bruhat 1983) vor.

Bei der Auswertung der Ergebnisse des fertilitätschirurgischen Kollektivs der Universitäts-Frauenklinik Heidelberg sowie eines Teilkollektivs der eigenen Arbeitsgruppe aus der Universitäts-Frauenklinik Homburg, wurden folgende Fragestellungen beantwortet:

- Sind die Ergebnisse (Rate ausgetragener Schwangerschaften, Aborte, Eileiterschwangerschaften, verschlossene Tuben) der mikrochirurgischen und endoskopischen Rekonstruktion bei distaler Tubenpathologie vergleichbar, und welche Schlußfolgerungen lassen sich bezüglich des therapeutischen Managements ziehen?
- Sind die Ergebnisse von laserassistierter bzw. Non-Laser-Präparation bei der laparoskopischen Rekonstruktion der distalen Tubenpathologie vergleichbar, und welche therapeutischen Konsequenzen ergeben sich aus dem Vergleich der Präparationstechniken?
- Lassen sich bei der laparoskopischen Eversion der rekonstruierten Fimbrienläppchen (Fimbrieneversion) mittels laparoskopischer Naht (6-0 Vicryl) oder über ein Laser-Flowering (defokussierter CO_2-Laserstrahl) bessere Resultate hinsichtlich der Tubendurchgängigkeit erzielen?

Methodik

Zur therapeutischen Entscheidung bei einer tuboperitonealen Sterilität wurde auf den von Hohl (1993) entwickelten Entscheidungsbaum zurückgegriffen (Abb. 8.19). Unterschiede ergeben sich lediglich aus der Tatsache, daß Patientinnen bis zum 38. Lebensjahr einbezogen wurden. Desweiteren wurden die Patientinnen nicht nach einem einheitlichen Konzept in ein IVF-Programm aufgenommen. Patientinnen mit Schwangerschaften infolge einer nachfolgenden IVF-Behandlung wurden entweder aus der Studie ausgeschlossen (wenn IVF-Therapiebeginn > 2 Jahre nach Operation) oder als nichtschwanger gewertet. IVF-Schwangerschaften wurden nicht weiter untersucht, da dies kein Studienziel war. Andrologische Störungen galten als ein Ausschlußkriterium.

Aus den bislang vorliegenden fertilitätschirurgischen Studien geht hervor, daß eine operative Korrektur lediglich bei Saktosalpingen der Grade I und II sinnvoll ist. Tubenverschlüsse der Grade III und IV werden nicht mehr operiert, sondern der In-vitro-Fertilisation zugeführt (Klassifikation nach Mage u. Bruhat 1987).

Aus diesem Grund sind im prospektiven Patientenkollektiv der vorliegenden Studie nur Saktosalpingen der Grade I und II enthalten, während im retrospektiven mikrochirurgischen Vergleichskollektiv noch keine Selektion durchgeführt wurde.

Zum definitiven Nachweis der distalen Tubenpathologie wurde neben einem Hysterosalpingogramm eine diagnostische Laparoskopie mit einer Chromopertubation durchgeführt.

Das Patientengut, das in den UFK Homburg bzw. Heidelberg einer mikrochirurgischen bzw. laparoskopischen Rekonstruktion der distalen Tube zugeführt wurde, umfaßte Patientinnen mit folgenden Störungen des Tubenfaktors:

- distale Tubenverschlüsse (Saktosalpingen I und II), kompletter Verschluß ohne Blauaustritt bei der Chromopertubation oder bei der hysterosalpingographischen Röntgenaufnahme (mikrochirurgische Gruppe: keine Selektion der Saktosalpingen);
- Fimbrienpathologie im Sinne interfimbrialer Adhäsionen, Stenosen, Fimbrienagglutinationen, wobei

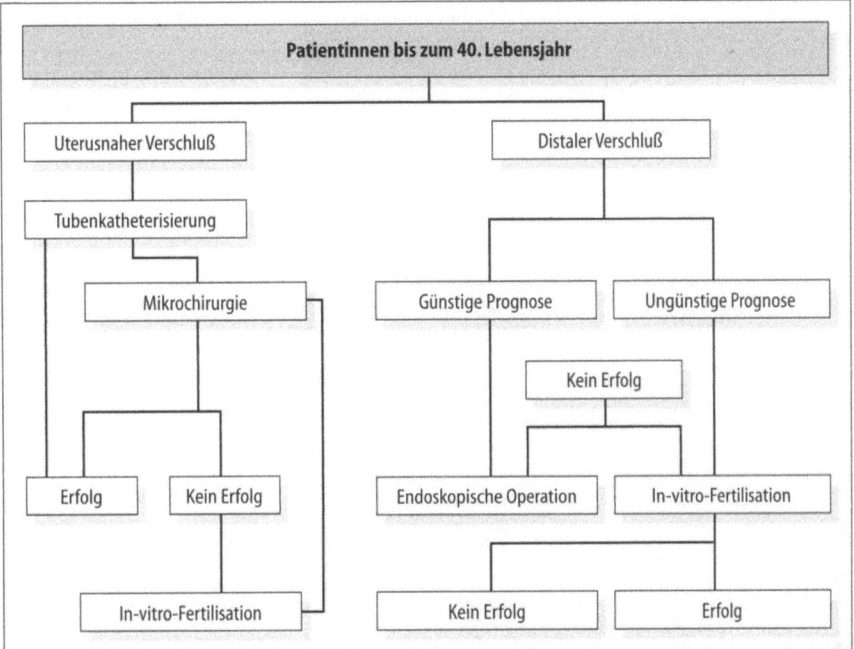

Abb. 8.19. Therapiewahl bei tuboperitonealer Sterilität: Entscheidungsbaum. (Mod. nach Hohl 1993)

hier die distale Tube nicht komplett verschlossen war;
- TOF (tuboovarielle Funktionseinheit) mit Adhäsionen: Hier herrschte kein partieller oder kompletter Tubenverschluß vor, sondern der Ovum-pick-up-Mechanismus war durch peritubare periovarielle Adhäsionen gestört, ohne daß eine Tubenokklusion vorlag;
- alle Patientinnen, bei denen im Rahmen der operativen Laparoskopie auf einer Seite eine völlig unauffällige TOF vorlag, aber die kontralaterale Adnexe eine Pathologie entsprechend den Gruppen 1–3 aufwies.

Waren beide Eileiter vorhanden, so wurde die Seite mit der minimal erforderlichen Korrektur zur Erlangung der freien Tubendurchgängigkeit und der ungestörten Eiaufnahme als der für den Therapieerfolg entscheidende Eingriff gewertet. War nur eine Tube vorhanden oder lag ein intramuraler Verschluß der kontralateralen Tube vor, dann wurde die Patientin nach dem Eingriff, der an dieser Tube erfolgte, eingestuft.

Die Patientinnen erhielten zwischen 2–3 Jahre nach der Operation einen Fragebogen zugesandt, der Fragen zu postoperativen Schwangerschaften, Aborten, Tubargraviditäten bzw. nachfolgenden Sterilitätsoperationen enthielt. Die Nachuntersuchungen fanden frühestens 2 Jahre nach dem operativen Eingriff statt, da bekannt ist,

daß 60 % aller postoperativen Graviditäten nach mehr als einem Jahr eintreten (Gomel 1978). Von 337 Patientinnen konnten 317 in die Follow-up-Untersuchung einbezogen werden. Der Rücklauf der Fragebögen betrug etwa 89 %.

Aufgrund der auswertbaren Fragebögen (n = 285) wurden 2 Patientinnenkollektive auf den verschiedenen Studienebenen verglichen:

- **Studie I:** Laparoskopische Therapie distaler Tubenpathologie (Indikationen 1, s. oben) (n = 150, unabhängig von der eingesetzten Präparationstechnik) vs. Mikrochirurgie (n = 135). Interventioneller Vergleich.
- **Studie II:** Laserassistierte laparoskopische Salpingostomie vs. Salpingostomie mittels Non-Lasertechniken (HF-Chirurgie und laparoskopische Scheren) (Abb. 8.20) (gleiches Kollektiv wie Studie I). Prospektive Beobachtungsstudie.
Fragestellung II/1: Tubenpräparation Laser (n = 100) vs. Non-Laser (n = 50)
Fragestellung II/2: Fimbrieneversion („Flowering"): Lasereversion vs. Nahteversion (prospektiv randomisiert) (n = 20).

Unter prospektiven Bedingungen wurden bei 20 Patientinnen laparoskopische Salpingostomien durchgeführt. Die Fimbrien der linken Tube wurden jeweils mit dem defokussierten CO_2-Laser evertiert; bei der rechten Tube wurden zur Eversion der Fimbrien laparoskopische Einzelknopfnähte (6-0 Vicryl) verwendet.

Als Erfolgskriterien dienten in den Studienarmen I und II/1 die Rate ausgetragener Schwangerschaften, in

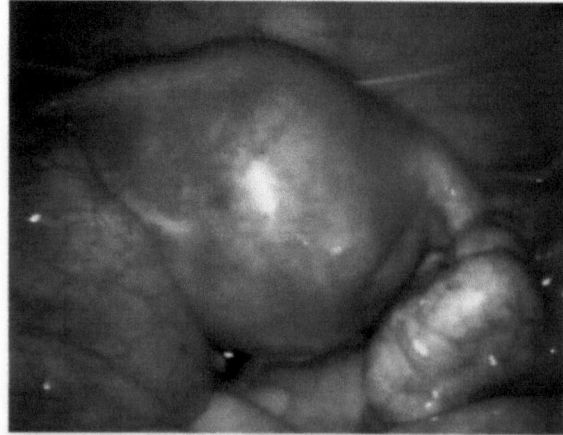

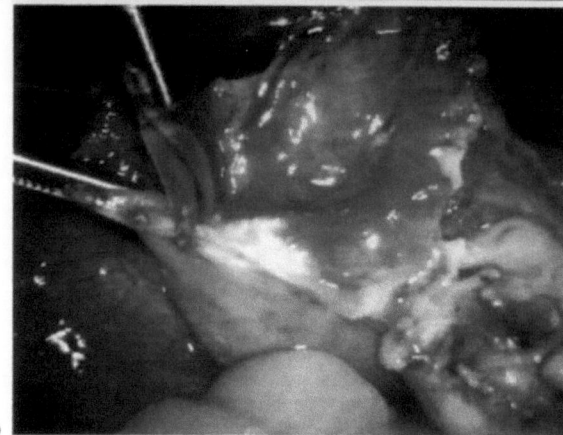

Abb. 8.20. a Laparoskopischer Befund einer Hydrosalpinx Grad III; die Tubenwandung ist nicht verdickt. **b** Bild nach fast kompletter endoskopischer Salpingostomie. Die Tubenmukosa ist deutlich rarefiziert. Die Eröffnung des Fimbrientrichters erfolgt entlang avaskulärer Narbenstraßen

der Gruppe II/2 die Tubendurchgängigkeit, evaluiert mit Hilfe der Chromopertubation im Rahmen von Secondlook-Laparoskopien bzw. mittels Hysterosalpingogramm, 6 Monate nach dem Eingriff.

Ergebnisse

Studie I

Um die Ergebnisse der laparoskopischen Rekonstruktion der distalen Tubenpathologie mit dem Goldstandard – der mikrochirurgischen Rekonstruktion – vergleichen zu können, wurde das mikrochirurgisch operierte Kollektiv (n = 135) herangezogen und als retrospektive Kontrollgruppe für einen statistischen Vergleich (interventionelle Studie) verwandt. Die Ergebnisse der laparoskopischen und mikrochirurgischen Rekonstruktion sind in Tabelle 8.1 zusammengefaßt.

Die statistische Analyse mit dem k x 2-Felder-X^2-Test nach Brandt u. Snedecor errechnete die Prüfgröße X^2 auf 9,722; damit konnte die Nullhypothese auf einem Signifikanzniveau von p = 0,05 (zweiseitige Prüfung, 3 Freiheitsgrade) verworfen werden. Die therapeutischen Ergebnisse der laparoskopischen und der mikrochirurgischen Rekonstruktion der distalen Tubenpathologie unterschieden sich also statistisch signifikant voneinander. Aus Tabelle 8.1 geht hervor, daß sich die relativen Häufigkeiten der beiden gegenübergestellten Methoden am deutlichsten bei der Baby-take-home-Rate (Laparoskopie: 38% vs. Mikrochirurgie: 22,2%) zugunsten der Laparoskopie unterschieden.

Studie II

Fragestellung 2/1: Tubenpräparation Laser vs. Non-Laser.
Bei insgesamt n = 100 Patientinnen wurde eine laparoskopische laserassistierte Rekonstruktion des distalen Tubenverschlusses durchgeführt, während bei n = 50 Patientinnen vollständig auf den intraoperativen Einsatz des CO_2-Lasers verzichtet wurde. In dieser Untergruppe kam statt dessen die elektrochirurgische Präparation mit der Nadelelektrode bzw. die konventionelle scharfe Präparation mit laparoskopischen Scheren zum Einsatz. Im Fall der scharfen Präparation wurden Blutungen im Gewebe durch eine nachfolgende bipolare Koagulation gestillt.

Die Ergebnisse hinsichtlich Schwangerschaft, Abort- und Baby-take-home-Rate sind in Tabelle 8.2 wiedergegeben.

Die statistische Analyse mit dem k x 2-Felder-X^2-Test nach Brandt u. Snedecor errechnete die Prüfgröße X^2 auf 2,665; damit konnte die Nullhypothese bei einem Signifikanzniveau von p = 0,05 (zweiseitige Prüfung, 3 Freiheitsgrade) nicht abgelehnt werden. Die therapeutischen Ergebnisse waren also für die laserassistierte und die nichtlaserassistierte Rekonstruktion gleich.

Studienkollektiv II/2: Laparoskopische Fimbrieneversion: Laser vs. Naht. Bei insgesamt 20 Patientinnen mit einer Saktosalpinx I/II wurde unter prospektiven Kriterien die linke Tube mit einer Lasereversion (CO_2-Laser, defokussierter Modus) und die rechte Tube mit einer Naht-

Tabelle 8.1. Laparoskopische vs. mikrochirurgische Rekonstruktion bei distaler Tubenpathologie

Ergebnis	Laparoskopie n	Laparoskopie [%]	Mikrochirurgie n	Mikrochirurgie [%]	Gesamt n	Gesamt [%]
Keine Gravidität	74	49,3	78	57,8	152	53,3
Abort	7	4,7	7	5,2	14	4,9
Extrauteringravidität	12	8,0	20	14,8	32	11,2
Partus	57	38	30	22,2	87	30,5
Gesamt	150	100	135	100	285	100

Tabelle 8.2. Schwangerschaftsraten: Vergleich der Salpingostomie mit Laser vs. Non-Laser

Ergebnis	Laser n	Laser [%]	Non-Laser n	Non-Laser [%]	Gesamt n	Gesamt [%]
Keine Gravidität	51	51	23	46	74	49,3
Abort	4	4	3	6	7	4,7
Extrauteringravidität	10	10	2	4	12	8,0
Partus	35	35	22	44	57	38
Gesamt	100	100	50	100	150	100

Tabelle 8.3. Fimbrieneversion: Laser vs. Naht: Reokklusionen

Methode Flowering Saktosalpinx, Stadien I/II	Anzahl Tuben n	Anzahl Reokklusionen Second-look-Laparoskopien n	[%]
CO_2-Laser (5 W/s, defokussiert)	20	4	20
Naht	20	4	20

eversion (laparoskopische Naht, 6-0 Vicryl) rekonstruiert.

Im Rahmen der Second-look-Laparoskopie/Kontroll-Hysterosalpingographie, die nach 6 Monaten durchgeführt wurde, fanden sich bei 4 von 20 evertierten Tuben (20%) Reokklusionen in beiden Gruppen (Tabelle 8.3). Dies bedeutet, daß die Wiederverschlußrate nach einer Lasereversion und einer Nahteversion gleich war.

Diskussion

Laparoskopie versus Mikrochirurgie

Entsprechend der Klassifikation von Mage u. Bruhat (1987) ist das funktionelle Resultat nach einer distalen Tubenrekonstruktion vom Ausprägungsgrad der Saktosalpinx abhängig.

Boer-Meisel et al. (1986) stellten fest, daß die Anzahl der Geburten im Stadium I noch bei 59% (16 von 27) lag, während sie im Stadium II auf 16% (7 von 27) und im Stadium III sogar auf 3% (1 von 37) absank. Auch Winston (1988) fand eine ähnliche Staffelung, die allerdings nicht ganz so deutlich ausgeprägt war (184 Patientinnen; Geburtenraten: Stadium I 37%, Stadium II 19%, Stadium III 5%). Scheidel u. Korell (1990) konnten ebenfalls eine stadienabhängige Reduktion der Geburtenrate von 40% (I) über 13% (II) auf 9% (III) nach einer mikrochirurgischen Salpingostomie per laparotomiam nachweisen. Die zitierten Autoren benutzten dabei allerdings ein geringfügig modifiziertes Bewertungsschema.

In der Studiengruppe I wurde der interventionelle Vergleich der laparoskopisch durchgeführten Tubenrekonstruktionen mit dem mikrochirurgisch operierten historischen Kontrollkollektiv der eigenen Arbeitsgruppe vorgenommen.

Dieser Vergleich zeigte bei den laparoskopischen Tubenrekonstruktionen eine signifikant höhere Schwangerschaftsrate. Die kritische Analyse ergab jedoch, daß in der endoskopischen Gruppe eine Selektion der „leichteren" Tubenpathologien vorlag, dadurch daß Patientinnen mit Saktosalpingen der Grade III und IV der IVF zugeführt wurden. Auf einen indikationsspezifischen Vergleich wurde verzichtet.

Analysiert man die einschlägige Literatur, so sind die Ergebnisse der laparoskopischen mit der mikrochirurgischen Rekonstruktion bei einer distalen Tubenpathologie vergleichbar: Die Publikationen zur Mikrochirurgie zeigen Geburtsraten von beispielsweise 63% (Dubuisson et al. 1990), 16,9% (Scheidel u. Korell 1990), 19,2% (Kelly u. Diamond 1991) bzw. 41,6% (Russell et al. 1986). Mit Hilfe der laparoskopischen Salpingostomie wurden Schwangerschaftsraten zwischen 10% (Fayez 1983) und 44% (Gomel 1977) erzielt, Bruhat et al. (1989) erreichten eine Rate intrauteriner Schwangerschaften von 25%, Dubuisson et al. (1990) von 29%.

Aufgrund der geringeren Morbidität, der kürzeren Operationszeiten, der reduzierten Hospitalisationsdauer sowie der daraus resultierenden Kostendämpfung könnte dem laparoskopischen Zugang Priorität eingeräumt werden, sofern im Einzelfall keine anderen Gründe dagegen sprechen.

Die Ebenbürtigkeit zwischen der Mikrochirurgie und der Laparoskopie gilt allerdings nur unter der Voraussetzung, daß es sich – wie in der vorliegenden Studie – um selektierte Fälle handelt, die für einen endoskopischen Zugang besonders geeignet sind: In diese Kategorie fallen insbesondere Adhäsionen und Saktosalpingen (Grade I und II). Nicht unterschätzt werden darf, daß in unserem Kollektiv Fälle mit einer ausgeprägten Tubenpathologie überhaupt nicht operiert wurden, weder laparoskopisch noch mikrochirurgisch, sondern der In-vitro-Fertilisation zugeführt wurden.

Wenn auch bei ausgedehnteren Tubenpathologien die Mikrochirurgie nach wie vor als Goldstandard anzusehen ist, sind auch die Grenzen dieser Methode bei Saktosalpingen der Stadien III/IV sowie Doppelokklusionen erreicht. Hier bietet sich als Alternative die In-vitro-Fertilisation an. Die praktische Relevanz der In-vitro-Fertilisation ergibt sich allein daraus, daß in der Regel nur 25% aller Patientinnen mit Saktosalpingen den prognostisch günstigen Stadien I und II zugeordnet werden können oder daß die Prognose in vielen Fällen durch zusätzliche Sterilitätsfaktoren verschlechtert ist.

Auch die sog. Tandem-Therapie (zuerst Mikrochirurgie oder endoskopische Therapie, dann In-vitro-Fertilisation; evtl. umgekehrt) stellt in schwierigen Fällen ein denkbares therapeutisches Konzept dar (Gomel 1978).

Laser versus Non-Laser

Bei der Auswertung der Gesamt-Schwangerschaftsraten nach einem postoperativen Intervall von > 2 Jahren zeigte sich keine statistisch signifikante Korrelation mit der jeweils eingesetzten thermischen Präparationstechnik (Laser vs. Non-Laser).

Die Analyse der Literatur zeigte zur Fragestellung „Laser- versus Non-Laser-Techniken" 3 Arten von Arbeiten:

1. Studien, die eine höhere Schwangerschaftsrate beim Einsatz der Lasertechniken zeigten: Choe et al. (1984), Bellina et al. (1984), Diamond et al. (1984), Wallwiener (1989);
2. Publikationen, in denen die Schwangerschaftsrate unabhängig von der eingesetzten Präparationstechnik war, letztendlich aber ein kürzeres Intervall zwischen der rekonstruktiven Operation und dem Eintritt der Schwangerschaft bei laserassistierten Techniken herausgearbeitet werden konnte (Mage u. Bruhat 1983; Tulandi 1987);
3. Studien, die gleiche Schwangerschaftsraten sowie vergleichbare postoperative Intervalle bis zum Eintritt der Schwangerschaft fanden (Drolette u. Badawy 1992).

Die Literaturanalyse zeigte, daß der CO_2-Laser und die HF-Elektrode als Präparationsinstrumente bei der Salpingostomie zu weitgehend identischen Schwangerschaftsraten führen.

Ein direkter Vergleich Laser vs. Non-Laser für die Mikrochirurgie findet sich bei Mage u. Bruhat (1983), die bei der elektromikrochirurgischen Salpingostomie über eine Erfolgsquote von 16,6% Geburten (10% Tubargraviditäten, 3,3% Aborte), bei der CO_2-Laser-Mikrochirurgie einer Quote von 23,7% (7,8 Tubargraviditäten, 10,4% Aborte) berichten.

Bei der Laparoskopie fanden sich ebenfalls vergleichbare Schwangerschaftsraten nach einer Laserpräparation [zwischen 7,1% (Kelly u. Roberts 1983) und 18,8% (Daniell et al. 1986)] bzw. Nicht-Laserpräparation [23,1% (Harris u. Daniell 1983) und 26,8% (Gomel 1978)].

Die eigenen Resultate belegen ebenfalls, daß sich bei der laparoskopischen Applikation im Rahmen rekonstruktiver Eingriffe an der distalen Tube durch den Einsatz einer Laser-, Elektro- oder konventionell scharfen Präparation das therapeutische Resultat nicht statistisch signifikant beeinflussen läßt, wobei ein exakter prospektiv-randomisierter Vergleich problematisch ist.

Daher wurden die laserassistierte und die nichtlaserassistierte Präparation in einem Unterkollektiv der Fimbrieneversion prospektiv randomisiert untersucht.

**Laser versus Non-Laser
am Beispiel der Fimbrieneversion**
Für die Fixierung der evertierten Fimbrienläppchen scheint die laparoskopische intrakorporale resorbierbare Naht (6-0 Vicryl) nicht besser geeignet zu sein als das Laser-Flowering mit dem defokussierten CO_2-Laser ohne Naht durch ein vorsichtiges Setzen perifimbrialer Koagulationspunkte. In unseren beiden Kollektiven zeigte sich eine gleiche Verschlußrate. Um die Differenz der Verschlußraten nach der Laser- und Nahteversion abschließend beurteilen zu können, sind Untersuchungen an einem größeren Patientenkollektiv notwendig. Darüber hinaus muß betont werden, daß die im Rahmen der Second-look-Laparoskopie ermittelten Resultate lediglich die morphologische Situation 6 Monate nach dem Ersteingriff beschreiben.

In einem Gesamtstudienkollektiv (3 verschiedene Studienebenen) von n = 285 Patientinnen wurde die Wertigkeit der laparoskopischen bzw. laserassistierten Techniken zur Rekonstruktion bei einer distalen Tubenpathologie untersucht.

Bei einem interventionellen Vergleich der laparoskopischen (n = 150) mit der retrospektiv bewerteten mikrochirurgischen (n = 135) Operationstechnik ergab sich eine signifkant höhere Baby-take-home-Rate bei der laparoskopischen Therapie (38 % vs. 22,2 %, p < 0,05), wobei die kritische Analyse der jeweiligen Indikationen einen selektionsspezifischen Effekt zugunsten der Endoskopie zeigte. Die prospektive Studie zum Vergleich der Laser- (n = 100) und der Non-Laser (n = 50)-Präparation bei der Salpingostomie ergab keine signifikanten Unterschiede bezüglich der Ergebnisse (Partus 35 % in der Laser- vs. 44 % in der Non-Lasergruppe).

In einer prospektiv-randomisierten Untergruppe wurde die laparoskopische Fimbrieneversion mittels eines Lasers mit der Nahteversion verglichen (n = jeweils 20 Tuben), wobei sich in beiden Gruppen Reokklusionen in 20 % der Fälle fanden. Zusammenfassend kann gesagt werden, daß die wichtigsten operativen Methoden zur Behandlung einer tuboperitonealen Sterilität (Mikrochirurgie und Endoskopie) bzw. die verschiedenen Präparationstechniken (Laser und Non-Laser) nicht als konkurrierende Verfahren bzw. assistierte Reproduktionstechniken, sondern als Komponenten einer multimodalen Strategie betrachtet werden sollen, deren Indikation in jedem Einzelfall kritisch überprüft werden muß. Besonders wichtig ist dabei, streng wissenschaftliche Bewertungskritierien zugrundezulegen um Fehlinterpretationen, z. B. aufgrund einer indikationsspezifischen Selektion, auszuschließen.

Bei selektierten Fällen, d. h. nicht zu ausgedehnten Adhäsionssiten und nicht zu komplexer Pathologie (Adhäsionen, Endometriose, Ovarialtumoren durch Endometriose bedingt, zu stark geschädigte Tuben, gleichzeitig proximaler und distaler Tubenverschluß auf einer Seite oder gar beidseits) können mittels einer laparoskopischen Rekonstruktion vergleichbare Ergebnisse erzielt werden wie mit der Mikrochirurgie. Dies gilt natürlich vor dem Hintergrund des Gesagten bei vergleichbaren Einschlußkriterien (z. B. Grad der Saktosalpinx). Bei einer ausgeprägten Tubenpathologie kann die Mikrochirurgie durchaus erfolgreich sein.

Das gleiche gilt für den Einsatz der Lasertechniken. Hier konnte anhand der eigenen Untersuchungen und der Metaanalyse der vorliegenden Literaturdaten gezeigt werden, daß im Hinblick auf Schwangerschaftsrate, Abortrate oder der Häufigkeit von Extrauteringraviditäten kein signifikanter Unterschied besteht – unabhängig davon, ob bei der laparoskopischen Revision der distalen Tubenpathologie mit dem CO_2-Laser als Laser der Wahl, der Elektrochirurgie oder der scharfen Präparation mit Elektrokoagulation zur Hämostase gearbeitet wird.

Beim Einsatz in Kombination mit der Elektrokoagulation gilt der CO_2-Laser als der Laser der Wahl. Die Vorteile des Lasereinsatzes sind nicht die per se die durch den Laser gesteigerten Schwangerschaftsraten, sondern die operativ-technischen Vorteile im Handling, z. B. durch das Leiten des Laserstrahls koaxial zur optischen Achse bei der Benutzung des Operationslaparoskops mit Arbeitskanal. Hier können diffizilere Präparationsschritte unter einer Zeitsparnis erfolgen, wobei nicht benötigte Hilfstrokare beispielsweise zum optimalen Darstellen des zu präparierenden Gewebes benutzt werden können. Demgegenüber stehen für den Einsatz der HF-Chirurgie bei der Rekonstruktion der Tubenpathologie modernste Nadelelektroden zur Verfügung. Hier sollten nur der mikrochirurgischen Elektronadel vergleichbare feinste Nadelelektroden in Kombination mit modernsten HF-Generatoren benutzt werden. Vor allem niederenergetische Nadelelektroden, wie sie in der vorliegenden Studie benutzt wurden, stehen hier im Vordergrund.

Im Hinblick auf den Einsatz des CO_2-Lasers zur Fimbrienläppcheneversion konnte gezeigt werden, daß im Vergleich zur resorbierbaren Naht (6-0 Vicryl) eine identische Verschlußrate zu beobachten war.

Die Lösung von postinflammatorischen bzw. postoperativen Adhäsionen im Bereich des inneren weiblichen Genitale kann mit Hilfe des CO_2-Lasers präzise mit einer weitgehend minimierten Schädigung angrenzender Gewebeareale vorgenommen werden.

Das möglichst wenig traumatisierende Präparieren mit einem möglichst geringen Gewebethermoeffekt ist als Conditio sine qua non anzusehen, wenn man die Inzidenz postoperativer Readhäsionen und Reokklusionen so gering wie möglich halten möchte.

Zusammenfassend läßt sich folgendes herausstellen:

- Der Operationserfolg hängt in erster Linie immer von der primären Schädigung der Tube ab.
- Im Rahmen der Tubenrekonstruktion sollte immer das Instrument angewendet werden, das den minimalen thermischen Gewebeschaden hervorruft.
- Im Idealfall wird die tuboovarielle Sterilität in einem Zentrum behandelt, das alle einander ergänzenden Komponenten des multimodalen Therapiekonzepts beherrscht (Mikrochirurgie, In-vitro-Fertilisation und Endoskopie inkl. modernster Technologien) und daher in der Lage ist, stets eine auf den Einzelfall maßgeschneiderte Behandlungsstrategie anzubieten.

8.5.2 Zusammenfassende Bewertung der operativen Endoskopie in der Tubenchirurgie

Durch die Einführung mikrochirurgischer Operationstechniken konnten die Ergebnisse der Korrektur der distalen Tubenverschlüsse einschließlich adhäsionsbedingter nicht in dem Maß gesteigert werden wie die der Korrektur der proximalen Tubenpathologie, insbesondere der Zustände nach einer Sterilisation. Die operative Technik spielt somit bei diesen, häufig die gesamte Tube primär oder sekundär betreffenden Schäden, eine weit weniger wichtige Rolle als bei der Korrektur proximaler Verschlüsse. Diese Erkenntnis macht einerseits die guten Resultate der endoskopischen Operationstechniken im Vergleich zu den mikrochirurgischen Verfahren verständlich. Sie muß andererseits aber auch skeptisch machen gegenüber dem Enthusiasmus, mit dem neuere Technologien angepriesen werden.

Gomel (1983a) hat als einer der ersten über eine größere Zahl (n = 92) endoskopisch (konventionell) durchgeführter Adhäsiolysen berichtet. In diesem Kollektiv von knapp 100 Patientinnen wurde eine Geburtenrate von 63% erzielt (n = 58). Diese Ergebnisse sind fast identisch mit den von Donnez et al. 1989 laserlaparoskopisch [n = 186, IUG 58% (n = 108)] und 1986 mikrochirurgisch [n = 42, IUG 64% (n = 27)] erzielten Resultaten.

Für die Fimbrioplastik und Salpingostomie zeichnet sich ebenfalls die Gleichwertigkeit von endoskopischen und mikrochirurgischen Verfahren ab (s. oben).

Donnez et al. (1989) berichten bei 100 endoskopischen Fimbrioplastiken über eine Schwangerschaftsrate von 61%; identische Schwangerschaftsraten ergaben sich bei eigenen 1986 publizierten mikrochirurgischen Fällen [n = 132, IUG 60% (79), EUG 2% (2)] und den von Gomel u. Taylor (1986) publizierten endoskopisch durchgeführten Fimbrioplastiken [n = 40, Geburten 47.5% (19), Aborte 5% (2), EUG 5% (2)].

Leventhal (1989) demonstrierte bei seinen endoskopischen Salpingostomien (konventionell) ebenfalls die Gleichwertigkeit mit mikrochirurgischen Verfahren. In die gleiche Richtung weisen auch die Ergebnisse von Donnez et al. (1989).

Die Bedeutung endoskopischer Operationstechniken für die Reproduktionschirurgie ist hinsichtlich der Behandlung proximaler Verschlüsse umstritten. Dies hat 2 Gründe:

- einerseits die Schwierigkeit der direkten Übertragung mikrochirurgischer Anastomosierungstechniken auf die operative Endoskopie (ein Faden der Stärke 8-0 ist endoskopisch nur schwer zu führen),
- zum anderen die präparativen Schwierigkeiten bei einer endoskopischen Freilegung des kornualen oder intramuralen Tubensegments zur Durchführung einer tubokornualen oder intramuralen Anastomose, eine Situation, wie wir sie häufig bei nicht sterilisationsbedingten proximalen Verschlüssen vorfinden. Darüber hinaus erfordert eine Ungleichheit der Tubenlumina spezielle lumenangleichende Techniken, die endoskopisch ebenfalls extrem schwierig zu realisieren sind.

Die endoskopischen Verfahren zur Reanastomosierung der Tube müssen sich somit – sofern sie überhaupt erfolgreich sein können – auf die günstigeren Zustände nach einer Sterilisation beschränken.

Dieser Weg wurde parallel von 3 Arbeitsgruppen beschritten. H. Reich (USA) führte über 20 endoskopische Refertilisierungen mit einer Einnahttechnik in Anlehnung an Swolin (1988) durch, erzielte aber bisher keine Schwangerschaft. Sedlbon et al. (1989) publizierten eine hinsichtlich der Durchgängigkeit erfolgreiche endoskopische Refertilisierung, jedoch ohne Eintritt einer Schwangerschaft. Von Gauwerky (1990) wurden nach umfangreichen experimentellen Untersuchungen 1988 erste endoskopische Anastomosen mit einer kombinierten Naht-Klebe-Technik durchgeführt. Insgesamt 12 Patientinnen wurden bisher von ihm operiert, davon wurden die 3 zuerst operierten intrauterin schwanger. Die häufiger beobachteten Extrauteringraviditäten führten jedoch dazu, daß diese Technik verlassen wurde.

In Frankreich wurde die endoskopische Technik als 1-Punkt-Technik erneut von Dubuisson u. Swolin (1995) aufgenommen. Kürzlich publizierten Yoon et al. (1997) eine Technik, die zu hervorragenden, mit der Mikrochirurgie vergleichbaren Resultaten führte. Die Technik lehnt sich weitgehend an die mikrochirurgische Technik an, ist aber äußerst schwer erlernbar und erfordert einen hohen Trainingsstand, wie er in Europa bei insgesamt kleineren Patientenkollektiven kaum erreichbar ist.

Dennoch bleibt diese Technik umstritten, zumal die mikrochirurgischen Verfahren in dieser Situation hervorragende Ergebnisse produzieren. Zu berücksichtigen ist sicher auch der Zeitaufwand. Eine mikrochirurgische

Anastomose erfordert 20–30 min, bei einer bilateralen Operation bedeutet das eine Gesamtoperationszeit von maximal 2 h. Hier dürften endoskopische Anastomosierungstechniken ungünstiger abschneiden. Andererseits ist die Chance einer sekundär mikrochirurgischen Reanastomosierung nach einem erfolglosen endoskopischen Versuch kaum geringer. Sollte jedoch eine Extrauteringravidität eintreten, würde das zu einem erheblichen Tubenschaden führen. Vor diesem Hintergrund führen wir nach einer endoskopischen Reanastomosierung eine frühe Tubendiagnostik durch, um dann ggf. sekundär eine mikrochirurgische Salvage-Operation durchzuführen.

Literatur

Bellina JH (1984) Analysis of electronically pulsed versus quasi-continuous-wave carbon dioxide lasers in an animal model. Am J Obstet Gynecol 150: 934–940

Boer-Meisel ME, te Velde ER, Habema JDF, Kardaun WPF (1986) Predicting the pregnancy outcome in patients treated for hydrosalpinx: a prospective study. Fertil Steril 45: 23–29

Bruhat MA, Dubuisson JB, Pouly JL (1989) La coeliochirurgie. In: La Encyclopédie Medicochirurgale, Technique chirurgicales, Urologie-gynécologie 41515, 6. Paris. 38–39

Choe JK, Dawod MY, Bardawil WA, Andrews AH (1984) Clinical and histological evaluation of laser reanastomosis of the uterine tube. Fertil Steril 41: 754–760

Daniell JF, Herbert CM (1984) Laparoscopic salpingostomy utilizing the CO_2 laser. Fertil Steril 41: 558–563

Daniell JF, Diamond MP, McLaughlin DS, Martin DC, Feste J, Surrey MW, Friedman S, Vaughn WK (1986) Clinical results of terminal salpingostomy with the use of the CO_2 laser: report of the intraabdominal laser study group. Fertil Steril 45: 175–178

DeCherney AH, Kase N (1981) A comparison of treatment for bilateral fimbrial occlusion. Fertil Steril 35: 162–165

Diamond MP, Daniell JF, Martin DC, Feste J, Vaughn DS, McLaughlin DS (1984) Tubal patency and pelvic adhesions at early second-look laparoscopy following intra-abdominal use of the carbon dioxide laser: initial report of the intraabdominal laser study group. Fertil Steril 42: 717–723

Donnez J, Nisolle M, Casanas-Roux F (1989) CO_2 laser laparoscopy in tubal infertility. In: Donnez J (ed) Laser operative laparoscopy and hysteroscopy. Nauwelaerts, Leuven, pp 161–179

Drollette CM, Badawy SZ (1992) Pathophysiology of pelvic adhesions. Modern trends in preventing infertility. J Reprod Med 37:107–121

Dubuisson JB, Swolin K (1995) Laparoscopic tubal anastomosis (the one stitch technique): preliminary results. Hum Reprod 10: 2044–2046

Dubuisson JB, Bouquet de Jolinière J, Aubriot FX (1990) Terminal tuboplasties by laparoscopy: 65 consecutive cases. Fertil Steril 54: 401–403

Fayez JA (1983) An assessment of the role of operative laparoscopy in tuboplasty. Fertil Steril 39: 476–479

Frank F (1986) Biophysical basis and technical prerequisites for the endoscopic and surgical use of the Nd:YAG laser. Lasers Surg Med 3: 124–432 (1986)

Gauwerky JFH, Klose R (1990) Experimentelle pelviskopische Refertilisierung. Fertilität 6: 29–33

Gauwerky JFH (1990) Pelviskopische Refertilisierung – Von der Entwicklung einer alternativen Anastomosierungstechnik bis zur ersten klinischen Anwendung. Ellipse 23: 317–322

Gomel V (1977) Salpingostomy by laparoscopy. J Reprod Med 18: 265–267

Gomel V (1978) Salpingostomy by microsurgery. Fertil Steril 29: 380–384

Gomel V (1983a) Salpingo-ovariolysis by laparoscopy in infertility. Fertil Steril 40: 607–611

Gomel V (1983b) Microsurgery in female infertility. Little & Brown, Boston

Gomel V, McComb P (1981) Unexpected pregnancies in women afflicted by occlusive tubal disease. Fertil Steril 36: 529–533

Gomel V, Taylor PJ (1986) Surgical endoscopy. In: Gomel V, Taylor PJ, Yuzpe AA, Rioux JE (eds) Laparoscopy and hysteroscopy in gynecologic practice. Yearbook Medical Publishers, Chicago pp 140–168

Harris WJ, Daniell JF (1983) Use of corticosteroids as an adjuvant in terminal salpingostomy. Fertil Steril 40: 785–789

Hohl MK (1993) Mikrochirurgie in der Gynäkologie. Gynäkol Prax 17: 659–663

Keckstein J, Finger A, Steiner R (1988) Laser application in contact and non-contact procedures: saphire tips in comparison to „bare-fiber", argon laser in comparison to Nd:YAG-laser. Lasers Surg Med 4: 158–162

Keiditsch F, Hofstetter A, Zimmermann I, Stern J, Frank F, Barbaryka I (1985) Histological investigation to substantiate the therapy of bladder tumors with the Nd:YAG-laser. Lasers Surg Med 1: 19–23

Kelly RW, Diamond MP (1991) Intra-abdominal use of the carbon dioxide laser for microsurgery. Obstet Gynecol Clin North Am 18: 537–544

Kelly RW, Roberts DK (1983) Experience with the CO_2 laser in gynecologic microsurgery. Am J Obstet Gynecol 146: 585–591

Leventhal JM (1989) Tubal reconstructive surgery. In: Sanfilippo JS, Levine RL (eds) Operative gynecologic endoscopy. Springer, Berlin Heidelberg New York Tokyo, pp 140–147

Mage G, Bruhat MA (1983) Pregnancy following salpingostomy: comparison between CO_2 laser and electrosurgery procedures. Fertil Steril 40: 472–475

Mage G, Bruhat MA (1987) Scor d'opérabilité tubaire. In: Masson (ed) La part de l'homme et la part de la femme dans la stérilité. Masson, Paris, pp 93–96

Rouse SB, Minielly RW (1985) Carbon dioxide laser for combination excisional-vaporization conization. Am J Obstet Gynecol 153: 343–344

Rubinstein E (1985) Carbon dioxide laser surgery. Am J Obstet Gynecol 153: 345

Russell JB, DeCherney AH, Laufer N, Polan ML, Naftolin F (1986) Neosalpingostomy: comparison of 24- and 72-month follow-up time shows increased pregnancy rate. Fertil Steril 45: 296–298

Sasaki M, Iwasaki M, Konishi T, Maruyama Y, Wada T (1982) Clinical application of the Nd:YAG-laser endoscopy. Lasers in Surg Med 2: 137–147

Scheidel P, Korell M (1990) Die ampulläre Tubenpathologie. In: Scheidel P, Hepp H, DeCherney AH (Hrsg) Operative Techniken der Reproduktionsmedizin. Gynäkologische Mikrochirurgie, extrakorporale Befruchtung und tubarer Gamententransfer. Urban & Schwarzenberg, München S 59–82

Sedblon E, Bouguet Delajolinieres J, Boudouris O, Madelenat P (1989) Tubal desterilization through exclusive laparoscopy. Hum Reprod 4:158–159

Stein, B.., A. R. Kenoall: Lasers in urology: 1. Laser physics and safety; II. Laser therapy. Urology 23: 405–446 (1984)

Swolin K (1988) Tubal anastomosis. Hum Reprod 3: 177–178

Thie JL, Williams TJ, Coulam CB (1986) Repeat tuboplasty compared with primary microsurgery for postinflammatory tubal disease. Fertil Steril 45: 784–787

Tulandi T (1987) Adhesion reformation after reproductive surgery with and without the carbon dioxide laser. Fertil Steril 47: 704–706

Verhoeven HC, Berry H, Frantzen C, Schlosser HW (1983) Surgical treatment of distal tube occlusions: a review of 143 cases. J Reprod Med 28: 293–298

Wallwiener D (1989) Fertilitäts-chirurgische Therapiekonzepte in der Gynäkologie unter Anwendung lasertechnischer Neuentwicklungen. Habitilationsschrift, Universität Heidelberg

Wallwiener D, Gauwerky JFH, Stolz W, Bastert G (1992) Adhesiolysis. In: Bastert G, Wallwiener D (eds) Lasers in gynecology. Springer, Berlin Heidelberg New York Tokyo, p 83

Winston RML (1988) Selection of patients for microsurgery, laparoscopic procedures or IVF. III. Tagung der Arbeitsgemeinschaft gynäkologische Mikrochirurgie, Zermatt, 10.–16. April 1988

Yoon TK, Sung HR, Cha SH, Lee CN, Cha KY (1997) Fertility outcome after laparoscopic microsurgical tubal anastomosis. Fertil Steril 67: 18–22

9 Mikroendoskopische Intraluminaldiagnostik – Tuboskopie

S. Rimbach und D. Wallwiener

9.1 Terminologie 145
9.2 Operatives Vorgehen bei der Falloposkopie 146
9.3 Falloposkop-Optik 147
9.4 Möglichkeiten und Grenzen der mikroendoskopischen Intraluminaldiagnostik 147
9.5 Zusammenfassung 148
Literatur 148

Die Beurteilung der Art und des Ausmaßes der intraluminalen Tubenpathologie ist die Voraussetzung für eine differenzierte Indikationsstellung tubenrekonstruktiver Maßnahmen. Etablierte diagnostische Verfahren sind jedoch bisher nicht in der Lage, ausreichend Auskunft über intratubare Befunde zu geben. Die bestehende diagnostische Lücke wird geschlossen durch die endoskopische Untersuchung des Tubenlumens, die Tuboskopie (Cornier et al. 1984; Henry-Suchet et al. 1985; Kerin et al. 1990, 1992; Kerin 1992; Wallwiener et al. 1988).

Dabei stellt sich der Formenkreis struktureller Alterationen der Tubenfunktion – über die klassische Dreiteilung eines proximalen, langstreckig-isthmoampullären und distal-fimbrialen „Tubenverschlusses" hinaus – im Detail als außerordentlich vielfältig dar. Selbst in diesen klinisch wohldefinierten Fällen fehlt histologisch sehr häufig eine eigentliche Obliteration (Wiedemann et al. 1987; Wiedemann u. Hepp 1989). Pathophysiologisch prädominieren postinfektiös-entzündliche Läsionen (Frantzen u. Schlösser 1982), jedoch werden auch Veränderungen durch eine Endometriose und funktionelle Störungen bis hin zur Vermutung einer Dysfunktion des uterotubaren Sphinktermechanismus eine wichtige Bedeutung zugemessen (Confino et al. 1990; Fortier u. Haney 1985; Karbowski 1993; Wiedemann et al. 1987; Wiedemann u. Hepp 1989).

Als Folge rezidivierender, oftmals subklinischer Salpingitiden entsprechend dem histologischen Bild der chronisch-follikulären Salpingitis, werden insbesondere nichtnoduläre Befunde in der Minimalform intraluminaler Adhäsionen bis hin zur maximalen Ausprägung mit einem narbige Umbau des gesamten Querschnitts im Sinne einer obliterativen Fibrose angesehen (Fortier u. Haney 1985; Gomel u. Yarali; Wiedemann et al. 1987).

Während noduläre Veränderungen etwa in Form der Salpingitis isthmica nodosa (Fortier u. Haney 1985) die Tubenwandung in ihrem gesamten Querschnitt betreffen und als solches der laparoskopischen Diagnostik zugänglich sind (Fayez et al. 1988), manifestieren sich gerade die beschriebenen postentzündlichen Veränderungen im proximalen und isthmoampullären Abschnitt der Tube weitgehend intraluminal und lassen die Tube von außen normal erscheinen (Boerrigter et al. 1986; Confino et al. 1990; Kerin et al. 1990). Die Laparoskopie zeigt bei der Chromopertubation zwar gelegentlich eine Behinderung der Durchgängigkeit des betroffenen Eileiters, läßt jedoch keine weitere diagnostische Differenzierung zu. Eine Hysterosalpingographie kann dann zwar wertvolle präoperative Hinweise vor allem auf die exakte Lokalisation der intraluminal obstruierenden Pathologie geben, geht andererseits aber mit einer hohen Rate an falsch-positiven und falsch-negativen Befunden einher (Fayez et al. 1988; Keckstein et al. 1988; Letterie et al. 1992; Okonofua et al. 1989; World Health Organization 1986).

Insbesondere die Erkennung und Beurteilung intraluminaler Faktoren und die Befundung der luminalen Tubenmukosa sind jedoch bedeutend sowohl im Hinblick auf die Einschätzung der Konzeptionschancen als auch auf das zu erwartende Risiko einer Tubargravidität (DeBruyne u. Hucke 1993; Korell et al. 1988; Marchbanks et al. 1988; Shapiro et al. 1988; World Health Organization 1986).

9.1 Terminologie

Zur Untersuchung des Eileiters stehen mehrere Möglichkeiten des operativen Zugangs wie auch verschiedene aufeinander abgestimmte Systeme zur Tubenkatheterisierung und -endoskopie zu Verfügung.

Wird im Rahmen einer Laparoskopie entweder über einen Hilfseinstich oder über den Arbeitskanal des Laparoskops ein weiteres Endoskop eingebracht, mit dem der Eileiter von seinem Fimbrienende her untersucht wird, spricht man von einer „Salpingoskopie" (Puttemanns et al. 1987; Shapiro et al. 1988). Zur Anwendung kommen hier entweder starre Optiken, die eine Betrachtung des Fimbrientrichters mit einer Lupenvergrößerung im Sinne der „*Fimbrioskopie*" gestatten, oder steuerbare flexible Endoskope, die sich dadurch auszeichnen, eine besonders atraumatische Evaluation des Tubeninneren im ampullären Anteil („*Ampulloskopie*") zu ermöglichen. Auf diese Weise ist die Tube jedoch nur im distalen Anteil bis hin zum isthmoampullären Übergang beurteilbar (Wallwiener et al. 1988).

Demgegenüber spricht man von einer „*Falloposkopie*" (Corfman 1990; Kerin et al. 1990), wenn die endoskopische Beurteilung mittels einer transzervikalen Tubenkatheterisierung erfolgt. Dies geschieht entweder über den Arbeitskanal eines Hysteroskops unter optischer Kontrolle (Daniell u. Miller 1987; Kerin et al. 1990) oder mit Hilfe sog. „*tactile impression*" (Bauer et al. 1992; Kerin 1992; Risquez u. Confino 1993). Im Gegensatz zum salpingoskopischen Vorgehen ist falloposkopisch die Tube in voller Länge begutachtbar, so daß diese Methode in aller Regel Vorteile gegenüber den anderen genannten aufweist und daher im folgenden detailliert dargestellt werden soll.

Wird die Katheterisierung bei dem Vorliegen einer proximalen Tubenpathologie mit der Unterstützung eines Ballonkatheters durchgeführt, spricht man von einer hysteroskopisch-proximalen Tubenkatheterisierung („*HPTC*") (Rimbach et al. 1994).

9.2 Operatives Vorgehen bei der Falloposkopie

Zu einer Katheterisierung unter hysteroskopischer Kontrolle kommen im wesentlichen „*over the wire*"-*Systeme* und entsprechend ausgestattete Arbeitshysteroskope (Fa. Conceptus, San Carlos/CA, USA; Fa. Storz, Tuttlingen) zur Anwendung. Mit dem Hysteroskop wird nach der Beurteilung des Cavums das Tubenostium aufgesucht. Dabei hat es sich als sehr vorteilhaft erwiesen, das Hysteroskop in dieser Einstellung zu arretieren. Hierzu ist ein Haltearm, der am OP-Tisch befestigt ist und an dem das Hysteroskop eingespannt wird, geeignet. Nun wird über den Arbeitskanal der Tubenkatheter bis zum Ostium vorgeführt. Die Katheter haben meist einen Durchmesser bis 0,8 mm und werden durch den an seiner Spitze atraumatischen und flexiblen Führungsdraht gesteuert. Die Tube wird möglichst in voller Länge, ggf. bis in die Peritonealhöhle, katheterisiert. Nach der Entfernung des Führungsdrahtes wird nun das Falloposkop eingeführt (Abb. 9.1). Ein ausreichender sog. „back-up-support" ist zur erfolgreichen Katheterisierung notwendig. Ist die Distanz zwischen dem Hysteroskop und dem Ostium zu groß, führt ein zu geringer „back-up-support" zum Durchbiegen und ggf. sogar Knicken des Katheters noch im Uteruscavum. Ein weiterer Führungskatheter größeren Durchmessers kann als Leitschiene zu Hilfe genommen werden. Bei einer kontinuierlichen Flüssigkeitsdistension erfolgt nun die Visualisierung

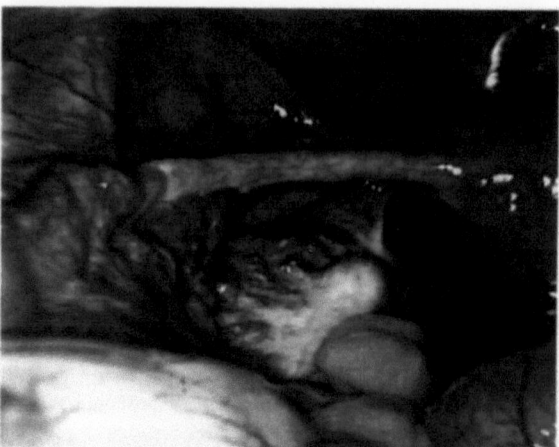

Abb. 9.1. Falloposkopie unter simultaner laparoskopischer Kontrolle

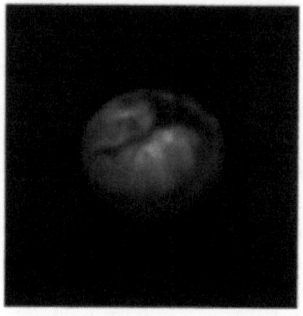

Abb. 9.2. Unauffällige Tubenmukosa in der Ampulle

des Tubenlumens unter einem langsamen Zurückziehen des Katheters und des Falloposkops (Abb. 9.2). Im optimalen Fall ist auf diese Weise die gesamte Tube zu untersuchen.

Auch wenn kein Hysteroskop verwendet wird, kann eine Falloposkopie in vergleichbarer Weise erfolgen. Neben dem oben beschriebenen „over-the-wire"-System eignet sich hierfür besonders der sog. „*linear evertierende Katheter*" (Fa. Imagyn, San Clemente/CA, USA), mit dem das Tubenostium taktil sondiert wird. Dabei handelt es sich um einen Ballonkatheter, dessen eingestülpter Ballonanteil sich mit dem Vorschieben in und durch die Tube evertiert und auf diese Art und Weise mehr oder weniger atraumatisch den Windungen der Tube folgt. Die Verwendung eines Führungsdrahtes ist hier nicht notwendig. Mit Hilfe des insufflierbaren Ballons können gleichzeitig Stenosen bis zu einem gewissen Grad überwunden werden.

Die Visualisierung des Tubenlumens erfolgt auch mit diesem System unter Zurückziehen des Katheters.

9.3 Falloposkop-Optik

Über die dargestellten Access-Systeme werden als Falloposkope flexible Fiberskope mit Durchmessern von 0,50–0,45 mm eingesetzt (Abb. 9.3). Sie enthalten in der Regel derzeit bis zu 3000 gerichtete Einzelfasern und liefern damit bereits gut auflösende Bilder des Tubeninneren. Die optotechnologische Entwicklung steht hier jedoch sicher erst am Anfang.

Während der Tiefenschärfebereich, das Blickfeld und die Lichtstärke für den intramuralen und isthmischen Tubabschnitt ausreichend sind, kann die Visualisierung in der Ampulle und im Fimbrientrichterbereich schwierig sein. Eine große Saktosalpinx stellt u. U. einen für die gegebene Lichtstärke zu großen Raum dar, so daß Einzelheiten ebenso schwierig zu erkennen sind wie im gesunden Fimbrientrichter, dessen flottierende Falten sich leicht dem Fiberskop anlegen, so daß es zur Überstrahlung des Bildes kommt.

Eine vergleichbare Situation mit überstrahlten Bildern, die eine weitere Diagnostik unmöglich macht, ergibt sich, wenn bei einer starken Windung oder Schlängelung der Tube oder bei einem fibrotischen Verschluß das Mikroendoskop der Wand oder den Fibrosenstrukturen anliegt. Nachteilig ist hier die noch fehlende Feinsteuerbarkeit der Falloposkope oder der zugehörigen Access-Kathetersysteme. Häufig ist eine laparoskopische Hilfe zur Zentrierung des Falloposkops im Lumen notwendig.

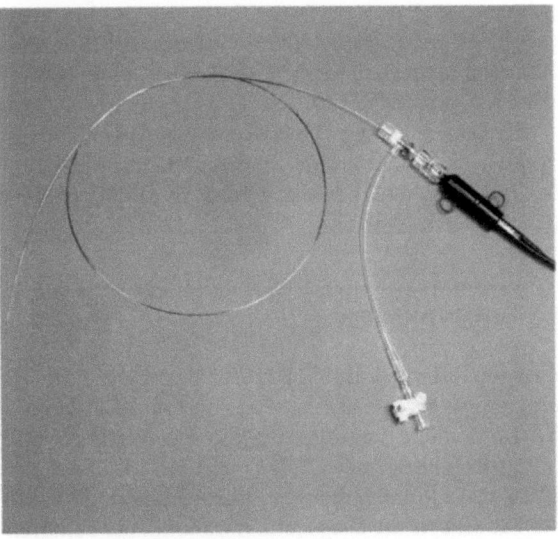

Abb. 9.3. Falloposkop-Optik: 0,5 mm, 3000 Pixel (Fa. Storz, Tuttlingen)

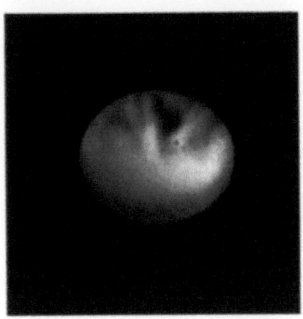

9.4 Möglichkeiten und Grenzen der mikroendoskopischen Intraluminaldiagnostik

Das Ziel der Entwicklung der mikroendoskopischen Tubendiagnostik ist einerseits die Beurteilung der Chancen tubenrekonstruktiver operativer Maßnahmen im Hinblick auf die differenzierten Indikationsstellungen zum operativen Vorgehen vs. einer assistierten Reproduktion. Andererseits wird man an die endoskopische Beurteilung der intratubaren Situation in Zukunft auch den Anspruch stellen, verläßliche Hinweise auf das zu erwartende EUG-Risiko zu geben.

Etablierte diagnostische Verfahren (Hysterosalpingographie, Chromolaparoskopie) sind bisher nicht in der Lage, beide Fragen zu beantworten und ausreichend Auskunft über intratubare Befunde zu geben. Aber auch die bisherigen Versuche der mikroendoskopischen Klassifikation intratubarer Läsionen (Henry-Suchet et al. 1985; Kerin et al. 1992) haben sich noch nicht endgültig als verläßlich erwiesen. Dennoch können deskriptiv zahlreiche intratubare Befunde erhoben und differenziert werden (Corfman 1990; Kerin et al. 1990, 1992), um dann in den therapeutischen Entscheidungsprozess miteinzufließen.

Abb. 9.4. Pathologische Mukosaverhältnisse mit Atrophie, Faltenrarefizierung und Synechienbildung im Bereich des isthmoampullären Übergangs einer ansonsten laparoskopisch unauffälligen und chromopertubatorisch durchgängigen Tube

Noduläre Befunde, die laparoskopisch als Salpingitis isthmica nodosa imponieren oder eine Tubenwandendometriose vermuten lassen, können in ihrer intraluminalen Ausdehnung beurteilt werden. Intraluminale Synechien (Abb. 9.4), Mukosaalterationen mit einer Atrophisierung und Faltenrarefizierung ebenso wie Anomalien der Kapillarzeichnung und fibrinöse Ablagerungen, gedeutet als Folge entzündlicher Prozesse, sind typische falloposkopische Befunde, die prognostisch bedeutsam sind und anderen Untersuchungsmethoden entgehen. In etwa einem Viertel der Fälle korrigiert daher die Falloposkopie hysterosalpingographische oder chromolaparoskopische Diagnosen und liefert in weiteren 30–45 % der Fälle wichtige Zusatzinformationen über die Art und Ausdehnung pathologischer Prozesse

(Rimbach et al. 1996a). Fibrotische Bezirke bis hin zu regelrechten Verschlüssen können von reversibel obstruierenden amorphen oder kristalloiden Plugs unterschieden werden.

Die Sensitivität der falloposkopischen Diagnostik im Vergleich zur Histologie als Referenz beträgt dabei im In-vitro-Experiment 85% mit einer Spezifität von 71% (Rimbach et al. 1996b).

9.5 Zusammenfassung

Zusammenfassend kann festgestellt werden, daß die Endoskopie der Tube als neue minimal invasive diagnostische Methode Eingang in die klinische Praxis der Sterilitätsdiagnostik findet. Bereits jetzt steht fest, daß vor allem die Falloposkopie als eine transzervikale Methode der Tuboskopie die Diagnostik intraluminaler Faktoren der gestörten Tubenfunktion wesentlich erweitert.

Literatur

Bauer O, Diedrich K, Bacich S, Knight C, Lowery G, van der Ven H, Werner A, Krebs D (1992) Transcervical access and intramural imaging of the Fallopian tube in the non-anaesthetized patient; preliminary results using a new technique for Fallopian access. Hum Reprod 7: 7–11

Boerrigter RM, Vemer HM, Willemsen WNP, Rolland R (1986) The differences between findings at laparoscopy and at subsequent fertility surgery. Eur J Obstet Gynecol Reprod Biol 23: 181–185

Confino E, Tur-Kaspa I, DeCherney A, Corfman R, Coulam C, Robinson E, Haas G, Katz E, Vermesh M, Gleicher N (1990) Transcervical balloon tuboplasty, a multicenter study. JAMA 264/16: 2079–2082

Corfman R (1990) Falloposcopy: frontiers realized – a fantastic voyage revisited. Fertil Steril 54: 574–576

Cornier E, Feintuch MJ, Bouccara L (1984): La fibrotuboscopie ampullaire. J Gynecol Obstet Biol Reprod 1: 49–53

Daniell JF, Miller W (1987) Hysteroscopic correction of cornual occlusion with resultant term pregnancy. Fertil Steril 48: 490

DeBruyne F, Hucke H (1993) The mucosal quality in tubal infertility. Abstracts Eur Congr Gyn Endosc Heidelberg, p 18

Dunphy B, Geene C (1995) Falloposcopic cannulation, oviductal appearances and prediction of treatment independent intrauterine pregnancy. Human Reproduction 10: 3313–3316

Fayez JA, Mutie G, Schneider PJ (1988) The diagnostic value of hysterosalpingographie and laparoscopy in infertility investigation. Int J Fertil 33: 98–101

Fortier KJ, Haney AF (1985) The pathologic spectrum of uterotubal junction obstruction. Obstet Gynecol 65: 93–98

Frantzen C, Schlösser HW (1982) Microsurgery and post infections tubal infertility. Fertil Steril 38: 397

Gomel V, Yarali H (1992) Infertility surgery: microsurgery. Curr Opin Obstet Gynecol 4: 390–99

Henry-Suchet J, Loffredo V, Tesquier L, Pez JP (1985) Endoscopy of the tube (=tuboscopy): its prognostic value for tuboplasties. Acta Eur Fertil 16: 139–45

Karbowski E (1993) Etiology of proximal tubal occlusion. Abstracts Eur Congr Gynecol Endosc Heidelberg, p 139

Keckstein G, Hepp S, Wolf A (1988) Tubenzustandsdiagnostik: HSG, diagnostische Pelviskopie und Rasterelektronenmikroskopie des Fimbrienepithels. Ber Gynäkol Geburtsh 125: 684

Kerin JF (1992) Nonhysteroscopic falloposcopy: a proposed method for visual guidance and verification of tubal cannula placement for endotuboplasty, gamete and embryo transfer procedures. Fertil Steril 57: 1133–1135

Kerin J, Daykhovshy L, Segalowitz J, Surrey E, Anderson R, Stein A, Wade M, Grundfest W (1990) Falloposcopy: a microendoscopic technique for visual exploration of the human fallopian tube from the uterotubal ostium to the fimbria using a transvaginal approach. Fertil Steril 54: 390–399

Kerin J, Williams D, Roman G, Pearlstone A, Grundfest W, Surrey E (1992) Falloposcopic classification and treatment of fallopian tube lumen disease. Fertil Steril 57: 731–741

Korell M, Wiedemann R, Wiesinger H, Scheidel P, Hepp H (1988) Pathoanatomische Veränderungen am proximalen Tubenanteil bei Eileiterschwangerschaften. Ber Gynäkol Geburtsh 125: 659–660

Letterie GS, Haggerty MF, Fellows DW (1992) Sensitivity of hysterosalpingography after tubal surgery. Arch Gynecol Obstet 251: 175–180

Marchbanks PA, Anneggers JF, Coulam CB, Strathy JH, Kurland LT (1988) Risk factors for ectopic pregnancy. JAMA 259: 1823–1827

Okonofua FE, Essen UI, Nimalaraj T (1989) Hysterosalpingography versus laparoscopy in tubal infertility: comparison based on findings at laparotomy. Int J Gynaecol Obstet 28: 143–147

Puttemanns P, Brosens I, Delattin P, Vasquez G, Boeckx W (1987) Salpingoscopy versus hysterosalpingography in hydrosalpinges. Hum Reprod 2: 535–540

Rimbach S, Wallwiener D, Rauchholz M, Bastert G (1994) Neue Aspekte in der Therapie des proximalen Tubenverschlusses: die hysteroskopische proximale Tubenkatheterisierung (HPTC). Zentralbl Gynäkol 116: 230–5

Rimbach S, Wallwiener D, Barth C, Heberling D, Bastert G (1996a): Comparison of in-vitro falloposcopy with tubal histology in the diagnosis of Fallopian tube pathology. Hum Reprod 11/10: 2130–2133

Rimbach S, Wallwiener D, Bastert G (1996b) Vorläufige Ergebnisse der Internationalen Multicenterstudie Falloposkopie. Arch Gynecol Obstet 258, Suppl 1: 10

Risquez F, Confino E (1993) Transcervical tubal cannulation, past, present, and future. Fertil Steril 60/2: 211–226

Shapiro BS, Diamond MP, DeCherney AH (1988) Salpingoscopy: an adjunctive technique for evaluation of the fallopian tube. Fertil Steril 49: 1076

Sulak PJ, Letterie GS, Coddington CC, Hayslip CC, Woodward JE, Klein TA (1987) Histology of proximal tubal occlusion. Fertil Steril 48: 437–440

Wallwiener D, Morawski A, Ebbing A, Bastert G (1988) Tierexperimentelle und klinische Ansätze zur Tuboskopie. Ber Gynäkol Geburtsh 125: 660–1

Wiedemann R, Hepp H (1989) Zur differenzierten Indikationsstellung der operativen Techniken in der Reproduktionsmedizin – Mikrochirurgie, IVF und ET, GIFT und TET. Geburtshilfe Frauenheilkd 49: 416–22

Wiedemann R, Scheidel P, Wiesinger H, Hepp H (1987) Die Pathologie des proximalen Tubenverschlusses – morphologische Auswertungen. Geburtshilfe Frauenheilkd 47: 96–100

World Health Organization (1986) Comparative trial of tubal insufflation, hysterosalpingogram and laparoscopy with dye hydrotubation for assessment of tubal patency. Fertil Steril 46: 1101–1102

10 Indikationen zur Tubenchirurgie und Stellenwert verschiedener tubenchirurgischer Maßnahmen

J. F. H. Gauwerky

Zwei Faktoren beeinflussen die Entscheidung zu einem tubenchirurgischen Verfahren:

1. die tatsächlichen Erfolgsraten unter Berücksichtigung des Abort- und EUG-Risikos und unter Abwägung alternativer reproduktionstechnologischer Alternativen,
2. der individuelle Wunsch der Patientin (des Ehepaares), der auch von religiösen oder ethischen Überlegungen geprägt sein kann.

Die Indikationen nach objektiven Kriterien ergeben sich aus den in den vorhergehenden Kapiteln dargelegten Ergebnissen. Sie werden jedoch moduliert von den klinikinternen Gegebenheiten, die eine Methode favorisieren können. Die Kritikfähigkeit der betreuenden Ärzte sollte jedoch eine Einseitigkeit im therapeutischen Angebot verhindern. Für die Öffentlichkeit ist es auch kaum verständlich, wenn sterilisierte Frauen mit Kinderwunsch regelmäßig in ein IVF-Programm eingeschleust werden, obwohl mikrochirurgische Verfahren nachgewiesenermaßen am erfolgreichsten sind. Andererseits stellt die wahllose Anwendung operativer (meist endoskopischer) Techniken bei irreparablen Tuben einen gleichen Mißstand dar.

Legt man Schwangerschaftsraten von 20 % für die In-vitro-Fertilisation zugrunde (Diedrich u. Krebs 1990) – wobei jedoch 1/5 der Schwangerschaften als Abort enden –, so ergeben sich die in der Übersicht aufgeführten Indikationen. *Kombinierte Tubenverschlüsse*, wie z. B. ein proximaler und peripherer Verschluß an der gleichen Tube oder ein distaler Verschluß mit ausgedehnten Adhäsionen, stellen eine Kontraindikation zur operativen Korrektur dar.

Mikrochirurgische Techniken sind auch heute noch die Basis der Mikrochirurgie. Endoskopisch können jedoch auch distale Tubenverschlüsse der Grade I–III (nach Donnez u. Casanas-Roux 1986) erfolgreich angegangen werden. Das betrifft auch Adhäsionsbildungen der Grade I/IIA nach Hulka et al. (1978). Bei ausgeprägteren Adhäsionen oder Kombinationen mit endometriotischen Befunden (Kap. 12) sollte ein mirkochirurgisches Verfahren erwogen werden.

Indikationen und Kontraindikationen zur Tubenchirurgie

- Indikationen
- Mikrochirurgie
  - Proximaler Verschluß ohne weitere Pathologie
  - Zustand nach Sterilisation
- Operative Endoskopie
  - Distale Tubenpathologie, Grade I–III nach Donnez u Casanas-Roux (1986)
  - Adhäsionen
- Kontraindikationen
  - Alter ≥ 40 Jahre (relative Kontraindikation)
  - Kombinierte Tubenpathologie

Die Erfolgsrate eines tubenchirurgischen Eingriffs ist ebenso negativ mit dem *Alter* korreliert wie andere reproduktionstechnologischen Maßnahmen. Grundsätzlich ist die Wahrscheinlichkeit, ein Kind zu gebären in der Altersgruppe zwischen 40 und 44 Jahren um 40–55 % gegenüber einem Alterskollektiv zwischen 35 und 39 Jahren reduziert (Gindoff u. Jewelewicz 1986). Die Geburtenrate pro Behandlungszyklus in einem IVF-Programm beträgt bei Frauen über 40 Jahre (keine andrologische Pathologie) unter 10 % (The American Fertility Society 1994). Die Erfolgsrate mikrochirurgischer Refertilisierungen bei Frauen ≥ 40 Jahre ist gemessen an der Geburtenrate ebenfalls deutlich erniedrigt und liegt zwischen 15 % (Glock et al. 1996) und 33 % (Trimbos-Kemper 1990). In dem von Glock et al. (1996) untersuchten Kollektiv betrug die Schwangerschaftsrate 43 % (18/42); jedoch hatten lediglich 6 (14,3 %) der 18 Patientinnen eine Lebendgeburt. Zehn (24 %) Schwangerschaften endeten als Frühaborte, bei einer Patientin wurde ein Schwangerschaftsabbruch durchgeführt, eine Patientin hatte eine Extrauteringravidität. Erstaunlich gute Resultate bei Frauen ≥ 40 Jahre berichten Dubuisson et al. (1995): Die intrauterinen Schwangerschaftsraten lagen bei 51 %.

Vor diesem Hintergrund sollten tubenchirurgische Eingriffe bei älteren Frauen (≥40 Jahre) nur sehr zögerlich und unter Darlegung der effektiven Erfolgschancen erfolgen. Einer generellen Ablehnung können wir uns nicht anschließen, da auch aus unserer Erfahrung immer wieder Erfolge in diesem ungünstigen Patientinnenkollektiv erzielt werden.

Neue technologische Entwicklungen, wie die Laserchirurgie, haben an den Ergebnissen der Tubenchirurgie bisher nichts geändert. Für die operative Behandlung der distalen Tubenpathologie scheinen die Möglichkeiten derzeit ausgeschöpft zu sein. Für die proximale Tubenpathologie stellen sich 2 Fragen, die in Zukunft geklärt werden müssen:

- einerseits die Frage nach dem Stellenwert endoskopischer Reanastomosierungstechniken,
- andererseits die Beudeutung hysteroskopischer Techniken zur Behebung kurzstreckiger intramuraler oder kornualer Verschlüsse (Confino et al. 1986, 1988).

Die *endoskopische Refertilisierungstechnik* (Gauwerky u. Klose 1990; Gauwerky 1990) wird einen sicheren Platz im Spektrum der Reproduktionstechnologie einnehmen, wenn es gelingt, diese Technik weiter zu verfeinern. Es ist anzunehmen, daß die hysteroskopischen Möglichkeiten zur Korrektur einer proximalen Tubenpathologie begrenzt bleiben, zumal diese Verfahren der komplexen Struktur der Tube kaum gerecht werden.

Literatur

American Fertility Society, Society for Assisted Reproductive Technology (1994). Assisted reproductive technology in the United States and Canada: 1992 results generated from The American Fertility Society/Society for Assisted Reproductive Technology Registry. Fertil Steril 62: 1121–1128

Confino E, Friberg J, Gleicher N (1986) Transcervical balloon tuboplasty. Fertil Steril 46: 963–966

Confino E, Friberg J, Gleicher N (1988) Preliminary experience with transcervical balloon tuboplasty. Am J Obstet Gynecol 159: 370–375

Dietrich K, Krebs D (1990) Indikation und Ergebnisse zur In-vitro Fertilisation (IVF), intratubarem Gameten- (GIFT) und Embryotransfer (EIFT). Gynäkologe 23: 186–195

Donnez J, Casanas-Roux F (1986) Prognostic factors of fimbrial microsurgery. Fertil Steril 46: 200–204

Dubuisson JB, Chapron C, Nos C, Morice P, Aubriot FX, Garnier PH (1995) Sterilization reversal: fertility results. Hum Reprod 10: 1145–1151

Gauwerky JFH (1990) Pelviskopische Refertilisierung – Von der Entwicklung einer alternativen Anastomosierungstechnik bis zur ersten klinischen Anwendung. Die Ellipse 23: 317–322

Gauwerky JFH, Klose R (1990) Experimentelle pelviskopische Refertilisierung. Fertilität 6: 29–33

Gindoff PR, Jewelewicz R (1986) Reproductive potential in the older woman. Fertil Steril 46: 989–1001

Glock JL, Kim AH, Hulka JF, Hunt RB, Trag FS, Brumsted JR (1996) Reproductive outcome after tubal reversal in women 40 years of age or older. Fertil Steril 65: 863–865

Hulka JF, Omran K, Berger GS (1978) Classification of adnexal adhesions: a proposal and evaluation of its prognostic value. Fertil Steril 30: 661–665

Trimbos-Kemper TCM (1990) Reversal of sterilization in women over 40 years of age: a multicenter survey in the Netherlands. Fertil Steril 53: 575–577

11 Die Behandlung der Extrauteringravidität

J. F. H. Gauwerky und P. Oppelt

Inhalt

11.1   Häufigkeit und Ätiologie 153
11.2   Symptome 156
11.3   Diagnostik 156
11.4   Therapie 157
11.4.1 Operative Therapie 157
11.4.2 Medikamentöse Therapie und
       exspektatives Vorgehen 165
11.5   Fertilität nach operativer Behandlung 168
11.6   Indikationen und Kontraindikationen 172
       Literatur 173

Noch am Ende des letzten Jahrhunderts war die Extrauteringravidität mit einer hohen Mortalität verbunden. In einer 1876 von Parry u. Lea publizierten Arbeit betrug die Mortalitätsrate 69% (529 Fälle). Die meist notfallmäßig durchgeführte Salpingektomie stellte sich als eine absolut notwendige, lebensrettende Maßnahme dar. Tait berichtete 1884 über eine Serie von 38 Fällen mit einer Extrauteringravidität. Nach einer Salpingektomie wurden lediglich noch 2 mütterliche Todesfälle beobachtet (5%). Die Salpingektomie war somit als Standardbehandlung eingeführt.

Verschiedene Faktoren, insbesondere die verbesserte Frühdiagnostik und die Möglichkeiten der modernen Intensivbehandlung führten zu einer weiteren Senkung der Mortalität, die heute auf 0,05% geschätzt wird.

Dennoch steht die Extrauteringravidität heute immer noch an 2. Stelle der Frauensterblichkeit und macht 6–10% der mütterlichen Todesfälle aus. Über 50% der Frauen mit einer Extrauteringravidität haben noch kein Kind, eine Zahl die erschreckend hoch ist, wenn man bedenkt, welche prognostische Bedeutung die Extrauteringravidität für die spätere Fertilität haben kann.

In den Vereinigten Staaten werden jährlich 177 Mio. Dollar allein für die Behandlung von Extrauteringraviditäten ausgegeben. Diese Zahlen sind Grund genug, diesem Erkrankungsbild ein gesondertes Kapitel zu widmen.

11.1 Häufigkeit und Ätiologie

Die absolute Zunahme der Inzidenz von Extrauteringraviditäten in den letzten Jahrzehnten ist zweifellos eindrucksvoll, wie in Abb. 11.1 an einer finnischen Population dargestellt. Finnland ist derzeit das Land mit der höchsten EUG-Inzidenz von 156/100 000 Frauen zwischen 14 und 44 Jahren. Die berichteten Häufigkeiten, bezogen auf die Geburtenrate, schwanken zwischen 1/64 und 1/360 (Bobrow u. Bell 1962; Järvinen et al. 1972). In den Vereinigten Staaten hat sich die Häufigkeit der EUG im letzten Jahrzehnt mit zuletzt 52 000 Fällen 1980 verdreifacht (Ory et al. 1986).

Auch im eigenen Krankengut läßt sich diese Entwicklung nachvollziehen, ablesbar sowohl an der absoluten Zunahme von Extrauteringraviditäten als auch der relativen, auf die Lebendgeburten bezogenen Häufigkeit. Sie liegt derzeit bei etwa 3% der Lebendgeburten. Bei 95% aller ektopen Graviditäten handelt es sich um Implantationen im Bereich der Tube. Pathologische Einnistungen der Blastozyste außerhalb der Eileiter findet man am Ovar, sonstigen intraperitonealen Organen (z. B. Netz, Abb. 11.2), in den Parametrien oder am äußeren Muttermund.

Bereits vor über 100 Jahren sagte Martin – ein Dozent für Gynäkologie an der Universität zu Berlin – in einem 1878 vor der Berliner Geburtshilflich-Gynäkologischen Gesellschaft gehaltenen Rede:

> Es ist gewiß eine sehr bemerkenswerte Erscheinung, daß in den letzten Jahren Fälle von Extrauterinschwangerschaft unverhältnismäßig häufig beobachtet worden sind. Schon die Protokolle unserer Gesellschaft sprechen dafür, fast alle unsere Fachzeitschriften bringen kurz nacheinander diesbezügliche Berichte, der Jahresbericht von Virchow und Hirsch für das Jahr 1876 enthält allein 18 hierhergehörige Mitteilungen (Martin 1878, S. 398).

Die Zunahme der Inzidenz – früher und heute – hat sicher etwas mit der Kenntnis und Diagnostik des Erkrankungsbildes zu tun. Sie offenbart aber möglicherweise ätiologische Faktoren, die an dem Zustandekommen der Extrauteringravidität beteiligt und für ihre Zunahme verantwortlich zu machen sind.

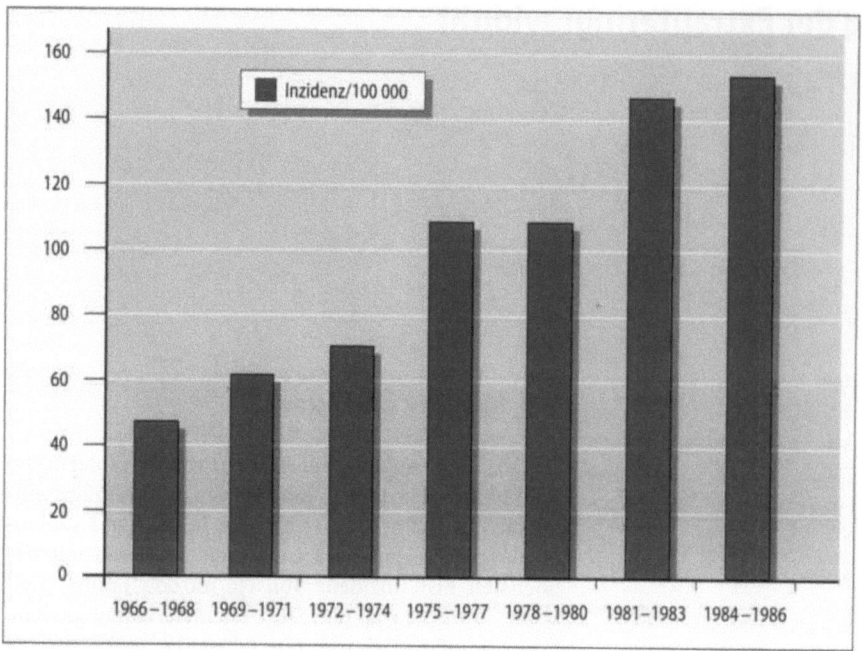

Abb. 11.1. Inzidenz der Extrauteringraviditäten in Finnland 1968 bis 1986. (Nach Mäkinen et al. 1988)

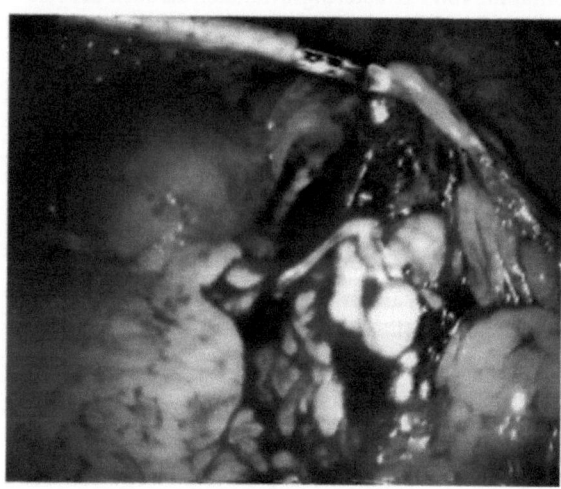

Abb. 11.2. Bild einer Abdominalgravidität im Omentum majus

Zum besseren Verständnis seien an dieser Stelle einige Bemerkungen zur Physiologie und Pathologie der Implantation und frühen Embryonalphase aufgeführt. Allgemein bekannt ist das Schema der frühen Embryonalentwicklung mit einer Tubenpassage und einer Implantation ins Uteruscavum, die sich normalerweise am 6./7. Tag vollzieht, meistens an der Hinterwand. Störungen der Implantation können somit durch Störungen des Gameten- bzw. Eitransports oder durch Störungen der an der Implantation selbst beteiligten endokrinen Mechanismen bedingt sein. Dabei existiert für die Blastozyste offensichtlich ein zeitliches Fenster, in dessen Rahmen die Implantation stattfinden muß. Zeitliche Verschiebungen führen somit zum Abort oder zur ektopen Implantation. An der Regulation des Gametentransports sind im wesentlichen 4 Faktoren beteiligt:

1. die Tubenmotilität und die Tubenkontraktilität,
2. die ziliare Aktivität,
3. intraluminale Flüssigkeitsbewegungen und sekretorische Prozesse sowie
4. Veränderungen der intraluminalen Architektur und des Faltenreliefs.

So ist es leicht nachvollziehbar, daß die in den vorangegangenen Kapiteln dargestellten Erkrankungen der Tube mit einem erhöhten EUG-Risiko vergesellschaftet sind.

Aber nicht nur die Transportmechanismen, sondern auch Faktoren, die an der Implantation selbst beteiligt sind, können zu einer ektopen Implantation führen.

Tabelle 11.1. Ätiologische Faktoren: anamnestische Daten (vorangegangene operative Eingriffe und Erkrankungen) bei 497 Patientinnen mit einer Extrauteringravidität. (Aus Hancok 1991)

Operation	Anzahl n	Relativer Anteil [%]
Appendektomie	133	26,8
Vorausgegangene EUG	59	11,9
Abrasio	48	9,7
Abruptio	41	8,2
Adnexoperation	27	5,4
Mikrochirurgische Tubenplastik	20	4,0
Sectio caesarea	20	4,0
Sterilisation	13	2,6
In-vitro-Fertilisation	1	0,2
Sonstige Unterleibsopertationen	34	6,8
Erkrankung		
Adnexitis	69	13,9
Fertilitätsstörung	60	12,1
Hepatitis	21	4,2
Ovarialinsuffizienz	16	3,2
Gonorrhö	5	1,0
Corpus-luteum-Insuffizienz	4	0,8
Tuberkulose	4	0,8

Heute wissen wir, daß es einen fein abgestimmten Regelkreis zwischen der Blastozyste, dem Ovar bzw. Corpus luteum und dem Endometrium gibt, mit dessen Hilfe ein Informationsaustausch zwischen der Blastozyste und dem Wirtsorganismus existiert. Man spricht von „maternal recognition of pregnancy". Auf der Seite des Ovars spielt dabei das Progesteron eine zentrale Rolle, auf der Seite der Blastozyste der sog. „early pregnancy factor", Interferone und diverse Peptide. Von den in diesen Regelkreis eingreifenden Störmechanismen ist die Corpus-luteum-Insuffizienz zu nennen, die mit einem erhöhten EUG-Risiko behaftet ist.

In der finnischen Studie von Mäkinen (1989) wurden 3 relevante Risikofaktoren als Ursache für die Zunahme der Extrauteringraviditäten erkannt:

- die Zunahme pelviner Infektionen,
- ein verändertes Verhalten hinsichtlich der Kontrazeption mit häufiger Anwendung der Intrauterinspirale,
- die Zunahme operativer, vor allem tubenchirurgischer Eingriffe im kleinen Becken.

Etwa 35 % der Patientinnen weisen in der Anamese eine Adnexoperation, eine vorangegangene Extrauteringravidität, eine mikrochirurgische Tubenplastik oder sogar eine Sterilisation auf. Vaginale Operationen wie Kürettagen oder Schwangerschaftsabbrüche – Eingriffe, die mit einem erhöhten Infektionsrisiko einhergehen – wurden bei 18 % der Patientinnen mit einer späteren Extrauteringravidität durchgeführt (Tabelle 11.1, Hancok 1991).

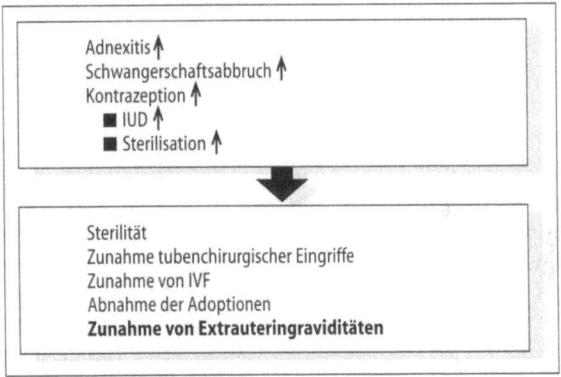

Abb. 11.3. Sozialmedizinische Trends und ihre Folgen

Diese Faktoren können in ein System sozialmedizinischer Trends und ihrer Folgen eingeordnet werden (Abb. 11.3).

11.2 Symptome

Bilder von Patientinnen im Schockzustand aufgrund einer rupturierten Extrauteringravidität sind dank der verbesesserten Frühdiagnostik selten geworden (Abb. 11.4). Auch heute noch, trotz aller laborchemischen und apparativen Verbesserungen, gilt die Klinik der Extrauteringravidität als die Basis der Diagnostik, deren Unkenntnis zu Fehlinterpretationen führen kann. Die klassische *Symptomtrias* besteht aus:

1. sekundärer Amenorrhö,
2. abdominellen Schmerzen,
3. vaginalen Blutungen.

Die abdominelle Symptomatik wird etwa ab der 7.–9. Woche post menstruationem relevant. Durch das Wachsen der Frucht kommt es ab diesem Zeitpunkt zu einer Tubenwandspannung, die als lokalisierter Unterbauchschmerz verspürt wird. Ein diffuser Schmerz (Peritonealreiz) weist auf eine Blutung hin, die durch einen Tubarabort oder eine Tubenruptur bedingt ist. Sind diese Blutungen stark ausgeprägt, kann es zum Bild eines akuten Abdomens und/oder eines hämorrhagischen Schocks kommen.

Nicht selten geben Patientinnen eine ihrer Meinung nach abgeschwächte Menstruationsblutung vor geraumer Zeit an, was bei der Berechnung des augenblicklichen Gestationsalters zu Fehlberechnungen führen kann. Die Gravidität wird fälschlicherweise zu jung eingeschätzt. In Wirklichkeit handelt es sich um Blutungen in der bereits bestehenden Schwangerschaft. Schmierblutungen sind häufig ein Begleitsymptom. Diese sind auf eine hormonelle Dysbalance zurückzuführen. Der extrauterine Trophoblast sezerniert HCG nur in einem verminderten Maß, was einen sekundären Progesteronmangel bewirkt und langsam zum Absterben der Funktionalis der Endometriumschleimhaut führt.

11.3 Diagnostik

Die heute im Vergleich zu früher um ein Vielfaches höhere Qualität der Diagnostik zur Früherkennung der Extrauteringravidität läßt sich einerseits an den Mortalitätsziffern, vor allem an dem Sprung von 5% auf 0,05%, ablesen. Deutlich erkennbar ist sie aber auch an dem Anteil der bei der Diagnosesicherung rupturierten Extrauteringraviditäten, der von knapp 60% im Jahr 1973 auf fast 10% heute abgenommen hat (Abb. 11.4). Ermöglicht wurde diese Entwicklung durch den sicheren Schwangerschaftsnachweis, insbesondere die Möglichkeit der Bestimmung des Schwangerschaftshormons HCG im Serum und die Verbesserung der Ultraschall-

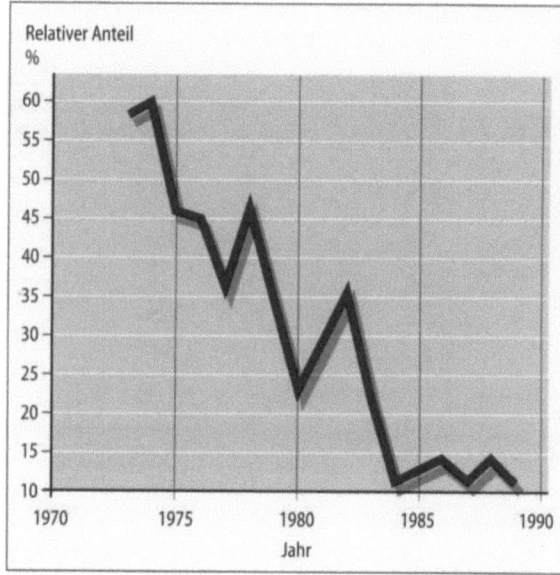

Abb. 11.4. Rupturriskio früher und heute. (Aus Hancok 1991)

diagnostik mit einer frühzeitigen Lokalisierung der Schwangerschaft.

Typische sonographische Verdachtsmomente sind der leere Uterus, evtl. mit einer Sekretansammlung (Blut) im Douglas-Raum, und ein zystischer Adnexbefund. Abb. 11.5a zeigt das übliche sonographische Bild eines leeren Uterus bei einer Extrauteringravidität der 8. SSW, umgeben von einem Flüssigkeitsmantel. Im Adnexbereich sieht man eine Hämatosalpinx mit der Extrauteringravidität (Abb. 11.5b). Dennoch zeigen sich auch hier gewisse Leistungsgrenzen, so daß die Laparoskopie als Mittel der Wahl zur definitiven Klärung und ggf. Therapie einer Extrauteringravidität gilt. Die Douglas-Punktion zum Nachweis einer intraperitonealen Blutung ist durch die Technik der Laparoskopie überholt worden.

Bei der klinischen Untersuchung läßt sich ein im Verhältnis zum Schwangerschaftsalter zu kleiner und zu fester Uterus, sowie ein schmerzhafter Adnexbefund ertasten. Bereits 1925 wies Fehling (Ordinarius in Straßburg) auf einen weiteren Untersuchungsbefund hin und schrieb: „Bei der Differentialdiagnose zwischen normaler und ektoper Schwangerschaft soll man nie das Hegar'sche Zeichen vergessen, die Erweiterung des supravaginalen Teiles der Zervix, die allerdings sehr verschieden in Form und Stärke auftritt" (Fehling 1925, S. 156).

11.4 Therapie

Zuerst ein Rücklick ins letzte Jahrhundert: Die beschränkten Kenntnisse über die Extrauteringravidität und die eingeschränkten diagnostischen Möglichkeiten führten dazu, daß meistens nur fortgeschrittene Fälle diagnostiziert und behandelt wurden. Therapeutisch standen zunächst die Punktion der mit der Extrauteringravidität verbunden Hämatozele im Vordergrund.

Eine lebhafte Diskussion wurde durch die von Sack 1804 erstmalig empfohlene Morphiuminjektion in den Fruchtsack zur Abtötung der Frucht ausgelöst. In der Festschrift zur Feier des 50jährigen Jubiläums der Gesellschaft für Gynäkologie und Geburtshilfe in Berlin 1894 beschrieb Stumpf folgenden Fall:

Die Injektion hatte zunächst eine starke allgemeine Morphiumwirkung mit Schlafsucht, Nausea etc. im Gefolge, im Übrigen traten im Becken noch keine wesentlichen Veränderungen auf. Jedoch begann die Schmerzhaftigkeit allmählich eine Geringere zu werden und nach Ablauf von 3 Wochen konnte mit Sicherheit erkannt werden, daß der Tumor um die Hälfte seines ursprünglichen Volumens geschrumpft war, und nach weiteren 4 Wochen war nur mehr eine auf Druck gänzlich schmerzlose spindelförmige Verdickung von der Größe einer Welschnuß zu fühlen. Die Blutabgänge aus dem Uterus hatten schon nach drei Wochen aufgehört. Die Menses traten Anfang October wieder ein und sind seitdem regelmäßig geblieben (Stumpf 1884, S. 253).

Man möge sich an diese historischen Maßnahmen erinnern, wenn später nochmals alternative therapeutische Ansätze angeführt werden.

11.4.1 Operative Therapie

Durch die Leistungsziffern der operativen Gynäkologie jedenfalls war die operative Methode erst einmal etabliert und ist es noch bis heute. Was sich geändert hat, sind die Bedingungen, unter denen therapeutische Entscheidungen getroffen werden. Nicht nur das Leben der Frau steht auf dem Spiel, sondern auch ihre Fertilität. Denn etwa 50% der Frauen mit einer Extrauteringravidität haben noch kein Kind. Es bedarf keiner weiteren Begründung, daß unter diesem Aspekt fertilitätserhaltende konservierende Operationstechniken heute das Spektrum der operativen Therapie bestimmen. Ungefähr 2 Drittel aller Operationen der Extrauteringravidität werden organerhaltend durchgeführt (Abb. 11.6). Parallel zu dieser Entwicklung hat sich der operative Zugang zur Diagnostik und Behandlung der Extrauteringravidität geändert. Die Laparoskopie, die in Europa maßgeblich von Semm mitentwickelt und gegen den immensen Widerstand aus dem eigenen Fachbereich vertreten wurde, zählt derzeit als Goldstandard bei der Behandlung der Extrauteringravidität. In Abb. 11.7 ist die Zunahme der endoskopischen Behandlungen der Extra-

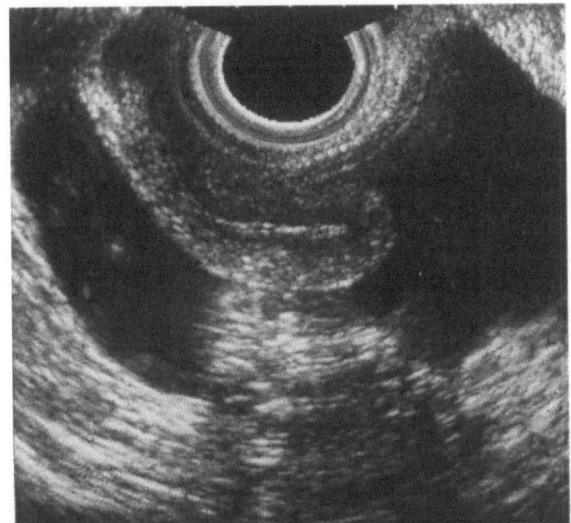
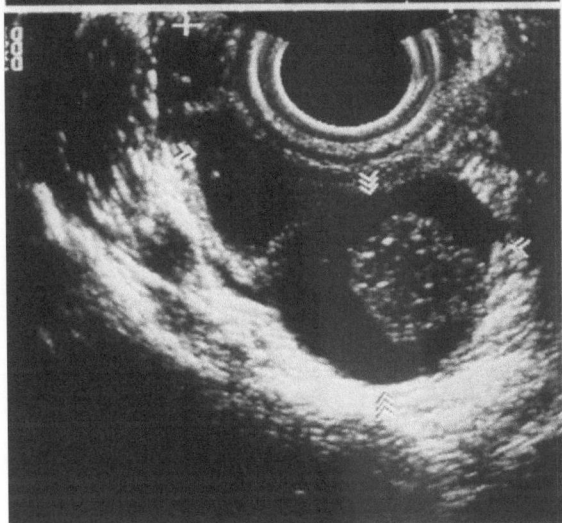

Abb. 11.5 a, b. Sonographische Befunde bei einer Extrauteringravidität. **a** Leerer Uterus und Flüssikeit im Douglas-Raum. **b** Sonographische Darstellung der Adnexe mit Extrauteringravidität (*Pfeile*)

158 Kapitel 11 · **Die Behandlung der Extrauteringravidität**

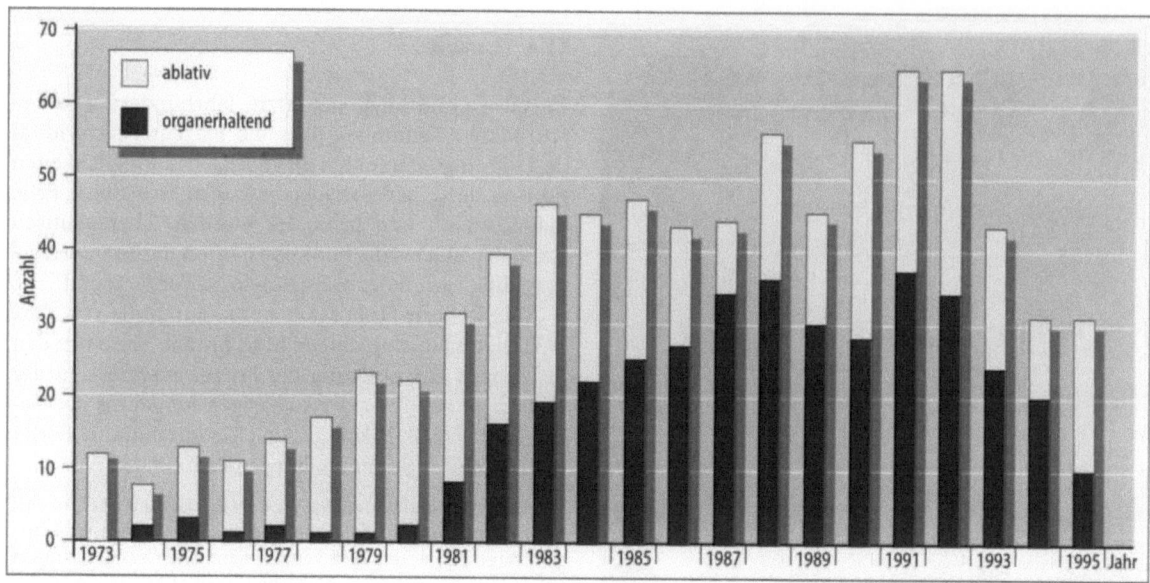

Abb. 11.6. Anzahl der operativen Therapien der Extrauteringravidität 1973 bis 1995. Ablativ vs. organerhaltend

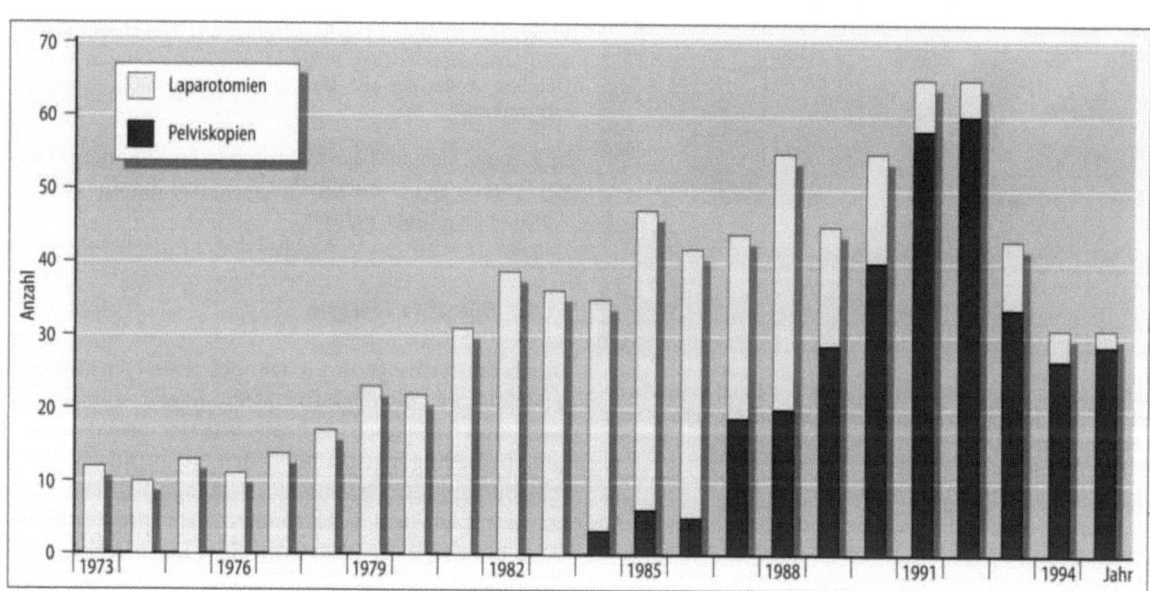

Abb. 11.7. Anzahl der operativen Therapien der Extrauteringravidität 1973 bis 1994. Laparotomie vs. Pelviskopie

Tabelle 11.2. Konservative Operationsverfahren der Extrauteringravidität

Verfahren mit Erhaltung der Tubenkontinuität	Verfahren ohne Erhaltung der Tubenkontinuität (Tubenverschluß)
Salpingotomie Segmentresektion mit primärer Anastomose Exprimieren Absaugen	Segmentresektion ohne Anastomose Koagulation der EUG

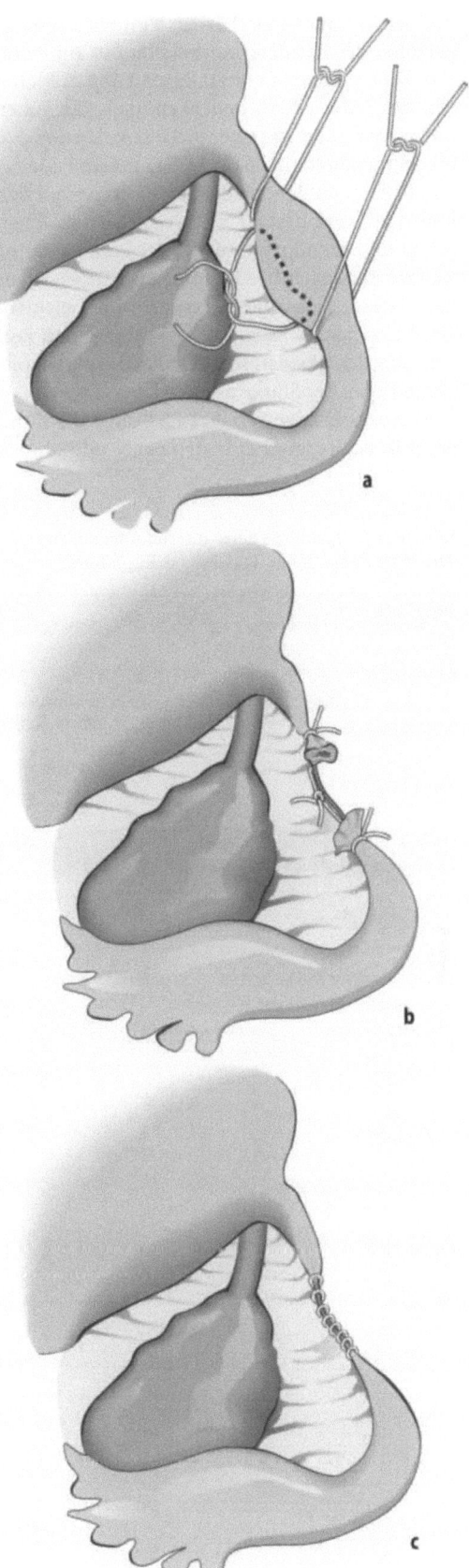

uteringravidität innerhalb der letzten 2 Jahrzehnte an der Universitätsfrauenklinik Heidelberg dargestellt.

Im folgenden sollen verschiedene operative Techniken zur Behandlung der Extrauteringravidität beschrieben werden. Unterschieden werden muß prinzipiell zwischen konservativen Verfahren, bei denen die Kontinuität der Tube erhalten bleibt und solchen Verfahren, die Resttubenteilstücke erhalten, aber die Tubenkontinuität unterbrechen (Tabelle 11.2). Hinsichtlich der konservativen Behandlung stehen verschiedene Verfahren zur Verfügung, von denen bisher keines deutliche Vorteile in Bezug auf die postoperative Fertilität bietet.

Zum besseren Verständnis und wegen der großen Variabilität an Nähten und Instrumenten werden die Verfahren am offenen Abdomen und auch bei der Laparoskopie jeweils gesondert beschrieben. Die laparoskopischen Verfahren haben sich an den klassischen Techniken zu orientieren.

Operationsverfahren am offenen Abdomen

Organerhaltende Verfahren mit Tubenverschluß
Dazu gehören die Tubensegmentresektion unter dem Einschluß der Extrauteringravidität und die Koagulation der Extrauteringravidität, wie sie bei kleinen Befunden möglich ist.

Tubensegmentresektion
Nach der Darstellung der die Extrauteringravidität tragenden Tube wird der proximal und peripher der Extrauteringravidität gelegene Anteil der Tube mit je einer atraumatischen Tubenzange oder Babcock-Klemme gefaßt und eleviert. Bereits bei diesem Schritt ist äußerste Sorgfalt geboten, da das Tubengewebe durch die schwangerschaftsbedingte Auflockerung empfindlich

Abb. 11.8a–c. Technik der Tubensegmentresektion bei einer Extrauteringravidität. **a** Proximale und periphere Ligatur, Basisligatur und Abtragen der EUG. **b** Zustand nach Resektion des Tubenteilstücks mit der EUG. **c** Schlußbild nach Peritonealisierung der Tubenstümpfe (entfällt in der Regel bei endoskopischen Verfahren)

und leicht traumatisierbar ist. Nun wird proximal und peripher der Extrauteringravidität die Tube mit einem 4-0- bis 6-0-Faden (Vicryl) ligiert (Abb. 11.8). Beim Setzen der Nähte ist zu bedenken, daß das Tubenwandödem häufig über die eigentliche Lokalisation der Extrauteringravidität hinausreicht. Mit einem Faden gleicher Stärke kann im Bereich der Mesosalpinx von der proximalen zur peripheren Ligatur eine Naht gleicher Stärke gelegt und geknüpft werden. Jetzt kann, ohne daß eine weitere Blutung auftreten sollte, das Tubensegment mit der Extrauteringravidität scharf oder elektrochirurgisch exzidiert werden. Die Versenkung und Peritonealisierung der Tubenstümpfe erfolgt mit einem resorbierbaren Faden der Stärke 6-0 (Vicryl).

Dieses operative Verfahren ist ohne die Zuhilfenahme mikrochirurgischer Instrumente und ohne Vergrößerung möglich. Es bietet sich insbesondere bei Patientinnen an, deren kontralaterale Tube intakt ist. In diesen Fällen muß die Tubenkontinuität nicht unbedingt wiederhergestellt werden. Für eine konservative Behandlung mittels einer Segmentresektion spricht, daß die Implantation häufig in einem geschädigten Tubenteilstück erfolgt, das, wenn man es beläßt, zwangsläufig zum Wiederauftreten der Extrauteringravidität führen kann. Außerdem entwickelt sich der Trophoblast nach Untersuchungen von Budowick et al. (1980), Brosens et al. (1983) und Dietl u. Buchholz (1986) zum größten Teil nicht intraluminal, sondern infiltriert die Muskularis, das subserös gelegene Gewebe, häufig bis in die Mesosalpinx, so daß die Resektion der geschädigten Tubenwandung sinnvoll ist.

Tabelle 11.3. Ergebnisse einer internationalen Umfrage zur konservativen Behandlung der EUG. Angabe jeweils der Häufigkeit der Benennung. (Nach Gauwerky u. Kubli 1987)

Operationsverfahren in Abhängigkeit von der Lokalisation, n = 29	Lokalisation				
	Kornual	Isthmisch	Ampullär (proximal)	Ampullär (Mitte)	Ampullär (distal)
Salpingektomie	5	3	1	1	1
Segmentresektion	21	17	6	3	0
Salpingotomie	3	9	19	17	11
Exprimierung	0	0	3	8	17
Naht bei Salpingotomie? n = 47					
Ja	30				
Nein	14				
Kein Unterschied	3				
Vorbehalte gegenüber einer primären Reanastomosierung nach Tubensegmentresektion					
Ungünstige Anatomie	15				
Schwierige Blustillung	2				
Ruptur	3				
Lumendifferenz	1				
Kein qualifiziertes OP-Team	3				
Kontralaterale Tube intakt	1				
Kontraindikationen gegen ein operatives Vorgehen, n = 43					
Alter > 40	20				
Kein Kinderwunsch	41				
Multiparität	19				
Intakte kontralaterale Tube	25				
Ungünstige Anatomie	27				
Kein geschultes Team	4				
Schlechter Allgemeinzustand	13				
Anamnestische Daten	9				
– EUG-Rezidiv					
– langjährige Sterilität					
OP-Zeitpunkt: nachts	1				

Organerhaltende Verfahren mit Erhalt der Tubenkontinuität

Dazu gehören die Salpingotomie mit der Entfernung des Schwangerschaftsprodukts, die Tubensegmentresektion mit einer primären tubotubaren Anastomose sowie die transampulläre Exprimierung der Frucht. Je nach der Lokalisation der Extrauteringravidität kann eines der genannten Verfahren im Vordergrund stehen. Dies geht auch aus einer von uns früher durchgeführten Umfrage hervor (Tabelle 11.3). Bei einer proximalen Lokalisation wurde früher überwiegend eine Segmentresektion, bei einer peripheren Lokalisation eine Salpingotomie bzw. Exprimierung bevorzugt.

Über die erfolgreiche Technik der Segmentresektion und der mikrochirurgischen Anastomosierung wird in gängigen Publikationen nicht mehr gesprochen. Umso mehr ist es notwendig, diese alternativen Techniken in Erinnerung zu rufen.

Salpingotomie

Die Entfernung einer Extrauteringravidität mittels einer Salpingotomie ist eine einfache Operationstechnik, die ohne Zuhilfenahme mikrochirurgischer Instrumente möglich ist (Abb. 11.9 und 11.10 a, b). Nach der Exploration des Operationsgebiets und der Fixierung der Tube in der bereits dargestellten Art erfolgt eine lineare Salpingotomie am antimesenterialen Ansatz oder, wie Untersuchungen von Brosens et al. (1983) zeigen, besser zur Mesosalpinx hin, da sich der Trophoblast vorwiegend in Richtung der Mesosalpinx entwickelt. Sicherlich muß jedoch die individuelle anatomische Situation berücksichtigt werden.

Die Salpingotomie selbst kann scharf oder mit der mono- bzw. bipolaren Nadelelektrode durchgeführt werden. Die Entfernung des Trophoblastgewebes erfolgt mit einer minimalen Traumatisierung unter Wasserdissektion, da es hierbei zur geringsten Mukosaschädigung kommt und sich das z. T. brüchige Gewebe am einfachsten aus dem Tubenlumen entfernen läßt. Eine anschließende sorgfältige Blutstillung mit der bipolaren oder monopolaren Mikroelektrode ist unbedingt notwendig, um erneute Verklebungen und Adhäsionen zu vermeiden. Bei persistierenden Blutungen infiltrieren wir eine vasoaktive Substanz in Verdünnung (POR 8:2,5 IE in 50 ml, 1–3 ml) oder führen, ähnlich wie bei der Tubensegmentresektion, eine Ligatur der Basisarkade durch. Der Verschluß der Salpingotomie erfolgt einschichtig durch seromuskuläre Einzelknopfnähte oder eine fortlaufende seromuskuläre Naht der Stärke 6-0 bis 8-0. Ein-

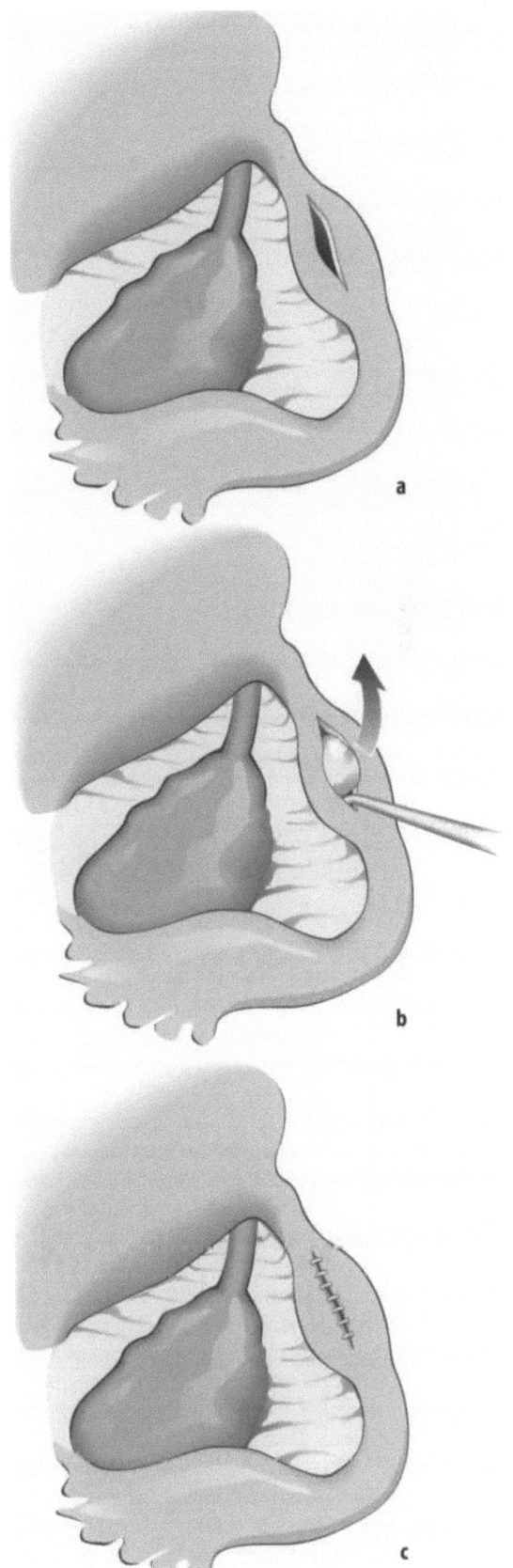

Abb. 11.9 a–c. Technik der EUG mittels Salpingotomie. **a** Salpingotomie in einem gefäßlosen Areal über der EUG; **b** stumpfes Auslösen der EUG aus dem Implantationsbett, ggf. unter Aquadissektion; **c** Schlußbild nach Verschluß der Salpingotomie; kurzstreckige Salpingotomien (>1,5 cm) brauchen nicht verschlossen zu werden

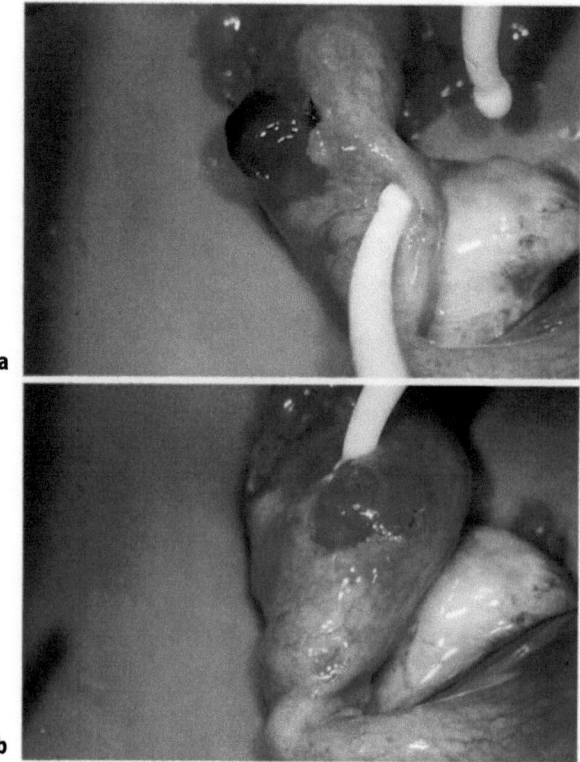

Abb. 11.10. a Entfernung einer kleinen Extrauteringravidität mittels Salpingotomie. **b** Z. n. Entfernung der Extrauteringravidität. Bei kurzstreckiger Salpingotomie (>1,5 cm) Nahtverschluß nicht notwendig

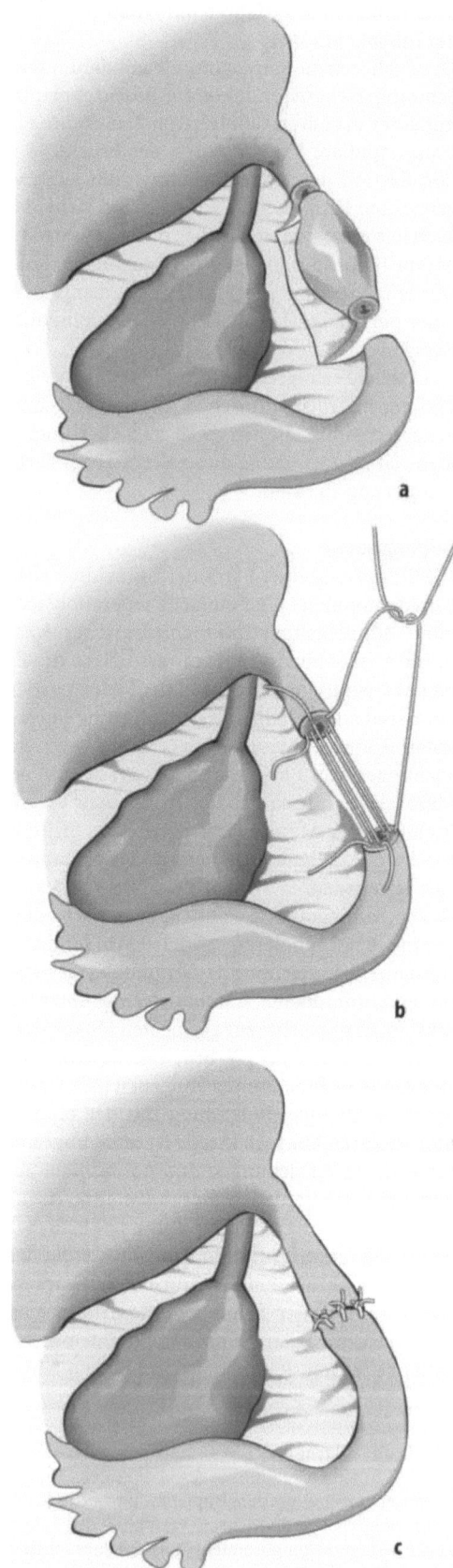

zelne Autoren verzichten aufgrund der hohen Selbstheilungstendenz der Tube auf einen primären Wundverschluß und weisen gute Ergebnisse ohne vermehrte Fistelbildung vor. Immerhin ein Drittel der Operateure führt in unserer Umfrage keinen primären Verschluß durch (Tabelle 11.3).

Segmentresektion mit primärer Anastomose
Dieses operative Verfahren wurde zuerst von Stangel (Stangel et al. 1976; Stangel u. Gomel 1980) vorgestellt. In Fällen, bei denen die kontralaterale Tube fehlt oder nur schwer korrigierbar verschlossen ist, liegt es nahe, nach der Segmentresektion eine *primäre Anastomose* durchzuführen (Abb. 11.11). Eine Voraussetzung ist, daß die Extrauteringravidität nicht zu ausgedehnten Tubenschäden geführt hat. In letzterem Fall ist eine *sekundäre Anastomose* sinnvoller. Diese Einstellung zeigt sich auch in den Ergebnissen unserer Umfrage (Tabelle 11.3).

Eine *primäre Anastomose* sollte nur unter mikrochirurgischen Bedingungen durch ein eingespieltes Operationsteam erfolgen. Am Anfang des operativen Eingriffs steht wieder die Exploration des Operationsgebiets. Nach der Elevation der Tube und des Uterus wird der

◀ **Abb. 11.11a–c.** Technik der Segmentresektion einer EUG mit primärer Anastomose. **a** Proximales und distales Abtragen der EUG, Absetzen von der Mesosalpinx. **b** Typische Anastomosierung mit 4 Muskularisnähten. **c** Serosaverschluß fortlaufend oder mit Einzelknopfnähten

Douglas-Raum mit atraumatischen feuchten Bauchtüchern sorgfältig tamponiert und die Tube auf eine über die Bauchtücher gelegte Silastic-Folie gelegt. Sie kann weiterhin stabilisiert werden durch proximal und peripher fassende Babcock-Pinzetten. Nunmehr wird ein 6-0-Vicryl-Faden vom proximalen zum peripheren Ende der Tubargravidität im Bereich der Mesosalpinx gelegt, aber zunächst noch nicht geknüpft. Das die Extrauteringravidität tragende Tubensegment wird scharf oder elektrochirurgisch exzidiert, wobei wir die elektrochirurgische Resektion auf die mukosafernen Abschnitte beschränken. Nach seiner Resektion wird die Mesosalpinxnaht geknüpft. Blutende Gefäße werden unter konstanter Irrigation (Ringer-Laktat, 5000 IE Heparin/l) identifiziert und mit der bipolaren Mikropinzette oder der unipolaren Nadelelektrode koaguliert.

Das weitere mikrochirurgische Verfahren der Tubenanastomose hängt von den anatomischen Gegebenheiten ab. Für *isthmisch-isthmische Anastomosen* wird ein typisches Vorgehen mit 4 Muskularisnähten und einem fortlaufenden Serosaverschluß gewählt. Stangel et al. (1976, 1980) haben wegen der verstärkten Gewebsauflockerung und der dadurch bedingten geringeren Reißfestigkeit des Gewebes ein Verfahren mit 3 seromuskulären Nähten, plaziert bei 8, 12 und 16 Uhr, verwendet.

Für Anastomosen unter der Verwendung eines ampullären Tubensegments wird dieses Verfahren als ungünstig angesehen. Wir haben in 2 Fällen eine primäre Anastomose mit der Einbeziehung ampullärer Tubensegmente durchgeführt. Einmal wurde eine ampullär-ampulläre Anastomose und einmal eine isthmisch-ampulläre Anastomose durchgeführt. Die dabei verwendete Technik entsprach der auch sonst üblichen mikrochirurgischen Anastomosierungstechnik.

Im Falle der *ampullär-ampullären Anastomose* wurde eine zweischichtige Anastomose unter Verwendung von Vicryl 8-0 durchgeführt. Die erste Naht wurde bei der 6-Uhr-Position gesetzt. Die Approximation der Muskularis erfolgte mit 7 Einzelknopfnähten. Der Serosaverschluß erfolgte ebenfalls mit Einzelknopfnähten. Ein fortlaufender Serosaverschluß im ampullären Tubenabschnitt erscheint nicht sinnvoll, da es hierdurch leicht zu Einschnürungen und Lumenverengungen kommen kann.

Im Falle der *isthmisch-ampullären Anastomose* mit bestehender Lumendifferenz wurde das in Abb. 7.19 (s. Kap. 7) dargestellte Verfahren gewählt. Auch hier empfiehlt sich eine zweischichtige Anastomose mit 4

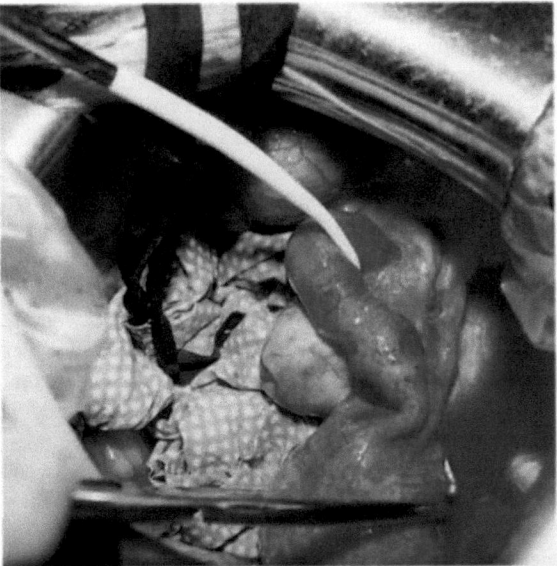
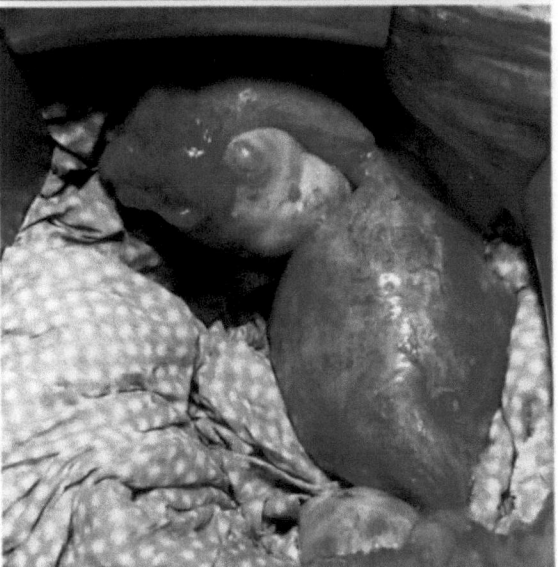

Abb. 11.12. a Fallbeispiel einer Extrauteringravidität im proximalen ampullären Tubenteil. **b** Nach Segmentresektion mit primärer Anastomose

Muskularisnähten und einem Serosaverschluß. In Abb. 11.12 a,b ist ein derartiger Fall dargestellt.

In beiden Fällen trat postoperativ eine intrauterine Schwangerschaft ein. Vor dem Abschluß der Operation wird die Tubendurchgängigkeit durch eine Chromopertubation überprüft.

Exprimieren und Absaugen

Der transampulläre Tubarabort ist ein häufig beobachtetes Phänomen, so daß die Expression per vias naturales eine naheliegende Alternative zu operativen Verfahren darstellt. Bedacht werden muß dabei jedoch, daß bei einer Exprimierung ähnliche Probleme in Form von Nachblutungen und Trophoblastresten wie bei einem spontanen Tubarabort auftreten können. Sollte es nach einer Expression zu einer persistierenden transampullären Blutung kommen, so ist meist eine Exploration durch eine antimesenteriale Salpingotomie notwendig. Unterstützt werden kann die Blutstillung auch in dieser Situation durch die Instillation vasoaktiver Substanzen.

Bei der Durchführung einer peripheren transampullären Salpingotomie ist wie auch bei einer proximalen Salpingotomie ein Verschluß nicht unbedingt notwendig, jedoch muß auf eine exakte Hämostase geachtet werden. Als Nahtmaterial wird hierbei wieder ein resorbierbarer Faden der Stärke 6-0 bis 8-0 verwendet.

Laparoskopische Operationsverfahren

Das einfachste Verfahren zur endoskopischen Behandlung der Tubargravidität ist die Elektrokoagulation. Sie ist bei kleinen Graviditäten (>1,5 cm) möglich und wurde schon früh beschrieben und durchgeführt. Da sie jedoch zum Tubenverschluß führt, wird sie nur selten angewendet.

Heute hat sich die laparoskopisch durchgeführte Salpingotomie als organerhaltendes Standardverfahren etabliert. Die tubenchirurgische Maßnahme ist weitgehend an den von einem Modetrend nicht freien Zugangsweg angepaßt worden. Die zuvor geschilderten Verfahren zur konservativen Behandlung der Tubargravidität mit Ausnahme der Anastomosierung sind in der Regel auch pelviskopisch durchführbar, bedürfen aber in manchen Schritten einer leichten Modifikation. Sie sollen in den folgenden Abschnitten beschrieben werden. Wie bei allen operativen Endoskopien, sollte am Ende der Operation eine intraperitoneale Drainage eingelegt werden, um Komplikationen frühzeitig zu erkennen. Diese wird für 24–48 h belassen.

Salpingotomie

Wir gehen nach folgendem Standardverfahren vor: Das Sichtgerät wird transumbilikal in die Bauchhöhle eingebracht. Danach erfolgen 3 weitere Einstiche suprasymphysär in der Medianlinie und beidseits lateral. Die Tube wird proximal und peripher der Extrauteringravidität mit einer atraumatischen Zange gefaßt und angespannt. Nunmehr wird die Extrauteringravidität direkt durch die Bauchdecke mittels einer langen Punktionskanüle mit einer vasoaktiven Substanz (POR 8 : 2,5 IE in 50 ml, 1–3 ml) umspritzt. Darauf folgt mit der Mikroschere oder elektrochirurgisch eine lineare Salpingotomie auf eine Länge, wie sie für die sichere Entfernung der Extrauteringravidität gerade notwendig ist. Die Schere wird in der Regel über den mittleren unteren Einstich geführt. Die Entfernung des Trophoblastgewebes erfolgt am besten unter Wasserdissektion. Das Schwangerschaftsprodukt wird anschließend im Douglas-Raum abgelegt. Eine zusätzliche Blutstillung ist in der Regel nicht notwendig. Ebenso ist es nicht erforderlich, vor der Salpingotomie einen Koagulationsstreifen zu setzen, um Blutungen aus den Salpingotomierändern zu vermeiden. Wenn bei dieser Technik Blutungen auftreten, betreffen sie meistens das Implantationsbett. Blutstillungsmaßnahmen werden in der folgenden Reihenfolge durchgeführt:

1. kurzfristige Kompression,
2. sofern noch nicht erfolgt: Instillation von POR 8 in Verdünnung (s. oben),
3. Mesosalpinxnaht an der Basis der EUG,
4. bipolare Diathermie oder Endokoagulation,
5. Segmentresektion,
6. Salpingektomie.

Mettler u. Semm (1986) propagierten in der Regel einen endoskopischen Verschluß der Salpingotomie mit 4-0-Einzelknopfnähten bzw. -Z-Nähten. Wir lassen die Salpingotomie offen, sofern sie nicht länger als 1,5 cm ist (s. Beispiel Abb. 11.10). Bei längerstreckigen Salpingotomien ist mit Fistelbildungen zu rechnen, so daß wir dann einen Verschluß mit 6-0-Vicryl durchführen. Die pathologische Bedeutung der Fistelbildung ist zwar umstritten, dennoch stellt sie nach unserer Auffassung eine Störung der Tubenarchitektur dar, die das Rezidivrisiko erhöht.

Das im Douglas-Raum abgelegte Schwangerschaftsprodukt wird über einen weitlumigen Kanal (Löffelzange), ggf. in einem Endobag entfernt. Sind weiterlumige Kanäle über eine laterale Position eingebracht worden, so empfiehlt sich ein separater Faszienverschluß, um Hernien zu vermeiden. Der Eingriff wird beendet durch eine sorgfältige Bauchtoilette mit einer angewärmten Ringer-Laktat-Lösung. Zusätzlich erfolgt eine exakte Beurteilung der kontralateralen Tube, ggf. die Prüfung der Durchgängigkeit (Chromopertubation).

Segmentresektion

Bei der endoskopischen Segmentresektion kommt es darauf an, möglichst lange Tubenreste zu erhalten. Aus diesem Grund sollte die Anwendung von Strom zur Koagulation mit äußerster Zurückhaltung erfolgen. Wie zuvor dargestellt, können die klassischen operativen Schritte der Segmentresektion auch endoskopisch nachvollzogen werden: proximale und periphere Ligatur, Absetzen der Extrauteringravidität, Basisligatur. Dieses ist ein einfaches und sicheres Verfahren. Alternativ kommt die Anwendung von Clips in Frage (Gauwerky et al.

1989), die heute zwar noch sehr teuer, aber in vielfältiger Form zur Verfügung stehen: Clip proximal und peripher der EUG, Absetzen der EUG von der Tube, Basisligatur, komplettes Abtragen der EUG. Ein Versenken der Tubenstümpfe, wie es klassischerweise durchgeführt wird, ist bei endoskopischen Operationen nicht notwendig. Adhäsionen werden nicht vermehrt beobachtet.

Salpingektomie

Die endoskopische Salpingektomie ist das einfachste, schnellste und sicherste Verfahren zur endoskopischen Behandlung der Extrauteringravidität. Nicht zuletzt aus diesem Grund ist ein Trend zurück zu ablativen Verfahren zu spüren. Die Aufwertung der ambulanten Chirurgie leistet hierzu einen eigenen Beitrag. Die Technik ist so simpel wie die Sterilisation und wird heute weitgehend ausschließlich mittels einer bipolaren Koagulation der versorgenden Gefäße durchgeführt. Wir bevorzugen eine Präparation von proximal nach peripher: Bikoagulation der Tube am tubokornualen Übergang, Durchtrennung, schrittweises Koagulieren der Mesosalpinxgefäße tubenwandnah und Abtragen der Tube mit der Extrauteringravidität von der Mesosalpinx, zuletzt Koagulation des stärkeren Gefäßbündels im tuboovariellen Ligament und Absetzen der Tube. Bei dieser präparativen Technik ist peinlichst darauf zu achten, daß das Rete ovarii intakt bleibt. Alternativ kommt der Einsatz von Ligaturen in Frage.

11.4.2 Medikamentöse Therapie und exspektatives Vorgehen

Historisch betrachtet bestand die Therapie der Extrauteringravidität in einem nichtoperativen Vorgehen, so daß die in diesem Kapitel abgehandelten Maßnahmen insgesamt nicht unbedingt originell, sondern z. T. nur Wiederentdeckungen in Vergessenheit geratener Sachverhalte sind. Paradebeispiele dafür sind das exspektative Vorgehen und die lokale Injektion verschiedener Lösungen oder Substanzen wie z. B. Morphium (s. oben). Dennoch haben sich in der Neuzeit durch die Entwicklung antineoplastischer Substanzen, die v. a. gegen Trophoblastgewebe wirksam sind, neue Ansätze ergeben. Alle nichtoperativen Verfahren müssen im Vergleich mit der einfachen und sicheren operativen Therapie sorgfältig abgewogen werden. Die mütterliche Morbidität und Fertilität sind hierbei die entscheidenden Kriterien. Im einzelnen sollen hier das exspektative Vorgehen, die Methotrexattherapie und die Instillation von Prostaglandinen bzw. Glukoselösung und die Behandlung mit Antigestagenen besprochen werden.

Exspektatives Vorgehen

Bis zum Ende des letzten Jahrhunderts bestand die „Standardtherapie" der Extrauteringravidität in einem exspektativen Management. Die Erfolge der operativen Therapie bestanden in einer drastischen Senkung der Mortalität. So geht es heute sicherlich nicht darum, das Rad der Zeit zurückzudrehen. Andererseits ist die Frage erlaubt, ob es nicht doch bestimmte Situationen gibt, die eine Operation oder spezifische Therapie überflüssig machen.

Lund publizierte 1955 die Ergebnisse einer randomisierten Studie (n = 285), in der die Patientinnen entweder operiert (n1 = 166) oder exspektativ (n2 = 119) behandelt wurden. Die Erfolgsrate in der exspektativ behandelten Gruppe betrug 57 %; 43 % mußten sekundär operiert werden (Ruptur, Blutung). Die Dauer der Hospitalisierung war in der exspektativ behandelten Gruppe sehr lang.

Spätere Studien (Mashiach et al. 1982; Sauer et al. 1987; Fernandez et al. 1988; Garcia et al. 1987) beschreiben eine Erfolgsrate von 64–100 % und eine Durchgängigkeitsrate von 70–100 %. Die Einschlußkriterien waren in der Regel: EUG < 5 cm, keine Ruptur, keine akute Blutung. Ylöstalo et al. berichteten 1992 über die Ergebnisse einer prospektiven Studie. Zwischen 1989 und 1990 wurden primär 318 Patientinnen mit einer EUG behandelt. Ein exspektatives Management erfolgte unter bestimmten Bedingungen (HCG fallend, EUG < 4 cm, keine Ruptur, keine Blutung) bei 83 Patientinnen (26 %). Die Kontrollen erfolgten ambulant. Bei 57/318 Patientinnen (18 %) war dieses Vorgehen erfolgreich. Wegen klinischer Symptome wurde bei 26 Patientinnen eine sekundäre Operation (LSK-Salpingotomie) durchgeführt.

Nach einer eigenen Studie können mindestens 15 % aller Extrauteringraviditäten exspektativ behandelt werden (Abb. 11.13). In der ausschließlich exspektativ behandelten Gruppe betrug die mittlere Zeit bis zur

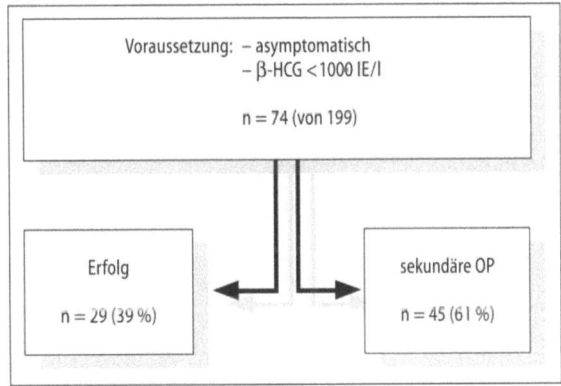

Abb. 11.13. Ergebnisse der exspektativen EUG-Behandlung

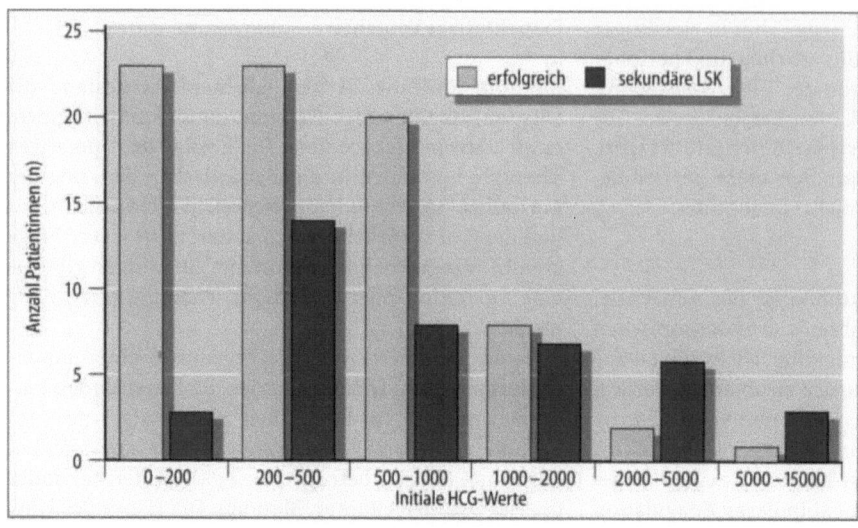

Abb. 11.14. Ergebnisse der exspektativen EUG-Behandlung nach Korhonen et al. (1994) in Abhängigkeit von den initialen HCG-Werten

Normalisierung der HCG-Werte 22 Tage, die Anzahl der Vaginalsonographien 3 und die Anzahl der HCG-Bestimmungen 6. In einer Studie der gleichen finnischen Arbeitsgruppe (Korhonen et al. 1994) ist die Erfolgsrate des exspektativen Vorgehens abhängig von den primären HCG-Werten. Bei Werten unter 200 IE/l betrug sie 88%, bei Werten über 2000 IE/l nur 25% (Abb. 11.14). Zu ähnlichen Ergebnissen kommen Shalev et al. (1995) in einer prospektiven Beobachtungsstudie. Bezüglich der Fertilität nach einem exspektativen Management liegen nur einzelne Daten vor, die jedoch wegen der grundsätzlich unterschiedlichen Gruppenbildungen kaum vergleichbar sind. In letzterer Arbeit beträgt die Schwangerschaftrate bei vollständig exspektativ behandelten Patientinnen 75% (18/24) im Vergleich zu 71,4% (20/28) bei den Versagern des exspektativen Vorgehens. Auch die Rezidivraten sind nicht signifikant unterschiedlich (12,5% vs. 10,7%).

Insgesamt zeigen diese Daten, daß asymptomatische Extrauteringraviditäten mit niedrigen und fallenden HCG-Werten erfolgreich exspektativ behandelt werden können. Die Daten sind darüber hinaus wichtig bei der Interpretation der Ergebnisse gängiger Therapieverfahren.

Methotrexattherapie

Die Therapie der Extrauteringravidität mittels Methotrexat (MTX) stößt bis heute v. a. in Europa teilweise auf größten Widerstand und ist nur als Second-line-Behandlung bei Versagern nach einer operativen Entfernung anerkannt (etwa 6% bei Salpingotomie).

Methotrexat trägt die chemische Bezeichnung 4-Amino-N-10-methylpteroyl-glutaminsäure und ist auch als Amethopterin bekannt. Durch eine Blockierung der Dihydrofolatreduktase, die die Umwandlung von Dihydrofolsäure zu Tetrahydrofolsäure katalysiert, wird die Synthese der Aminosäuren Thymin und Purin verhindert, die essentiell für die DNA- und RNA-Synthese sind.

Da MTX spezifisch in der S-Phase der Biosynthese wirkt, bietet sich ein Einsatz hauptsächlich bei sehr schnell proliferierenden Zellen an (Sand et al. 1986). So wurde es erstmals 1956 von Li et al. bei einem Trophoblasttumor therapeutisch eingesetzt. Einige Jahre später berichteten Lathrop u. Bowles (1963) über die erfolgreiche Behandlung einer abdominalen Gravidität mit MTX. Die erste Behandlung einer Tubargravidität wurde 1982 von Tanaka et al. beschrieben. Bei einem HCG-Ausgangsspiegel im Urin von 64000 IE/l erhielt die Patientin initial 30 mg MTX i.m. und an den 5 darauffolgenden Tagen jeweils 15 mg MTX i.m. Insgesamt wurden 3 Behandlungszyklen durchgeführt, wobei der zweite aufgrund von Nebenwirkungen abgebrochen wurde. Nach dem Abschluß der Therapie konnte mittels einer Hysterosalpingographie die Tubendurchgängigkeit gezeigt werden.

Ory et al. (1986) therapierten erstmals 5 von 6 Patientinnen erfolgreich mittels einer intravenösen Verabreichung von MTX nach einer laparoskopischen Diagnosesicherung. Alternierend wurden jeweils 4 Gaben von 1 mg/kg MTX und 0,1 mg/kg Leucovorin zum Abfangen der aus den Nebenwirkungen entstehenden Leukopenie appliziert. Über eine systemische Einzeldosistherapie mit 50 mg/m² berichteten Stovall et al. (1991). Dabei wurde ein Patientinnenkollektiv (n = 31) mit sonographisch diagnostizierten EUG erfolgreich mit MTX therapiert (eine Tubenruptur, eine Patientin zog sich aus der Studie zurück). Neueste Untersuchungen zeigen, daß die einmalige i. v.-Applikation von 30 mg MTX in der Regel ausreichend ist (Schäfer et al. 1989, 1992, 1994).

Eine lokale Applikation wurde erstmals 1987 von Feichtinger u. Kemeter publiziert. Sie applizierten 10 mg MTX sonographisch assistiert transvaginal in die Fruchthöhle. Bis heute wird die lokale MTX-Therapie (sonographisch, laparoskopisch oder hysteroskopisch assistiert) immer wieder vorgestellt (Tulandi 1994; Shalev et al. 1995; Lober et al. 1996). Sie ist jedoch weniger erfolgreich. Gegenüber der systemischen Gabe bringt sie keine therapeutischen Vorteile und bedarf eines größeren Aufwandes (Operation) mit allen damit verbundenen Risiken.

Die Nebenwirkungen der teils höher dosierten MTX-Behandlungen betreffen Blutbildstörungen, Übelkeit, Stomatitis, Diarrhö, Leberfunktionsstörungen, Nierentoxizität, Alopezie, Dermatitis, Photosensibilisierung, Pneumonitis und anaphylaktische Reaktionen. Vereinzelt wurden begrenzte Mukosaschäden der Tuba uterina nach einer lokalen MTX-Injektion beobachtet (Klinkert et al. 1993). Durch den Einsatz von MTX sind keine Spätfolgen oder Gefahren für die darauffolgenden Schwangerschaften zu erwarten. Dies wurde von diversen Autoren an Patientinnen nach einer Chemotherapie mit MTX bei Trophoblasttumoren berichtet (Van Thiel et al. 1970; Walden et al. 1976; Rustin et al. 1983; Tscherne 1987). So ist die

- kindliche Mißbildungsrate *nicht* erhöht,
- die Abortrate *nicht* erhöht und die
- Rate der induzierten Tumoren nach einer Chemotherapie ebenfalls *nicht* erhöht.

Zu einer erfolgreichen medikamentösen Therapie mit MTX müssen folgende *Ausschlußkriterien* beachtet werden:

- sichtbare fetale Strukturen, insbesondere positive Herzaktion,
- Adnexbefund > 4 cm Durchmesser,
- HCG im Serum > 6 000 IE/l,
- Patientin nicht klinisch stabil,
- Patientin nicht „psychisch stabil".

Ein Abfall der HCG-Werte kann z. T. erst am 4.–6. Tag p. i. eintreten. Eine Konstanz oder sogar ein leichter Anstieg des HCG-Wertes innerhalb dieses Zeitraums sind nicht als Therapieversager zu werten. Wird die Extrauteringravidität jedoch in diesem Zeitraum symptomatisch, so darf nicht weiter abgewartet werden, sondern es muß chirurgisch (laparoskopisch) interveniert werden. Ist der HCG-Spiegel auf unter 5 IE/l gefallen, läßt sich die Extrauteringravidität noch längere Zeit im Ultraschall nachweisen. Die Resorption des abgestorbenen Trophoblastgewebes kann über Wochen dauern. Die gängigen Dosierungen und Applikationsformen sind in Tabelle 11.4 dargestellt.

Betrachtet man heute die Literatur der systemisch behandelten Extrauteringraviditäten, so findet man bei einer richtigen Indikationsstellung eine durchschnittliche Erfolgsquote von etwa 82–95 % (Kooi u. Kock 1992; Glock et al. 1994; O'Shea et al. 1994; Gross et al. 1995).

Die Schwangerschaftsrate liegt bei 70 %, das Rezidivrisiko bei 13 %. Dies sind Daten, die den Ergebnissen der operativen Therapie vergleichbar sind (Tabelle 11.5).

Tabelle 11.4. Gängige Dosierungen und Applikationsformen von Methotrexat zur EUG-Behandlung

Applikationsform	Dosierung
i. v.	30 mg einmalig
	1 mg/kg KG über 2–5 Tage (+Leucovorin)
i. m.	1 mg/kg KG über 2–5 Tage (+Leucovorin)
	50 mg/m² Körperoberfläche einmalig
Lokal	1 mg/kg KG einmalig (hysteroskopisch)
	10–50 mg einmalig

Tabelle 11.5. Ergebnisse der EUG-Behandlung mit MTX

Faktoren	Oppelt et al. 1996	Stovall et al. 1991
Anzahl Patientinnen	77	100
Erfolgreich behandelt	73	96
Kinderwunsch	34	56
Schwangerschaften	23 (68 %)	35 (62,5 %)
Extrauteringraviditäten	3 (13 %)	4 (11 %)
Intrauterine Schwangerschaften	20 von 34 (59 %)	33 von 56 (59 %)
Fehlgeburten	3	6
Durchgängigkeit der betroffenen Tube	13 von 16 (81 %)	49 von 58 (84,5 %)

Instillation von Prostaglandinen

Ihren Namen verdanken die Prostaglandine der Tatsache, daß sie primär im Sekret der Prostata gefunden wurden. Die Prostaglandine unterscheiden sich durch die unterschiedliche Anzahl und die unterschiedlichen Stellungen der Sauerstoffatome bzw. durch die Lage der Doppelbindungen des Zyklopentanrings der Prostansäure. Als Nebenwirkungen wurden Krämpfe, Herzrhythmusstörungen, Asthmaanfälle, Blutdruckanstieg und Erbrechen beschrieben.

Prostaglandin bewirkt im Gegensatz zu Methotrexat keinen direkten Untergang des Throphoblasten, sondern löst Muskelkontraktionen an der Tube aus und führt zu einer Vasokonstriktion an den versorgenden Gefäßen. Dadurch kommt es zur Hypoxie und ggf. zum Absterben der Extrauteringravidität.

Experimentelle und erste klinische Anwendungen von Prostaglandinen am Eileiter kommen aus dem skandinavischen Bereich (Lindblom et al. 1978, 1987; Hahlin et al. 1987). Von Egarter et al. (1992) wurde in einer österreichischen multizentrischen Studie der Effekt von laparoskopisch und systemisch applizierten Prostaglandinen untersucht. In die Studie wurden 75 Patientinnen einbezogen (Einschlußkriterium: nicht rupturierte Extrauteringravidität, Dosierung s. Tabelle 11.6). Bei HCG-Werten < 2500 IE/l (n=51) betrug die Erfolgsrate 84%, bei Werten > 2500 IE/l (n=24) nur 25%. Die postoperativ mittels einer Hysterosalpingographie verifizierte Durchgängigkeitsrate nach einer Prostaglandinbehandlung betrug 88% (36/41), die Schwangerschaftsrate bei Frauen mit Kinderwunsch 70% (17/24) bei einer Rezidivrate von 18% (3/17). Insgesamt differieren diese Ergebnisse nur wenig von denen einer exspektativen Behandlung.

Instillation von Glukoselösung

Nach einer lokalen Einspritzung von hyperosmolarer Glukoselösung in die Extrauteringravidität kommt es durch den osmotischen Druckgradienten zu einer lokalen Hyperhydratation und möglicherweise zum Absterben der Extrauteringravidität. Nebenwirkungen sind nicht zu erwarten. Bei einer lokalen Applikation von 10 ml 50%iger Glukoselösung zeigte sich eine ähnliche Effektivität wie bei einer Prostaglandinbehandlung (Lang et al. 1990). Vermutlich hätte man die mit Glukoselösung erfolgreich therapierten Fälle ebenso exspektativ behandeln können.

Behandlung mit Antigestagenen

Das Antiprogesteron Mifepristone (RU 486, Roussel Uclaf, Romaninville, Frankreich) zählt zu den potenten Antigestagenen und bindet mit einer sehr hohen Affinität an die Progesteron- und Glukokortikoidrezeptoren. Es verhindert die Nidation der befruchteten Eizelle. Bei der Behandlung der Extrauteringravidität spielt Mifepristone keine Rolle, da die extrauterine Implantation und das Wachstum der Extrauteringravidität nicht gestagenabhängig sind. Die bisherigen klinischen Anwendungen waren auch erfolglos (Paris et al. 1986; Kenigsberg et al, 1987).

Tabelle 11.6. Dosierung der Prostaglandine zur Behandlung von Eileiterschwangerschaften entsprechend dem Protokoll der österreichischen Studiengruppe. (Nach Egarter et al. 1992)

Applikationsform	Dosierung
i.v.	500 µg Prostaglandin E_2 2mal/Tag an 3 aufeinanderfolgenden Tagen
Lokal	5–10 mg Prostaglandin $F_{2\alpha}$

Sonstige medikamentöse Verfahren

KVL ist in einer 20%igen Lösung embryotoxisch und wurde in Einzelfällen bedingt erfolgreich zu einer lokalen Behandlung der Extrauteringravidität eingesetzt (Robertson et al. 1987; Timor-Tritsch et al. 1989; Porreco et al. 1990). Ebenso ist der Einsatz von anderen Chemotherapeutika begrenzt geblieben. Über den erfolgreichen Einsatz von Actinomycin-D bei einer interstitiellen Gravidität wurde von Altaras et al. (1988) in einem Einzelfall berichtet.

11.5 Fertilität nach operativer Behandlung

Die meisten Tubargraviditäten treten in der fertilsten Phase der Frau auf und spielen daher eine entscheidende Rolle für die weitere Fertilität. Bei ungefähr 50% der Patientinnen mit einer Tubargravidität kann mit späteren Fertilitätsstörungen gerechnet werden (Schenker et al. 1972). Bei 20% der Patientinnen mit einer Extrauteringravidität bestanden zuvor Fertilitätsprobleme (Hallat 1986).

Die Ergebnisse der ablativen Therapie der Tubargravidität bei einer intakten kontralateralen Tube liegen hinsichtlich der postoperativen Schwangerschaftsrate zwischen 35% und 50% (Franklin et al. 1973), wobei die intrauterinen Schwangerschaftsraten nach einer unilateralen Salpingektomie höher erscheinen als nach einer Salpingoophorektomie. In einer von Schenker 1972 publizierten Arbeit wurde jedoch nach einer Salpingoophorektomie eine geringere Rate von Rezidiven beschrieben (5,7% vs. 16,7%), was zu der Spekulation führte, daß ein Teil der Extrauteringraviditäten durch

Tabelle 11.7. Ergebnisse der organerhaltenden Behandlung der Eileiterschwangerschaft bei kontralateral intakter Tube sowie Ergebnisse von 2 prospektiv randomisierten Studien Laparoskopie vs. Laparotomie

	Autor	Jahr	Fallzahl	IUG	EUG	Methode
Klassische Chirurgie						
	Plomann u. Wicksell	1960	100	46	11	L, Salpingotomie, Expression, Segmentresektion[a]
	Skulj et al.	1964	92[a]	23	1	L, Salpingotomie, Expression, einmal Implantation
	Timonen u. Nieminen	1967	185	50	29	L, Salpingotomie, Expression, Segmentresektion, Implantation
	Kucera et al.	1969	29	13	7	L
	Järvinen et al.	1972	43[a]	22	4	L, Salpingotomie
	Palmer	1972	63	13	11	L, Salpingotomie, Expression, Resektion
	Insgesamt 230 Schwangerschaften bei 521 Fällen (44%), davon 63 EUG (27%)					
Mikrochirurgie						
	Giana et al.	1978	51	17	4	L, Salpingotomie, Expression, Resektion
	Bukovsky et al.	1979	20[a]	14	1	L, Salpingotomie, Expression
	DeCherney u. Kase	1979	48[a]	19	9	L, Salpingotomie
	Henry-Suchet et al.	1979	52	22	10	L, Salpingotomie, (16) Expression, Resektion/Anastomose
	Langer et al.	1987	41[a]	34	4	L, Salpingotomie, Expression
	Künzig et al.	1983	24[a]	11	5	L, Salpingotomie, Expression, Segmentresektion, 1x primäre Anastomose
	Gauwerky et al.	1987	22[a]	13	1	L, Salpingotomie, Expression, Segmentresektion
	Menton et al.	1990	107[a]	68	21	L/(P), Salpingotomie, Segmentresektion+Anastomose, Expression, ST
	Insgesamt 247 Schwangerschaften bei 365 Fällen (68%), davon 55 EUG (22%)					
Endoskopische Chirurgie						
	Bruhat et al.	1980	25[a]	18	3	P, Salpingotomie, Aspiration
	DeCherney et al.	1981	16[a]	8	0	P, Salpingotomie
	DeCherney u. Diamond	1987	69	42	11	P, Salpingotomie
	Pouly et al.	1991	223	149	27	P, Salpingotomie
	Chapron et al.	1992a	192	139	18	P; Salpingotomie
	Chapron et al.	1992b	11[a]	7	1	P, Salpingotomie, isthmische Lokalisation
	Daten Pouly: 176 Schwangerschaften bei 223 Fällen (78%), davon 27 EUG (15%)					
Randomisierte Studien Laparotomie vs. Laparoskopie						
	Vermesh u. Presser	1992	19[a]	13	1	P, Salpingotomie, prospektiv randomisierte Studie P vs. L
			21[a]	15	4	L, Salpingotomie
	Murphy et al.	1992	8[a]	7	0	P, Salpingotomie, prospektiv randomisierte Studie P vs. L
			10[a]	5	2	L
	Gesamt		27[a]	20	1	P
			31[a]	20	6	L

[a] Patientinnen mit Kinderwunsch.
L Laparotomie, *P* Pelviskopie, *ST* Salpingotomie.

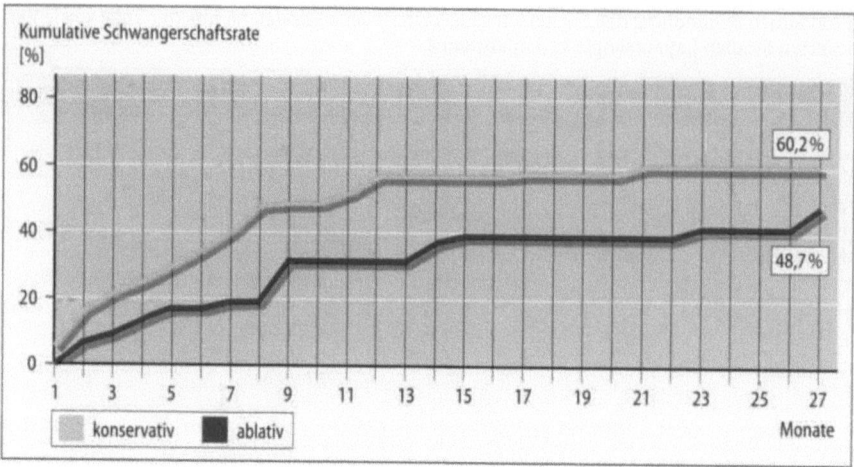

Abb. 11.15. Kumulative Schwangerschaftsraten nach organerhaltender vs. ablativer Behandlung der Extrauteringravidität

Follikel des kontralateralen Ovars entstünden. Dennoch erscheint es heute nicht akzeptabel, bei einer Eileiterschwangerschaft eine vollständige Adnexektomie durchzuführen, zumal das Ovar für eine evtl. später gewünschte In-vitro-Fertilisation erhalten werden muß.

Die Ergebnisse der organerhaltenden Behandlung der Eileiterschwangerschaft bei einer intakten kontralateralen Tube sind in Tabelle 11.7 zusammengefaßt. Im Mittel liegen die berichteten intrauterinen Schwangerschaftsraten heute um 50 %. Aus diesen Mittelwerten fallen heraus: die Serie von Bruhat et al. (1980) (75 % IUG bei 25 Fällen) und von Langer et al. (1987) (83 % IUG bei 41 Fällen). In unserem Patientengut konnten wir bei 22 gut dokumentierten Patientinnen in 13 Fällen eine intrauterine Schwangerschaft nachweisen (59 %). Unsere Ergebnisse liegen damit in der von Bukovsky et al. (1979) mitgeteilten Größenordnung.

Die Rezidivquote bei einer konservativen Operation und einer kontralateral intakten Tube beträgt in der Literatur im Mittel 12 %. Über sehr hohe Rezidivquoten mit etwa 20 % berichteten Kucera et al. (1969), Henry Suchet et al. (1979) und Stromme (1973). Die Rezidivquote ist in unserem Patientengut mit 1/22 (5 %) niedrig. Inwiefern hier die Probleme der retrospektiven Auswertung zum Tragen kommen, bleibt unklar. Es erscheint heute gesichert, daß nach einer konservativen Behandlung die Fertilität höher ist als nach einer Salpingektomie (Abb. 11.15). Dies scheint auch bei einer kontralateral intakten Tube zu gelten.

Der fertilitätserhaltende Wert der organerhaltenden Behandlung der Extrauteringravidität wird jedoch erst deutlich bei Patientinnen mit nur noch einer oder einer kontralateral verschlossenen Tube. In Tabelle 11.8 sind die Resultate aus der Literatur sowie eigene Ergebnisse zusammengestellt. Bisher ist die international berichtete Fallzahl klein. Im Mittel beträgt die intrauterine Schwangerschaftsrate 60 %. Die Rezidivquote ist mit 14 % nicht wesentlich verschieden von der Rezidivquote bei einer Salpingektomie oder einer organerhaltenden Behandlung bei einer kontralateral noch vorhandenen Tube.

In unserem Patientenkollektiv sind 5 Patientinnen mit einer nur einseitig vorhandenen Tube. In allen Fällen wurde eine Segmentresektion mit einer primären Anastomose durchgeführt. Bei den 3 Patientinnen mit Kinderwunsch ist postoperativ eine intrauterine Schwangerschaft eingetreten.

Aufgrund eigener Ergebnisse sowie der Ergebnisse aus der Literatur erscheint unsere Auffassung zur Behandlung der Tubargravidität mit dem Versuch der konservativen Behandlung in fast allen Fällen gerechtfertigt.

Die pelviskopische Behandlung der Extrauteringravidität wurde im europäischen Bereich von Mettler u. Semm (1986) sowie von Bruhat et al. (1980) vorangetrieben, der über eine größere Serie pelviskopisch behandelter Extrauteringraviditäten berichtete. Die von ihm angewendeten Techniken waren eine transampulläre Aspiration bzw. die Salpingotomie. In 3 von 60 Fällen war aufgrund der Persistenz der Tubargravidität ein zweiter Eingriff notwendig. Von 60 Patientinnen hatten 25 einen postoperativen Kinderwunsch, 18 wurden intrauterin schwanger. Bei 3 Patientinnen trat erneut eine Extrauteringravidität auf (12 %), bei 5 Patientinnen wurde ein laparoskopisches Verfahren auf der einzigen verbliebenen Seite durchgeführt. Von diesen 5 Patientinnen hatten 3 eine intrauterine Schwangerschaft.

DeCherney et al. (1981) berichteten über eine erste Serie von 16 mittels einer Salpingotomie pelviskopisch behandelter Extrauteringraviditäten. Die postoperative Schwangerschaftsrate betrug 50 %.

Heute liegen vor allem aus Frankreich die Ergebnisse großer Serien vor, die die Gleichwertigkeit endoskopischer Verfahren belegt (Pouly et al. 1991). Kleine Serien

Tabelle 11.8. Ergebnisse der organerhaltenden EUG-Behandlung bei kontralateral verschlossener oder fehlender Tube

Laparotomie	Autor	Jahr	Fallzahl	IUG	EUG	Methode
	Caffier	1942	10[a]	4	1	L, Salpingotomie
	Plomann	1960	7	3	2	L, Salpingotomie
	Järvinen et al.	1972	10[a]	6	3	L, Salpingotomie
	Stromme	1973	4[a]	1	2	L, Salpingotomie
	Stangel et al.	1976	2[a]	2	0	L, Segmentresektion+Anastomose
	Giana et al.	1978	2	1	0	L, Salpingotomie
	DeCherney	1979	6[a]	4	0	L, Salpingotomie
	Henry-Suchet et al.	1979	14	8	2	L, Salpingotomie, Expression, Resektion/Anastomose
	DeCherney et al.	1982	15[a]	8	3	P, L, Salpingotomie
	Langer et al.	1987	8[a]	5	2	L, Salpingotomie, Expression
	Gomel	1983	9[a]	5	1	L, Segmentresektion+Anastomose
	Valle u. Lifchez	1983	11[a]	11	0	L, Salpingotomie
	Oelsner et al.	1986	21	10	9	L, Salpingotomie
	Gauwerky u. Kubli	1987	3[a]	3	0	L, Segmentresektion+Anastomose
	Langer et al.	1987	31	20	8	L, Salpingotomie
Laparoskopie						
	Bruhat et al.	1980	5[a]	3	0	P, Salpingotomie
	Pouly et al.	1986	24	11	7	P, Salpingotomie
	Mettler u. Semm	1987	37	15	2	P, Salpingotomie
	Zöckler et al.	1990	8	4	1	P, Salpingotomie

insgesamt 167 Schwangerschaften bei 227 Fällen (55%), davon 43 EUG (26%)

[a] Patientinnen mit Kinderwunsch.
L Laparotomie, P Pelviskopie.

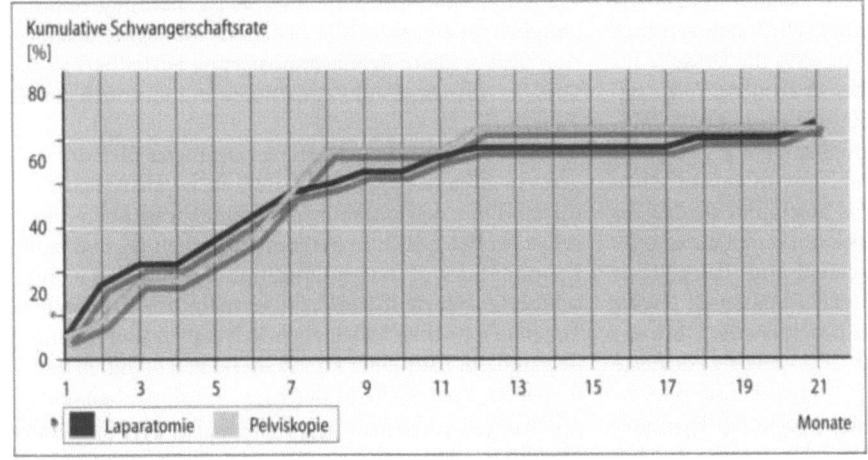

Abb. 11.16. Kumulative Schwangerschaftsraten nach operativer Therapie der Extrauteringravidität. Laparotomie vs. Pelviskopie

zeigen, daß auch bei einer proximalen Lokalisation mittels einer endoskopischen Salpingotomie ähnliche Ergebnisse zu erzielen sind wie mittels einer mikrochirurgisch durchgeführten Segmentresektion und einer primären Reanastomosierung. In der Abb. 11.16 sind eigene Ergebnisse dargestellt. Aufgrund der guten Ergebnisse und der niedrigen Komplikationsrate (Persistenz 4–6%) ist die laparoskopische Salpingotomie zum operativen Standardverfahren etabliert.

Tabelle 11.9. Schwangerschaftsrate und Rezidivrisiko nach EUG-Behandlung bei Patientinnen mit und ohne Fertilitätsstörungen

Gruppierung nach Fertilität	Frauen mit Kinderwunsch n	Schwangere Frauen n (%)	Schwanger-schaften n	Geburten n	Aborte n	EUG-Rezidive n (%)
Mit Fertilitätsstörung	32	12 (37,5)	14	9	2	3 (21)
Ohne Fertilitätsstörung	144	84 (58,3)	94	73	8	13 (14)

Ebenso wie bei anderen tubenchirurgischen Eingriffen ist die postoperative Fertilität davon abhängig, ob fertilitätsmindernde Faktoren vorliegen oder nicht. In unserem Kollektiv war die Schwangerschaftsrate insgesamt niedriger (38% vs. 58%) und die EUG-Rezidivrate (21% vs. 14%) höher, wenn vor dem Eintreten der Extrauteringravidität länger als 12 Monate ein unerfüllter Kinderwunsch bestand (Tabelle 11.9). Diese Zahlen sind bei der Indikation zu verschiedenen therapeutischen Maßnahmen und bei der Aufklärung der Patientin zu berücksichtigen (s. unten).

11.6 Indikationen und Kontraindikationen

Die operative Therapie ist auch heute noch das Standardverfahren zur Behandlung der Extrauteringravidität. Sie bietet gegenüber einem exspektativen und medikamentösen Vorgehen entscheidende Vorteile. Einerseits besteht die Möglichkeit zur exakten Diagnostik nicht nur der Extrauteringravidität selbst, sondern auch des Tubenfaktors. Letzterer ist zu 90% die Ursache für die ektope Einnistung (Dubuisson et al. 1986). Vordringlich besteht die Pathologie in einer chronischen Salpingitis und einer Salpingitis isthmica nodosa. Dadurch wird verständlich, daß die Wahl des therapeutischen Vorgehens weniger das Ergebnis bestimmt, als der Tubenschaden selbst. Andererseits kann durch einen operativen Eingriff das Problem schnell und sicher gelöst werden: heute Operation, morgen Entlassung. Dieser Aspekt ist auch sozioökomisch beachtenswert. Ein exspektatives Management und eine niedrig dosierte systemische Methotrexattherapie scheinen die interessantesten Alternativen bei nichtrupturierten Extrauteringraviditäten mit einer negativen Herzaktion und bei asymptomatischen Patientinnen zu sein: exspektatives Management bei niedrigen und fallenden HCG-Werten (>1000 IE/l), Methotrexattherapie bei sonstigen Konstellationen.

Hinsichtlich der operativen Therapie ist bei jeder Patientin mit Kinderwunsch ein organerhaltendes operatives Verfahren indiziert. Darüber hinaus erscheint eine organerhaltende Behandlung bei Patientinnen im gebärfähigen Alter trotz eines z. Z. nicht bestehenden Kinderwunsches vorteilhaft. In diesen Fällen sollte dann allerdings ein Verfahren gewählt werden, das zum Tubenverschluß führt (z. B. endoskopische Segmentresektion). Dies hat gegenüber der Salpingotomie den Vorteil der größeren Sicherheit (kein Blutungsrisiko, kein Risiko der Persistenz von Trophoblastgewebe). Ein fortgeschrittenes Alter, eine Multiparität, eine intakte kontralaterale Tube und eine ungünstige Anatomie der die EUG tragenden Tube sind Faktoren, die ein konservatives operatives Vorgehen relativeren und ein ablatives Vorgehen eher nahelegen (Tabelle 11.3, Umfrageergebnisse). Dieses besteht in der Salpingektomie, die schnell und sicher endoskopisch durchführbar ist (Chapron et al. 1992b).

Die organerhaltende Behandlung der Extrauteringravidität gehört heute zum Standardrepertoire des operativ tätigen Gynäkologen und stellt in der Regel keine erhöhten Anforderungen im Sinne mikrochirurgischer Erfahrung und in Bezug auf das Instrumentarium. Dennoch ist eine mikrochirurgische Erfahrung von großem Vorteil, insbesondere unter dem Aspekt der atraumatischen Gewebsbehandlung. Sie ist allerdings unumgänglich für einzelne Fälle, in denen eine Segmentresektion und primäre Reanastomosierung vorteilhaft sind. Dies betrifft vor allem Patientinnen mit nur noch einer Tube.

Der wichtigste Entscheidungsparameter für oder gegen ein organerhaltendes Verfahren ist sicherlich der Zustand der die Extrauteringravidität tragenden Tube selbst, wobei jedoch in Betracht zu ziehen ist, daß zum Zeitpunkt der primären Operation der Zustand häufig schlechter beurteilt wird und vermeintlich irreparable Tuben in manchen Fällen einer Rekonstruktion zugänglich sind. Im Falle einer kontralateral geschädigten oder fehlenden Tube sollte in der Regel ein die Tubenkontinuität erhaltendes bzw. wiederherstellendes Verfahren gewählt werden.

Die Voraussetzung für eine pelviskopische Behandlung ist ein stabiler Zustand der Patientin. Dabei ist intraperitoneales Blut keine Kontraindikation zur pelviskopischen Behandlung. Deswegen hat die Douglas-Punktion heute keine Bedeutung mehr. Die Indiktation zur Laparotomie ist heute nur noch in seltenen Notfallsituationen, bei unübersichtlichen anatomischen Verhältnissen (z.B. massiven Adhäsionen) und einem geplanten mikrochirurgischen Vorgehen (Tubensegmentresektion und primäre Reanastomosierung) gegeben.

Literatur

Altaras M, Cohen I, Cordoba M et al. (1988) Treatment of an interstitial pregnancy with actinomycin D. Case report. Br J Obstet Gynaecol 95: 1321–1322

Bobrow ML, Bell HG (1962) Ectopic pregnancy. Obstet Gynecol 20: 500

Brosens IA Gardts S, Boeckx W (1983) Tubal pregnancy: salpingostomy versus salpingotomy. Fertil Steril 39: 384–385

Bruhat MA, Manhes H, Mage G, Pouly JL (1980) Treatment of ectopic pregnancy by means of laparoscopy. Fertil Steril 33: 411–414

Budowick M, Johnson TRB, Genadry R, Parmley TH, Woodruff JG (1980) The histopathology of the developing tubal ectopic pregnancy. Fertil Steril 34: 169–171

Bukovsky I, Langer R, Herman A, Caspi E (1979) Conservative surgery of tubal pregnancy. Obstet Gynecol 53: 706–711

Caffier B (1942) Die konservative Operation des schwangeren Eileiters (Ein Beitrag zur Sterilitätsverhütung) Zentralbl Gynäkol 66: 119–124

Chapron C, Pouly JL, Mage G et al. (1992a) Recurrence after conservative celioscopic treatment of a first ectopic pregnancy. J Gynecol Obstet Biol Reprod 21/1: 59–64

Chapron C, Pouly JL, Wattiez A et al. (1992b) Results of conservative laparoscopic treatment of isthmic ectopic pregnancies: a 26 case study. Hum Reprod 7/3: 422–424

DeCherney A, Diamond MP (1987) Laparoscopic salpingostomy for ectopic pregnancy. Obstet Gynecol 70: 948–950

DeCherney A, Kase N (1979) The conservative surgical management of unruptured ectopic pregnancy. Obstet Gynecol 54: 451–454

DeCherney A, Maheaux R, Naftolin F (1982) Salpingostomy for ectopic pregnancy in the sole patent oviduct: reproductive outcome. Fertil Steril 37: 619–622

DeCherney A, Romero R, Naftolin F (1981) Surgical management of unruptured ectopic pregnancy. Fertil Steril 35: 21–24

Dietl J, Buchholz F (1986) Zur Histologie der Tubargravidität. Geburtshilfe Frauenheilkd 46: 829–830

Dubuisson JB, Aubriot FX, Cardone V, Vacher-Lavenu MC (1986) Tubal causes of ectopic pregnancy. Fertil Steril 46: 970–972

Egarter C, Kiss H, Vavra N, Husslein P (1992) Reproductive performance after local and systemic prostaglandin for ectopic pregnancy. Arch Gynecol Obstet 252: 45–48

Fehling H (1925) Extrauterinschwangerschaft. In: Fehling H (Hrsg) Entwicklung der Geburtshilfe und Gynäkologie im 19. Jahrhundert. Springer, Berlin, S 153–161

Feichtinger W, Kemeter P (1987) Conservative treatment of ectopic pregnancy by transvaginal aspiration under sonographic control and methotrexate injections. Lancet 1: 381

Fernandez H, Rainhorn JD, Papiernik E, Bellet D, Frydman R (1988) Spontaneous resolution of ectopic pregnancy. Obstet Gynecol 71: 171–174

Franklin EW, Zeidermann AM, Leammle P (1973) Tubal ectopic pregnancy: Etiology and obstetric and gynecologic sequelae. Am J Obstet Gynecol 117: 220–225

Garcia AJ, Aubert JM, Sama J et al. (1987) Expectant management of presumed ectopic pregnancy. Fertil Steril 48: 395–400

Gauwerky JFH (1989) Eine einfache Technik zur endoskopischen Segmentresektion der Tubargravidität. Fertilität 5: 65–67

Gauwerky JFH, Kubli F (1987) Die operative Behandlung der Extrauteringravidität. Fertilität 3: 125–132

Giana M, Dolfin GC, Siliquini PN (1978) Trattamento chirurgico conservativo in 51 casi di gravidanza tubaria. Minerva Clin 30: 99–104

Glock JL, Johnson JV, Brumsted JR (1994) Efficacy and safety of single-dose systemic methotrexate in the treatment of ectopic pregnancy. Fertil Steril 62: 716–721

Gomel V (1978) Laparoscopy in the diagnosis and treatment of ectopic gestation. Ginedips 2: 85–88

Gomel V (1983) Microsurgery in female infertility. Little & Braun, Boston

Gross Z, Rodriguez JJ, Stalnaker BL (1995) Ectopic pregnancy. Nonsurgical, outpatient evaluation and single-dose methotrexate treatment. J Reprod Med 40: 371–374

Hahlin M, Bokström H, Lindblom B (1987) Ectopic pregnancy: in vitro effects of prostaglandins on the oviduct and corpus luteum. Fertil Steril 47: 935–940

Hallat JG (1986) Tubal conservation in ectopic pregnancy: a study of 200 cases. Am J Obstet Gynecol 154: 1216–1221

Hancok R (1991) Klininisches Erscheinungsbild, Diagnostik und operative Therapie der Extrauteringravidität an der UFK Heidelberg von 1973–1989. Dissertation, Universität Heidelberg

Henry-Suchet J, Tesquier V, Loffredo Y (1979) Chirurgie conservatrice de la grossesse extrauterine. In: Brosens I (ed) Oviducte et fertilité. Masson, Paris, pp 393–412

Ichinoe K, Wake N, Shinkai N et al. (1987) Nonsurgical therapy to preserve oviduct function in patients with tubal pregnancies. Am J Obstet Gynecol 156: 484–487

Järvinen PA, Nummi S, Pietilä K (1972) Conservative operative treatment of tubal pregnancy with postoperative daily hydrotubations. Acta Obstet Gynecol Scand 51: 169–170.

Jones OH (1966) Ectopic pregnancy: an analysis of one hundred conservative cases. Br J Clin Pract 20: 377–384

Kenigsberg D, Porte J, Hull M, Spitz IM (1987) Medical treatment of residual ectopic pregnancy: RU 486 and methotrexate. Fertil Steril 47: 702–703

Klinkert J, van Geldorp HJ, Chadha-Ajwani S, Huikeshoven FJ (1993) Tubal damange after intratubal methotrexate treatment. Fertil Steril 59: 926–927

Kooi S, Kock HC (1992) A review of the literature on nonsurgical treatment in tubal pregnancies. Obstet Gynecol Surv 47: 739–749

Korhonen J, Stenman UH, Ylöstalo P (1994) Serum human choronic gonadotropin dynamics during spontaneous resolution of ectopic pregnancy. Fertil Steril 61: 632–636

Kucera E, Macku F, Novak J, Andrasova V (1969) Fertility after operations of extrauterine pregnancy. Int J Fertil 14: 127–139

Künzig HJ, Nittner G, Seitz E (1983) Tubargravidität: Aktuelle Aspekte in Diagnostik und Therapie. Geburtshilfe Frauenheilkd 43: 658–663

Lang PF, Weiss PAM, Mayer HO, Haas JG, Hönigl W (1990) Conservative treatment of ectopic pregnancy with local injection of hyperosmolar glucose solution or prostaglandin-F2α: a prospective randomized study. Lancet 336: 78–81

Langer R, Bukovsky I, Herman A, Sherman D, Sadovsky G, Caspi E (1987) Conservative surgery for tubal pregnancy. Fertil Steril 38: 427–430

Lathrop JC, Bowles GE (1963) Methotrexate in abdominal pregnancy: report of a case. Obstet Gynecol 37: 81

Li MC, Hertz R, Spencer DB (1956) Effects of methotrexate therapy on choriocarcinoma and chorioadenoma. Proc Soc Exp Biol Med 93: 361

Lindblom B, Hahlin M, Käffelt B, Hamberger L (1987) Local prostaglandin F2 alpha-injections for termination of ectopic pregnancy. Lancet 1: 776–777

Lindblom B, Hamberger N, Wiquist N (1978) Differentiated contractile effects of prostaglandins E and F on the isolated circular and longitudinal smooth muscle of the human oviduct. Fertil Steril 30: 553-559

Lober R, Römer T, Grabow D, Bojahr B (1996) Hysteroskopische Therapie der Tubargravidität mit Methotrexat. Arch Gynecol Obstet 258: 202

Lund J (1955) Early ectopic pregnancy. Comments on conservative treatment. J Obstet Gynaecol Br Emp 62: 70-76

Mäkinen JI (1989) The reginal versus national incidence of ectopic pregnancy in Finland from 1966 to 1986. Int J Gynaecol Obstet 28:351-354

Mäkinen JI, Erkkola RU, Laippala PJ (1988) Causes of the increase in the incidence of ectopic pregnancy. Am J Obstet Gynecol 160: 642-646

Martin A (1878) Ein durch Laparotomie entferntes Lithopädion. Z Geburtshilfe Gynäkol 2: 398-405

Mashiach S, Carp HJA, Serr DM (1982) Nonoperative management of ectopic pregnancy: a preliminary report. J Reprod Med 27: 127-132

Menton M, Neeser E, Hirsch AH (1990) Fertilität nach Tubargravidität: Vergleich von tubenerhaltenden Operationen und Salpingektomien. Geburtshilfe Frauenheilkd 50: 29-32

Mettler L, Semm K (1986) Pelviskopische Diagnostik und Behandlung der Tubargravidität. 46. Tagung der Deutschen Gesellschaft für Gynäkologie und Geburtshilfe, Düsseldorf, 22.-26.09.1986

Mettler L, Semm K (1987) Diagnostik und konservierende Behandlung der Tubargravidität per pelviskopiam im Vergleich zur Laparotomie. Geburtshilfe Frauenheilkd 47: 717-720

Murphy AA, Nager CW, Wujek JJ, Kettel LM, Torp VA, Chin HG (1992) Operative laparoscopy versus laparotomy for the management of ectopic pregnancy: prospective trial. Fertil Steril 57: 1180-1185

Neeser E, Hirsch HA (1987) Diagnostische und therapeutische Eingriffe bei Extrauteringravidität. Geburtshilfe Frauenheilkd 47: 149-153

Oelsner G, Rabinovitch O, Morad J, Mashiach S, Serr DM (1986) Reproductive outcome after microsurgical treatment of tubal pregnancy in women with a single fallopian tube. J Reprod Med 31: 483-486

Oppelt P, Gauwerky JFH, Baumann R, Schäfer D (1996) Operative versus medikamentöse (MTX) Therapie der Extrauteringravidität. Obstet Gynecol 258: 202

Ory SJ, Villanueva AL, Sand PK, Tamura RK (1986) Conservative treatment of ectopic pregnancy with methotrexate. Am J Obstet Gynecol 154: 1299-1306

O'Shea RT, Thompson GR, Harding A (1994) Intraamniotic methotrexate versus CO$_2$ laser laparoscopic salpingotomy in the management to tubal ectopic pregnancy - a prospective randomized trial. Fertil Steril 62: 876-878

Palmer R (1972) Résultats et indications de la chirurgie conservatrice au cours de la grossesse extrauterine. CR Franc Gynecol 62: 317-319

Paris FX, Henry-Suchet J, Tesquier L et al. (1986) Intreret d'un steroide action antiprogesterone dans le traitement de la grossesse extra-uterine. Rev Fr Gynecol Obstet 81: 33-35

Parry JS, Lea HC (1879) Extrauterine pregnancy. Am J Obstet Gynecol 9, 169-170

Plomann L, Wicksell F (1960) Fertility after conservative surgery in tubal pregnancy. Acta Obstet Gynecol Scand 39: 143-152

Porreco RP, Burke MS, Parker DW (1990) Selective embryocide in the nonsurgical management of combined intrauterine-extrauterine pregnancy. Obstet Gynecol 75: 498-501

Pouly JL, Chapron C, Manhes H, Canis M, Wattiez A, Bruhat MA (1991) Multifactorial analysis of fertility after conservative laparoscopic treatment of ectopic pregnancy in a series of 223 patients. Fertil Steril 56: 453-460

Pouly JL, Mahnes H, Mage G, Canis M, Bruhat MA (1986) Conservative laparoscopic treatment of 321 ectopic pregnancies. Fertil Steril 46: 1093-1097

Robertson DE, Smith W, Moye MA et al. (1987) Reduction of ectopic pregnancy by injection under ultrasound control. Lancet 1: 974-975

Rustin GJ, Rustin F, Dent J, Booth M, Salt S, Bagshawe KD (1983) No increase in second tumors after cytotoxic chemotherapy for gestational trophoblastic tumors. N Engl J Med 308: 473-476

Sand PK, Stubblefield P, Ory Sj (1986) Methotrexate inhibition of normal trophoblasts in vitro. Am J Obstet Gynecol 155: 324-329

Sauer MV, Gorrill MJ, Rodi IA et al. (1987) Nonsurgical management of unruptured ectopic pregnancy: an extended clinical trail. Fertil Steril 48: 752-755

Schäfer D, Pfuhl JP, Baum R, Rößler M, Baumann R (1989) Cytogenetische, endokrinologische sowie immunologische Studien an kulitiviertem Gewebe ektoper Schwangerschaften. Zentralbl Gynäkol 111: 1476-1486

Schäfer D, Pfuhl JP, Baumann R, Neubert S, Bender HG, Naujoks H (1992) Trophoblast tissue culture of human intrauterine and ectopic pregnancies and treatment with methotrexate. Hum Reprod 7: 311-319

Schäfer D, Kryss J, Pfuhl JP, Baumann R (1994) Systemic treatment of ectopic pregnancies with single dose methotrexate. J Am Assoc Gynecol Laparosc 1: 213-318

Scheidel P, Hepp H (1985) Organerhaltende Chirurgie der Tubargravidität. Geburtshilfe Frauenheilkd 45: 691-701

Schenker JG, Eyal F, Polishuk WZ (1972) Fertility after tubal pregnancy. Surg Gynecol Obstet 135: 74-76

Shalev E, Peleg D, Bustan M, Romano S, Tsabari A (1995) Limited role for intratubal methotrexate treatment of ectopic pregnancy. Fertil Steril 63: 20-24

Shalev E, Peleg D, Tsabari A, Romano S, Bustan M (1995) Spontaneous resolution of ectopic tubal pregnancy: natural history. Fertil Steril 63: 15-19

Skulj V, Pavlic Z, Stoiljkovic C, Bacic G, Drazancic A (1964) Conservative operative treatment of tubal pregnancy. Fertil Steril 15: 634-639

Stangel JJ, Gomel V (1980) Techniques in conservative surgery for tubal gestation. Clin Obstet Gynecol 23: 1221-1228

Stangel JJ, Reyniak JV, Stone MC (1976) Conservative surgical management of tubal pregnancy. Obstet Gynecol 48: 241-244

Stovall TG, Ling FW, Gary LA, Carson SA, Buster JE (1991) Methotrexate treatment of unruptured ectopic pregnancy: a report of 100 cases. Obstet Gynecol 77: 749-753

Stovall TG, Ling FW, Gary LA (1991) Single dose methotrexate for treatment of ectopic pregnancy. Obstet Gynecol 77: 754-757

Stromme WB (1973) Conservative surgery for ectopic pregnancy. Obstet Gynecol 41: 215-223

Stumpf M (1884) Zur Casuistik und Therapie der Extrauterinschwangerschaft. In: Chrobak R, Pfannenstiel J, Hölder A (Hrsg) Festschrift zur Feier des fünfzigjährigen Jubiläums der Gesellschaft für Geburtshilfe und Gynäkologie, Wien 1884, S 248-265

Tait RL(1884) Pathology and treatment of extrauterine pregnancy. Br Med J 2: 317-323

Tanaka T, Hayashi H, Kutsuzawa T et al. (1982) Treatment of interstitial ectopic pregnancy with methotrexate: report of a successful case. Fertil Steril 37: 851-852

Timonen S, Nieminen U (1967) Tubal pregnancy, choice of operative method of treatment. Acta Obstet Gynecol Scand 46: 327-339

Timor-Tritsch IE, Baxil L, Peisner DB (1989) Transvaginal salpingocentesis: a new technique for treating ectopic pregnancy. Am J Obstet Gynecol 160: 459-461

Tscherne G (1987) Schwangerschaft nach zytostatischer Behandlung von Trophoblast Tumoren. Geburtshilfe Frauenheilkd 47: 267-269

Tulandi T (1994) Medical and surgical treatment of ectopic pregnancy. Obstet Gynecol 6: 149-152

Valle JA, Lifchez AS (1983) Reproductive outcome following conservative surgery for tubal pregnancy in woman with a single fallopian tube. Fertil Steril 39: 316-320

Van Thiel DH, Ross GT, Lipsett MB (1970) Pregnancies after chemotherapy of trophoblastic neoplasms. Sci 169: 1326-1327

Vermesh M, Presser SC (1992) Reproductive outcome after linear salpingostomy for ectopic gestation: a prospective 3-year follow-up. Fertil Steril 57: 682-684

Walden PAM, Bagshawe KD (1976) Reproductive performance of women successfully treated for gestation trophoblastic tumors. Am J Obstet Gynecol 125: 1108-1114

Ylöstalo P, Cacciatore B, Sjöberg J, Kääriäinen M, Tenhunen A, Stenman UH (1992) Expectant management of ectopic pregnancy. Obstet Gynecol 80: 345-348

Zöckler R, Dreßler F, Raatz D, Börner P (1990) Die Tubargravidität im Wandel der Jahre 1983-1989. Geburtshilfe Frauenheilkd 50: 947-953

12 Behandlung der Endometriose

R. Baumann, R. Gätje und J. F. H. Gauwerky

Inhalt

12.1 Ätiologie und Pathogenese der Endometriose 177
12.1.1 Transplantationstheorie 178
12.1.2 Metaplasietheorie 178
12.1.3 Rolle des Immunsystems 179
12.1.4 Rolle des endokrinen Systems 180
12.1.5 Zeitlicher Verlauf der Endometriose 180
12.2 Klassifikation der Endometriose 181
12.3 Therapie der Endometriose 184
12.4 Medikamentöse Therapie der Endometriose 185
12.4.1 Hormontherapie 185
12.5 Operative Therapie der Endometriose 188
12.5.1 Präoperative medikamentöse Behandlung 188
12.5.2 Radikale operative Sanierung 189
12.6 Abschließende Bemerkungen 189
Literatur 189

12.1 Ätiologie und Pathogenese der Endometriose

Unter einer Endometriose versteht man das Vorkommen von Endometrium oder endometriumähnlichem Gewebe außerhalb des Cavum uteri. Die Endometriose ist eine Erkrankung, die in der Regel nur Frauen im geschlechtsreifen Alter betrifft. Allerdings sind in der Literatur 4 Fälle von Männern beschrieben, die wegen eines Prostatakarzinoms mit hohen Dosen von Östrogenen behandelt wurden und unter dieser Hormontherapie eine Blasenendometriose entwickelten (Olikar u. Harns 1971; Pinkert et al.1979; Schrodt et al.1980). Je nach der Lokalisation kann man unterscheiden zwischen:

- einer *Endometriosis genitalis interna*, beschränkt auf Uterus und Tuben,
- einer *Endometriosis genitalis externa*, beschränkt auf die Organe des kleinen Beckens sowie
- einer *Endometriosis extragenitalis*, die grundsätzlich im ganzen Körper vorkommen kann.

Man kann daher die Endometriose auch anders definieren: Bei einer Endometriose wachsen Zellen des Endometriums ohne Berücksichtigung der Organgrenzen in die umgebenden Organe des kleinen Beckens ein. Durch hämatogene, lymphogene und iatrogene Aussaat können auch Organe befallen werden, die räumlich weit entfernt vom kleinen Becken sind, wie z. B. Lunge, Leber, Haut, Muskeln u. a. Damit jedoch besitzt die Endometriose einige Eigenschaften, wie sie sonst nur bösartigen Tumoren zugeschrieben werden. Lichtmikroskopisch ähneln die ektopen Herde mehr oder weniger eutopem Endometrium, elektronenoptisch und molekularbiologisch unterscheiden sie sich jedoch sehr wohl von diesem.

Zum ersten Mal beschrieben wurde das Krankheitsbild 1860 von Rockitansky (1860). Obwohl seither eine Unmenge an Daten zur Ätiologie und Pathogenese erarbeitet wurden, ist die Endometriose bis heute eine rätselhafte Erkrankung geblieben, deren wirkliche Ursache wir letztendlich nicht kennen.

Die Zahl der von einer Endometriose betroffenen Frauen wird in der Literatur sehr unterschiedlich angegeben. Sie schwankt in unkontrollierten klinischen Studien zwischen 1% und 53%(!) (Wheeler 1992). Epidemiologische Studien aus den USA lassen vermuten, daß 6–8% aller Frauen im reproduktionsfähigen Alter von einer Endometriose betroffen sind (Boling et al.1988). In unserem eigenen Klientel von Sterilitätspatientinnen finden wir bei etwa 35% eine laparoskopisch gesicherte Endometriose. Laut einer Umfrage von Christensen et al. (1995) machen Endometriosepatientinnen etwa 5% des Klientels der niedergelassenen Gynäkologen in Westdeutschland aus.

Die Ursache für diese sehr unterschiedlichen Angaben liegt in der Tatsache begründet, daß eine definitive Diagnose nur durch einen invasiven Eingriff, wie z. B. eine Laparoskopie gestellt werden kann, bzw. im Rahmen eines operativen Eingriffs gestellt wird. Erst mit der Entwicklung nichtinvasiver Testmethoden wird es möglich sein, die genaue Anzahl der Betroffenen zu eruieren.

Wie aber kann es zum Auftreten von Endometrium außerhalb des Uterus kommen? Aus den vielen Erklärungsversuchen der letzten Jahrzehnte haben sich 2 Theorien herauskristallisiert, die heute allgemein diskutiert werden:

- die *Transplantationstheorie* von Sampson (1940),
- die *Metaplasietheorie* von Meyer (1919).

12.1.1 Transplantationstheorie

Die Transplantationstheorie von Sampson (1940) besagt, daß durch eine retrograde Menstruation vitale Endometriumzellen über die Tuben ins Abdomen gelangen und sich dort implantieren und invasiv in die Umgebung eindringen können. Die tatsächliche Existenz einer retrograden Menstruation wurde u. a. von Halme et al. (1984) nachgewiesen: Er zeigte, daß es bei über 90% aller untersuchten Frauen zu einer retrograden Menstruation kommt und daß diese somit wahrscheinlich ein physiologisches Phänomen ist.

Aber nicht nur während der Menstruation gelangen vitale Endometriumzellen über die Tuben in das kleine Becken. Leyendecker et al. (1995) zeigten erst kürzlich, daß infolge eines präovulatorischen uterotubaren Sogeffekts Albuminsphären ebenso wie Spermien innerhalb von 5 min vom äußeren Muttermund in den ampullären Anteil der Tube gelangen können! Als Nebeneffekt kann dieser Sog Zellen und Gewebsfragmente aus dem Zervixkanal, dem unteren Uterinsegment sowie aus dem Cavum uteri in den ampullären Anteil der Tube transportieren. Da die fimbriofollikuläre Okklusion nicht komplett ist, können auf diese Weise auch außerhalb des Menstruationszeitraums vitale Müller-Trakt-Epithelien in die Bauchhöhle gelangen.

Weitere Fakten sprechen für die Transplantationstheorie. Halban wies 1925 darauf hin, daß es zu einer lymphogenen Aussaat von Endometriosezellen kommen kann. Javert konnte 1949 die von Sampson geäußerte Vermutung einer hämatogenen Aussaat von Endometriumzellen bestätigen. Diese extrapelvine Lokalisation findet man meist in gut durchbluteten Organen wie der Lunge, der Haut oder den Muskeln. Darüber hinaus ist es eine bekannte klinische Erfahrung, daß nach gynäkologischen Operationen, insbesondere nach Kaiserschnitten, eine Endometriose im Bereich des Hautschnittes entstehen kann. Auch die Verteilung der Endometrioseherde im kleinen Becken spricht für eine Entstehung durch eine retrograde Menstruation bzw. durch das Eindringen von vitalen Endometriumzellen durch die Tuben.

12.1.2 Metaplasietheorie

Im Gegensatz zur Transplantationstheorie steht die Metaplasietheorie von Meyer (1919). Sie besagt, daß eine Endometriose an Ort und Stelle aus pluripotenten *Zölomzellen* entstehen kann. Unterstützt wird diese Theorie durch die Beobachtung, daß auch Frauen mit einer primären Amenorrhö oder mit Fehlbildungen ohne uterines Endometrium wie z. B. einem Mayer-Rokitansky-Küster-Syndrom eine Endometriose entwickeln können (Peress et al. 1982). Auch die wenigen oben schon erwähnten Fälle, bei denen mit Östrogenen behandelte Männer eine Endometriose bekamen, sprechen für die Metaplasietheorie (Martin u. Hauck 1985).

Allerdings betont die Metaplasietheorie, daß eine Endometriose nicht aus sich heraus entstehen kann. Dazu bedarf es ständiger „*Reize*" auf das Zölomepithel. Diese Reize können, wie schon Novak 1931 vermutete, die *Sexualsteroide*, insbesondere die *Östrogene* sein. Ebenso wird nicht ausgeschlossen, daß die durch einen Reflux oder aktiven Transport in die Bauchhöhle gelangten vitalen Endometriumzellen einen Stimulus auf die Zellen des Peritoneums ausüben, der zu einer Bildung von Endometriosezellen an Ort und Stelle führt.

Möglicherweise können auch Endometriosezellen oder deren Sekretions- oder Abbauprodukte einen Reiz auf das Peritoneum ausüben, der dann zur Metaplasie führt. Untersuchungen von Merville (1966) deuten auf einen solchen Mechanismus hin: Er implantierte zelldichte Millipore-Filter, die vitales Endometrium enthielten, in die Bauchhöhle von Kaninchen. Die nachfolgende histologische Untersuchung des Bindegewebes, das sich an die Filter angelagert hatte, erlaubte den Nachweis von endometriumähnlichem Drüsengewebe, jedoch ohne Stroma. Auch mit devitalisiertem Endometrium war dieser Effekt nachweisbar. Offensichtlich existieren *Substanzen, die aus dem Endometrium* stammen und in der Lage sind, im Mesothel Metaplasien auszulösen. Dies würde bedeuten, daß die Transplantationstheorie und die Metaplasietheorie sich nicht kontrovers gegenüberstehen, sondern sich ergänzen.

Da nahezu alle Frauen retrograd menstruieren, ist zu fragen, warum nicht alle Frauen im Laufe ihres Lebens eine Endometriose entwickeln. Möglicherweise tun sie dies, ohne daß es jedoch zu makroskopisch sichtbaren Herden kommt. Diese Herde bleiben unentdeckt, falls es nicht zu sorgfältigen Spezialuntersuchungen, wie z. B. anläßlich einer Laparoskopie wegen einer Sterilität kommt. So haben licht- und elektronenoptische Untersuchungen von Nisolle et al. (1990) sowie von Brosens et al. (1984), die an Biopsien von makroskopisch normalem Peritoneum von Sterilistätspatientinnen durchgeführt wurden, zum Nachweis von Endometrioseherden geführt.

Ein ganz wesentlicher Risikofaktor für die Entwicklung einer Endometriose scheint die absolute *Anzahl der Menstruationstage* zu sein. Cramer hat 1987 nachgewiesen, daß Frauen mit einem verkürzten Zyklus und daher mehr Menstruationstagen ein doppelt so hohes Risiko haben, eine Endometriose zu entwickeln als Frauen mit „normaler" Zykluslänge. Dasselbe gilt für das *Menarchealter*. Dieses ist bei Endometriosepatientinnen signifikant niedriger als bei Frauen, die keine Endometriose haben. Offensichtlich spielt tatsächlich die Menge der vitalen Endometriumzellen, die in die Bauchhöhle gelangen, eine entscheidende Rolle. Wenn dem so ist, sollte man auch folgende Tatsache bedenken:

Das reproduktive Verhalten in den Ländern der 1. Welt hat sich in den letzten 200 Jahren erheblich verändert. Die Zeitspanne zwischen der Menarche und der Menopause hat sich verlängert. Die Frauen bekommen im Durchschnitt erheblich weniger Kinder, es wird weniger gestillt. Auch dieses Faktum trägt dazu bei, daß sich die absolute Zahl der Menstruationstage vergrößert hat und somit die Bauchhöhle mit größeren Mengen von vitalen Endometriumzellen belastet wird.

12.1.3 Rolle des Immunsystems

Warum aber werden vitale Endometriumzellen, die in die Bauchhöhle gelangen, nicht vom Abwehrsystem der Bauchhöhle zerstört und abgebaut wie z. B. Spermien? Schon seit längerer Zeit wird diskutiert, ob möglicherweise u. a. *Veränderungen des Immunsystems* dazu beitragen könnten, daß es bei Endometriosepatientinnen zum Andocken von Endometriumzellen an das Peritoneum und anschließend zu einem invasiven Wachstum der Zellen kommen könnte. (Dmowski et al. 1981; Steele et al. 1984). Mehrere Studien vermuten einen Zusammenhang zwischen einer immunologischen Dysfunktion und einer Endometriose. Allerdings ist nicht klar, ob diese Dysfunktion für das Entstehen der Endometriose verantwortlich ist oder ob sie die Folge der Endometriose selbst ist. Im Serum von Endometriosepatientinnen werden *Autoantikörper gegen Endometrium* gefunden (Bartosik 1985; Dmowski et al. 1991). Dieser *Autoimmunprozeß* führt zu einer abakteriellen Entzündung. Auch organunspezifische Autoantikörper sind im Serum und in der Peritonealflüssigkeit (PF) von Endometriosepatientinnen erhöht (Gleicher et al. 1987; Kennedy et al. 1989; Confino et al. 1990). Makrophagen spielen als antigenpräsentierende Zellen eine wesentliche Rolle zu Beginn des Entzündungsprozesses, der die Reaktion des Immunsystems auf das Eindringen von Fremdzellen in die Bauchhöhle darstellt. Makrophagen sind an der Phagozytose beteiligt und durch ihre Sekretionsprodukte (Zytokine) an der entzündlichen Reaktion. Sie stellen den dominanten Zelltyp innerhalb der PF dar (Dunselmann et al. 1988).

Nach ihrer Aktivierung vor Ort produzieren Makrophagen Faktoren, die die Proliferation von Monozyten im Knochenmark stimulieren. Die Monozyten gelangen über das Gefäßsystem an den Ort der Störung (im Fall der Endometriose in die Bauchhöhle) und nehmen als aktivierte Makrophagen am Entzündungsprozeß und an der Abwehrreaktion teil. In der PF von Endometriosepatientinnen wurde eine *erhöhte Anzahl an Makrophagen* gefunden, ebenso eine erhöhte Anzahl an aktivierten Makrophagen (Haney et al. 1981; Halme et al. 1982; Dunselmann et al. 1988). Weiterhin ist die Konzentration einer ganzen Reihe von *Zytokinen* als Folge der Aktivierung der Makrophagen in der Peritonealflüssigkeit von Endometriosepatientinnen erhöht: der Tumor-Nekrose-Faktor (TNF) (Eisermann et al. 1988), das Interleukin-I (Fakih et al. 1987) und der Wachstumsfaktor (Koutsilieris et al. 1993).

Danach scheint bei Endometriosepatientinnen die normale Immunantwort bzw. das Immunsystem verändert zu sein. Dunselmann et al. (1988) vermuten, daß bei Endometriosepatientinnen aktivierte Makrophagen partielle Defekte haben, die dazu führen, daß vitale Endometriumzellen nicht abgebaut werden können. Als weiterer Hinweis für eine gestörte Immunantwort könnten die Beobachtungen von Steele et al. (1984) und Oosterlynck et al. (1992) dienen: Sie fanden eine reduzierte zellvermittelte zytotoxische Wirkung gegen autologe Endometriumzellen bzw. eine verminderte Aktivität der natürlichen Killerzellen (NK) bei Endometriosepatientinnen. Neben dieser Störung der Immunantwort bzw. des Abwehrmechanismus, die es den Endometriumzellen erlaubt, in der „falschen" Umgebung zu überleben, scheinen in der Peritonealflüssigkeit von Endometriosepatientinnen auch Stoffe vorzukommen, die die Invasion und Proliferation dieser Zellen fördern (Gätje et al. 1996).

Wie aber sind die Endometriumzellen, nachdem sie das Immunsystem „überlistet" haben, in der Lage, sich an das Peritoneum anzuheften und invasiv in die Tiefe zu wachsen? An dieser Stelle sei ein Seitenblick auf die Tumorbiologie erlaubt. Eine maligne Tumorzelle muß sich zunächst aus ihrem Zellverband lösen, danach dockt sie an einen anderen Gewebeverband an und wächst in diesen ein. Hierbei spielen Oberflächenadhäsionsmoleküle, wie z. B. *E-Cadherine*, eine wichtige Rolle. Sie sind an den Zelloberflächen nichtmaligner Zellen reichlich vorhanden und dienen dem Zusammenhalt der Zellen bzw. des Gewebeverbandes. Erst der Verlust an E-Cadherinen ermöglicht es einer Tumorzelle, ihren Zellverband zu verlassen.

Wir fanden in eigenen Untersuchungen, daß Endometriosezellen deutlich weniger E-Cadherine exprimieren als normale Endometriumzellen (Gätje et al. 1997). Der nächste Schritt ist das Anheften an die Peritonealoberfläche bzw. das Eindringen in die extrazelluläre Matrix (Spuijbroek et al. 1992; Gätje et al. 1995). Nachdem die Endometriosezellen in die extrazelluläre Matrix eines fremden Gewebeverbandes eingedrungen sind, müssen sie Anschluß an das Gefäßsystem finden. Hierzu werden *Angiogenesefaktoren* benötigt. Erst kürzlich konnten Arici et al. (1996) zeigen, daß Interleukin 8, ein potenter Angiogenesefaktor in der PF, bei Endometriosepatientinnen deutlich erhöht ist. Ähnliche Ergebnisse fanden Oosterlynck et al. (1993) für andere Angiogenesefaktoren. Daneben sind in der PF von Endometriosepatientinnen auch Faktoren vorhanden, die die Proliferation von Endometriosezellen bzw. deren invasives Wachstumsverhalten in vitro fördern (Gätje et al. 1996).

12.1.4 Rolle des endokrinen Systems

Während früher angenommen wurde, daß ektopes Endometrium in derselben Weise auf Sexualsteroide reagiert wie eutopes Endometrium, ist diese Ansicht heute widerlegt. Schweppe u. Wynn (1981) zeigten, daß etwa die Hälfte der Endometrioseimplantate nur wenig ausdifferenziert sind und keine morphologischen Veränderungen während des Zyklus durchlaufen; dies war insbesondere bei Biopsien aus Endometriosen des Ovars der Fall. Die Daten von Schweppe et al. (1984) zeigen weiter, daß Endometrioseherde nur teilweise auf das vorherrschende endokrine Milieu ansprechen. Seine Befunde werden unterstützt durch die Untersuchungen von Jänne et al. (1981) und Bergqvist et al. (1981), die in den von ihnen untersuchten Endometrioseproben nur in 30 % der Fälle Östrogenrezeptoren fanden.

Einen weiteren Hinweis dafür, daß sich ektopes Endometrium anders verhält als eutopes Endometrium fanden Kauppila et al. (1984): Sie untersuchten die Konzentration von Zytosol- und Nuklearrezeptoren für Östrogen und Progesteron im Endometrium und in Endometrioseherden. Weiterhin untersuchten sie die Aktivität der 17ß-Hydroxysteroid-dehydrogenase (17ß-HSD) in beiden Gewebearten vor und nach der Therapie mit hohen Dosen von Medroxyprogesteronazetat bzw. mit Danazol. Vor der Therapie war die Konzentration der Zytosolrezeptoren im Endometrium signifikant höher als in den Endometrioseherden. Nach der Therapie war die Konzentration der Östrogen- sowie der Progesteronrezeptoren im Endometrium signifikant erniedrigt; im Endometriosegewebe war die Konzentration dieser Rezeptoren unverändert. Die 17ß-HSD-Aktivität war im Endometrium um das 10fache erhöht, in den Endometrioseherden war keine Aktivitätsänderung nachweisbar. Diese Befunde erklären, warum eine endokrine Therapie der Endometriose im Sinne einer kurativen Therapie nicht möglich ist.

12.1.5 Zeitlicher Verlauf der Endometriose

Ist die Endometriose immer eine progressive Erkrankung? 1987 veröffentlichte Redwine eine Arbeit, in der er den äußerlich farblichen Aspekt der Endometrioseherde dem Alter der Patientinnen zuordnete. Mit zunehmendem Alter der Patientinnen veränderten sich die Farbe und Form der Endometrioseherde in typischer Weise: Patientinnen mit 21,5 Jahren hatten nur klare helle Bläschen, bei den Patientinnen mit 26,3 Jahren fand er überwiegend rötliche Herde, bei den Patientinnen mit 29,5 Jahren überwiegend weißliche Herde und bei Frauen mit 32 Jahren überwiegend die typischen schwarzpulverartigen dunklen Herde. Diese Befunde weisen darauf hin, daß die Endometriose eine Erkrankung ist, die in typischen *Stadien* abläuft: Zuerst erscheinen die aktiven hellen Herde, danach kommt es zu einer Hyperämie in den betroffenen Bezirken mit weiterer Invasion. Durch die entzündliche Reaktion kommt es zur Bildung von Narbengewebe in der Umgebung der Herde; durch die Bildung von Narbengewebe wird die weitere Ausdehnung der Endometriose beendet. Im Endzustand sieht man dann alte, durch die Einlage von Hämosiderin dunkle bis schwarze, jedoch nicht mehr aktive Herde, die von Narbengewebe umgeben sind.

Ob eine wie auch immer geartete Therapie diesen „natürlichen" Verlauf der Endometriose aufhalten kann, ist nicht bekannt. Auch ist ungeklärt, ob eine Spontanremission erfolgen kann. Dazu müßte bei unbehandelten Endometriosepatientinnen nach einer bestimmten Zeit eine Kontrollaparoskopie gemacht werden. Von wenigen solchen Studien, die placebokontrolliert waren, ist bekannt, daß bei etwa 50 % der placebobehandelten Patientinnen eine Progression der Erkrankung eintrat (Thomas u. Cooke 1987; Telima 1988; Mahmood u. Templeton 1990).

Zusammenfassung

Für das Entstehen einer Endometriose sind mindestens 4 Komponenten erforderlich:

1. ein regelmäßiger Zyklus,
2. die zyklische Stimulation des Endometriums bzw. der endometriotischen Herde mit Östrogenen bzw. Progesteron,
3. eine veränderte Immunantwort des Körpers auf körpereigenes Endometriumsgewebe,
4. eine zumindest vorübergehende Veränderung der Eigenschaften der ektopen Endometriumzellen, die sie in die Lage versetzen, mit fremden Geweben Kontakt aufzunehmen und in sie einzuwachsen.

12.2 Klassifikation der Endometriose

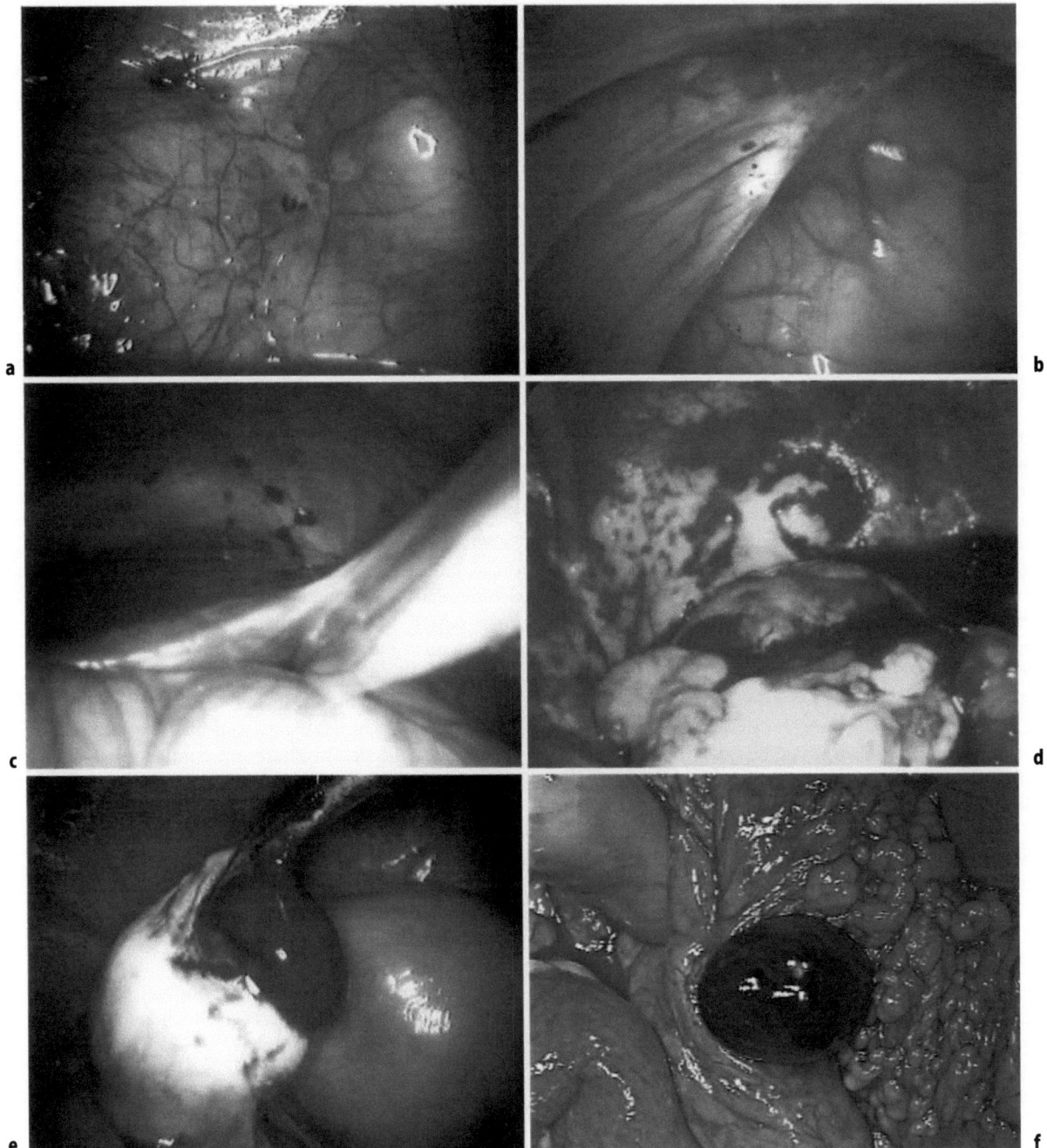

Abb. 12.1 a–f. Makroskopisches Erscheinungsbild der Endometriose. **a** Endometriose im Bereich des Blasenperitoneums mit unterschiedlichem Erscheinungsbild: schwarze, bläschenförmige und weiße Läsionen. **b** Rote Läsionen im Bereich des linken Sakrouterinligaments. **c** Endometriose des Zwerchfells. **d** Ausgedehnte Genitalendometriose mit Befall des gesamten kleinen Beckens einschließlich der Ovarien. **e** Schokoladenzyste des linken Ovars. **f** Endometrioseherd im Omentum majus mit Adhäsionen zu einer Dünndarmschlinge

Das klinische Erscheinungsbild der Endometriose zeigt eine erstaunliche Variabilität. Neben den allgemein bekannten schwarzen Läsionen können u. a. rote, weiße und auch papulöse Darstellungsformen beobachtet werden (Abb. 12.1). Für die klinische Diagnostik ist die Kenntnis dieser unterschiedlichen Präsentationen unerläßlich. Die Prävalenz ist dabei altersabhängig: Papulö-

Tabelle 12.1. Makroskopisches Erscheinungsbild der Endometriose und dessen Altersabhängigkeit. (Nach Redwine 1987)

Erscheinungsbild/Läsionstypus	Patientenzahl	Mittleres Alter (Jahre)	Streubreite (Jahre)
Helle Bläschen	6	21,5	17–26
Helle Bläschen und andere helle Läsionen	8	23,0	17–28
Helle und sonstige Läsionen	14	23,4	17–31
Rote Läsionen	16	26,3	16–38
Rote und andere Läsionen	22	26,9	17–43
Alle nichtschwarzen Läsionen	55	27,9	17–42
Weiße und andere Läsionen	24	28,3	17–43
Schwarze und andere Läsionen	34	28,4	17–43
Nur weiße Läsionen	8	29,5	20–39
Nur schwarze Läsionen	48	31,9	20–52

se und rote Formationen werden eher bei jungen und schwarze Läsionen bei älteren Frauen gefunden (Tabelle 12.1). Die nichtschwarzen Läsionen stellen offensichtlich die aktivere Form der Endometriose dar.

Die Einteilung einer Erkrankung in statistisch vergleichbare Gruppen ist eine unabdingbare Voraussetzung für eine Verbesserung der Therapie. Ebenso sollte eine solche Einteilung dazu dienen, eine Prognose erstellen zu können. Für die Endometriose wurden eine große Anzahl von Einteilungsschemata beschrieben. Alle basierten und basieren auf einer Beschreibung der Endometrioseherde bzw. der Adhäsionen, entweder wie sie bei einer Laparotomie vorgefunden werden oder wie sie sich bei der Videolaparoskopie auf dem Monitor präsentieren. Derartig willkürliche und unterschiedliche Einteilungsmethoden können natürlich nicht dazu dienen, den Erfolg unterschiedlicher Behandlungsmethoden zu beurteilen.

Aus diesem Grund wurde von der *American Fertility Society* (AFS) 1979 ein *Klassifikationssystem* erarbeitet. Dabei wurde ein Punktesystem benutzt, das die Ausdehnung der Endometriose auf die Organe des kleinen Beckens beschrieb. Die Summe der erreichten Punkte ergab das Stadium der Endometriose, das von I = „mild" bis IV = „extensive" reichte. Dieses System stellte eine erhebliche Verbesserung der Situation dar, da es zumindest von Experten weltweit angewandt wurde und damit auch Therapiestudien vergleichbar machte.

Kritik an diesem System führte 1985 zu einer Überarbeitung, die als „revised AFS classification" (r-AFS-Klassifikation) von der Fachwelt angenommen wurde (Abb. 12.2). Die wesentlichen Veränderungen im Vergleich mit der alten Klassifikation waren die Einführung eines Stadiums I = „minimal" und die Bezeichnung des Stadiums IV als „severe". Weiterhin wurde eine Endometriose der Tube nicht mehr als getrennte Kategorie aufgeführt.

Natürlich ist auch das r-AFS-System nicht frei von Kritik. So gibt es keine Punkte für eine Endometriose außerhalb des kleinen Beckens; allerdings können solche Herde in einer speziellen Spalte als „additional endometriosis" eingetragen werden.

Ein weiterer Einwand gegen das r-AFS-System ist die fehlende Unterscheidung zwischen Infertilität und Schmerz. Es ist eine bekannte klinische Erfahrung, daß die sichtbare Ausdehnung einer Endometriose und die Schmerzhaftigkeit nicht miteinander korrelieren, jedoch scheint die Eindringtiefe der Endometriose mit der Schmerzintensität in Zusammenhang zu stehen. Cornillie et al. (1990) fanden, daß Implantate von mehr als 5 mm Eindringtiefe histologisch aktiver zu sein scheinen, und schmerzhafter sind als oberflächlicher Implantate und sich in Phase mit dem eutopen Endometrium befinden. Oberflächliche Implantate waren hingegen häufiger mit einer Infertilität vergesellschaftet. Diese Ergebnisse wurden von Koninckx et al. (1991) bestätigt. Sie fanden ebenfalls, daß die Intensität des Schmerzes mit der Eindringtiefe der Läsionen korreliert, nicht jedoch mit der sichtbaren Ausdehnung.

Zusammenfassend kann man festhalten, daß die r-AFS-Klassifikation eine objektive und unter Experten weitverbreitete Klassifikation der Endometriose ist. Sie hat viele Nachteile, z. Z. existiert jedoch keine bessere Methode der Klassifizierung. Über eine Verbesserung der AFS-Klassifikation, die auch neue Erkenntnisse der Grundlagenforschung mit einbezieht, wird z. Z. diskutiert.

Abb. 12.2. AFS-Klassifikation der Endometriose. (American Fertility Society 1985)

Patient's name _____ Date _____

Stage I (Minimal) 1–5 Laparoscopy _____ Laparotomy _____ Photography _____
Stage II (Mild) 6–15 Recommended treatment _____
Stage III (Moderate) 16–40 _____
Stage IV (Severe) >40 Prognosis _____
Total _____

	Endometriosis		< 1 cm	1–3 cm	> 3 cm
Peritoneum		Superficial	1	2	4
		Deep	2	4	6
Ovary	R	Superficial	1	2	4
		Deep	4	16	20
	L	Superficial	1	2	4
		Deep	4	16	20
	Posterior cul-de-sac obliteration			Partial	Complete
				4	40
	Adhesions		<1/3 enclosure	1/3–2/3 enclosure	>2/3 enclosure
Ovary	R	Filmy	1	2	4
		Dense	4	8	16
	L	Filmy	1	2	4
		Dense	4	8	16
Tube	R	Filmy	1	2	4
		Dense	4*	8*	16
	L	Filmy	1	2	4
		Dense	4*	8*	16

*If the fimbriated end of the Fallopian tube is completely enclosed, change the point assignment to 16.

Additional endometriosis _____ Associated pathology _____

To be used with normal tubes and ovaries

To be used with abnormal tubes and ovaries

12.3 Therapie der Endometriose

Bevor man sich über eine wie auch immer geartete Therapie der Endometriose Gedanken macht, muß man sich über eines im klaren sein: Keine der heute angewandten Endometriosetherapien ist kurativ, weil keine kausal ist und keine Therapie etwas an den pathophysiologischen Ursachen der Endometriose ändert; dies auch deshalb, weil wir – wie schon vorher erwähnt – die Ätiologie und Pathogenese der Endometriose trotz einer intensiven Grundlagenforschung noch immer nur bruchstückhaft kennen. Zwei Therapieansätze stehen sich gegenüber bzw. sollten sich besser ergänzen:

1. die chirurgische Resektion bzw. Eradikation von Endometrioseherden bzw. Adhäsionen und
2. die medikamentöse – hormonelle Therapie.

Chirurgische Therapie

Zur chirurgischen Therapie, die im nächsten Abschnitt (s. 12.5) behandelt werden wird, zunächst nur soviel: Die chirurgische Therapie ist logischerweise auf sichtbare und zugängliche Endometrioseherde beschränkt. Dies scheint nicht immer klar zu sein, da viele vorwiegend chirurgisch ausgerichtete Therapeuten noch immer die Vorstellung haben, die Endometriose chirurgisch „heilen" zu können! Diese irrige Vorstellung führt dazu, daß Patientinnen immer wieder operativen Eingriffen unterzogen werden, obwohl aus zurückgebliebenen, nicht sichtbaren Mikroherden bzw. aus tiefen subperitonealen Herden Rezidive entstehen.

Wie oft eine Patientin wegen einer Endometriose operiert werden kann bzw. operiert werden sollte, ist nicht klar. Auch die sog. minimal invasive Chirurgie per Laparoskop kann zu postoperativen Verwachsungen führen und beinhaltet intraoperative Risiken. Wie oft Endometrioseherde der Ovarien mit dem Laser entfernt werden können, ohne durch den entstehenden Hitzeschaden die umgebenden Keimzellen so zu schädigen, daß die reproduktive Lebensphase der Frau wesentlich verkürzt wird, ist ebenfalls nicht bekannt.

Auch die völlige Entfernung des Uterus zusammen mit den Ovarien führt nicht – wie auch heute noch häufig angenommen – zu einer Heilung der Endometriose. Wir selbst kennen eine ganze Reihe von jungen Patientinnen, die nach einem entsprechend radikalen chirurgischen Vorgehen und einer unüberlegten hormonellen Substitutionstherapie Rezidive der Endometriose mit z. T. schweren Komplikationen (Hydronephrose, passagerer Anus präter) erlitten haben.

Medikamentöse Therapie

Die medikamentöse Therapie ist nicht die bessere Therapie, sondern vom Therapieansatz her anders. Sie erreicht alle Endometrioseherde, auch solche außerhalb des kleinen Beckens. Auch Organe, die besser nicht primär chirurgisch angegangen werden sollten (Rektum, Blase, Leber), sind einer medikamentösen Therapie zugänglich. Die medikamentöse Therapie ist relativ einfach und risikoarm.

Dennoch hat auch die medikamentöse Therapie der Endometriose Nachteile. Sie dauert in der Regel Monate bzw. auch Jahre. Viele der bekannten Therapieschemata haben erhebliche Nebenwirkungen, und entgegen aller Hoffnungen und mancher Behauptungen gibt es keine medikamentöse Therapie, die die Endometriose zur endgültigen Ausheilung bringen kann. Alle Hormontherapien verändern den Hormonstatus der Patientin und unterdrücken die zyklische Sekretion der Ovarialsteroide. Durch diese hormonellen Veränderungen wird das uterine Endometrium ebenso atrophisch wie die ektopen Herde oder es werden Veränderungen im Sinne einer Dezidualisierung induziert. Bei allen Hormontherapien werden die Patientinnen amenorrhoisch. Aufgrund des beschriebenen Wirkungsmechanismus kann es längere Zeit dauern, bis eine objektive und subjektive Besserung eintritt. Auch hat keine Hormontherapie einen Einfluß auf bestehende Adhäsionen.

Behandlungsziel

Für die Behandlung einer Endometriose können daher keine standardisierten Therapieempfehlungen gemacht werden. Die individuelle Situation der Patientin, ihr reproduktiver Status, ihr Alter sowie der Grad der Schmerzempfindung sind für die Wahl des therapeutischen Vorgehens ausschlaggebend. Folgende Behandlungsziele sind zu berücksichtigen:

- Erzielung von Schmerzfreiheit,
- Behandlung einer durch Endometriose bedingten Infertilität,
- Behandlung von Endometriomen des Ovars,
- die Behandlung von Endometrioseherden außerhalb des kleinen Beckens bzw. einer extragenitalen Endometriose,
- das Erzielen eines möglichst langen rezidivfreien Intervalls.

Mehrere der oben aufgeführten Punkte können zusammen das Behandlungsziel ausmachen und erfordern dementsprechend eine sorgfältige individuelle Therapieplanung. Etwas überspitzt kann man sagen, daß jede Patientin eine individuelle Therapie erfordert!

12.4 Medikamentöse Therapie der Endometriose

Bevor wir die hormonelle Therapie der Endometriose ausführlicher besprechen, möchten wir auf die alleinige symptomatische Therapie eingehen. Wie alle Behandlungsmethoden der Endometriose erfordert auch diese eine enge Zusammenarbeit zwischen der Patientin und dem Arzt. Daneben sind Selbsthilfegruppen für die Patientinnen sehr hilfreich und können dazu beitragen, daß der Schmerz weniger intensiv empfunden bzw. besser verarbeitet wird.

Ebenso scheint körperliches Training die Schmerzsymptomatik erheblich verringern zu können. Möglicherweise können *endogene Endorphine*, die während eines körperlichen Trainings freigesetzt werden, die endometriosebedingten Schmerzempfindungen blockieren bzw. mindern. Vercellini et al. (1992) wiesen nach, daß bei Frauen mit einer Endometriose und hier insbesondere bei solchen mit ausgeprägten Schmerzen, die ß-Endorphinkonzentration in den peripheren Monozyten vermindert ist. Eventuell wird die niedrigere Schmerzschwelle bei Frauen mit einer Endometriose durch eine geringere ß-Endorphinkonzentration im ZNS verursacht.

Endometriosebedingte Schmerzen werden möglicherweise auch durch eine pathologische Prostaglandinkonzentration am Ort der Erkrankung gefördert. Jedenfalls lassen sich endometriosebedingte Schmerzen durch Prostaglandinsynthesehemmer vorteilhaft beeinflussen. Auch hier kann man keine generelle Therapieempfehlung machen. Es gilt, unterschiedliche Prostaglandinsynthesehemmer auszuprobieren. Ganz wichtig ist es, vor dem Auftreten der Schmerzen mit der Behandlung zu beginnen. Wir haben sehr gute Erfahrungen in der Zusammenarbeit mit in der Schmerztherapie erfahrenen Kollegen gemacht. Diese können bei Bedarf stärkere Analgetika, Nervenblockaden oder auch Akupunktur einsetzen. Es bleibt jedoch festzuhalten, daß die symptomatische Schmerztherapie nichts an den endometriotischen Herden bzw. an den endometriosebedingten Verwachsungen ändert.

12.4.1 Hormontherapie

Alle z. Z. angewandten hormonellen Therapieverfahren basieren auf der Unterdrückung der Funktion der Ovarien. Diese nichtkausale Therapie beruht u. a. auf der Erfahrung, daß nur während der geschlechtsreifen Phase der Frau, also während der aktiven Phase der Ovarien, eine Endometriose auftritt; weiter hat man den klinischen Eindruck, daß eine Gravidität eine Endometriose verbessern kann. Für die Ruhigstellung der Ovarien geeignet sind Steroide, die über den negativen Feedback den Regelkreis Hypothalamus-Hypophyse-Ovar blockieren, wie z. B. Ovulationshemmer. Daneben stehen mit den LH-RH-Analoga Medikamente zur Verfügung, die direkt die hypophysäre Ausschüttung der Gonadotropine blockieren.

Zur Hormontherapie können eingesetzt werden:

- Gestagene: a) 17ß-Hydroxyprogesteronderivate b) 19-Nortestosteronderivate,
- Östrogen-Gestagen-Kombinationen: gestagenbetont, nichtzyklisch.
- Danazol: 17ß-Äthinyl-testosteron-isoxazol-17-oI,
- GnRH-Analoga: Agonisten des natürlichen Dekapeptids.

Gestagene

Der Wirkungsmechanismus der Gestagene bei der Therapie der Endometriose ist nicht geklärt. Eine Dauergabe von 5–20 mg Medroxyprogesteronazetat (MPA) führt zu einer Amenorrhö. Unter dieser Therapie kommt es zu E_2-Werten von 20–30 pg/ml. Diese Konstellation von Sexualsteroiden führt am Endometrium zu einer Dezidualisierung; die Endometrioseherde zeigen diese Veränderung jedoch nur in geringem Maße. Da die Induktion von Gestagenrezeptoren von der E_2-Konzentration abhängig ist, ist es nach unserer Meinung vorteilhaft, die „Basisproduktion" von ovariellem E_2 nicht durch zu hohe Gaben von Gestagenen zu blockieren.

Wir haben gute Erfahrungen mit der täglichen Gabe von 5–10 mg MPA gemacht. Kommt es unter dieser Therapie zu einer Durchbruchblutung, setzen wir die Therapie ab und beginnen nach Beendigung der Blutung erneut mit der gleichen Dosierung. Zur Langzeittherapie, wie sie bei der Endometriose häufig erforderlich ist, bevorzugen wir die Therapie mit Depotpräparaten. Wir verabreichen 150 mg MPA i. m.; diese Dosis wiederholen wir nach 6 bzw. 8 Wochen. Danach verabreichen wir 150 mg i. m. alle 10 Wochen. Durchbruchblutungen beobachten wir unter diesem Schema sehr selten. Wir haben Patientinnen, die wir seit 7 Jahren nach diesem Schema behandeln, ohne daß es zu einem Rezidiv der Endometriose kam. Allerdings ist diese Therapie nicht geeignet für Patientinnen, die in absehbarer Zeit schwanger werden wollen.

Die *Vorteile* einer Gestagentherapie sind:

- einfach durchzuführen,
- preiswert,
- Verringerung der Schmerzsymptomatik,
- scheinbarer Stillstand des Krankheitsgeschehens,
- gleichzeitige Antikonzeption.

Die *Nachteile* einer Gestagendauertherapie sind:
- mögliche Gewichtszunahme,
- Durchbruchblutungen,
- eventuelles Wachstum von Myomen,
- evtl. längere Amenorrhödauer nach Beendigung der Therapie.

Östrogen-Gestagen-Kombinationen

Für junge Patientinnen, deren Familienplanung noch nicht abgeschlossen ist, bevorzugen wir die Dauergabe eines gestagenbetonten Ovulationshemmers. Als Gestagene in solchen Präparaten kommen in Frage: 17ß-Hydroxyprogesteronderivate sowie 19-Nortestosteronderivate. Gerade bei den beiden letztgenannten Gestagenen handelt es sich um stark gestagenartig wirkende Substanzen, wie sie für die Behandlung einer Endometriose günstig erscheinen.

Die Dauergabe eines gestagenbetonten Kombinationspräparats führt ebenso wie die alleinige Gestagentherapie zu einer Dezidualisierung des Endometriums. Im Lauf der Behandlung, die bis zu einem Jahr und länger dauern kann, kommt es zu einer Nekrobiose und einer Resorption der Endometrioseherde. Da zu Beginn der Behandlung eine kurzfristige Hypertrophie der Endometrioseherde auftreten kann, können die Beschwerden zu Beginn einer Behandlung mit Kombinationspräparaten zunächst zunehmen; über diese Möglichkeit ist die Patientin zu informieren. Die Vor- und Nachteile einer Östrogen-Gestagen-Dauertherapie entsprechen denen eines oralen Ovulationshemmers.

Danazoltherapie

Danazol ist ein Steroid, das strukturell einem synthetischen Androgen ähnelt, dem 17α-Äthinyltestosteron. Viele seiner Wirkungen und Nebenwirkungen sind durch diese Ähnlichkeit mit dem Testosteron bedingt. Der genaue Wirkungsmechanismus ist unbekannt. In der Peripherie verdrängt Danazol Testosteron und Östradiol von dem Sexualhormone bindenden Globulin (SHBG). Durch einen direkten Effekt auf die Leber wird die SHBG-Produktion vermindert. Als Resultat nimmt die Konzentration des freien Testosterons im Serum zu. In den Zielzellen bindet Danazol an den Androgenrezeptor. Es bindet nicht an den Östrogenrezeptor. In der Nebenniere sowie im Ovar hemmt Danazol die Steroidsynthese durch eine Hemmung multipler Enzymsysteme.

Auf der hypothalamisch-hypophysären Ebene hemmt Danazol den mid-zyklischen LH- sowie FSH-Peak und senkt die basalen LH- und FSH-Spiegel. Als Resultat dieser Effekte sind die peripheren Östradiol- und Progesteronspiegel erniedrigt. Ohne die zyklische Östradiol- und Progesteronsekretion kommt es am Endometrium ebenso wie an den Endometrioseherden zu einer Atrophie. Es wird darüber spekuliert, daß Danazol auch direkt an die Androgen- bzw. Progesteronrezeptoren des endometriotischen Gewebes binden kann und dadurch zu einer Hemmung der Proliferation der Endometriosezellen führt.

Neben diesen Eigenschaften besitzt Danazol einen sog. immunmodulatorischen Effekt. In vitro kann Danazol die makrophagenabhängige T-Zellen-Aktivierung der B-Zellen unterdrücken; ebenso wird die IgG-Produktion der B-Zellen unterdrückt (Gebel et al. 1993). Ein ähnlicher Effekt führt in vivo zu einer Senkung der pathologischen Autoantikörperproduktion und zu einer klinischen Besserung bei Autoimmunerkrankungen. Bei etwa der Hälfte der Frauen, die an einer Endometriose leiden, können Autoantikörper gegen körpereigenes Endometrium nachgewiesen werden. Die Behandlung mit Danazol führt bei diesen Patientinnen zu einer Senkung des Immunglobulinspiegels und unterdrückt die Autoantikörperbildung (El Roeiy et al. 1988). Ebenso kann Danazol in die zellvermittelte Immunreaktion eingreifen. Möglicherweise spielt die funktionelle Veränderung der peripheren Lymphozyten, der natürlichen Killerzellen sowie der Monozyten und Makrophagen eine entscheidende Rolle beim Zustandekommen einer Endometriose. Danazol scheint in der Lage zu sein, diese Veränderungen im Immunsystem rückgängig zu machen (Braun et al. 1994).

Die Tagesdosis von Danazol beträgt mindestens 600 mg/Tag. Man kann auch zunächst mit 800 mg/Tag beginnen und nach Eintritt der Amenorrhö die Dosis auf 600 mg/Tag reduzieren. Die Behandlung sollte zwischen 4 und 6 Monate dauern. Bei ausgedehnteren Endometriosen, wie z. B. der Stadien III oder IV, ist in einigen Fällen auch eine Behandlungsdauer von bis zu 9 Monaten erforderlich. Insbesondere Endometriosezysten im Bereich der Ovarien bzw. Rezidive im Bereich der Ureteren können eine derartige längere Behandlung erforderlich machen. Die Behandlungserfolge sind, zumindest vorübergehend, gut. Die subjektiven Beschwerden bessern sich rasch, meist im Verlauf der ersten Behandlungswoche. Eine Abheilung bzw. Regression der Herde wurde je nach Untersucher und Untersuchungszeitpunkt bei 70–90% der Patientinnen beobachtet. Über Schwangerschaftsraten nach einer Danazoltherapie bei Sterilitätspatientinnen zu berichten, halten wir für problematisch; es ist bis heute unklar, ob eine gering ausgeprägte Endometriose tatsächlich einen Sterilitätsfaktor darstellt (Telima 1988). Darüber hinaus findet man bei sterilen Paaren in der Regel eine ganze Anzahl von Sterilitätsfaktoren, wie z.B. einen pathologischen Zervixfaktor, eine Lutealphaseninsuffizienz, einen Tubenfaktor, Einschränkungen des Spermiogramms und viele andere. Darüber hinaus sind alle Kollektive viel zu inhomogen, um sie statistisch sauber vergleichen zu können.

Mit diesen Einschränkungen sind Schwangerschaftsraten zwischen 23% und 83%, wie sie nach einer Danazoltherapie berichtet werden, zu betrachten. Da Danazol die Ovulation nicht sicher hemmt, sollten die Patientinnen zu antikonzeptiven Maßnahmen angehalten werden.

Die *Nebenwirkungen* von Danazol sind nicht unerheblich und beruhen im wesentlichen auf seinen androgenen und anabolen Eigenschaften. Die folgenden Nebenwirkungen sind bekannt:

- Akne,
- Hirsutismus,
- fette, ölige Haut bzw. Haare,
- Gewichtszunahme,
- irreversible Stimmveränderungen (Stimme wird tiefer!),
- bei versehentlicher Einnahme in der Gravidität: Vermännlichung weiblicher Feten,
- Depressionen,
- Hitzewallungen,
- Nachtschweiß,
- Trockenheit der Scheide,
- Ödeme,
- Muskelkrämpfe,
- Schwindel,
- Durchbruchblutungen,
- Veränderungen des Leberstoffwechsels,
- Veränderungen des Fettstoffwechsels.

Insbesondere die Veränderungen im Bereich des Fettstoffwechsels sind erheblich, jedoch wenig allgemein bekannt. Es kommt zu einer signifikanten Erniedrigung der High-density-Lipoproteine und zu einem Anstieg der Low-density-Lipoproteine. Dadurch wird eine bestehende Atherosklerose verschlechtert und das Entstehen einer Atherosklerose zumindest nicht gerade verhindert.

Aus den oben aufgeführten Nebenwirkungen ergeben sich die Kontraindikationen für eine Danazoltherapie. Trotz dieser Nebenwirkungen ist Danazol aufgrund seiner unterschiedlichen Wirkungsmechanismen ein Endometriosetherapeutikum der ersten Wahl, insbesondere bei ausgeprägten Erkrankungen mit einem Befall bzw. einer Beeinträchtigung vitaler Organe, die einer chirurgischen Therapie nur schwer zugänglich sind.

GnRH-Analoga

GnRH-Analoga sind Abkömmlinge des natürlichen Dekapeptids. Sie sind an der Position 6 oder 10 oder an beiden verändert und werden so langsamer abgebaut. Dies führt zu einer Blockade der GnRH-Rezeptoren der Hypophyse und damit zu einer Hemmung der LH- und FSH-Ausschüttung. Die Follikelreifung im Ovar unterbleibt. Das Fehlen des proliferativen Effekts der ovariellen Östrogene bewirkt eine Atrophie des uterinen Endometriums sowie der Endometrioseherde. Vor dem therapeutisch erwünschten Abfall der Gonadotropine und des Östradiols erfolgt jedoch ein kurzzeitiger Anstieg, der als Flare-up-Effekt bekannt ist. Dieser Effekt kann vorübergehend die Symptome verstärken. GnRH-Analoga können nicht oral verabreicht werden, da sie im Magen-Darm-Trakt sehr schnell abgebaut werden. Es existieren eine ganze Reihe von Präparaten, die sich nicht nur chemisch sondern auch im Verabreichungsmodus unterscheiden.

Im Handel sind Buserelin und Nafarelin als Nasalsprays, Goserelin als Depotimplantat sowie Leuprorelinazetat und Triptorelinazetat als Depotinjektionen. Der Wirkungsmechanismus sowie die therapeutische Effektivität aller GnRH-Analoga sind identisch. Allerdings ist die Bioverfügbarkeit der einzelnen Verabreichungsformen unterschiedlich. Nasal verabreichbare Analoga erscheinen zwar besser steuerbar, sind aber wenig praktikabel. Zunächst werden nur 2–5% des nasal verabreichten Wirkstoffs resorbiert; diese geringe Resorptionsrate wird noch beeinflußt von eventuellen Affektionen der Nasenschleimhaut. Dann ist es nach unserer Erfahrung wenig erfolgversprechend, Patientinnen dazu anzuhalten, über 4–6 Monate täglich im Abstand von 8 bzw. 12 h ein Nasalspray anzuwenden.

Für uns haben sich die über 4 Wochen wirksamen Depotpräparate in der Praxis hervorragend bewährt. Man muß jedoch wissen, daß manche Patientinnen den Wirkstoff sehr viel schneller abbauen können. Daher sollte man im Zweifelsfall den Östradiolspiegel unter der Therapie kontrollieren und evtl. die Abstände der Injektionen verkürzen. Welche Östradiolspiegel angestrebt werden sollten, ist ungeklärt. Wir haben die Erfahrung gemacht, daß bei unseren Patientinnen mit den Depotpräparaten die E_2-Konzentration im Serum in der Regel unter 20 pg/ml absinkt. Die im folgenden aufgeführten *Nebenwirkungen* einer Endometriosebehandlung mit GnRH-Analogen beruhen auf dem induzierten Östrogenmangel:

- Hitzewallungen,
- trockene Vagina mit Dyspareunie,
- Demineralisierung des Knochens,
- Depressionen,
- Migräne.

Diese Nebenwirkungen führen bei informierten Patientinnen jedoch selten zu Therapieabbrüchen. Ein erheblicher Nachteil einer länger dauernden GnRH-Therapie ist der Kalziumverlust mit einer nachfolgenden Osteoporose. Die Angaben über den tatsächlichen Ca-Verlust sind widersprüchlich, da die bisher angewandten Meßmethoden mit einer Fehlerquote von 3–5% behaftet sind. Man geht davon aus, daß bei einer 6monatigen Behandlung ein Ca-Verlust von etwa 5% erfolgt, der jedoch voll reversibel zu sein scheint. Ein Befund von Gertken et al. (1992) sollte jedoch zur Vorsicht mahnen: Er fand bei der Untersuchung von Patientinnen, die mit Depotpräparaten behandelt worden waren, Ca-Verluste von bis zu 12%! Wir selbst behandeln unsere Patientinnen in der Regel nur über 4 Monate, streben dabei allerdings E_2-Werte von >20 pg/ml Serum an.

GnRH-Analoga sind therapeutisch ebenso effektiv wie Danazol (Shaw 1992). Aufgrund ihres Wirkungsmechanismus und ihrer Nebenwirkungen unterscheiden sie sich jedoch wesentlich vom Danazol: Nach unserer Erfahrung ist die Behandlung von Endometriosezysten, die >3 cm sind, insbesondere im Bereich der Ovarien, mit GnRH-Analoga wenig erfolgreich. Hier bietet die Therapie mit Danazol Vorteile. Auch ist es wenig sinnvoll, Rezidive nach einer beidseitigen Ovarektomie, die aufgrund einer Substitutionstherapie zustandegekommen sind, mit GnRH-Analoga zu behandeln! Als Vorteile einer GnRH-Analoga-Therapie gelten, daß weder der Leberstoffwechsel noch der Fettstoffwechsel von den GnRH-Analoga beeinflußt werden. Auch das Gerinnungssystem wird nicht tangiert. Damit steht mit den GnRH-Analoga ein Behandlungsprinzip zur Verfügung, das sich in den Kontraindikationen erheblich vom Danazol unterscheidet und die Palette der medikamentösen Therapieformen wesentlich erweitert.

Dennoch bleibt zu bemerken: Auch die GnRH-Analog-Therapie ist keine kausale Therapie, und die Rezidivrate nach dem Abschluß der Therapie beträgt nach 5 Jahren auch etwa 50%!

12.5 Operative Therapie der Endometriose

Die operative Therapie der Endometriose hat in der Regel das Ziel, die sichtbaren Endometrioseherde zu entfernen bzw. zu zerstören, Verwachsungen zu lösen und möglichst die Funktion der Adnexe bzw. die Fertilität wieder herzustellen. Dieses Ziel kann in vielen Fällen der Stadien I und II schon bei der diagnostischen Laparoskopie erreicht werden. Selbstverständlich wird dann aus der diagnostischen Laparoskopie eine therapeutische Laparoskopie, die sowohl einen entsprechend erfahrenen Operator erfordert als auch eine entsprechend moderne Ausstattung zur operativen Laparoskopie. Ausgedehntere Stadien, die mit einer Aussicht auf Erfolg (in Bezug auf die Verbesserung der Fertilität) nur per laparotomiam operiert werden können, sollten medikamentös vorbehandelt werden, d. h., die diagnostische Laparoskopie ist als solche zu beenden und eine primär nach den Regeln der gynäkologischen Mikrochirurgie durchzuführende Laparotomie zu planen. Da die operative Korrektur der endometriosebedingten Tubenschäden nach den in den vorangehenden Kapiteln ausführlich beschriebenen Regeln erfolgen sollte, möchten wir hier nur 2 Fragen ausführlicher behandeln:

1. Ist eine *präoperative medikamentöse Vorbehandlung* sinnvoll?
2. Wann sollte eine *radikale* (Adnexektomie plus Hysterektomie) *operative Sanierung* der Endometriose erfolgen?

12.5.1 Präoperative medikamentöse Behandlung

Ein wesentliches Problem jeder chirurgischen Intervention ist die postoperative Bildung von Adhäsionen. Wie jedoch kommt es zur Bildung von Adhäsionen? Zur Beantwortung dieser Frage möchten wir in aller Kürze den physiologischen Wundheilungsvorgang skizzieren: Durch jede Verletzung der Körperoberfläche und auch des Peritoneums (z. B. durch einen operativen Eingriff) werden Mastzellen zerstört. Aus den geschädigten Mastzellen werden Histamine und vasoaktive Kinine freigesetzt. Diese erhöhen die Durchlässigkeit der Kapillaren, aus denen vermehrt fibrinreiches Exsudat ausgeschieden wird. Die entstehenden Fibrinablagerungen werden durch Fibrinolyse unter der Aktivierung von Plasmin aufgelöst. Durch diesen physiologischen Wundheilungsvorgang entstehen keine oder nur geringe Narben bzw. Adhäsionen.

Anders verläuft die Wundheilung bei einer Hypoxie des geschädigten Gewebes, wie sie normalerweise bei einer Operation bzw. bei einer Entzündung besteht: Die Ausschüttung von Plasminogenaktivatoren ist vermindert, die Fibrinolyse herabgesetzt. Fibroblasten und Kapillaren wandern bzw. sprossen in die Fibrinablagerungen ein, es entstehen bleibende Narben bzw. Adhäsionen. Durch die endometriosebedingte abakterielle Entzündung besitzen Endometriosepatientinnen schon präoperativ eine erhöhte Neigung zur Adhäsionsbildung. Weiterhin besteht bei diesen Patientinnen eine Hyperämie des kleinen Beckens, die ein blutarmes Operieren sehr erschwert. Durch eine präoperative medikamentöse Behandlung, die durch das Herbeiführen eines hypoöstrogenen Zustands die Blutfülle im kleinen Becken vermindert, wird das operative Vorgehen wesentlich erleichtert; darüber hinaus scheint die bei Endometriosepatientinnen vermehrte fibrinreiche Peritonealflüssigkeit vermindert zu sein (Buttram 1995). Insgesamt wird das Milieu des kleinen Beckens so verändert, daß es postoperativ zu einer geringeren Ausbildung von Adhäsionen kommt. Die Verbesserung der präoperativen Ausgangssituation kann durch eine Danazoltherapie ebenso erreicht werden wie durch eine Behandlung mit GnRH-Analoga. Wir persönlich bevorzugen GnRH-Analoga. Zum einen wird ein ausgeprägter hypoöstrogener Zustand erreicht, zum anderen wird das Gerinnungssystem präoperativ nicht beeinflußt.

Wie lange eine präoperative medikamentöse Behandlung dauern sollte, wird kontrovers diskutiert. Wir halten eine 2-3monatige Vorbehandlung, je nach Ausgangssituation, für ausreichend. Eine postoperative medikamentöse Nachbehandlung nach einer mikrochirurgischen Endometrioseoperation mit dem Ziel einer höheren Fertilität führen wir nicht durch. Wir sind der Meinung, daß, wie auch nach anderen mikrochirurgischen Adnexoperationen, die Chance, eine Gravidität zu erzielen, innerhalb der ersten 12-18 Monate am größten ist. Diese Chance sollte nicht durch eine länger dauernde medikamentöse Therapie gemindert werden.

12.5.2 Radikale operative Sanierung

Grundsätzlich sollte bei Patientinnen mit Kinderwunsch immer versucht werden, wenigstens ein funktionsfähiges Ovar sowie den Uterus zu erhalten. Jedoch gibt es Situationen, in denen dieses Vorgehen nicht möglich ist, nämlich: ausgedehnte Rezidive nach multiplen medikamentösen und operativen Therapieversuchen, eine tiefe Infiltration von Blase, Darm und Ureteren im Stadium IV. Ein solch schwerwiegender Eingriff sollte sorgfältig erwogen werden, da sich in der Regel danach die Frage der hormonellen Substitution stellt. Wir selbst haben mehrfach erlebt, daß eine radikale operative Sanierung der Endometriose mit einer Adnexektomie bds. durch die nachfolgende Substitutionstherapie zu erheblichen Komplikationen führte (Infiltration der Ureteren mit nachfolgender Hydronephrose!).

Eine generelle Therapieempfehlung kann nicht gemacht werden. Wir verabreichen zunächst für mindestens 6 Monate nur ein Gestagen wie z. B. Norethisteronazetat 5-10 mg/Tag. Nach 6 Monaten geben wir zusätzlich 1-2 mg Östradiolvalerat bzw. 0,3-0,6 mg konjugierte Östrogene/Tag. Unter dieser Substitutionstherapie kontrollieren wir die Patientinnen kurzfristig. Insbesondere führen wir eine regelmäßige sonographische Kontrolle der Nieren durch. Weiterhin lassen wir jährlich eine Osteodensitometrie durchführen. Ob mit dieser Therapie das verfrühte Auftreten einer Osteoporose verhindert werden kann, ist bis jetzt nicht nachgewiesen.

2.6 Abschließende Bemerkungen

Keine der uns heute zur Verfügung stehenden Behandlungsmethoden der Endometriose ist kausal bzw. kurativ. Jede Behandlungsmethode, ob medikamentös oder operativ oder kombiniert medikamentös-operativ hat spezifische Vor- und Nachteile. Nur die radikale Operation mit der Entfernung beider Adnexe (= Kastration) führt zu einem Erlöschen der Erkrankung. Nach jeder anderen Behandlung bildet sich bei 50 % der Patientinnen innerhalb von 5 Jahren ein Rezidiv! Man kann also mit gutem Recht von einer chronisch rezidivierenden Erkrankung ohne kausale Therapie sprechen. An den Therapeuten, der eine Endometriose behandelt, müssen daher besondere Anforderungen gestellt werden:

- Er sollte die klassischen Operationsmethoden exzellent beherrschen,
- er sollte ein erfahrener gynäkologischer Mikrochirurg sein,
- er sollte die modernen laparoskopischen Operationsmethoden beherrschen, und
- er sollte nicht zuletzt ein erfahrener gynäkologischer Endokrinologe sein.

Selbst wenn er über alle diese Eigenschaften gleichzeitig verfügen sollte, wird er die Endometriose nicht heilen können; er wird jedoch in der Lage sein, seine Patientinnen vor viel Leid und Enttäuschung zu bewahren.

Literatur

American Fertility Society. Classification of endometriosis (1979) Fertil Steril 32: 633-634
American Fertility Society. Revised classification of endometriosis (1985) Fertil Steril 43: 351-352
Arici A Tazuke SJ, Attar E, Klilman HJ, Olive DL (1996) Interleukin-8 concentration in peritoneal fluid of patients with endometriosis and modulation of interleukin-8 expression in human mesothelial cells. Mol Hum Reprod 2: 40-45
Bartosik D (1985) Immunologic aspects of endometriosis. Semin Reprod Endocrinol 3: 29-334
Bergqvist A, Ljungberg O, Myhre E (1984) Human endometrium and endometric tissue obtained simultaneously: a comparative histologic study. Int J Gynaecol Pathol 3: 135-138
Bergqvist A, Rannevik G, Thorell J (1981) Estrogen and progesterone cytosol receptors concentration in endometriotic tissue and intrauterine endometrium. Acta Obstet Gynecol Scand Suppl 101: 53
Boling RO, Abbasi R, Ackermann G, Shipul AH Jr, Chaney SH (1988) Disability from endometriosis in the United States army. J Reprod Med 33: 49-51
Braun DP, Muriana A, Gebel H, Rotman C, Rana N, Dmowski WP (1994) Monocyte-mediated enhancement of endometrial cell proliferation in women with endometriosis. Fertil Steril 61: 78-84

Brosens JA, Vasquez G, Gordts S (1984) Scanning microscopic study of the pelvic peritoneum in unexplained infertility and endometriosis. Fertil Steril 41 (Suppl): 21

Buttram VC Jr (1995) Rationale for combined medical and surgical treatment of endometriosis. In: Nezhat CR, Berger GS, Nezhat FR et al. (eds) Endometriosis, advanced management and surgical techniques. Springer, Berlin Heidelberg New York Tokyo, pp 241–244

Christensen B, Freie HMP, Schindler AE (1995) Endometriose – Diagnostik und Therapie. Geburtshilfe Frauenheilkd 55: 647–649

Confino E, Harlow L, Gleicher N (1990) Peritoneal fluid and serum autoantibody levels in patients with endometriosis. Fertil Steril 53: 242–245

Cornillie FJ, Oosterlynck D, Lauweryns IM (1990) Deeply infiltrating pelvic endometriosis: histology and clinical significance. Fertil Steril 53: 978–982

Cramer W (1987) Epidemiology of endometriosis. In: Wilson EA (ed) Endometriosis. Alan R Liss, New York , pp 5–22

Cunningham DS, Hansen KA, Coddington C, (1992) Changes in T-cell regulation of responses to self antigens in women with pelvic endometriosis. Fertil Steril 58: 114–119

Dmowski WP, Steele RW, Baker GF (1981) Deficient cellular immunity in endometriosis. Am J Obstet Gynecol 141: 377–383

Dmowski WP, Braun D, Gebel H (1991). The immune system in endometriosis. In: Thomas EJ, Rock JA (eds) Modern approaches to endometriosis. Kluwer Academic, Dordrecht, pp 97–111

Dmowski WP, Gebel HM, Braun DP (1994) The role of cell-mediated immunity in pathogenesis of endometriosis. Acta Obstet Gynecol Scand 159: 7–14

Dunselmann GA, Hendrix MG, Bouchaert PX, Evers IC (1988) Functional aspects of peritoneal macrophages in endometriosis of women. J Reprod Fertil 82: 707–710

Eisermann J, Gast M, Pineda J (1988) Tumor necrosis factor in peritoneal fluid of women undergoing laparoscopic surgery. Fertil Steril 50: 573–579

El-Roeiy A, Dmowski WP, Gleicher N, Radwansha E, Binor Z, Tummon J, Rawlins R (1988) Danazol but not gonadotropin-releasing hormone agonists supresses autoantibodies in endometriosis. Fertil Steril 50: 864–871

Fakih H, Bagget B, Holtz G (1987) Interleukin – possible role in infertility associated with endometriosis. Fertil Steril 47: 213–217

Gätje R, Kotzian S, Herrmann G, Baumann R, Starzinski-Powitz A (1995) Invasiveness of endometriotic cells in vitro. Lancet 346: 1463–1464

Gätje R, Kotzian S, Herrmann G, Baumann R, Starzinski-Powitz A (1997) Nonmalignant epithelial cells, potentially invasive in human endometriosis, lack the tumor suppressor molecule E-cadherin. Am J Pathol 150, in press

Gätje R, Starzinski-Powitz A, Kotzian S, Baumann R (1996) Invasivität von Endometriosezellen in vitro. Arch Gynecol Obstet 258 (Suppl 1): 146

Gebel H, Braun DP, Rotmann C, Rana N, Dmowski WP (1993) Mytogen induced production of polyclonal IgG is decreased in women with severe endometriosis. Am J Reprod Immunol 29: 124–130

Gertken D, Martschansky N, Schweppe KW (1992) Veränderungen des Knochenstoffwechsels unter GnRH-Analogon-Suppression bei Endometriosepatientinnen. 106. Tagung der Norddeutschen Gesellschaft für Gynäkologie und Geburtshilfe. All Wiss Dienst 33: 4

Gleicher N, El-Roeiy A, Confino E, Friberg J (1987) Is endometriosis an autoimmune disease? Obstet Gynecol 70: 115–122

Halban J (1925) Etastatic hysteradenosis; lymphatic organ of so-called heterotopic adenofibromatosis Arch Gynaecol 124: 475–479.

Halme J, Becker S, Hammond M, Raj S (1982) Pelvic macrophages in normal and infertile women: the role of patent tubes. Am J Obstet Gynecol 142: 890–895

Halme J, Becker S, Hammond MG, Raj MH, Raj S (1983) Increased activation of pelvic macrophages in infertile women with mild endometriosis. Am J Obstet Gynecol 145: 333–337

Halme J, Hammond MG, Hulka JF, Ray SG, Talbert LM (1984) Retrograde menstruation in healthy women and in patients with endometriosis. Obstet Gynecol 64: 151–154

Haney AF, Muscato JJ, Weinberg JB (1981) Peritoneal fluid cell populations in infertility patients. Fertil Steril 35: 696–698

Haupt BJ, Grave E (1982) Detailed diagnosis and procedures for patients discharged from short-stay hospitals. United States (Hyatsville), M. D. Natural Center for Health Statistics 1982. DHHS Publication, p 1274

Jänne O, Kauppila A, Koko E (1981) Estrogen and progesterone-receptors in endometriosis lesions. Comparison with endometrical tissue. Am J Obstet Gynecol 141: 562–565

Javert CT (1949) Pathogenesis of endometriosis based on endometrial homeoplasia, direct extension, exfoliation and implantation, lymphomatic and hematogeneous metastasis. Cancer 2: 399–404

Kauppila A, Rönneberg L, Vikko R (1986) Steroidrezeptoren in endometriotischem Gewebe. Endometriose 4: 56–60

Kennedy SH, Nann B, Lederholm WS, Barlow DH (1989) Cardiolipin anti-body levels in endometriosis and systemic lupus erythematosus. Fertil Steril 52: 1061–1062

Koninckx PR, Meuleman C, Demegere S (1991) Suggestive evidence that pelvic endometriosis is a progressive disease whereas deeply infiltrating endometriosis is associated with pelvic pain. Fertil Steril 55: 759–765

Koutsilieris M, Niklinski W, Frenette G, Lemay A (1993) Heparin-sepharose binding growth factors in peritoneal fluid of women with endometriosis. Fertil Steril 59: 93–97

Leyendecker G, Wildt L, Plath T, Kunz G (1995) Endometriose – ein neues Modell ihrer Entstehung. Frauenarzt 36: 82–87

Mahmood TA, Templeton A (1990) The impact of treatment on the natural history of endometriosis. Hum Reprod 5: 965–970

Martin JD Jr., Hauck AE (1985) Endometriosis in the male. Am J Surg 51: 426–429

Merville JA (1966) Endometrial induction of endometriosis across millipore filters. Am J Obstet Gynecol 94: 780–789

Meyer R (1919) Über den Stand der Frage der Adenomyositis und Adenomyome im allgemeinen und insbesondere über Adenomyositis seroepithelialis und Adenomyometritis sarcomatosa. Zentralbl Gynäkol 43: 745–750

Nisolle M, Casanas-Roux F, Anaf V, Mine JM, Donnez J (1993) Morphometric study of the stromal vascularization in peritoneal endometriosis. Fertil Steril 59: 684–688

Nisolle M, Paindaveine B, Bourdon A (1990) Histologic study of peritoneal endometriosis in infertile women. Fertil Steril 53: 984–988

Novak E (1931) Pelvic endometriosis. Am J Gynecol 22: 826–832

Olikar AF, Harns AE (1971) Endometriosis of the bladder in a male patient. J Urol 106: 858–860

Oosterlynck DJ, Meuleman C, Sobis H, Vandeputte M, Koninckx PR (1993) Angiogenic activity of peritoneal fluid from women with endometriosis. Fertil Steril 59: 778–782

Oosterlynck DJ, Meuleman C, Waer M, Vandeputte M, Koninckx PR (1992) The natural killer activity of peritoneal fluid lymphozytes is decreased in women with endometriosis. Fertil Steril 58: 290–295

Peress MR, Sosnowski JK, Mathur RS, Williamson HO (1982) Pelvic endometriosis and Turner's syndrome. Am J Obstet Gynecol 144: 474–476

Pinkert TC, Catlow CE, Strauss Rl (1979) Endometriosis of the urinary bladder in a man with prostatic carcinoma. Cancer 43: 1562

Redwine DB (1987) Age related evolution in color appearance of endometriosis. Fertil Steril 48: 1062–1063

Rockitansky C von, (1860) Über Uterusdrüsen-Neubildung in Uterus und Ovarialcarcinom. ZKK Gesellschaft der Ärzte zu Wien 37: 577–584

Sampson JA (1927) Peritoneal endometriosis due to menstrual dissemination of endometrial tissue into the peritoneal cavity. Am J Obstet Gynecol 14: 422–469

Sampson JA (1940) The development of the implantation theory for the origin of peritoneal endometriosis. Am J Obstet Gynecol 40: 549–556

Schrodt G, Alcom MD, Ibanez J (1980) Endometriosis of the male urinary system: a case report. J Urol 124: 722–724

Schweppe KW, Wynn RM (1981) Ultrastructural changes in endometriotic implants during the menstrual cycle. Obstet Gynecol, 58: 465–469

Schweppe KW, Wynn RM, Beller FK (1984) Ultrastructural comparison of endometriotic implants and eutopic endometrium. Am J Obstet Gynecol 148: 1024–1027

Shaw RW (1992) An open randomized comparative study of the effect of goserelin depot and danazol in the treatment of endometriosis. Fertil Steril 58: 265–272

Spuijbroek MD, Dunselman GA, Menheere PP, Evers IL (1992) Early endometriosis invades the extracellular matrix. Fertil Steril 58: 929–933

Steele RW, Dmowski WP, Marmer DJ (1984) Immunologic aspects of human endometriosis. Am J Reprod Immunol 6: 33–36

Telima S. (1988) Danazol and medroxyprogesterone acetate inefficacious in the treatment of infertility in endometriosis. Fertil Steril 50: 872–875

Thomas EJ, Cooke JD (1987) Impact of gestrinone on the course of asymptomatic endometriosis. Br Med Clin Res 294: 272–274

Vercellini P, Sacerdote P, Panerai AE, Manfredi B, Bocciolone L, Crosignani PG (1992) Mononuclear cell β-endorphin concentration in women with and without endometriosis. Obstet Gynecol 79: 743–746

Wheeler J M (1992) Epidemiology and prevalence of endometriosis. Infertil Reprod Med Clin North Am 3: 545–549

13 Intraabdominelle Adhäsionen – Ursachen, Vorbeugung und Behandlung

J. F. H. GAUWERKY

Inhalt

13.1 Ursachen und Entstehungsmechanismus 193
13.2 Vorbeugung und Behandlung 197
13.2.1 Verminderung des peritonealen Traumas 197
13.2.2 Hemmung der Entzündungsreaktion 198
13.2.3 Verminderung der Fibrinablagerung und Förderung der Fibrinolyse 200
13.2.4 Mechanische Separierung peritonealer Oberflächen 202
13.2.5 Physikalische Maßnahmen zur Adhäsionsprophylaxe 206
13.3 Zusammenfassende Bewertung 209
Literatur 209

Adhäsionen sind die häufigste Ursache von Ileuszuständen. McIver publizierte 1932 eine Fallsammlung von 355 Patienten mit einem Ileus. Bei 103 Fällen (30%) war der Ileus durch Adhäsionen verursacht. Zu ähnlichen Zahlen kommt Wangensteen 1955.

Intraabdominale Adhäsionen sind nicht nur für die Abdominalchirurgie ein ungelöstes Problem, sondern auch für die rekonstruktive Tubenchirurgie. Sie sind in vielen Fällen einer tubar bedingten Sterilität anzutreffen und häufig die einzige Sterilitätsursache. Im eigenen Patientengut war bei 250 Sterilitätsoperationen in 100 Fällen (25%) eine Adhäsiolyse im Adnexbereich notwendig. Auch bei Refertilisierungen werden peritubare Adhäsionen in ungefähr einem Viertel der Fälle angetroffen (Gomel 1983). Die Prognose einer mikrochirurgischen Tubenoperation hängt wesentlich von der Ausprägung der peritubaren Adhäsionen zum Zeitpunkt der Operation ab (Caspi et al. 1979; Gomel 1980). Kenntnisse über die Entstehung und Vermeidung von Adhäsionen sind daher unbedingte Voraussetzungen für einen erfolgreichen Tubenchirurgen.

Die ersten Vorschläge zur Verhütung postoperativer Adhäsionen gehen auf Müller (1886) zurück. Er empfahl auf dem 1. Kongreß der Deutschen Gesellschaft für Gynäkologie in München 1886 die Auffüllung des Abdomens mit 2500 ml Natriumchloridlösung vor dem Verschluß der Bauchdecken, um auf diese Weise eine Separierung der serösen Oberflächen zu erzielen. Die damals beobachteten z. T. beträchtlichen Nebenwirkungen führten dazu, daß diese Methode nicht weiter verfolgt wurde.

Auch heute noch ist die Wirksamkeit fast aller klinisch eingesetzter Substanzen zur Adhäsionsprophylaxe umstritten. Im vorliegenden Kapitel soll der derzeitige Wissensstand über die Entstehung, Vorbeugung und Behandlung der intraperitonealen Adhäsionen mitgeteilt werden. Die Klassifizierung von Adhäsionen wurde im Kap. 6 abgehandelt. Es sei aber noch einmal darauf hingewiesen, daß die äußerst vielfältige Darstellung der Tubenpathologie eine exakte Interpretation der Ergebnisse erschwert und daher eine *eindeutige, relevante, universell anwendbare* und dennoch *einfache* Klassifizierung erfordert. Nach unserer Einschätzung genügt der modifizierte Hulka-Score (Hulka et al. 1978) der Adhesion Study Group (1983) und die Klassifizierung der American Fertility Society (Rosenberg u. Board 1984) derzeit am ehesten diesen 4 *Anforderungen* zur Klassifizierung peritubarer und periovarieller Adhäsionen.

13.1 Ursachen und Entstehungsmechanismus

Vor der Ära der Abdominalchirurgie waren intraabdominelle Adhäsionen von geringer Bedeutung. In namhaften chirurgischen Lehrbüchern dieser Zeit fanden sie keine Erwähnung. Erst am Ende des letzten Jahrhunderts wurde ihre medizinische Wertigkeit erkannt. Bryant beschrieb 1872 den Fall eines Ileus durch Verwachsungen als Folge einer Ovarialzystenexstirpation. Einen ähnlichen Fall publizierte Battle 1883.

Peritoneales Trauma. Die Vorstellungen der damaligen Zeit über die Ursachen und den Entstehungsmechanismus von Verwachsungen wurden von den Vorgängen bei der Heilung kutaner Defekte abgeleitet. Das (meist operative) Trauma und die häufig tuberkulös bedingte intraperitoneale Infektion waren als ätiologische Faktoren bekannt. Durch Relaparotomien und autoptische Befunde wußte man, daß infolge des auslösenden Agens innerhalb kurzer Zeit eine fibrinöse Exsudation in die Bauchhöhle erfolgt. Die Folge dieser Exsudation ist ein „Aneinanderheften" intraperitonealer Organe und die Ausbildung von Verwachsungen. Schon frühzeitig hatte man erkannt, daß die Ausbildung von Verwachsungen individuell geprägt ist. Die Abheilung und Resorption

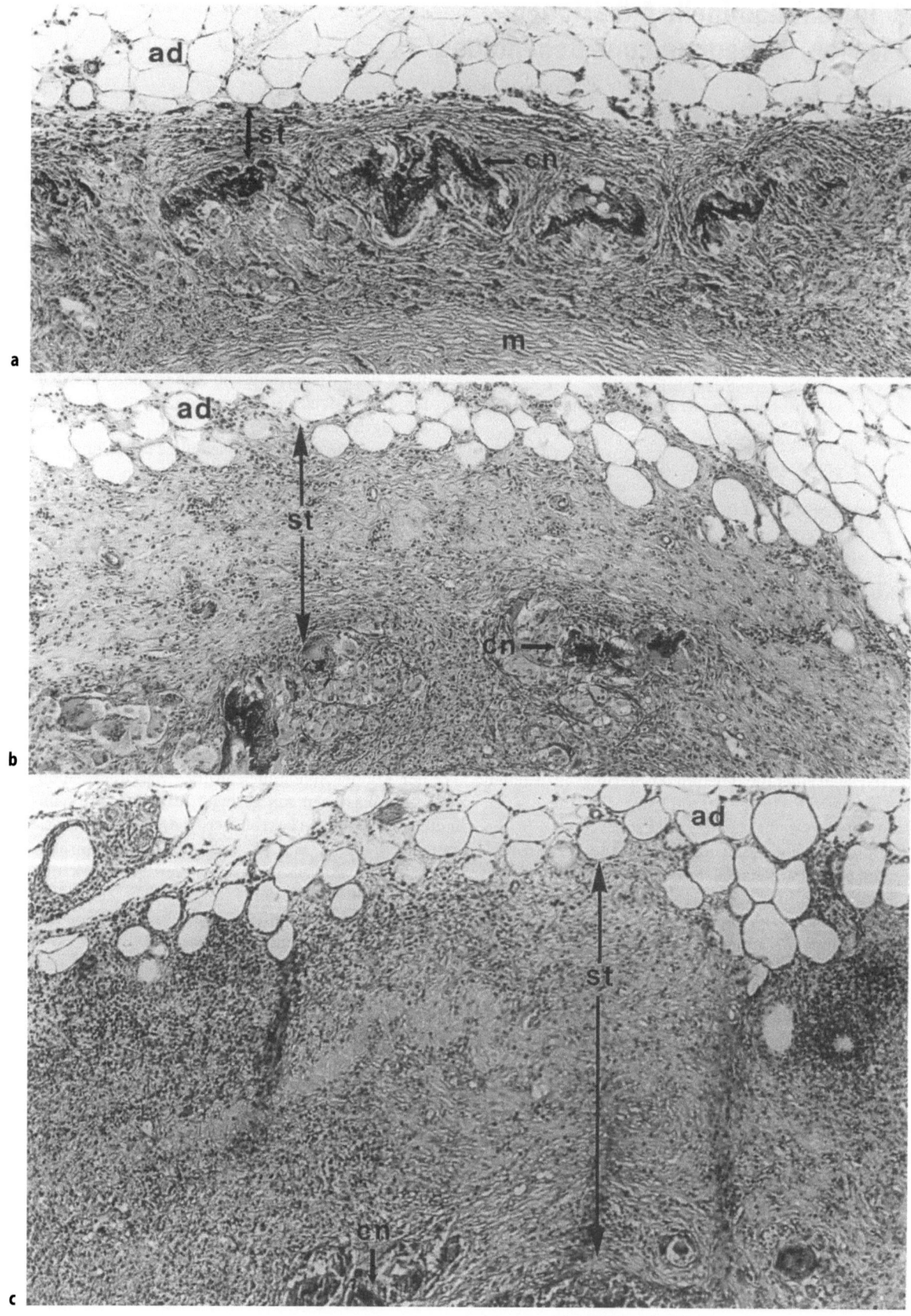

des Exsudats hatte nicht in jedem Fall Verwachsungen zur Folge.

Unvollständige Peritonealisierung. Die Entstehung postoperativer Adhäsionen wurde auch auf eine unvollständige Peritonealisierung nach operativen Eingriffen zurückgeführt. Die Folge war, daß kleinste Peritonealdefekte durch eine Naht, größere z. T. mit Netz- oder Peritonealtransplantaten gedeckt wurden. Diese Vorstellung hat sich bis heute in einzelnen Kreisen gehalten. Serosadefekte im Tubenbereich oder kleinen Becken werden immer wieder mit Peritonealtransplantaten gedeckt. Dabei hatten von Dembrowski (1888) und Franz (1902) bereits früh am Hundemodell gezeigt, daß Peritonealdefekte auch ohne Adhäsionsbildung ausheilen können. Thomas et al. (1950) fanden, daß durch eine Naht verschlossene Peritonealdefekte eher zu einer Adhäsionsbildung führen. Zu ähnlichen Ergebnissen kam Ellis 1971. Bei 52 von 58 Tieren (Ratten) heilten die Peritonealdefekte ohne Adhäsionsbildung. In einer neueren Arbeit von Soules et al. (1982) waren die Ergebnisse bei einer Deckung mit Peritoneal- oder Netztransplantaten deutlich schlechter als in der unbehandelten Kontrollgruppe. Eigene Untersuchungen (Gauwerky et al. 1990) bestätigen diese Befunde (Abb. 13.1, Tabelle 13.1).

Ischämie. Der wichtigste ätiologische Faktor für die Entstehung von Verwachsungen ist anerkanntermaßen die Ischämie. Verwachsungen sind somit als vaskularisierte Abdeckungen ischämischer Zonen aufzufassen (Ellis 1962, Holtz 1984). Zahlreiche Untersuchungen belegen, daß in ischämischem Gewebe (Buckmann et al. 1976b; Myhre-Jensen et al. 1969; Porter et al. 1969; Raftery 1979b, 1981) und auch den angrenzenden Zonen gesunden Gewebes (Buckmann et al. 1976a) die fibrinolytische Aktivität reduziert ist. Das Ausmaß der Fibrinolyse wird durch die Aktivität eines Plasminogenaktivators bestimmt. Er ist im Mesothel und den submesothelialen Blutgefäßen vorhanden. Durch ihn wird Plasminogen in Plasmin umgewandelt, das Fibrin spaltet und zu einer Auflösung fibrinöser Adhäsionen führt. Durch Gervin et al. wurde 1973 tierexperimentell nachgewiesen, daß auch durch Schürfungen peritonealer Oberflächen die fibrinolytische Aktivität gesenkt und die Adhäsionsbildung begünstigt wird.

Plasminogenaktivator-Aktivität. Möglicherweise spielt eine Störung der Plasminogenaktivator-Aktivität auch für die Pathogenese von Adhäsionen bei einer Endometriose eine Rolle. Durch Ohtsuka (1980) wurde eine verminderte Plasminogenaktivator-Aktivität in endometriotischem Gewebe beschrieben. Im Douglas-Sekret von Endometriosepatientinnen ist sie jedoch nicht erniedrigt (Batzofin et al. 1985).

Fremdkörper. Sewell zeigte 1966, daß durch Fremdkörper eine Entzündungsreaktion ausgelöst und die Ausbildung von Adhäsionen gefördert wird. Weibel u. Mejno (1973) fanden in einem großen Prozentsatz bei postoperativ entstandenen Adhäsionen Fremdkörper. Fienberg berichtete 1937 über Wundgranulome, hervorgerufen durch Talkum. In späteren klinischen und tierexperimentellen Untersuchungen (Lit. bei Ellis 1971) wurde die adhäsionsfördernde Wirkung von Talkum nachgewiesen, das daraufhin als Handschuhpuder durch Stärke ersetzt wurde. Die Stärke rief in tierexperimentellen Untersuchungen nur geringe Fremdkörperreaktionen hervor (Lee u. Lehmann 1947). Fremdkörperreaktionen können auch durch Gazeteile und Nahtmaterialien ausgelöst werden. Die Bedeutung dieser Substanzen für die Entstehung von Adhäsionen ist in der Regel gering. Ihr adhäsionsfördernder Effekt spielt offensichtlich nur beim Vorliegen eines zusätzlichen Traumas eine Rolle (Down et al. 1979; Ellis et al. 1965; Holtz 1982b).

Infektionen. Bereits eingangs wurde darauf hingewiesen, daß die Peritonitis schon früh als wichtiger ätiologischer Faktor für die Entstehung von intraperitonealen Verwachsungen erkannt wurde. Das kleine Becken kann dabei sekundär, z. B. als Folge einer perforierten Appen-

◀ **Abb. 13.1 a–c.** Lichtmikroskopische Darstellung von Adhäsionen 2 Wochen nach Traumatisierung. **a** Kontrollgruppe, **b** nach Deckung mit einem Peritonealtransplantat, **c** nach Deckung des Defekts mit Fibrinkleber. *ad* adhärentes Fett; *cn* Koagulationsnekrose; *st* Narbengewebe; *m* Muskel. HE×120. (Aus Gauwerky et al. 1990)

Tabelle 13.1. Adhäsionsbildung nach Defektdeckung mit Peritonealtransplantaten und Fibrinkleber. Die Unterschiede sind statistisch signifikant: *a* p < 0,01, *b* p < 0,001. (Aus Gauwerky et al. 1990)

Adhäsionsbildung	Anzahl Versuchstiere		
	Kontrollgruppe	Fibrinkleber	Peritonealtransplantat
Score 0–2	17	6	5
Score 3–4	2	10a	13b

dizitis, oder häufiger primär durch eine aszendierende Infektion betroffen sein. Die Pathogenese der durch Infektionen entstandenen Adhäsionen ist noch nicht vollständig geklärt. Die Ausprägung und Ausdehnung der Adhäsionen hängen von der Virulenz und dem Typ des Erregers, der Abwehrlage, der Infektionsdauer und der durchgeführten Behandlung ab.

Dabei ist es wichtig zu wissen, daß Infektionen auch subklinisch verlaufen können. Von den Patientinnen mit einer tubaren Sterilität (Hydrosalpinx, peritubare Adhäsionen) geben 60 % keine Adnexitiden in der Anamnese an (Gomel 1983). Chlamydieninfektionen wird hierbei eine besondere Bedeutung beigemessen. Andererseits werden in Einzelfällen nach schweren Adnexitiden kaum Adhäsionen gefunden (Gomel 1983). Man kann also annehmen, daß auch bei intraperitonealen Infektionen häufig eine spontane Auflösung des fibrinösen Exsudats und der früh entstandenen Adhäsionen erfolgt. Dies ist auch tierexperimentell bestätigt (Jackson 1958).

Austrocknen der Serosa/Kontakt mit Blut. Ein Austrocknen der Serosa und Kontakt mit Blut werden als Ursache für die Entstehung von Adhäsionen verantwortlich gemacht. Ryan et al. (1971) zeigten, daß ein Austrocknen der Serosa allein zwar zu deutlichen histologischen Veränderungen führt, jedoch nur selten zur Adhäsionsbildung. Blut begünstigt die Entstehung von Verwachsungen nur, wenn zusätzlich ein Serosadefekt vorliegt (Nisell u. Larsson 1978; Ryan et al. 1971). Defibriniertes Blut, Plasma, Serum, gewaschene Erythrozyten und heparinisiertes Blut führen nicht zur Adhäsionsbildung. Sowohl das im Blut enthaltene Fibrin (Ryan et al. 1971) als auch die Thrombozyten (Lawler et al. 1981) wirken adhäsionsbegünstigend. Fibrin ist eine zusätzliche Quelle für die Bildung fibrinöser Adhäsionen, die Thrombozyten fördern die inflammatorische Reaktion und die Fibroblastenproliferation.

Pathogenese der Adhäsionsbildung. Die heutigen Vorstellungen über die Pathogenese der Adhäsionsbildung sind in Abb. 13.2 zusammengefaßt: Das peritoneale Trauma führt zu einem Verlust von Mesothelzellen, einer gesteigerten Gefäßpermeabilität sowie einer Thromboplastinfreisetzung. Die Folge ist die Bildung eines entzündlichen Exsudats bestehend aus einer Fibrinmatrix mit zellulären Elementen. Dieses entzündliche Exsudat kann jedoch über die Mechanismen der Fibrinolyse vollständig aufgelöst und der Peritonealdefekt remesothelialisiert werden. Eine wichtige Rolle spielt hierbei ein Plasminogenaktivator, dessen Aktivität in ischämischem und traumatisiertem Gewebe erniedrigt ist.

Eine gleichartige Reaktion kann durch eine Infektion oder intraperitoneale Blutung, dann jedoch meist nur in Verbindung mit einem peritonealen Trauma ausgelöst werden.

Erfolgt keine oder eine nur unvollständige Fibrinolyse (innerhalb von 3 Tagen), so findet eine Fibroblastenmigration und -proliferation statt, die zu definitiven Adhäsionen führt.

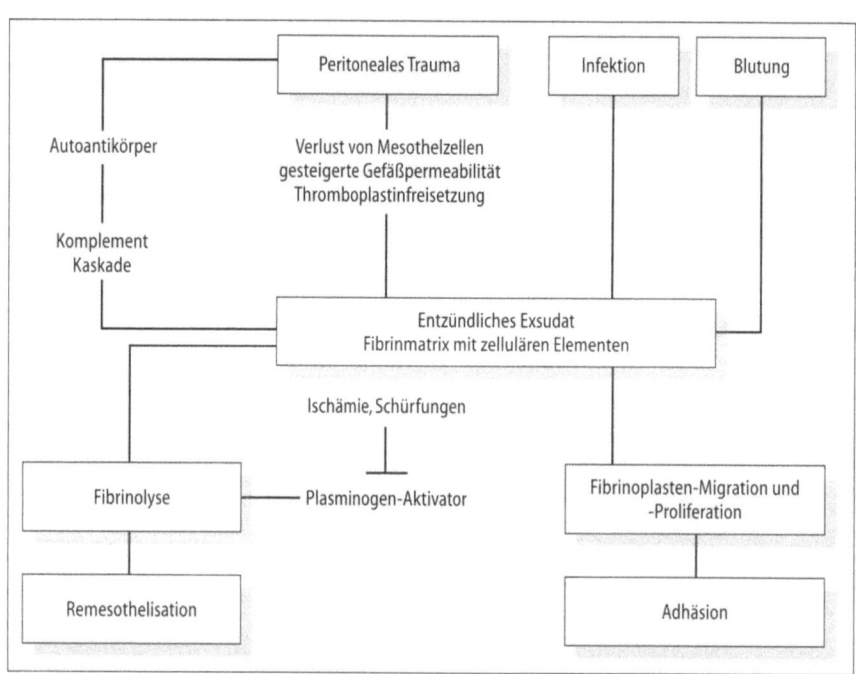

Abb. 13.2. Pathogenese der Adhäsionsbildung

Aus tierexperimentellen Studien und auch aus einzelnen Beobachtungen beim Menschen (Holtz et al. 1983) ist die Bildung von Autoantikörpern gegen Bestandteile peritonealer Zellen als Reaktion auf einen peritonealen Insult bekannt. Ihre Bedeutung ist unklar. Sie können aber über eine Aktivierung der Komplementkaskade zu einem inflammatorischen Prozeß führen.

13.2 Vorbeugung und Behandlung

13.2.1 Verminderung des peritonealen Traumas

Einer der bedeutendsten Faktoren für die Entstehung von intraperitonealen Adhäsionen ist das peritoneale Trauma. Seiner Meidung und Minderung muß daher größtes Augenmerk geschenkt werden. Was hier versäumt wird, kann später kaum durch ergänzende Maßnahmen wiedergutgemacht werden.

Atraumatische operative Technik. Die atraumatische operative Technik beinhaltet eine schonende Gewebsbehandlung mit der Entfernung sämtlichen erkrankten Gewebes, eine schichtengerechte Wiederherstellung von Gewebsstrukturen, eine exakte Hämostase und die Vermeidung von Ischämie. Besonders beim letzten Punkt spielt die Nahttechnik eine bedeutende Rolle. In diesem Zusammenhang weisen wir nochmals auf die Bedeutung der Vaskularisation für die Epithelstrukturen der Tube hin (s. auch Kap. 3). Eine Ischämie im Bereich einer Tubenanastomose kann durch eine adäquate Nahttechnik vermieden werden.

Bei Laparotomien sollten die Manipulationen an den Tuben vorwiegend mit den Fingern oder mit atraumatischen abgerundeten Glas- oder Teflonstäben erfolgen. Wie elektronenmikroskopische Untersuchungen gezeigt haben, sind beide Verfahren bezüglich des peritonealen Traumas vergleichbar (Goldberg et al. 1980). Der wahllose Einsatz von Elektrokautern, sei es bei Laparotomien oder operativen Laparoskopien, sollte unterbleiben. Auch unter dem Aspekt der Adhäsionsvermeidung setzen wir bei laparoskopischen Salpingotomien zur EUG-Behandlung keinen Koagulationsstreifen vor der eigentlichen Salpingotomie. Eine grobe Nahttechnik und die fleißige Anwendung der Koagulation zur Blutstillung bei laparoskopischen Myomnukleationen ist eine der Hauptursachen für die nach solchen Eingriffen häufig beobacheteten Adhäsionen. Sie treten in bis zu 90% der Fälle, vor allem an der Hinterwand, auf. Da helfen auch keine zusätzlichen prophylaktischen Maßnahmen.

Bauchtücher/Tamponade. Bei Laparotomien sollte man Bauchtücher mit besonderer Sorgfalt verwenden. Durch sie kann es zu Schürfungen peritonealer Oberflächen kommen (Down et al. 1979). Sie sollten feucht gehalten werden. Eine zu straffe Tamponade des Douglas-Raumes ist zu vermeiden.

Befeuchtung peritonealer Oberflächen. Eine längere Exposition peritonealer Oberflächen führt zur Austrocknung und Begünstigung von Adhäsionen. Bei Laparotomien und mikrochirurgischen Eingriffen sollte daher eine konstante Befeuchtung erfolgen. Am besten ist die Irrigation mit einer balancierten physiologischen Lösung (Garcia u. Mastroianni 1980). Blandau (1978) konnte zeigen, daß es bei der Anwendung von Kochsalzlösung zu einem Ödem zellulärer Strukturen der Tube kommt. Wir verwenden daher Ringer-Laktatlösung. Durch den Zusatz von Heparin (5 000 IE/l) läßt sich eine Ausbildung und Ablagerung von Blutkoageln sicher vermeiden.

Einige Autoren haben auch hochmolekulare Dextrane (Makrodex, Hyskon) zur intraoperativen Irrigation verwendet (Reyniak u. Lauersen 1982; Stangel et al. 1976).

Spülung der Peritonealhöhle. Stets sollte eine postoperative Spülung der Peritonealhöhle zur Entfernung sämtlicher Blutreste erfolgen. Das gilt für Laparotomien wie auch für laparoskopische Eingriffe. Zur Vermeidung von intraperitonealen Fremdkörpern wird das Handschuhpuder bei Operationsbeginn abgewaschen. Obwohl die Bedeutung dieser Handlung insgesamt gering erscheint, wird damit bereits vor Operationsbeginn der Wille zum atraumatischen Operieren dokumentiert.

Atraumatisches Nahtmaterial. Ein wesentlicher Fortschritt in der Chirurgie war die Einführung und Verwendung atraumatischen Nahtmaterials. Katgut, das inkonstant absorbiert wird und eine relativ starke Entzündungsreaktion hervorruft, wurde durch synthetische Materialien [Polydioxanon (PDS), Polyglactin 910 (Vicryl)] weitgehend verdrängt. Bei einer besseren Gewebeverträglichkeit haben sie z. T. bessere physikalische Eigenschaften, so daß die Verwendung dünnerer Nahtmaterialien ermöglicht wurde. Eine gleiche Entwicklung ist auch bei den nichtresorbierbaren Nahtmaterialien zu verzeichnen. Heute stehen eine Reihe von synthetischen Materialien mit hoher Gewebeverträglichkeit zur Verfügung (Craig et al. 1975; Katz u. Turner 1970; Laufman u. Rubel 1977; Riddik et al. 1977). Im Tubenbereich verwenden wir Vicryl oder PDS der Stärke 6-0 (Laparoskopie) bis 10-0 (Mikrochirurgie).

Mikrochirurgische Instrumente. Mikrochirurgische Instrumente einschließlich des Operationsmikroskops spielen nur eine additive Rolle, indem sie die Anwendung feinster Nahtmaterialien und eine bessere Identifizierung von Gewebsstrukturen ermöglichen.

Operationsverfahren. Obwohl sie in einzelnen Indikationsstellungen umstritten und sicherlich nicht immer anwendbar ist, so stellt doch die Einführung der operativen Pelviskopie in die Abdominalchirurgie durch Semm (1984) nach unserer Einschätzung die bedeutendste Errungenschaft der Neuzeit zur Reduzierung des operativen Traumas dar. Sie ist kein vollständiger Ersatz klassischer Techniken, aber eine wertvolle Ergänzung des operativen Spektrums. Was immer wieder vergessen wird: Laparoskopische Eingriffe haben nach den gleichen Prinzipien zu erfolgen wie Laparotomien. Wer diesen Grundsatz nicht beherzigt, verschenkt die Vorteile der Laparoskopie. Immerhin berichteten Diamond et al. (1987a) über eine Inzidenz von postoperativen Verwachsungen nach einer laparoskopischen Adhäsiolyse von 96% (n = 51). Das Ausmaß der Adhäsionen war nach der Adhäsiolyse lediglich um 50% reduziert. Offensichtlich reduzieren aber laparoskopische Operationsverfahren die Entstehung gänzlich neuer Adhäsionen (Operative Laparoscopy Study Group 1991).

Perioperative Antibiotikaprophylaxe. Durch eine perioperative Antibiotikaprophylaxe mit Tetrazyklinen, Cephalosporinen oder Penizillinen ist eine sichere Vermeidung von postoperativen pelvinen Infektionen möglich. Die Wahl des Antibiotikums hängt von dem Eingriff und dem institutsinternen Keimspektrum ab. Entsprechend einer Mitte der 80er Jahre durchgeführten Umfrage werden Tetrazykline und Cephalosporine am häufigsten verabreicht (Gauwerky u. Kubli 1986). Nicht in allen Fällen ist eine Antibiotikaprophylaxe notwendig. Bei einfachen Refertilisierungen führen wir in der Regel keine Antibiotikaprophylaxe durch. Sofern sie erfolgt, sollte sie nur kurzfristig perioperativ (1–2 Einzeldosen) gegeben werden.

13.2.2 Hemmung der Entzündungsreaktion

Zahlreiche entzündungshemmende Medikamente sind bisher auf ihre adhäsionsmindernde Wirkung getestet worden. Die Ergebnisse sind äußerst widersprüchlich und Vergleiche zwischen einzelnen Studien durch den unterschiedlichen Versuchsaufbau erschwert. In Diskussion sind vor allem Kortikosteroide, Antihistaminika und Prostaglandinantagonisten.

Kortikosteroide

Kortikosteroide unterdrücken die initiale Entzündungsreaktion und hemmen die Fibroblastenmigration und -proliferation (Holden u. Adams 1957). In neueren Studien am menschlichen Material wurde jedoch auch über eine Stimulation des Fibroblastenwachstums berichtet (Thrash u. Cunningham 1973; Granat et al. 1983a).

Kortikosteroide vermindern die Gefäßpermeabilität, stabilisieren die Zellmembranen und hemmen die Synthese und Freisetzung von Histaminen. Sie antagonisieren die aus den Mastzellen freigesetzten Histamine (Myhre-Jensen et al. 1969; Replogle et al. 1966). Andererseits vermindern Kortikosteroide die fibrinolytische Aktivität des intraabdominellen Gewebes und könnten daher möglicherweise auch die Persistenz fibrinöser Adhäsionen begünstigen (Stangel et al. 1984).

In einer früheren Arbeit an Ratten zeigte Eskeland (1963), daß Kortikosteroide – er verwendete Prednisolon intraperitoneal – bereits perioperativ in hoher Dosis gegeben werden müssen, um einen adhäsionsvermindernden Effekt zu erzielen. Diese Ergebnisse wurden durch zahlreiche tierexperimentelle Untersuchungen an Kleintieren bestätigt (Replogle et al. 1966; Shikita u. Yamaoka 1977). Nur einzelne Untersucher kamen zu gegenteiligen Ergebnissen (Gomel 1978). An Primaten konnte ein adhäsionsvermindernder Effekt von Kortikosteroiden nur selten bestätigt werden. Seitz et al. (1973) stellten zwischen den Behandlungsgruppen Dextrane/Kochsalz und Dexamethason/Promethazin beim Rhesusaffen keine Unterschiede fest. Zu gleichen Ergebnissen kamen di Zerega et al. (1980). Glucksman u. Waren (1966) fanden beim Hund nach einem standardisierten intraperitonealen Trauma keine adhäsionsvermindernde Wirkung von Prednisolon sowohl bezüglich der Anzahl als auch der Ausprägung von Adhäsionen.

Mit seiner Arbeit über den Einfluß von hohen intraperitonealen Dosen von Kortikosteroiden auf die Adhäsionsbildung beim Menschen hat Swolin (1967) sicherlich zu der weiten Verbreitung dieser Form der Adhäsionsprophylaxe beigetragen. Er verabreichte am Ende der Operation (EUG) 1 g Hydrokortisonazetat intraperitoneal und fand laparoskopisch 3 Monate postoperativ bei den von ihm selbst operierten Patientinnen signifikant weniger und geringere Adhäsionen als in der von anderen Operateuren behandelten Kontrollgruppe. Die unterschiedlichen Ergebnisse könnten somit auch durch die unterschiedliche operative Technik bedingt sein. In einer prospektiven Multicenterstudie (n = 156) konnte dagegen kein protektiver Effekt von hohen intraperitonealen Kortisondosen nachgewiesen werden (Larsson 1995).

Kortikosteroide werden häufig in Kombination mit Antihistaminika gegeben (Gauwerky u. Kubli 1986). In klinischen und tierexperimentellen Studien (Ratte, Hund) fanden Replogle et al. (1966) eine deutliche Reduktion der Neubildung von Adhäsionen nach einer operativen Adhäsiolyse, wenn diese Substanzen perioperativ und systemisch gegeben werden. Zu gleichen Ergebnissen kam Horne et al. (1973). Bei 240 Patientinnen wurde eine Fertilitätsoperation durchgeführt. Dexamethason (20 mg) und Promethazin (25 mg) wurden präoperativ systemisch, intraoperativ lokal und postoperativ systemisch (weitere 12 Dosen alle 4 h) verabreicht. Die postoperative Schwangerschaftsrate war deutlich höher als bei Patientinnen, die dieses Regime nicht bekamen. Grosfeld et al. (1973) fanden unter dieser Behandlung eine deutliche Steigerung der Morbidität (Peritonitis, Pneumonie, Wundinfektion, Wunddehiszenz). Auch im Tierexperiment ist ein immunsuppressiver Effekt nachgewiesen (Eskeland 1963; Grosfeld et al. 1973). Insgesamt ist der Nutzen von Kortikosteroiden unsicher und mit möglichen Komplikationen behaftet.

Antihistaminika

Antihistaminika vermindern die durch Histamine und andere Substanzen erhöhte Gefäßpermeabilität, stabilisieren die Membranen und haben möglicherweise einen hemmenden Einfluß auf die Fibroblasteninfiltration (Replogle et al. 1966). Milligan u. Raftery (1974) fanden bei elektronenmikroskopischen Studien in dünnen Adhäsionen – bis zu einer Dauer von 3 Tagen postoperativ – eosinophile Granulozyten, niemals jedoch in stärker ausgeprägten Adhäsionen. Daraus schlossen sie, daß die Eosinophilen einen antihistaminen Effekt haben, der die Fibroblasteninfiltration hemmt.

Antihistaminika hemmen nicht generell die Freisetzung von Histaminen aus den Mastzellen, sie können auch einen stimulierenden Einfluß ausüben (Zeppa u. Hemingway 1963). Sie haben durch ihre Eigenschaften einerseits einen Einfluß auf die primäre Entzündungsreaktion, indem sie die Menge des entzündlichen Exsudats reduzieren. Andererseits beeinflussen sie aber auch die Phase des bindegewebigen Ersatzes fibrinöser Adhäsionen. Der Histamin- wie auch der Antihistamineffekt ist flüchtig, da diese Substanzen schnell metabolisiert werden.

Die Nebenwirkungen von Antihistaminika sind im allgemeinen gering. Gelegentlich wird eine atropinartige Wirkung beobachtet (Schmid u. Losch 1973).

Das am häufigsten verwendete Antihistaminikum ist Promethazin (Prothazin, Atosil). Im Gegensatz zu anderen Antihistaminika hat es keinen Einfluß auf die Histaminfreisetzung aus den Mastzellen (Zeppa u. Hemingway 1963). Wie bereits erwähnt, wird es häufig in Kombination mit Kortikosteroiden eingesetzt. Gazzaniga et al. (1975) meinen, daß in dieser Kombination Promethazin die wichtigere Substanz sei. Sie verglichen im Tierexperiment (Ratte) den adhäsionsvermindernden Effekt von Methylprednison in Kombination mit Promethazin und von Methylprednison in Kombination mit Dexamethason. Die Ergebnisse waren in der mit Promethazin behandelten Gruppe signifikant besser.

In experimentellen Untersuchungen am Kaninchen konnten Pfeffer et al. (1980) jedoch keinen Effekt dieser Kombination von Kortikosteroiden und Promethazin auf die Adhäsionsbildung nachweisen. Sie applizierten je 0,5 mg/kg Körpergewicht Dexamethason und Promethazin 30 min präoperativ, intraperitoneal im Anschluß an die Operation und 4 Einzeldosen postoperativ im Abstand von 8 h. Einzelne Untersuchungen am Hund, an der Ratte und am Meerschweinchen (Berman et al. 1953; Pfeffer 1980) weisen darauf hin, daß Antihistaminika allein einen adhäsionsvermindernden Effekt haben, sofern die Adhäsionen durch Fremdkörper entstanden sind, nicht jedoch bei sauberen peritonealen Wundflächen.

Methapyrilen vermindert postoperative Adhäsionen bei der Ratte (Jacqmain u. Schumacker 1962), erzeugt jedoch möglicherweise Lebertumoren und ist daher klinisch irrelevant. Beim Menschen sind Antihistaminika allein auf ihren adhäsionsmindernden Effekt bisher nicht untersucht worden.

Prostaglandinantagonisten

Vane entdeckte 1971 die antiprostaglandine Wirkung von Indometacin und Azetylsalizylsäure.

Antiprostaglandine hemmen die initiale Entzündungsreaktion durch die antagonistische Wirkung zu den Prostaglandinen E und F, die ihrerseits wichtige Mediatoren der Entzündung sind. Ihre Wirkung beruht unter anderem auf einer Hemmung der Zyklooxigenase, einem für die Prostaglandinsynthese wichtigen Enzym. Außerdem hemmen sie die Thrombozytenaggregation. Aufgrund ihrer Nebenwirkungen haben Antiprostaglandine zur Adhäsionsprophylaxe bisher keine weite Verbreitung gefunden. Die Nebenwirkungen beinhalten:

- Magenulzera,
- Stomatitis,
- Hepatitis,
- Nephritis,
- Knochenmarkdepression mit aplastischer Anämie,
- Leukopenie,
- Agranolozytose und
- Thrombozytopenie.

Auch Störungen des ZNS sind beschrieben (Goodman u. Gilman 1975).

Acetylsalicylsäure. Erste tierexperimentelle Untersuchungen mit Acetylsalicylsäure (hochdosiert und intraperitoneal appliziert) waren erfolgversprechend (Nishimura et al. 1983).

Oxiphenbutazon. Kapur et al. (1969, 1972) sowie Larrson et al. (1977) wiesen bei der Ratte und beim Affen einen deutlichen adhäsionsmindernden Effekt von Oxyphenbutazon (Phlogont) nach (oral appliziert). Oxyphenbutazon hemmt die Prostaglandinsynthese, entkoppelt die oxidative Phosphorylierung und hemmt die ATP-abhängige Biosynthese von Mukopolysacchariden. Ein breiter klinischer Einsatz dieser Substanzen ist jedoch, wohl aufgrund der Nebenwirkungen, nicht erfolgt. Klinische Studien liegen z. Z. nicht vor.

Ibuprofen. Weniger Nebenwirkungen hat Ibuprofen (Brufen). Es hemmt ebenfalls die Prostaglandinsynthese, die Leukozytenmigration und die Thrombozytenaggregation. Gleichzeitig bewirkt es eine Stabilisierung lysosomaler Membranen.

Die Ergebnisse der tierexperimentellen Untersuchungen sind widersprüchlich und kaum vergleichbar (Bateman et al. 1981, 1982; Holtz 1982a, Luciano et al. 1983; Nishimura et al. 1983, 1984; O´Brian et al. 1982; Siegler et al. 1980). Auch bei Ibuprofen scheinen die Dosis und Dauer der Applikation eine wichtige Rolle zu spielen. Fast alle Experimente, bei denen Ibuprofen unter 30 mg/kg KG oder über einen kürzeren Zeitraum appliziert wurde, zeigten keine signifikante Verminderung der Verwachsungen. Nishimura et al. publizierten 1983 gleiche Ergebnisse am Kaninchenmodell. Bei 2maliger perioperativer Gabe von 70 mg/kg KG bestand kein Unterschied in der Ausprägung von Verwachsungen zwischen behandelten Tieren und der Kontrollgruppe. Ein klarer Behandlungseffekt war jedoch bei 5maliger Applikation der gleichen Dosis nachweisbar.

Kolchizin. Kolchizin (Colchicum-Dispert) hat antihistamine (Lagunoff u. Chi 1976) und mitosehemmende (Brues u. Cohen 1936) Eigenschaften. Es hemmt außerdem die Kollagensynthese (Diegelmann u. Peterkofsky 1972; Erlich et al. 1974; Lohmander et al. 1976) und die Freisetzung von Fibroblasten. Shapiro et al. (1982) sowie Granat et al. (1983b) wiesen im Tierexperiment (Ratte) einen adhäsionsmindernden Effekt bei lokaler Applikation nach. Allerdings muß Colchizin lange gegeben werden [Shapiro et al.: 1,6 mg/Versuchstier (Ratte) i. p., 3 Wochen täglich; Granat et al.: 50 µg/Versuchstier (Ratte) i. m., 2 Wochen täglich]. In der Versuchsserie von Granat et al. war Kolchizin sogar effektiver als Dexamethason (0,1 mg/kg KG i. m., 9 Dosen im Abstand von 6 h). Die Nebenwirkungen waren im Vergleich zu denen der Kortikosteroide minimal. Untersuchungen an Patientinnen mit einer Langzeiteinnahme von Kolchizin zeigten, daß Kolchizin keinen Einfluß auf die Fertilität hat. Es verursacht auch keine Chromosomenschäden und hat keine terratogenen Eigenschaften (Cohen et al. 1977). Bei der Behandlung der Leberzirrhose sind aufgrund der antifibrotischen Eigenschaften gute Ergebnisse mit Kolchizin erzielt worden (Kershenobich et al. 1979). Klinische Studien über den Einsatz zur Adhäsionsprophylaxe liegen nicht vor.

Gestagene. Gestagene haben antiinflammatorische und immunsuppressive Eigenschaften (Turcotte et al. 1968; Nakagawa et al. 1979). Eddy et al. berichteten 1980 nach einer Ovarialteilresektion über geringere Adhäsionen, wenn das Ovar ein Corpus luteum trug. Er vermutete damals, daß die Gestagene, die im Corpus luteum gebildet werden, möglicherweise einen Einfluß auf die Ausbildung von Verwachsungen haben. In einer tierexperimentellen Studie von Maurer u. Bonaventura (1983) wurde am Meerschweinchen ein adhäsionsvermindernder Effekt von Progesteron festgestellt. Sowohl durch eine intramuskuläre als auch eine intraperitoneale Applikation wurde die Adhäsionsbildung signifikant erniedrigt. Dabei war eine einmalige intraperitoneale Applikation gleichermaßen effektiv wie eine mehrfache intramuskuläre. Dieser Effekt konnte durch Holtz et al. (1983) nicht bestätigt werden. Im Gegenteil: Die mit Medroxyprogesteronazetat (MPA) behandelte Gruppe hatte signifikant mehr Verwachsungen. Allerdings waren die Antikörper gegen Peritoneum und Myometrium – möglicherweise als Ausdruck einer Immunsuppression – in der behandelten Gruppe signifikant niedriger. MPA muß offensichtlich lange (3 Wochen) vor der Operation gegeben werden, um einen antiadhäsiven Effekt zu haben (Montanino-Oliva et al. 1996). Klinische Studien liegen z. Z. nicht vor.

Aprotinin. Aprotinin (Trasylol) ist ein Proteinaseinhibitor, verringert die Gefäßpermeabilität und reduziert die Menge des entzündlichen Exsudats. Bei einer intraperitonealen Applikation wurde ein adhäsionsmindernder Effekt beschrieben (Grundmann 1969; Vorster 1968). Zu anderen Ergebnissen kam Raftery (1979a), der keinen Effekt von Aprotinin feststellen konnte. Young et al. (1981) beobachteten bei einer systemischen Gabe an Ratten eine Reduktion der Adhäsionsbildung. Dabei wurden 10 000 kIE Aprotinin direkt präoperativ sowie 3mal täglich für 2 weitere Tage i. v. appliziert. Lehmann et al. (1978) beobachteten bereits bei einer einmaligen Gabe von 5 000 kIE Aprotinin einen adhäsionsvermindernden Effekt bei der Ratte.

Aufgrund klinischer Untersuchungen ist bisher keine eindeutige Aussage möglich. Einzelne Beobachtungen bei Laparotomien (Maier 1972; Welte et al. 1973) legen jedoch einen antiadhäsiven Effekt nahe.

13.2.3 Verminderung der Fibrinablagerung und Förderung der Fibrinolyse

Antikoagulanzien wurden schon sehr früh auf ihre Eignung zur Adhäsionsprophylaxe untersucht. Lehman u. Boys (1940) sowie Davidson (1949) wiesen bei einer systemischen und intraperitonealen Gabe von Heparin einen deutlichen adhäsionsmindernden Effekt nach. Auch Dicumarol (Marcumar) hat einen solchen Effekt (White 1949).

Um eine ausreichende Wirkung zu erzielen, muß jedoch so hoch dosiert werden, daß die Blutgerinnung auch systemisch verändert wird. Das beinhaltet aber postoperative Komplikationsmöglichkeiten durch Nachblutungen. Boys berichtete 1942 über 14 Patientinnen, die zur Adhäsionsprophylaxe intraperitoneales Heparin erhielten. Bei 4 Patientinnen traten postoperativ Komplikationen auf, eine Patientin verstarb sogar an einer postoperativen intraperitonealen Blutung. Aufgrund dieser Nebenwirkungen sind weitere klinische Anwendungen von systemisch wirkenden Antikoagulanzien unterblieben. Lediglich als Zusatz zur Spülflüssigkeit und zur Verhinderung der primären Koagelbildung findet Heparin heute noch Verwendung. In Anlehnung an Gomel (1983) verwenden wir 5000 IE/l Spülflüssigkeit. Ein neuer Ansatz z. B. bei laparoskopischen Eingriffen wäre die postoperative Spülung der Bauchhöhle mit einer heparinisierten Spüllösung. Dieses Vorgehen erfordert jedoch die engmaschige klinische und laborchemische Kontrolle der Patientin.

Eine weitere Möglichkeit zur Adhäsionsprophylaxe besteht in der Förderung der Auflösung von Fibrinablagerungen und der Fibrinmatrix mit Hilfe von proteolytischen Fermenten und Fibrinolytika.

Proteolytische Fermente

Zu den proteolytischen Enzymen gehören Papain, Trypsin, Pepsin, α-Chymotrypsin und Hyaluronidase.

Papain. Papain ist seit der Arbeit von Kubota (1922) in den 20er Jahren in Diskussion. In einer neueren Arbeit von Kapur et al. wurde 1972 ein Effekt auf die Neubildung von Adhäsionen beim Affen nachgewiesen. Die orale Anwendung von Papain (5 Tage) war genauso effektiv wie Oxiphenbutazon und etwas effektiver als Dextran 40. Boys (1942) zeigte jedoch, daß Papain im peritonealen Exsudat neutralisiert und unwirksam gemacht wird. Eine weitere klinische Anwendung von Papain zur Adhäsionsprophylaxe ist unterblieben.

Chymotrypsin. α-Chymotrypsin wird als Zusatz zu Pertubationslösungen verwendet (Grant 1971). Seine proteolytische Wirkung beruht auf der Spaltung von Peptidverbindungen, insbesondere solcher, die Phenylalanin und Tyrosin enthalten. Zusätzlich besitzt α-Chymotrypsin antiphlogistische Eigenschaften. Es beschleunigt die Resorption von Ödemen und Hämatomen und begünstigt dadurch die Mikrozirkulation.

In der klinischen Anwendung hat sich α-Chymotrypsin nicht durchgesetzt, obwohl in einzelnen tierexperimentellen Studien ein deutlicher adhäsionsvermindernder Effekt beschrieben ist (Lehmann et al. 1978). Järvinen u. Nummi (1976) konnten durch den Zusatz von α-Chymotrypsin zu intraperitoneal applizierten Dextranen keine Steigerung der Dextranwirkung nachweisen.

Hyaluronidase. Über den Effekt von Hyaluronidase sind bisher unterschiedliche Ergebnisse berichtet worden. Hyaluronidase ist ein Enzym, das Mukopolysaccharide der intrazellulären Grundsubstanz hydrolysiert. Conolly u. Smith (1960) konnten einen adhäsionsvermindernden Effekt nachweisen, während Fries (1956), Thomas et al. (1950) und Stoehr et al. (1966) diese Ergebnisse nicht betätigen konnten. Craig u. Biancji (1956) fanden nur bei einer mehrfachen intraperitonealen Gabe hoher Dosen einen adhäsionsvermindernden Effekt. Untersuchungen mit Hyaluronsäure, die einen lokalen antiinflammatorischen Effekt hat (Asheim u. Lindblad 1976), waren ebenfalls wenig erfolgversprechend (Bergqvist u. Arfors 1977). Beide Substanzen haben zur Adhäsionsprophylaxe heute keine Bedeutung.

Fibrinolytika

Der Einsatz von Fibrinolytika zur Förderung früher fibrinöser Adhäsionen ist gedanklich bestechend. Begrenzt wird ihre Verwendung jedoch durch den gleichen Effekt an den Wunden, die eine primäre und rasche Abheilung durchlaufen sollen.

Streptokinase/Streptodornase. Wright et al. (1950) untersuchten die adhäsionsvermindernde Wirkung von Streptokinase und Streptodornase. Während beim Kaninchen ein eindeutiger Effekt nachweisbar war, konnte dieser am Hundemodell nicht bestätigt werden. In die gleiche Richtung gehen die Untersuchungen von James et al. (1965). Bei Kaninchen lag ein eindeutiger Effekt vor, der jedoch bei der Ratte nicht nachvollzogen werden konnte Diese z. T. widersprüchlichen Ergebnisse sind dadurch erklärbar, daß Streptokinase vorwiegend auf das menschliche Plasminogen wirkt, jedoch nicht auf das einer Vielzahl von Labortieren.

Um eine hinreichende Wirkung mit Streptokinase zu erzielen, ist offensichtlich eine mehrtägige Applikation notwendig. Ellis (1971) applizierte Streptokinase 3–4 Tage lang über einen intraperitonealen Katheter.

Fibrinolysin/Heparin. Knightly et al. (1962) untersuchten den Einfluß von Fibrinolysin und Heparin auf die postoperative Adhäsionsbildung an Ratten. Fibrinolysin allein oder in Kombination mit Heparin konnte die Ausbildung von Verwachsungen wirkungsvoll verhindern. In einer Studie wurden mit umgerechnet ca. 1,7 mkat/kg KG relativ hohe intraperitoneale Dosen appliziert. Bei einer mehrtägigen Applikation wurde eine deutliche Effektsteigerung erzielt. Nebenwirkungen in Form von Wundheilungsstörungen oder Blutungen wurden nicht beobachtet.

Aktase. Spagna u. Peskin (1961) zeigten, daß mit Aktase bei der Ratte eine effektive Adhäsionsprophylaxe mög-

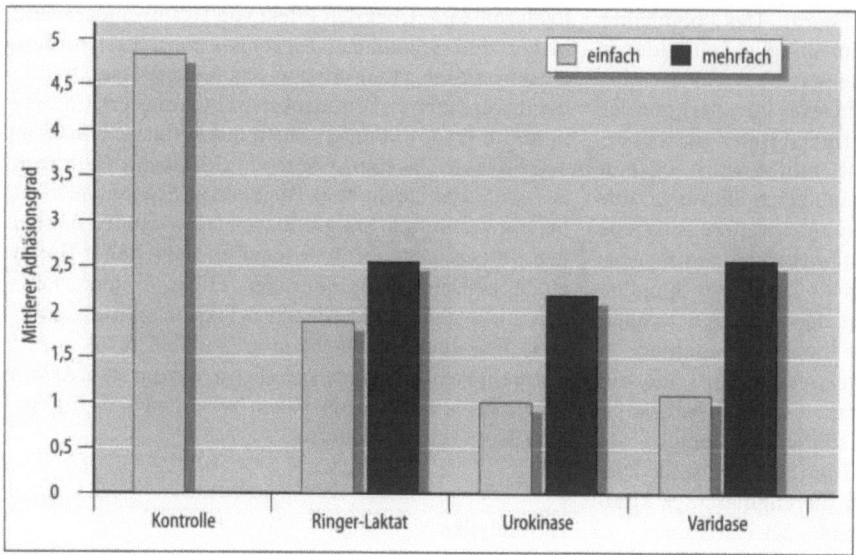

Abb. 13.3. Ergebnisse der Adhäsionsprophylaxe mit Fibrinolytika. Vergleich von Ringer-Laktat, Urokinase und Streptokinase/Streptodornase. Angabe des mittleren Adhäsionsscores. (Aus Gauwerky et al. 1988)

lich ist. Gervin et al. (1973) berichteten über erfolgversprechende Ergebnisse mit Urokinase an der Ratte.

Eigene Untersuchungen. Eigene experimentelle Untersuchungen (Gauwerky et al. 1988) zeigen, daß sowohl mit Urokinase als auch mit Streptokinase/ Streptodornase eine effektive Adhäsionsprophylaxe möglich ist (Abb. 13.3). Eine Mehrfachapplikation führt nicht zu einer Verbesserung der Ergebnisse.

Bewertung. Der klinische Einsatz von Fibrinolytika zur Adhäsionsprophylaxe ist bis heute, nicht zuletzt wegen der möglichen Nebenwirkungen, begrenzt geblieben. Es liegen zwar einzelne Erfahrungsberichte (Sievers u. Eckert 1981) jedoch keine kontrollierten Studien vor.

13.2.4 Mechanische Separierung peritonealer Oberflächen

Erste brauchbare Vorschläge zu einer wirkungsvollen Adhäsionsprophylaxe gehen auf Müller (1886) zurück. Er empfahl 1886 die postoperative Auffüllung der Peritonealhöhle mit 2500 ml NaCl-Lösung, um eine Separierung der peritonealen Oberflächen zu erzielen. Wegen erheblicher Nebenwirkungen in Form von Dyspnoe und kardiovaskulären Störungen wurde diese Methode nicht weiter verfolgt, obwohl Müller vorschlug, diese Nebenwirkungen durch eine intermittierende Instillation kleiner Mengen über mehrere Tage zu umgehen. Rick berichtete 1922 über positive Erfahrungen mit der postoperativen Instillation kleinerer Mengen NaCl-Lösung. Weitere Anwendungen sind dann aber unterblieben.

Die postoperative Auffüllung das Abdomens mit Luft, das Anlegen eines Pneumoperitoneums zu therapeutischen Zwecken wurde von Feldmann (1922) beschrieben, nachdem Mayer (1920) über den diagnostischen Wert des Pneumoperitoneums berichtet hatte. Da die Methode ebenfalls erhebliche postoperative Beschwerden verursachte, der Behandlungserfolg unsicher und ihre Anwendung meist nur auf Adhäsionen zur vorderen Bauchwand beschränkt war, geriet diese Methode bald in Vergessenheit.

Zahlreiche andere Substanzen wurden dagegen auf die serösen Oberflächen aufgetragen, um sie voneinander zu separieren und eine bessere Gleitfähigkeit zu erzielen. Versuchen mit Glyzerin, Kollodium, Goldschlägerhäuten, Olivenöl, Hammeltalg, Lanolin, Paraffin, Glaskörpersubstanz und arteigenem Fett (Löhnberg 1922) war ein unterschiedlicher und selten reproduzierbarer Erfolg beschieden.

In neuerer Zeit haben *hochmolekulare Substanzen*, die aufgrund ihres Molekulargewichts für längere Zeit intraperitoneal verbleiben, an Interesse gewonnen. Grosz et al. (1966) untersuchten eine Reihe von Substanzen, u.a. Hydroxyäthylstärke, Gelatine und Dextrane. Dextrane finden von den genannten Substanzen heute die größte Bedeutung.

Dextrane

Choate et al. publizierten 1946 erstmalig den Nutzen von Dextranen zur Adhäsionsprophylaxe. Der möglicher-

Tabelle 13.2. Ergebnisse der tierexperimentellen Untersuchungen zur Adhäsionsprophylaxe mit Dextran 70/75. *K* Kaninchen, *R* Ratte, *A* Affe, *S* Schwein, *D* Dextran

Autor	Tiermodell	Dosierung	Ergebnis	Anzahl Tiere Behandlungsgruppe/ Kontrolle
Mazuji u. Fadhii 1965	R	25 ml D75	Kein Effekt	14/11
	K	100 ml D75	Signifikante Reduktion	7/7
Neuwirth u. Khalaf 1974	K	50 ml 32% D70	Signifikante Reduktion	13/8
Bergqvist u. Arfors 1977	R	1 g/kg 10% D70	Kein Effekt	10/10
	K	1 g/kg 10% D70	Kein Effekt	10/10
Luengo u. Hall 1978	S	32% D70-Paste	Signifikante Reduktion	20/interne Kontrolle
Utian et al. 1979	K	30–50 ml 32% D70	Signifikante Reduktion, Hohe Mortalität	4/10
	K	30–50 ml 6% D70	Kein Effekt	10/10
Holtz et al. 1980	K	2.5 ml/kg 32% D70	Signifikante Reduktion primär	5/8
	K	2.5 ml/kg 32% D70	Nicht bei Lysis	5/2
di Zerega u. Hodgen 1980	A	20 ml 10% D40	Kein Effekt	5/5
	A	20 ml 32% D70	Signifikante Reduktion	5/5
Vemer et al. 1982	K	15 ml 6% D70	Kein Effekt	8/8
	K	15 ml 32% D70	Kein Effekt	8/8
Soules et al. 1982	K	50 ml 6% D70	Kein Effekt	5/6
		10 ml/kg 32% D70	Kein Effekt	5/6
Fabri et al. 1983	R	2–5 ml 32% D70	Signifikante Reduktion, erhöhte Mortalität	40/40
Luciano et al. 1983	R	5 ml 32% D70	Reduktion, signifikant nur in Kombination mit Dexamethason	5/5

weise adhäsionsmindernde Effekt kann durch 3 Wirkungsmechanismen erklärt werden:

1. Dextrane haben silikonisierende Eigenschaften und überziehen rauhe peritoneale Oberflächen mit einem dünnen Film, der die Ausbildung von Adhäsionen verhindert (Pfeffer 1980).
2. Dextrane verändern die in ihrer Gegenwart entstandene Fibrinstruktur (Muzaffar et al. 1972) und machen den Fibrinkomplex empfindlicher für die plasmininduzierte Lyse (Tangen et al. 1972).
3. Die osmotischen Eigenschaften der Dextrane führen zu einem Übertritt von zusätzlicher Flüssigkeit in die Bauchhöhle. Der so entstandene Aszites verhindert eine Verklebung der peritonealen Oberflächen durch eine mechanische Separierung (di Zerega u. Hodgen 1980).

Die mittlere intraperitoneale Verweildauer von hochmolekularen Dextranen beträgt bis zu 10 Tagen, während niedermolekulare Dextrane wesentlich schneller resorbiert werden (Polishuk u. Bercovici 1971).

Die tierexperimentellen Untersuchungen mit Dextranen niedrigen Molekulargewichts sind uneinheitlich, während bei der Anwendung konzentrierter, hochmolekularer Dextranlösungen überwiegend ein positiver Effekt beschrieben wird (Tabelle 13.2).

Zu gegenteiligen Ergebnissen kamen Vemer et al. (1982), die nach einer mechanisch induzierten Hydrosalpinx eine Salpingostomie und eine isthmisch-ampulläre Anastomose durchführten. Weder 6%iges noch 32%iges Dextran 70 (15 ml/Tier) waren bezüglich der Verminderung bzw. Vermeidung von Verwachsungen effektiver als eine 0,9 %ige NaCl-Lösung.

Soules et al. (1982) konnten ebenfalls keinen sicheren adhäsionsvermindernden Effekt von 6% und 32% Dextran 70 nachweisen, konstatierten jedoch, daß die Tiere in der Dextrangruppe den niedrigsten Adhäsionsgrad aufwiesen.

In einer Reihe von Studien wird lediglich dann ein Effekt von Dextranlösungen beobachtet, wenn die Behandlung über mehrere Tage erfolgt. In einer eigenen breit angelegten experimentellen Studie wurde der Einfluß der Applikationsmenge und des Molekulargewichts von Dextranlösungen auf die Adhäsionsbildung untersucht (Gauwerky et al. 1993). Mit zunehmenden Molekulargewichten der Lösungen, unter Berücksichtigung der Konzentration, verschiebt sich das Wirkungsoptimum hin zu kleineren Applikationsmengen (Abb. 13.4). Dextran 60 zeigt die größte Effektivität (Abb. 13.5).

Bisher liegen die Ergebnisse von 3 kontrollierten klinischen Studien über den Nutzen von hochmolekularen Dextranen zur Adhäsionsprophylaxe vor (Adhesion Study Group 1983; Jansen 1985; Rosenberg u. Board 1984). In 2 Studien (Adhesion Study Group 1983; Rosenberg u. Board 1984) wird eine deutliche Reduktion der Adhäsionsbildung bei einer postoperativen Instillation von 250 bzw. 200 ml 31% Dextran 70 beschrieben. In einer da-

204 KAPITEL 13 · **Intraabdominelle Adhäsionen – Ursachen, Vorbeugung und Behandlung**

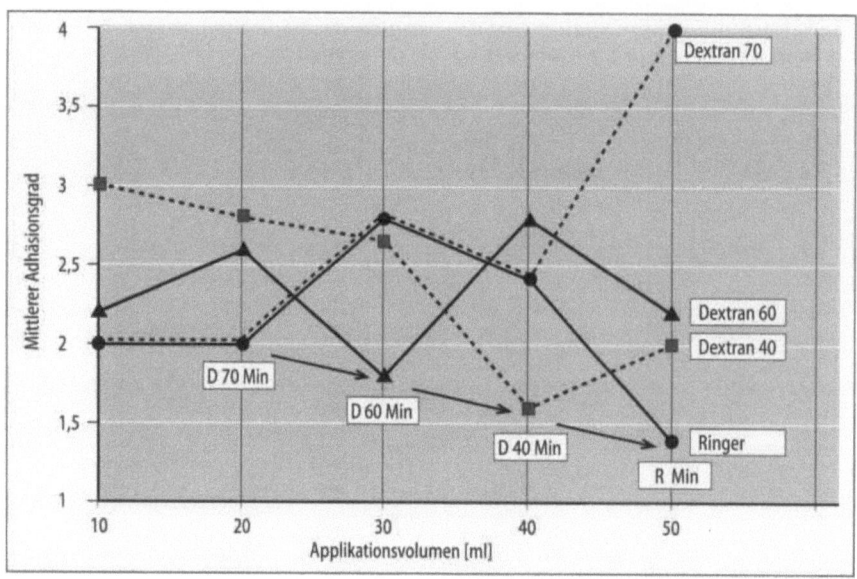

Abb. 13.4. Einfluß des Applikationsvolumens von Ringer-Laktat, Dextran 40, Dextran 60 und Dextran 70 auf die Adhäsionsbildung. *Pfeile* Minima der jeweiligen Behandlungsgruppe (Aus Gauwerky et al. 1993)

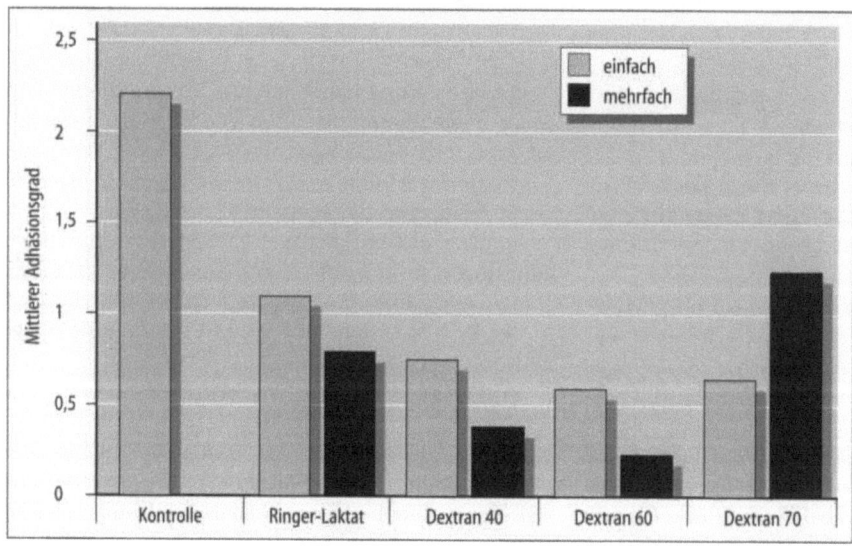

Abb. 13.5. Darstellung der mittleren Adhäsionsgrade in Abhängigkeit des Molekulargewichts der Substanz bei konstanter Applikationsmenge und Teilchenzahl pro ml applizierter Lösung. *Hellblau* Einfachapplikation, *dunkelblau* Mehrfachapplikation. (Aus Gauwerky et al. 1993)

nach von Jansen (1985) publizierten Arbeit wurde kein Effekt bei einer Instillation von 100–200 ml 32% Dextran 70 beobachtet. Er vermutete, daß der positive Effekt in den beiden früheren Studien dadurch vorgetäuscht wird, daß in der mit Dextranen behandelten Gruppe präoperativ im Mittel mehr Adhäsionen vorlagen als in der Kontrollgruppe.

Tabelle 13.3. Proteinkonzentration, spezifisches Gewicht und Dextrankonzentration im Pleurapunktat und im Serum nach intraabdomineller Dextranapplikation, n = 8. (Aus Gauwerky et al. 1985)

Körperflüssigkeit	Proteinkonzentration [g/i]	Spezifisches Gewicht [g/ml]	Dextrankonzentration [g/l]
Pleurapunktat	17,9 <+-> 1,1	1,019 <+-> 0,005	8,9 <+-> 0,9
Serum	63,2 <+-> 4,5	1,028 <+-> 0,005	4,4 <+-> 0,9

Risiken. Die Verwendung von Dextranen beinhaltet mögliche Risiken. Bei einer intravenösen Dextrangabe sind anaphylaktische Reaktionen bekannt (Grosz et al. 1966; Hedin et al. 1976; Furhoff 1977; Utian et al. 1979; Borten et al. 1983) und auch in Einzelfällen bei einer intraperitonealen Applikation beschrieben (Borten et al. 1983; Gauwerky u. Kubli 1986). Sie sind auch durch eine prophylaktische Gabe eines Haptens (Promit) nicht vollständig zu vermeiden. Obwohl Dextran ein idealer Nährboden für Bakterien ist (Bernstein et al. 1982), ist bisher keine erhöhte Inzidenz von postoperativen Infektionen durch Dextrane bekannt geworden. In einer früher von uns durchgeführten Umfrage berichtete jedoch ein Operateur über 2 Fälle einer Peritonitis nach Anwendung von Dextran 40.

Nicht zu vernachlässigen sind die aufgrund der Osmolarität eintretenden Flüssigkeits- und Elektrolytverschiebungen. Diese führen zu einer Flüssigkeitsretention, einer vermehrten Rechtsherzbelastung mit Anstieg des ZVD (Abb. 13.6) und Pleuraergüssen (Adoni et al. 1980; Gauwerky et al.1985)(Tabelle 13.3). Dieser Effekt ist dosisabhängig. Kontrollierte Untersuchungen über die Nebenwirkungen bei der Verwendung kleinerer Mengen liegen nicht vor. Magyar et al. (1985) berichteten über die gefahrlose intraperitoneale Anwendung von 100–200 ml 32%Dextran 70, beobachteten aber gleichzeitig eine Flüssigkeitsretention mit einer postoperativen Gewichtszunahme von bis zu 5,5 kg. Im Tierexperiment ist eine erhöhte Letalität bei einer Applikation höherer intraperitonealer Dextranmengen beschrieben (Cohen et al. 1983; Utian et al.1979). Dextrane haben darüber hinaus einen Einfluß auf die Gerinnungszeit. Klinisch relevante Veränderungen bei einer intraperitonealen Applikation sind jedoch nicht beobachtet worden (Gauwerky et al. 1985). In Tabelle 13.4 sind die von Anwendern gesehenen Nebenwirkungen bei einer intraperitonealen Dextrangabe zusammengefaßt.

Abb. 13.6. Postoperative Veränderung des zentralvenösen Drucks (ZVD) nach intraperitonealer Dextranapplikation. Mittelwerte mit Standardabweichung. *Gestrichelte Linie* Dextrangruppe (n = 32); *durchgezogene Linie* Kontrollgruppe (n = 15). (Aus Gauwerky et al. 1985) ▶

Tabelle 13.4. Beobachtete Komplikationen und Nebenwirkungen bei intraperitonealer Dextrangabe. Ergebnisse einer internationalen Umfrage. Zahl der Rückantworten (n = 79). Davon wenden 46 Dextrane intraperitoneal zur Adhäsionsprophylaxe an. (Aus Gauwerky u. Kubli 1986)

Nebenwirkung/Komplikation	Häufigkeit der Angabe
Vulvaödem/Beinödem	4
Gewichtszunahme/Flüssigkeitsretention	2
Ileus	2
Zunahme des Bauchumfangs und sonstige gastrointestinale Beschwerden	4
Peritonitis	1
Lungenödem	1
Atelektase	1
Anaphylaxie	1
„Nachnässen" der Laparotomiewunde	2
Keine Komplikationen	31/46 (67%)

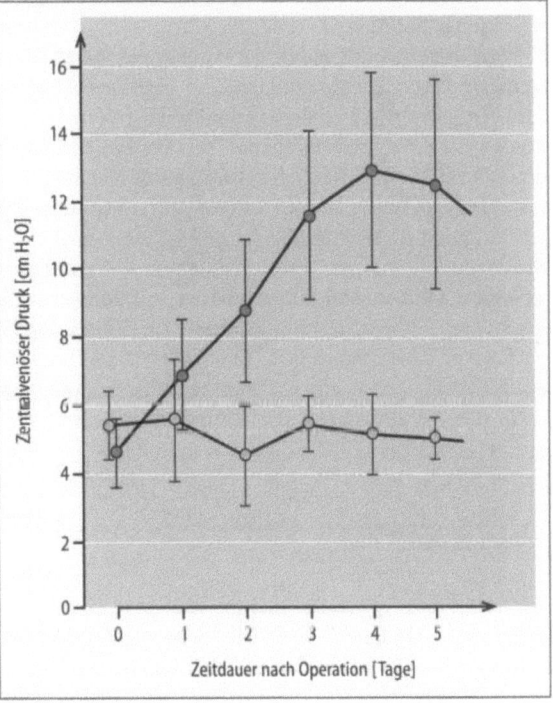

Tabelle 13.5. Experimentelle Studien zur Adhäsionsprophylaxe mit oxidierter regenerierter Zellulose

Autor (Jahr)	Tiermodell	Effekt
Linsky et al. (1987)	Kaninchen/Uterushorn	Wirksam
Diamond et al. (1987b)	Kaninchen/parietales Peritoneum	Wirksam
Linsky et al. (1988)	Kaninchen/Uterushorn	Wirksam
Wiseman et al. (1992)	Kaninchen, parietales Peritoneum/Uterushorn	Wirksam
Diamond et al. (1991a)	Kaninchen/Uterushorn	Wirksam
Diamond et al. (1991b)	Kaninchen/Uterushorn	Wirksam
Steinleitner et al. (1992)	Kaninchen/Uterushorn	Wirksam
Montz et al. (1993)	Schwein/Radikaloperation im kleinen Becken	Wirksam
Maxson et al. (1988)	Kaninchen/Uterushorn	Nicht wirksam
Best et al. (1991)	Hamster/Uterushorn, Naht	Nicht wirksam
Haney et al. (1992)	Maus/parietales Peritoneum	Nicht wirksam
Pagidas u. Tulandi (1992)	Ratte/Uterushorn	Nicht wirksam
Best et al. (1992)	Kaninchen/Uterushorn	Nicht wirksam

Bewertung. Insgesamt ist der Nutzen von Dextranen auch heute noch unsicher und seine Anwendung mit möglichen Risiken behaftet.

Oxidierte regenerierte Zellulose

Oxidierte regenerierte Zellulose (Surgicel, Interceed, Tabotamp) wurde primär als Hämostyptikum in Gazeform auf den Markt gebracht und schon früh auf seine antiadhäsiven Eigenschaften untersucht. Larsson et al. (1978) verwiesen als erste auf die möglichen antiadhäsiven Eigenschaften.

In zahlreichen folgenden tierexperimentellen Untersuchungen wurden unterschiedliche Ergebnisse publiziert (Tabelle 13.5). Die Resorptionszeit ist vom Strickmuster der Gaze abhängig und beträgt bei Interceed ungefähr 2 Wochen. Nach der Applikation, die auch endoskopisch möglich ist und keine Nahtfixierung erfordert, wandelt es sich relativ schnell in eine gelatinöse Masse um, die die peritonealen Flächen überzieht und vor einer Adhäsionsbildung schützen soll. Mittlerweile liegen eine Reihe klinischer Studien vor, die einen antiadhäsiven Effekt nahelegen (Tabelle 13.6). Präklinische Studien lassen eine eingeschränkte Wirksamkeit von oxidierter Zellulose beim Vorhandensein von Blut vermuten (Yemini et al. 1984; Linsky et al. 1988).

Polytetrafluoräthylen

Polytetrafluoräthylen (PTFE, Gore-Tex) ist in Membranform in verschiedenen Stärken auf dem Markt und wurde mit großem Erfolg in den verschiedensten Fachsparten als Membranersatz eingesetzt. Sie ist antithrombogen, nicht reaktiv, für Zellen schwer durchlässig und nicht resorbierbar. Im Gegensatz zu oxidierter regenerierter Zellulose muß sie am Ort verankert werden. In der Kardiochirurgie wurde sie als Perikardersatz verwendet und zeigte eine nur minimale Adhäsionsbildung (Minale et al. 1988; Revuelta et al. 1985).

Die Ergebnisse tierexperimenteller Untersuchungen waren z. T. gegensätzlich. Boyers et al. (1988) beschrieben einen antiadhäsiven, Goldberg et al. (1987) einen adhäsionsvermehrenden Effekt. Ebenso uneinheitlich sind tierexperimentelle Studien zur Radikaloperation im kleinen Becken, bei der das Beckenperitoneum durch PTFE-Membranen ersetzt wurde. Klinische Studien legen einen antiadhäsiven Effekt nahe (The Surgical Membrane Study Group 1991; Haney et al. 1995). Die Fallzahlen sind allerdings relativ klein. In der Multicenterstudie von Haney (n=32) war der antiadhäsive Effekt von PTFE höher als der von oxidierter Zellulose.

13.2.5 Physikalische Maßnahmen zur Adhäsionsprophylaxe

In den 20er Jahren hatte Uyeno (Literatur bei Löhnberg 1922) tierexperimentelle Untersuchungen am Kaninchen angestellt mit dem Ziel, postoperative Verwachsungen durch *Massage* zu vermeiden. Es wird berichtet, daß es ihr bei 8 Tieren gelang, die Adhäsionen zu lösen, wenn auch nicht immer vollständig. Die Massage selbst war relativ spät, 20–40 Tage postoperativ, begonnen worden. Weitere Anwendungen dieses Prinzips sind wohl unter dem Gesichtspunkt unterblieben, daß die Massage, wenn sie effektiv sein soll, früh beginnen muß, dann aber auch Nebenwirkungen durch eine Förderung des Wundödems und damit der Adhäsionsbildung haben kann.

Interessant und am Rande erwähnenswert ist ein von Payr (1913) ebenfalls in den 20er Jahren vorgeschlagenes Verfahren: die Füllung von Darmschlingen mit Eisen-

Tabelle 13.6. Klinische Studien zur Adhäsionsprophylaxe mit oxidierter regenerierter Zellulose

Autor (Jahr)	Modell	Effekt
Interceed (TC7) Adhesion Barrier Study Group (1989)	Sterilitätsoperationen (Laparotomie) mit beidseitigen pelvinen Adhäsionen (n=74). Seite der Applikation randomisiert. Datenerhebung mittels Laparoskopie nach 10 Tagen	Wirksam Adhäsionen bei Laparoskopie (Seitenwand): – Kontrolle: 53/74 (72%) – TC7-Seite: 34/74 (46%)
Interceed (TC7) Adhesion Barrier Study Group II (1993)	Sterilitätsoperationen (Laparotomie) mit beidseitigen pelvinen Adhäsionen (n=134). Seite der Applikation randomisiert. Datenerhebung mittels Laparoskopie nach 10–14 Tagen	Wirksam Adhäsionen bei Laparoskopie (Seitenwand): – Kontrolle: 102/134 (76%) – TC7-Seite: 66/134 (49%)
Sekiba (1992)	Sterilitätsoperationen (Laparotomie) mit beidseitigen pelvinen Adhäsionen (n=63). Seite der Applikation randomisiert. Datenerhebung mittels Laparoskopie nach 10–14 Tagen	Wirksam Adhäsionen bei Laparoskopie (Seitenwand): – Kontrolle: 48/63 (76%) – TC7-Seite: 26/63 (41%)
Nordic Adhesion Prevention Study Group (1995)	Bilaterale Adnexoperationen wegen Sterilität (Laparotomie) (n=66). Applikation an Ovar und Tube (Seite randomisiert). Datenerhebung mittels Laparoskopie nach 4–10 Wochen	Wirksam Reduktion des mittleren Adhäsionsgrads – Kontrolle: 9,86 auf 5,00 – TC7-Seite: 9,73 auf 2,95
Franklin, Ovarian Adhesion Study Group (1995)	Bilaterale Adnexoperationen wegen Adhäsionen, Zysten, Endometriose (Laparotomie) (n=55). Applikation am Ovar (Seite randomisiert): Kontrollaparoskopie nach 10–98 Tagen	Wirksam Adhäsionen bei Laparoskopie (Ovar): – Kontrolle: 41/55 (75%) – TC7-Seite: 29/55 (53%)

Tabelle 13.7. Möglichkeiten der Adhäsionsprophylaxe. Tabellarischer Überblick

Prinzip	Methode	Praxis
Reduzierung des operativen Traumas	Atraumatische (mikrochirurgische, endoskopische) Technik	– Möglichst vollständige Erhaltung gesunder Gewebsstrukturen – Vermeidung von Ischämie – Entfernung von Fremdkörpern – Konstante Befeuchtung peritonealer Oberflächen bei Laparotomien – Schonende Gewebsbehandlung – Verwendung möglichst dünner und atraumatischer Nahtmaterialien (Vicryl, Dexon, Maxon, PDS) – Vermeidung von Katgut – Koagulation möglichst bipolar – Sofern durchgeführt: spannungsfreie Reperitonealisierung – Vermeidung von Peritonealtransplantaten
Vermeidung einer Infektion	Perioperative Antibiotikaprophylaxe, z. B.	– Doxycyclin 2mal 100 mg – Cefoxitin (Mefoxitin) 3mal 2 g
Hemmung der Entzündungsreaktion	Kortikosteroide lokal oder systemisch, Antihistaminika, Antiprostaglandine, Aprotinin, Gestagene	– Hydrocortisonazetat (Hydrocortison) 1 g i. p. – Dexamethason (Decadron) 9mal 20 mg (4-stdl.) – Promethazin (Atosil) 9mal 25 mg (4-stdl.) – Aprotinin (Trasylol), z. B. 500 000 kIE i. p.
Verminderung der Fibrinablagerung und Förderung der Fibrinolyse	Antikoagulanzien Proteolytische Fermente Fibrinolytika	
Mechanische Separierung peritonealer Oberflächen	Dextrane Oxidierte regenerierte Zellulose PTFE	– 6% Dextran 60 (Makrodex) 5 ml/kg KG intraperitoneal – Interceed lokal – Gore-Tex lokal

verbindungen und Beeinflussung der Motilität durch Elektromagneten. Unseres Wissens hat diese Methode keine klinische Anwendung gefunden.

In jüngster Zeit berichteten Colosante et al. (1981) über Untersuchungen mit niederfrequenten *Schallwellen*. Durch eine Destabilisierung der fibrinösen Oberflächen sollte mit dieser Methode eine Adhäsionsprophylaxe versucht werden. Seine an Ratten gewonnenen Ergebnisse sind erfolgversprechend, das statistische Modell weist jedoch einige Mängel auf, so daß die Interpretation der Ergebnisse zweifelhaft ist. Der Beitrag der operativen Laparoskopie zur Adhäsionsverminderung kann auch unter diesem Aspekt der mechanischen Verhinderung der Adhäsionsbildung gesehen werden. Durch die Minimierung der postoperativen Darmatonie (die auch noch andere als rein mechanische Aspekte hat) sind die peritonealen Grenzflächen in ständiger Bewegung, so daß eine Adhäsionsbildung unterbleibt.

13.3 Zusammenfassende Bewertung

Die Ätiologie und Pathogenese peritonealer Adhäsionen sind weitgehend aufgeklärt. Das *operative Trauma* und die *pelvine Infektion* sind die bedeutendsten Ursachen. Ihre Vermeidung bzw. Minderung steht daher bei den prophylaktischen Maßnahmen an erster Stelle. Alle anderen adjuvanten Strategien sind hinsichtlich ihrer klinischen Wertigkeit (Schmerzen, Ileus, Sterilität) umstritten.

Die für die klinische Praxis wichtigen Schritte und Möglichkeiten der Adhäsionsprophylaxe sind in Tabelle 13.7 zusammengestellt. Eine Reduzierung des operativen Traumas wird durch die konsequente Nutzung atraumatischer (mikrochirurgischer und endoskopischer) Operationstechniken gewährleistet. Endoskopische Operationstechniken allein sind kein Garant für das Ausbleiben einer Adhäsionsbildung. Das organspezifische Trauma kann bei endoskopischen Operationstechniken höher als bei konventionellen mikrochirurgischen Techniken sein. Die routinemäßige Anwendung einer medikamentösen Adhäsionsprophylaxe sollte mit Zurückhaltung und möglichst unter kontrollierten Bedingungen erfolgen.

Derzeit werden insbesondere Barrier-Methoden diskutiert. Dazu gehört die intraperitoneale Anwendung von hochmolekularen Dextranen und die lokale Applikation von oxidierter regenerierter Zellulose (Interceed) oder PTFE (Gore-Tex). Verwachsungen sind Ausdruck eines intraperitonealen Heilungsprozesses. Die Maßnahmen zur Adhäsionsprophylaxe können daher mit dieser Zielrichtung interferieren. So erfordert deren Einsatz eine wohlüberlegte Indikationstellung unter einer Nutzen- und Risikoabwägung.

Literatur

Adhesion Study Group (1983) Reduction of postoperative pelvic adhesions with intraperitoneal 32% dextran 70: a prospective, randomized clinical trial. Fertil Steril 40: 612–619

Adoni A, Adatto-Levy R, Mogle P, Plati Z (1980) Postoperative pleural effusion caused by dextran. Int J Gynaecol Obstet 18: 243–244

Asheim A, Lindblad G (1976) Intra-articular treatment of arthritis in race horses with sodium hyaluronate. Acta Vet Scand 17: 379–394

Azziz R, Interceed (TC7) Adhesion Barrier Study Group II (1993) Pelvic sidewall adhesion reformation: microsurgery alone or with interceed absorbable adhesion barrier. Surg Gynecol Obstet 177: 135–9

Bateman BG, Nunley WC, Kitchin JD (1981) Prevention of postoperative peritoneal adhesions: an assessment of ibuprofen. Surg Forum 32: 603–604

Bateman BG, Nunley WC, Kitchin JD (1982) Prevention of postoperative peritoneal adhesions with ibuprofen. Fertil Steril 38: 107–108

Battle WH (1883) Intestinal obstructions coming on 4 years after the operation of ovariotomy. Lancet 1: 818–820

Batzofin JH, Holmes SD, Gibbons WE, Buttram VC (1985) Peritoneal fluid plasminogen activator activity in endometriosis and pelvic adhesive disease. Fertil Steril 44: 277–279

Bergqvist D, Arfors KE (1977) Effect of dextran and hyaluronic acid on the development of postoperative peritoneal adhesions in experimental animals. Eur Surg Res 9: 321–325

Berman JK, Habegger ED, Berman EJ (1953) The effects of anthihistamine drugs on fibroplasia. Am J Surg 19: 1152–1156

Bernstein J, Mattox JH, Ulrich JA, Messer RH (1982) The potential for bacterial growth with dextran. J Reprod Med 27: 77–78

Best CL, Rittenhouse D, Sueldo CE (1991) A comparison of TC7 and 32% dextran 70 for prevention of postoperative adhesions in hamsters. Obstet Gynecol 78: 858–60

Best CL, Rittenhouse D, Vasquez C, Norng T, Subias E, Sueldo CE (1992) Evaluation of INTERCEED (TC7) for reduction of postoperative adhesions in rabbits. Fertil Steril 58: 817–20

Blandau RJ (1978) Comparative aspects of tubal anatomy and physiology as they relate to reconstructive procedures. J Reprod Med 21: 7–15

Borten M, Seibert CP, Taymor ML (1983) Recurrent anaphylactic reaction to intraperitoneal dextran 75 used for prevention of postsurgical adhesions. Obstet Gynecol 61: 755–757

Boyers SP, Diamond MP, DeCherney AH (1988) Reduction of postoperative pelvic adhesions in the rabbit with Gore-Tex surgical membrane. Fertil Steril 49: 1066–1070

Boys F (1942) The prophylaxis of peritoneal adhesions: a review of the literature. Surgery 11: 118–212

Brues AM, Cohen A (1936) Effects of colchicine and related substances to cell division. Biochem J 30: 1363–1365

Bryant T (1872) Clinical lectures on intestinal obstructions. Med Times Gazette 1: 363–367

Buckman RF, Buckman PD, Hufnagel HU, Caldwell R (1976a) A physiologic basis for the adhesion-free healing of deperitonealized surfaces. J Surg Res 21: 67–76

Buckman RF, Woods M, Sargent L, Geruin AS (1976b) A unifying pathogenetic mechanism in the etiology of intraperitoneal adhesions. J Surg Res 20: 1–5

Caspi E, Halperin Y, Bukovsky I (1979) The importance of periadnexal adhesions in tubal reconstructive surgery for infertility. Fertil Steril 31: 296–300

Choate WH, Just-Viera JO, Yeager GH (1964) Prevention of experimental peritoneal adhesions by dextran. Arch Surg 88: 249–254

Cohen BM, Heyman T, Mast D (1983) Use of intraperitoneal solutions for preventing pelvic adhesions in the rat. J Reprod Med 28: 649–653

Cohen MM, Levy M, Eliakim M (1977) A cytogenetic evaluation of long-term colchicine therapy in the treatment of familiar Mediterranean fever (FMF). Am J Med Sci 274: 147–152

Colosante DA, Au FC, Sell HW, Tyson R (1981) Prophylaxis of adhesions with low frequency sound. Surg Gynecol Obstet 153: 357–359

Connolly JE, Smith JW (1960) The prevention and treatment of intestinal adhesions. Surg Gynecol Obstet 110: 417–421

Craig RL, Biancji RG (1956) The effect of hyaluronidase on experimental adhesions in the rat. Am J Surg 91: 369–372

Craig PH, Williams JA, Davis KW et al. (1975) A biological comparison of polyglactin 910 and polyglycolic acid synthetic absorbable sutures. Surg Gynecol Obstet 141: 1–10

Davidson MM (1949) Systemic administration of heparin and dicumarol for postoperative adhesions. Arch Surg 59: 300–304

Dembrowski T von (1888) Ueber die Ursachen der peritonealen Adhäsionen nach chirurgischen Eingriffen mit Rücksicht auf die Frage des Ileus nach Laparotomien. Arch Klin Chir 37: 745-765

Diamond MP, Daniell JF, Feste J, Surrey MW, McLaughin DS, Friedman S (1987a) Adhesion reformation and de novo adhesion formation after reproductive pelvic surgery. Fertil Steril 47: 864-866

Diamond MP, Linsky CB, Cunningham T, Constantine B, di Zerega GS, DeCherney AH (1987b) Development of a model for sidewall adhesions in the rabbit and their reduction by an absorbable barrier. Microsurgery 8: 197-200

Diamond MP, Linsky CB, Cunnigham T, Kamp L, Pines E DeCherney AH, et al. (1991a) Adhesion reformation: reduction by the use of Interceed (TC7) plus heparin. J Gynecol Surg 7: 1-6

Diamond MP, Linsky CB, Cunnigham T, Kamp L, Pines E DeCherney AH, et al. (1991b) Synergistic effects of INTERCEED (TC7) and heparin in reducing ahesion formation in the rabbit uterine horn model. Fertil Steril 55: 389-94

Diegelmann RF, Peterkofsky B (1972) Inhibition of collagen secretion from bone and cultured fibroblasts by microtubular disruptive drugs. Proc Natl Acad Sci USA 69: 892-896

di Zerega GS, Hodgen GD (1980) Prevention of postsurgical tubal adhesions: comparative study of commonly used agents. Am J Obstet Gynecol 136: 173-178

Down RHL, Whitehead R, Watts JMcK (1979) Do surgical packs cause peritoneal adhesions? Aust N Z J Surg 49: 379-382

Eddy CA, Asch RH, Balmaceda JP (1980) Pelvic adhesions following microsurgical and macrosurgical wedge resection of the ovaries. Fertil Steril 33: 557-561

Ellis H (1962) The aetiology of post-operative abdominal adhesions: an experimental study. Br J Surg 50: 10-16

Ellis H (1971) The cause and prevention of postoperative intraperitoneal adhesions. Surg Gynecol Obstet 133: 497-511

Ellis H, Harrison W, Hugh TB (1965) The healing of the peritoneum under normal and pathological conditions. Br J Surg 52: 471-476

Erlich HP, Ross R, Bornstein P (1974) Effects of antimicrotubular agents on the secretion of collagen: a biochemical and morphological study. J Cell Biol 62: 390-392

Eskeland G (1963) Prevention of experimental peritoneal adhesions in the rat by intraperitoneally administered corticosteroids. Acta Chir Scand 125: 91-106

Fabri PJ, Ellison EC, Anderson ED, Kudsk KA (1983) High molecular weight dextran - effect on adhesion formation and peritonitits in rats. Arch Surg 94: 336-341

Feldman W (1922) Über den diagnostischen und therapeutischen Wert des Pneuoabdomens bei postoperativen Verwachsungen nach Laparotomien. Zentralbl Gynäkol 46: 262-266

Fienberg R (1937) Talcum powder granuloma. Arch Path 24: 36-42

Franklin RR (1995) Reduction of ovarian adhesions by the use of Interceed. Ovarian adhesion study group. Obstet Gynecol 86: 335-40

Franz K (1902) Über die Bedeutung der Brandschorfe in der Bauchhöhle. Z Geburtshilfe Gynäkol 47: 64-71

Fries B (1956) Polyphloretin phosphate - a hyaluronidase inhibitor - and hyaluronidase in prevention of intraperitoneal adhesions. An experimental study in the rabbit. Acta Chir Scand Suppl 217: 1-97

Furhoff AK (1977) Anaphyloctoid reactions to dextran: a report of 133 cases. Acta Anaesthesiol Scand 21: 161-167

Garcia CR, Mastroianni L (1980) Microsurgery for treatment of adnexal disease. Fertil Steril 34: 413-424

Gauwerky JFH, Kubli F (1986) Intraabdominelle Adhäsionen - Ursachen, Vorbeugung und Behandlung. Fertilität 2: 125-134

Gauwerky JFH, Heinrich D, Kubli F (1985) Komplikationen und Nebenwirkungen des künstlichen Aszites zur Adhäsionsprophylaxe. Geburtshilfe Frauenheilkd 45: 664-669

Gauwerky JFH, Kavermanns G, Rogmans G (1988) Intraperitoneale Adhäsionsprophylaxe - die Wirkung lokal applizierter Fibrinolytika. Fertilität 4: 81-84

Gauwerky JFH, Mann J, Bastert G (1990) The effect of fibrin glue and peritoneal grafts in the prevention of intraperitoneal adhesions. Arch Gynecol 247: 161-166

Gauwerky JFH, Rogmans G, Bastert G (1993) Adhäsionsprophylaxe mit Dextranen. Zentralbl Gynäkol 115: 355-358

Gazzaniga AB, James JM, Shobe JB (1975) Prevention of peritoneal adhesions in the rat. The effects of dexamethasone, methylprednisolone, promethazine and human fibrinolysin. Arch Surg 110: 429-432

Gervin AS, Puckett CL, Silver D (1973) Serosal hyperfibrinolysis: a cause of postoperative adhesions. Am J Surg 125: 80-88

Glucksman DL, Warren WD (1966) The effect of topically applied corticosteroids in the prevention of peritoneal adhesions. An experimental approach with a review of the literature. Surgery 60: 352-360

Goldberg EP, Sheets JW, Habal MB (1980) Peritoneal adhesions: prevention with the use of hydrophilic polymer coatings. Arch Surg 115: 776-780

Goldberg JM, Toledo AA, Mitchell PE (1987) An evaluation of the Gore-Tex surgical membrane for the prevention of postoperative peritoneal adhesions. Obstet Gynecol 70: 846-848

Gomel V (1978) Recent advances in surgical correlation of tubal disease producing infertility. Curr Probl Obstet Gynecol 1: 10-14

Gomel V (1980) Causes of failed reconstructive tubal microsurgery. J Reprod Med 24: 239-243

Gomel V (1983) Microsurgery in female infertility. Little & Brown, Boston

Goodman LS, Gilman A (1975) The pharmacologic basis of therapeutics. Macmillan, New York

Granat M, Schenken JG, Mor-Yosef S, Rosenkovitch E, Castellanos RC, Galili U (1983) Effects of dexamethasone on proliferation of autologous fibroblasts and on the immune profile in women undergoing pelvic surgery for infertility. Fertil Steril 39: 180-186

Granat M, Tur-Kaspa I, Zylber-Katz E, Schenker JG (1983) Reduction of peritoneal adhesion formation by colchicine: a comperative study in the rat. Fertil Steril 40: 369-372

Grant A (1971) Infertility surgery of the oviduct. Fertil Steril 22: 496-503

Grosfeld JL, Berman IR, Schiller M, Morse T (1973) Excessive morbidity resulting from the prevention of intestinal adhesions with steroids and antihistamines. J Pediatr Surg 8: 221-226

Grosz C, Aka E, Zimmer J, Alterwein R, et al. (1966) The effect of intraperitoneal fluids on the prevention of experimental adhesions. Surgery 60: 1232-1234

Grundmann E (1969) On the use of the proteinase inhibitor Trasylol as an abdominal-antiadhesion prophylactic. In: Haberland GL, Huber P, Matis P (eds). New aspects of Trasylol therapy, vol 4. Schattauer, Stuttgart, pp 65-77

Haney AF, Doty E (1992) Murine peritoneal injury and de novo adhesion formation caused by oxidized-regenerated cellulose (INTERCEED TC7) but not expanded polytetrafluoroethylene (Gore-Tex surgical membrane). Fertil Steril 57: 202-8

Haney AF, Hesla J, Hurst BS, Kettel LM, Murphy AA, Rock JA, Rowe G, Schlaff WD (1995) Expanded polytetrafluorethylene

(Gore-Tex surgical membrane) is superior to oxidized regenerated cellulose (Interceed TC7) in preventing adhesions. Fertil Steril 63: 1021–1025

Hedin H, Richter W, Ring J (1976) Dextran-induced anaphylactoid reactions in man: role of dextran reactive antibodies. Int Arch Allergy Immunol 52: 145–159

Holden M, Adams LB (1957) Inhibitory effects of cortisone acetate and hydrocortisone on growth of fibroblasts. Proc Soc Exp Biol Med 95: 364–366

Holtz G (1982a) Failure of a nonsteroidal anti-inflammatory agent (ibuprofen) to inhibit peritoneal adhesion reformation after lysis. Fertil Steril 37: 582–583

Holtz G (1982b) Adhesion induction by suture of varying tissue reactivity and caliber. Int J Fertil 27: 134–135

Holtz G (1984) Prevention and management of peritoneal adhesions. Fertil Steril 41: 497–507

Holtz G, Baker E, Tsai Ch (1980) Effect of thirty-two percent dextran 70 on peritoneal adhesion formation and re-formation after lysis. Fertil Steril 33: 660–662

Holtz G, Neff M, Mathur S, Perry LC (1983) Effect of medroxyprogesterone acetate on peritoneal adhesion formation. Fertil Steril 40: 542–544

Horne HW, Clyman M, Debrovner C (1973) The prevention of postoperative pelvic adhesions following conservative operative treatment for human infertility. Int J Fertil 18: 109–115

Hulka JF, Omran K, Berger GS (1978) Classification of adnexal adhesions: a proposal and evaluation of ist prognostic value. Fertil Steril 30: 661–665

Interceed (TC7) Adhesion Barrier Study Group (1989) Prevention of postsurgical adhesions by INTERCEED (TC7), an adsorbable adhesion barrier: a prospective, randomized multicenter clinical study. Fertil Steril 51: 933–8

Interceed (TC7) Adhesion Barrier Study Group II (1993) Pelvic sidewall adhesion reformation: microsurgery alone or with Interceed (TC7) absorbable adhesion barrier. Surg Gynecol Obstet 177: 135–139

Jackson BB (1958) Observations on intraperitoneal adhesions. An experimental study. Surgery 44: 507–509

Jacqmain RJ, Schumacker HB (1962) Effect of histadyl upon the prevention of peritoneal adhesions. Am J Surg 104: 20–23

Jansen RPS (1985) Failure of intraperitoneal adjuncts to improve the outcome of pelvic operations in young women. Am J Obstet Gynecol 153: 363–371

James DCO, Ellis H, Hugh TB (1965) The effect of streptokinase on experiemental intraperitoneal adhesion formation. J Path Bact 90: 279–282

Järvinen PA, Nummi S (1976) Prevention of intraperitoneal adhesions by dextran, hydrocortisone and chymotrypsin. Acta Obstet Gynecol Scand 55: 271–273

Kapur BML, Gulat SM, Talwar JR (1972) Prevention of reformation of peritoneal adhesions: Effect of oxyphenbutazone, proteolytic enzymes from carica papaya and dextran-40. Arch Surg 105: 761–764

Kapur BML, Talwar JR, Gulati SM (1969) Oxyphenbutazone: antiinflammatory agent in prevention of peritoneal adhesions. Arch Surg 98: 301–302

Katz AR, Turner RJ (1970) Evaluation of tensile and absorption properties of polyglycolic acid sutures. Surg Gynecol Obstet 131: 701–703

Kershenobich D, Uribe M, Suarez GI, Mata JM, Perez-Tamayo R, Rojkind M (1979) Treatment of cirrhosis with colchicine: a double-blind randomized trial. Gastroenterology 77: 532–536

Knightly JJ, Agostino D, Cliffton EE (1962) The effect of fibrinolysin and heparin on the formation of peritoneal adhesions. Surgery 52: 250–258

Kubota T (1922) Peritoneal adhesions. Jpn Med World 11: 226–235

Lagunoff D, Chi EY (1976) Effect of colchicine on rat mast cell. J Cell Biol 71: 182–195

Larsson B (1995) Erfahrungen mit dem Einsatz von Interceed TC7. In: Korell M (Hrsg) Möglichkeiten der Adhäsionsprophylaxe. Medifact, Landsberg, S 95–102

Larsson B, Nisell H, Grandberg I (1978) SURGICEL – an absorbable hemostatic material in prevention of peritoneal adhesion in rats. Acta Chir Scand 144: 375

Larrson B, Svanberg S, Swolin K (1977) Oxyphenbutazone: an adjuvant to be used in prevention of adhesions in operations for fertility. Fertil Steril 28: 807–808

Laufman H, Rubel T (1977) Synthetic absorbable sutures. Surg Gynecol Obstet 145: 597–608

Lawler MM, Moore FE, Dunn EL, Moore GE (1981) Antiplatelet therapy in the prevention of adhesion formation. Surg Forum 32: 465–468

Lee CM, Lehmann EP (1947) Experiments with non-irritating glove powder. Surg Gynecol Obstet 84: 689–695

Lehmann EP, Boys F (1940) Heparin in the prevention of peritoneal adhesions; report of progress. Ann Surg 112: 969–974

Lehmann V, Memmel L, Freudrich H (1978) Tierexperimentelle Untersuchungen zur medikamentösen Adhäsionsprophylaxe. Geburtshilfe Frauenheilkd 38: 203–207

Linsky CB, Diamond MP, Cunningham T, Constantine B, DeCherney AH, di Zerega GS (1987) Adhesion reduction in the rabbit uterine horn model using an absorbable barrier, TC7. J Reprod Med 32: 17–20

Linsky CB, Diamond MP, Cunningham T, DeCherney AH, di Zerega GS (1988) Effect of blood on the efficacy of barrier adhesion reduction in the rabbit uterine horn model. Infertility 11: 273–280

Lohmander S, Moskalewski S, Madsen K, Thyberg J, Friberg U (1976) Influence of colchicine on the synthesis and secretion of proteoglycans and collagen by fetal guinea pig chondrocytes. Exp Cell Res 99: 333–345

Löhnberg E (1922) Experimenteller Beitrag zur Frage der Verhütung postoperativer peritonealer Adhäsionen mittels arteigenen flüssigen Fettes. Arch Gynekol 115: 497–561

Luciano AA, Hauser KS, Benda J (1983) Evaluation of commonly used adjuvants in the prevention of postoperative adhesions. Am J Obstet Gynecol 146: 88–92

Luengo J, van Hall EV (1978) Prevention of peritoneal adhesions by the combined use of spongostan and 32 % dextran 70: an experimental study in pigs. Fertil Steril 29: 447–450

Magyar DM, Hayos MF, Spirtas NJ, Hull ME, Moghissi KS (1985) Is intraperitoneal dextran 70 safe for routine gynecologic use? Am J Obstet Gynecol 152: 198–204

Maier WA (1972) Zur Adhäsionsprophylaxe nach eitrigen abdominellen Prozessen. Kinderchir 11: 126–127

Maurer JF, Bonaventura LM (1983) The effect of aqueous progesterone on operative adhesion formation. Fertil Steril 39: 485–489

Maxson WS, Herbert CM, Olfield EL, Hill GA (1988) Efficacy of a modified oxidized cellulose fabric in the prevention of adhesion formation. Gynecol Obstet Invest 26: 160–5

Mayer A (1920) Über die diagnostische und therapeutische Verwendung des Pneumoabdomens. Zentralbl Gynäkol 48: 1370–1375

Mazuji MK, Fadhii HA (1965) Peritoneal adhesions – prevention with povidone and dextran 70. Arch Surg 91: 872–874

McIver MA (1932) Acute intestinal obstruction, general considerations. Arch Surg 25: 1098–1104

Milligan DW, Raftery AT (1974) Observations on the pathogenesis of peritoneal adhesions: a light and electron microscopical study. Br J Surg 61: 274-280

Minale C, Nikol S, Hollweg G, Mittermayer C, Messmer BJ (1988) Clinical experience with expanded polytetrafluoroethylene Gore-Tex surgical membrane for pericardial closure: a study of 110 cases. J Card Surg 3:193-201

Montanino-Oliva M, Metzger DA, Luciano AA (1996) Use of medroxyprogesterone acetate in the prevention of postoperative adhesions. Fertil Steril 65: 650-654

Montz FJ, Monk BJ, Lacy SM (1993) Effectiveness of two barriers at inhibiting post-radical pelvic surgery adhesions. Gynecol Oncol 48: 247-51

Müller P (1886) Zur Nachbehandlung schwerer Laparatomien. Verhandlungen der Deutschen Gesellschaft für Gynäkologie, 1. Kongreß, München 1886

Muzaffar TZ, Youngson GG, Bryce WAJ (1972) Studies on fibrin formation and effects of dextran. Thromb Diath Haemorrh 28: 244-245

Myhre-Jensen O, Larsen SB, Astrup T (1969) Fibrinolytic activity in serosal and synovial membranes. Arch Pathol 88: 623-630

Nakagawa H, Min KR, Nanjo K, Tsurufuji S (1979) Anti-inflammatory action of progesterone on carrageenin-induced inflammation in rats. Jpn J Pharmacol 29: 509-514

Neuwirth RS, Khalaf SM (1974) Effect of thirty-two percent dextran 70 on peritoneal adhesion formation. Am J Obstet Gynecol 121: 420-422

Nisell H, Larsson B (1978) Role of blood and fibrinogen in development of intraperitoneal adhesions in rats. Fertil Steril 30: 470-473

Nishimura K, Nakamura R, di Zerega G (1983) Biochemical evaluation of postsurgical wound repair: prevention of intraperitoneal adhesion formation with ibuprofen. J Surg Res 34: 219-226

Nishimura K, Nakamura R, di Zerega G (1984) Ibuprofen inhibition of postsurgical adhesion formation: a time and dose response biochemical evaluation in rabbits. J Surg Res 36: 115-124

Nordic Adhesion Prevention Study Group (1995) The efficacy of Interceed (TC7) for prevention of reformation of postoperative adhesions on ovaries, fallopian tubes, and fimbriae in microsurgical operations for fertility: a multicenter study. Fertil Steril 63: 709-714

O'Brien WF, Drake TS, Bibro MC (1982) The use of ibuprofen and dexamethasone in the prevention of postoperative adhesion formation. Obstet Gynecol 60: 373-378

Ohtsuka N (1980) Study of pathogenesis of adhesions in endometriosis. Acta Obstet Gynecol Jpn 32:1758-1766

Operative Laparoscopy Study Group (1991) Postoperative adhesion development after operative laparoscopy: evaluation at early second look procedures. Fertil Steril 55: 700-704

Pagidas K, Tulandi T (1992) Effects of Ringer's lactate, Interceed (TC7) and Gore-Tex surgical membrane on postsurgical adhesion formation. Fertil Steril 57: 199-201

Payr E (1913) Zur Prophylaxe und Therapie peritonealer Adhäsionen (Eisenfüllungen des Magendarmkanals und Elektromagnet) Münch Med Wochenschr 60: 2601-2604

Pfeffer W (1980) Adjuvants in tubal surgery. Fertil Steril 33: 245-256

Pfeffer WH, Wheeler JE, Tschoepe RL, Wright KH, Gizang E (1980) The effect of dexamethasone and promethazine administration on adhesion formation, tubal function, and ultrastructure following microsurgical anastomosis of rabbit oviducts. Fertil Steril 34: 162-168

Polishuk WZ, Bercovici B (1971) Intraperitoneal low molecular dextran in tubal surgery. J Obstet Gynaecol Br Commonw 78: 724-727

Porter JM, McGregor FH, Mullen DC, Silver D (1969) Fibrinolytic activity of mesothelial surfaces. Surg Forum 20:80-83

Raftery AT (1979a) Noxythiolin (Noxyflex), aprotinin (Trasylol) and peritoneal adhesion formation: an experimental study in the rat. Br J Surg 66: 654-656

Raftery AT (1979b) Regeneration of peritoneum: a fibrinolytic study. J Anat 129: 659-664

Raftery AT (1981) Effect of peritoneal trauma on peritoneal fibrinolytic activity and intraperitoneal adhesion formation. An experimental study in the rat. Eur Surg Res 13: 397-401

Replogle RL, Johnson R, Gross RE (1966) Prevention of postoperative intestinal adhesions with combined promethazine and dexamethasone therapy. Ann Surg 163: 580-588

Revuelta JM, Garcia-Rinaldi R, Val F, Crego R, Duran CMG (1985) Expanded polytetrafluoroethylene surgical membrane for percardial closure. J Thorac Cardiovasc Surg 89: 451-455

Reyniak JV, Lauersen NH (1982) Principles of microsurgical techniques in infertility. Plenum Medical Book, New York

Rick F (1922) Beitrag zur Verhütung postoperativer Adhäsionenbildung. Zentralbl Gynäkol 46: 896-898

Riddik DH, De Grazia CT, Maehzer RM (1977) Comparison of polyglactic and polyglycolic acid sutures in reproductive tissue. Fertil Steril 28: 1220-1225

Rosenberg SM, Board JA (1984) High-molecular weight dextran in human infertility surgery. Am J Obstet Gynecol 148: 380-385

Ryan GB, Groberty J, Majno G (1971) Postoperative peritoneal adhesions. A study of the mechanisms. Am J Pathol 65: 117-148

Schmid B, Losch HG (1973) Antihistaminika. In: Kuemmerle HP, Groossens W (Hrsg) Klinik und Therapie der Nebenwirkungen. Thieme, Stuttgart

Seitz HM, Schenker JG, Epstein S, Garcia CR (1973) Postoperative intraperitoneal adhesions: a double-blind assessment of their prevention in the monkey. Fertil Steril 24: 935-940

Sekiba K, The Obstetrics and Gynecology Adhesion Prevention Committee (1992) Use of Interceed (TC7) absorbable adhesion barrier to reduce postoperative adhesion reformation in infertility and endometriosis surgery. Obstet Gynecol 79: 518-522

Semm K (1984) Operationslehre für endoskopische Abdominal-Chirurgie. Schattauer, Stuttgart

Sewell IA (1966) The microvascular responses induced by materials used in operative surgery. Brit J Surg 53: 712-716

Shapiro I, Granat M, Sharf M (1982) The effect of intraperitoneal colchicine on the formation of peritoneal adhesions in the rat. Arch Gynecol 231: 227-233

Shikita J, Yamaoka I (1977) The role of topically applied dexamethasone in preventing peritoneal adhesions: experimental and clinical studies. World J Surg 1: 389-395

Siegler AM, Kontopoulos V, Wang CHF (1980) Prevention of postoperative adhesions in rabbits with ibuprofen, a nonsteroidal antiinflammatory agent. Fertil Steril 34: 46-49

Sievers S, Eckert M (1981) Adhäsionsprophylaxe in der operativen Gynäkologie. Fortschr Med 99: 27-30

Soules MR, Dennis L, Bosarge A, Moore DE (1982) The prevention of postoperative adhesions: an animal study comparing barrier methods with dextran 70. Am J Obstet Gynecol 143: 829-834

Spagna PM, Peskin GW (1961) An experimental study of fibrinolysis in the prophylaxis of peritoneal adhesions. Surg Gynecol Obstet 113: 547-550

Stangel JJ, Nisbet JD, Settles H (1984) Formation and prevention of postoperative abdominal adhesions. J Reprod Med 29: 143–156

Stangel JJ, Reyniak JV, Stone ML (1976) Conservative surgical management of tubal pregnancy. Obstet Gynecol 48: 241–244

Steinleitner A, Lopez G, Suarez M, Lambert H (1992) An evaluation of flowgel as an intraperitoneal barrier for prevention of postsurgical adhesion reformation. Fertil Steril 57: 305–9

Stoehr BJ, Gutierrez JE, Close AS (1966) Effect of intraperitoneal hyaluronidase on the reformation of intestinal adhesions. Am J Surg 111: 881–883

Swolin K (1967) Die Entwicklung von großen, intraperitonealen Dosen Glukokortikoid auf die Bildung von postoperativen Adhäsionen. Acta Obstet Gynecol Scand 46: 204–218

Tangen O, Wik KO, Almquist IAM (1972) Effects of dextran on the structure and plasmin-induced lysis of human fibrin. Thromb Res 1:487–492

The Surgical Membrane Study Group (1991) Prophylaxis of pelvic sidewall adhesions with Gore-Tex surgical membrane: a multicenter clinical investigation Fertil Steril 57: 921–923

Thomas JW, Jackson G, Portnoff C (1950) Further experiments on influence of hyaluronidase on formation of intraperitoneal adhesions in the rat. Proc Soc Exp Biol Med 74: 497–498

Trash CR, Cunningham DO (1973) Stimulation of division of density inhibited fibroblasts by glucocorticoids. Nature 242: 399–401

Turcotte JG, Haines RF, Brody GL, Meyer TJ, Schwartz SA (1968) Immunsuppression with medroxyprogesterone acetate. Transplantation 6: 248–260

Utian WH, Goldfarb JM, Starks GC (1979) Role of dextran 70 in microtubal surgery. Fertil Steril 31: 79–82

Vane JR (1971) Inhibition of prostaglandin synthesis as a mechanism of action for aspirin-like drugs. Nature 231: 232–235

Vemer M, Boeckx W, Brosens I (1982) Use of dextran for the prevention of postoperative peritubal adhesions in rabbits. Br J Obstet Gynaecol 89: 473. -475

Vorster CF (1968) Prophylaxis of adhesions by means of proteinase inhibitors. In: Marx R, Imdahl H, Haberland GL (Hrsg). New aspects of Trasylol therapy, vol 2. Schattauer, Stuttgart, S 151–159

Wangensteen OH (1955) Intestinal Obstruction, 3rd edn. Charles C Thomas, Springfield

Weibel MA, Majno G (1973) Peritoneal adhesions and their relation to abdominal surgery. A postmortem study. Am J Surg 126: 345–353

Welte W, Albinus M, Dominick C (1973) Zur Adhäsionsprophylaxe mit Proteinaseninhibitoren. Untersuchungen an 289 laparotomierten Kindern. Med Welt 24: 1038–1041

White BH (1949) The effect of dicumarol on postoperative peritoneal adhesions. Ann Surg 130: 942–947

Wiseman DM, Gottlick LE, Diamond MP (1992) Effect of thrombogen-induced hemostasis on effects of adsorbable adhesion barrier. J Reprod Med 37: 766–70

Wright LT, Smith DH, Rothmann M, Quosh ET, Metzger WI (1950) Prevention of postoperative adhesions in rabbits with streptococcal metabolites. Proc Soc Exp Biol Med 75: 602–604

Yemini M, Meshorer A, Katz, Z, Rozenman D, Lancet M (1984) Prevention of reformation of pelvic adhesions by „barrier" methods. Int J Fert 28: 194–196

Young HL, Wheeler MH, Morse D (1981) The effect of intraveneous aprotinin (Trasylol) on intraperitoneal adhesion formation in the rat. Br J Surg 68: 59–60

Zeppa R, Hemingway GC (1963) Inhibition of histamine release from mast cells. Surg Forum 14: 56–58

14 Postoperative Betreuung

J. F. H. Gauwerky

Die Fertilität nach einer Eileiteroperation hängt wesentlich von der Intensität der postoperativen Betreuung ab. Dies konnte in großen Kollektiven gezeigt werden. Davon werden besonders die Patientinnen und Paare profitieren, bei denen außer dem Tubenschaden weitere fertilitätsmindernde Faktoren vorliegen.

Die Frage der postoperativen Betreuung entscheidet sich somit weitgehend aufgrund der Befunde, die bereits in der präoperativen Phase (s. Kap. 5) erhoben wurden. So sollten eine präoperativ festgestellte Lutealinsuffizienz oder Anovulation umgehend in der postoperativen Phase behandelt und dadurch die Fertilitätschancen optimiert werden. Bezüglich der Endometriose verweisen wir auf die Abhandlungen im Kap. 12. Die Komplexität dieser Erkrankung stellt den Arzt auch in der postoperativen Phase, insbesondere bei bestehendem Kinderwunsch, vor erhebliche Probleme.

Postoperative Fertilitätsfaktoren. Patientinnen, bei denen präoperativ keine weitere Pathologie festgestellt wurde, sollten zunächst versuchen, spontan schwanger zu werden. Wünscht das Paar eine Zykluskontrolle, so erfolgt diese mittels Basaltemperaturmessung und Teststreifen zur Festlegung des Ovulationszeitpunkts. Beim Ausbleiben der Regelblutung wird eine umgehende Konsultation des Arztes nahegelegt.

In der Praxis stellen sich in diesem Zusammnhang immer wieder 2 Fragen:

1. Wie lange soll bei Nichteintreten einer Schwangerschaft hinsichtlich erneuter tubendiagnostischer Maßnahmen abgewartet werden?
2. Wann soll auf andere reproduktionsmedizinische Maßnahmen (wie z. B. IVF) umgestiegen werden?

Grundsätzlich ist die Beantwortung dieser Frage abhängig von:

- der Ätiologie des Tubenverschlusses,
- der Ausprägung, beziehungsweise der Art der Tubenrekonstruktion,
- dem Alter der Patientin.

Hilfreich ist die Einteilung in Prognosegruppen. Bei einer günstigen Prognose kann länger abgewartet werden als bei einer schlechten Konstellation. Mit einer günstigen Prognose sind hohe IUG-Raten und niedrige EUG-Raten gemeint. Eine gute Prognose besteht unter folgenden Bedingungen:

- nach einer Refertilisierung,
- nach einer Korrektur distaler Verschlüsse Grad I/II,
- nach einer Korrektur kurzstreckiger proximaler Verschlüsse z. B. bei Salpingitis isthmica nodosa, Endometriose und Salpingitis,
- nach Lösung geringer Adhäsionen,
- bei Patientinnen ohne zusätzliche Sterilitätsfaktoren,
- bei jungen Patientinnen.

Eine ungünstigere Prognose (niedrige IUG-Raten, hohe EUG-Raten) haben Patientinnen, bei denen folgende Konstellation vorliegt:

- Korrektur eines längerstreckigen endzündlichen Tubenverschlusses,
- Korrektur einer kombinierten Tubenpathologie,
- Korrektur eines distalen Verschlusses Grad III/IV,
- Lösung ausgedehnter Adhäsionen,
- zusätzliche Sterilitätsfaktoren (Anovulation, andrologische Sterilität etc.),
- Alter der Patientin > 40 Jahre.

Postoperative Abklärung des Tubenfaktors. In den vorangegangenen Kapiteln wurden die Ergebnisse der Tubenchirurgie im Detail dargelegt. So werden über 70 % der Schwangerschaften nach einer Refertilisierungsoperation im 1. postoperativen Jahr beobachtet. Dies bedeutet, daß bei Nichteintreten einer Schwangerschaft nach einem Jahr die Frage gestellt werden muß, ob die Tubenrekonstruktion suffizient war oder vielleicht andere bisher nicht erkannte Faktoren eine Schwangerschaft verhindert haben.

Bei der Abklärung kommen die gleichen diagnostischen Maßnahmen zum Tragen wie für die präoperative Abklärung dargelegt. Allerdings tendieren wir dazu, bei der Abklärung des Tubenfaktors in der postoperativen Phase *weniger invasive Verfahren* (wie die HSG oder

HKSG) zu empfehlen. Eine Chromolaparoskopie ist dann indiziert, wenn dadurch nochmals die Option zu einer operativen Korrektur (z. B. Lösung erneuter Adhäsionen) ausgenutzt werden soll. In diesem Zusammenhang ist es beachtenswert, daß nach einer insuffizienten Tubenanastomose im Zustand nach einer Sterilisation die Schwangerschaftschancen nach einer nochmaligen Reanastomosierung kaum geschmälert sind. Die Schwangerschaftsraten sind dann in der Regel immer noch deutlich höher als nach einer IVF. Dieses bedeutet allerdings in der Regel einen erheblichen Motivierungsaufwand für den Arzt, da er die Patientin von einem Verfahren überzeugen muß, das zu einem Mißerfolg geführt hat. Schließlich kann es aber der erfolgreichere Weg sein.

Distale Tubenverschlüsse. Bei distalen Tubenverschlüssen wissen wir, daß Schwangerschaften auch noch lange (2–3 Jahre) nach der operativen Korrektur eintreten können. Die Frage, ob weiter gewartet werden soll, wird bei dieser Konstellation häufig durch das Paar entschieden, das keine Geduld mehr hat und alternative Maßnahmen fordert. Bei jungen Patientinnen, die noch einen wesentlichen Zeitabschnitt der reproduktiven Phase vor sich haben, wäre aber durchaus auch ein längeres Abwarten vertretbar.

Adhäsiolysen. Nach Adhäsiolysen wird von meheren Autoren eine frühe Second-look Laparoskopie empfohlen. Aus unserer Sicht erscheint das dann sinnvoll, wenn aufgrund der Ausgangssituation mit erneuten Adhäsionen gerechnet werden muß. Die Laparoskopie sollte dann innerhalb der ersten 8 Tage nach der Adhäsiolyse vor der Verfestigung der Adhäsionen (s. Kap. 13) erfolgen.

Ektope Graviditäten. Ein weiterer Aspekt hat in der postoperativen Betreuung eine besondere Wertigkeit: die frühzeitige Erkennung ektoper Graviditäten. Hilfreich ist diesbezüglich die Risikoabschätzung nach obigen Prognosegruppen. Patientinnen im Zustand nach einer Refertilisierungsoperation haben ein sehr niedriges EUG-Risiko (2–4%), während nach postentzündlichen Tubenverschlüssen ein Risiko bis zu 50% und mehr vorliegen kann. Diese ungünstigen Fälle hätten dann aber auch nach heutiger Auffassung gar nicht erst operiert, sondern primär alternativen reproduktionsmedizinischen Maßnahmen zugeführt werden sollen. Ebenso ist das erhöhte Rezidivrisiko nach ektopen Graviditäten (s. Kap. 11) zu berücksichtigen. Wichtig ist zu wissen, daß dieses Risiko auch den ursprünglich nicht tangierten Eileiter (sofern vorhanden) betrifft. Die Patientinnen sollten darüber ausreichend aufgeklärt sein, um bei ersten Anzeichen einer Gravidität den Arzt aufzusuchen. Nur so ist eine frühzeitige Lokalisierung und ggf. eine „Schadensbegrenzung" möglich.

Zusammenfassung. Die postoperative Betreuung kann nicht standardisiert werden. Sie muß vielmehr an die individuelle Konstellation und auch die Bedürfnisse des Paares angepaßt werden. Auf diese Weise läßt sich aber die Fertilität nach tubenchirurgischen Maßnahmen verbessern, ohne das Paar an starre Richtlinien zu binden. Die Kinderlosigkeit stellt für die Partnerschaft häufig eine gravierende Belastung dar. Diese sollte nicht durch unzumutbare Untersuchungssequenzen und Therapiefolgen ungebührend weiter erhöht werden. Vor diesem Hintergrund sollten alle Maßnahmen behutsam in ein Gesamtkonzept der psychologischen Führung des Paares gestellt werden.

Sachverzeichnis

A

Acetylsalicylsäure, Adhäsionen 199
ACTH-Stimulationstest 70
Actinomycin-D, Extrauteringravidität 168
Adhäsiolyse
- endoskopische Tubenchirurgie 132
- mikrochirurgische Tubenchirurgie 111, 112, 115, 216
Adhäsionen 111, 115, 132, 133, 188, 193–213
Adnexitis 20, 71
- akute bakterielle 71
Aktase, Adhäsionen 201, 202
Amenorrhö
- Oligoamenorrhö 66
- uterine 67
Ampulloskopie 146
Anamnese und körperliche Untersuchung 65, 66, 86
anaphylaktoide Reaktionen, Dextrane 205
Anastomose/Tubenanastomose (*siehe auch* Refertilisation) 50, 53–63, 89, 90, 105, 114, 132, 133, 159
- Nomenklatur 90
- 1-Punkt-Technik 134
- 2-Punkt-Technik 134
- 3-Punkt-Technik 134
- Segmentresektion bei Extrauteringravidität 159, 162
- – ohne Anastomose 159
- – mit primärer Anastomose 159, 162
- – sekundäre Anastomose 162
- Technik 53, 105, 114
- – endoskopische Tubenchirurgie 132, 133
- – mikrochirurgische Tubenchirurgie 114
- tuboampulläre, mikrochirurgische Tubenchirurgie 109
Androgene, Hyperandrogenämie 70
Androgenisierungserscheinung 65
Androgenstoffwechsel 69
Antibiotikaprophylaxe, Adhäsionen 198
Antigestagene, Extrauteringravidität 168
Antihistaminika, Adhäsionen 199
Aprotinin, Adhäsionen 200
Asherman-Syndrom 71
Autoantikörper, Endometriose 186

B

Basaltemperaturbestimmung 66, 72
Bauchhöhleneröffnung, mikrochirurgische Tubenchirurgie 104
Bauchtücher/Tamponade, intraabdominelle Adhäsionen 197
Befeuchtung peritonealer Oberflächen, intraabdominelle Adhäsionen 197
Binokulartuben 101
Biopsie, Ovarialbiopsie 67
Blutstillung
- Extrauteringravidität 164
- intraoperative, mikrochirurgische Tubenchirurgie 95, 96
- intraperitoneale 96

C

Chemotaxis 22
Chlamydieninfektion 71
Chromolaparoskopie 84, 147
Chromopertubation 105, 111, 145
chromosomale Ursache, Sterilität 67
Chymotrypsin 201
Clomifen 70
Clomifentest 68
CO_2-Laser 128, 129
„continuous-wave-mode" 129
Cushing-Syndrom 70

D

Danazol, Endometriose 185, 186
Dexamethason 70
- Suppressionstest 70
Dextrane 202
Deziliarisation 47, 50, 54
dopaminerger Rezeptor 69
Dopllersonographie 87
Doppel- oder Mißbildungen 71

E

„early pregnancy factor" 155
Eiaufnahme 24
Eileiter
- Blutversorgung 20
- Länge 11
Eitransport 25, 50
- Dauer 25
elektrochirurgische Einheit 102
Elektrokoagulation 23
„empty"-Sella Syndrom 68
endokrines System, Endometriose 180
Endometriose 71, 81, 84, 85, 92, 96, 178–189
- Ätiologie und Pathogenese 177
- Klassifikation 181
- Metaplasietheorie 177, 178
- Rolle des endokrinen Systems 180
- Rolle des Immunsystems 179
- Therapie 184–189
- – Hormontherapie 185–188
- – medikamentöse 185
- – operative 188
- – präoperative medikamentöse Behandlung 188
- – radikale operative Sanierung 189
- – Schmerztherapie 185
- Transplantationstheorie 177
- zeitlicher Verlauf 180
Endometritis, akute 84
Endometrium 66
- Aufbau 66
- Verlust 66
Endometriumpolypen 81
endoplasmatisches Retikulum 47
Endorphine, Endometriose 185
Endoskope 127
endoskopische Chirurgie/Tubenchirurgie 7, 123–143
- Abdeckung 130
- Adhäsiologie 132
- Bewertung, zusammenfassende 142
- Ergebnisse 136, 138
- Fimbrioplastik 133
- Instrumentarium (*siehe dort*) 123–128
- Lasertechnik 128–130
- Operationstechniken 132
- Operationsvorbereitung 130
- Salpingostomie 132
- Studien 138

Sachverzeichnis

- Training, endoskopisches 135
- Tubenanastomose (*siehe auch* Anastomose) 133
- Tubenpathologie, distale 136
Epithel der gesunden Tube 29
Epithelabflachung 33, 47
Epithelbeschaffenheit 92
Epithelregeneration 53
Epithelzelle, mesotheloide 44
Ergastoplasma 54
Extrauteringravidität 50, 71, 153–173
- Ätiologie und Häufigkeit 153–156
- Blutstillung 164
- Diagnostik 156
- Exprimieren und Absaugen 164
- Fertilität nach operativer Behandlung 168
- Indikationen 172
- Kontraindikationen 172
- lokale Applikation 167
- Symptome 156
- Therapie 157
- - ablative 158
- - konservative Operationsverfahren 159
- - laparoskopische Operationsverfahren 164
- - medikamentöse und exspektatives Vorgehen 165
- - MTX-Behandlung (*siehe dort*) 167
- - operative 157
- - Rezidivquote 170
- - systemische Therapie 167
- Ultraschall/sonographische Verdachtsmomente 156

F

Falloposkopie (FSK) 51, 65, 86, 146, 147
- operatives Vorgehen 146, 147
Falloskop-Optik 147
Farnkrauttest/Farnkrautphänomen 72
Fehlbildung
- kongenitale 67
- uterine 81
Fertilität/Fertilisation
- Altersabhängigkeit 151
- assistierte 65
- assoziierte Fertilitätsstörungen 119
- Extrauteringravidität, Fertilität nach operativer Behandlung 168
- postoperative Fertilitätsfaktoren 215
- Refertilisation (*siehe dort*) 7, 118
- in vivo 140
Fibrinablagerungsverminderung, Adhäsionen 200
Fibrinolyse, Adhäsionen 196, 200
Fibrinolysin/Heparin 201
Fibrinolytika 201
Fibroblastenmigration, Adhäsionen 196
Fimbrien (Fimbria)
- Bewegungen der Fimbrien 19

- F. ovarica 17
Fimbrieneversion 141
Fimbrienkranz, Bewegungen 20
Fimbrienpathologie 136
Fimbrioplastik 89, 90, 111, 133
- endoskopische Tubenchirurgie 133
- Nomenklatur 90
- mikroskopische Tubenchirurgie 111
Fimbrioskopie 146
„finger-prints" 41, 46
Flimmerzellen 14
Fremdkörper, Adhäsionen 195
Fritz-Hugh-Curtis-Syndrom 71
„frozen pelvis" 71

G

Galaktorrhö 66
Galaktosämie 67
Gametentransport 154
Gefäßknäuel der Mukosa 13
Genitaltuberkulose 71
Geschichte der Tubenchirurgie 1–19
Gestagene 185, 186, 200
- Adhäsionen 200
- Endometriose 185
- - Östrogen-Gestagen-Kombinationen 186
Gestageneinfluß 72
Gestagentest 66
Glukoselösung, Instillation bei Extrauteringravidität 168
GnRH-Analoga, Endometriose 185, 187, 188
GnRH-Test 66, 68
Gonadotropinspiegel 68
Gravidität (*siehe* Schwangerschaft)

H

Heparin 201
HMG-Behandlung 70
Hormonbestimmung 66
hormonelle
- Faktoren 29
- Sterilisationsursachen 66, 67
Hormonsekretion der Ovarien 23
Hormonstatus 68
Hormontherapie, Endometriose 185–188
HPTC (hysteroskopisch-proximale Tubenkatheterisierung) 146
Hulka-Score 90
Hyaluronidase 201
Hydrosalpinx 20, 29–52, 85
- Dilatation 33
- Morphologie 29, 33–49
Hyperandrogenämie 70
Hyperthyreose 70
- Therapie 70
Hypophyse 68
Hypoprolaktinämie 69
Hypothalamus 68
Hypothalamus-Hypophysen-Achse 86

Hysterosalpingographie (HSG) 65, 78–81, 147
- „second-look"-Laparoskopie/Kontroll-Hysterosalpingographie 139
Hysterosalpingokontrastsonographie (HKSG) 65, 82
Hysteroskopie (HSK) 65, 67, 83, 84, 146
- Tubenkatheterisierung, hysteroskopisch-proximale (HPTC) 146

I

Ibuprofen, Adhäsionen 200
Ileus 193
immunologische Sterilisationsursachen 66
Immunsystem, Endometriose 179
Implantation, tubouterine 90, 109, 154
- mikrochirurgische Tubenchirurgie 109
- Nomenklatur 90
Infektion, aszendierende 20
Infektionen, Adhäsionen 195
Instrumentarium
- endoskopische Tubenchirurgie 123–128
- - Basisinstrumente 123
- - Nähte, endoskopische 125
- - Positionierung von Instrumenten, Operateuren und instrumentierender Schwester 130
- - Saug- und Spüleinrichtung 126
- - spezielle Instrumente 125
- - Trokare, Endoskope und Videotechnik 127
- mikrochirurgisches 96–98
- - Instrumente 96, 97, 103, 197, 198
- - Instrumentenpflege 98
intraluminale Tubendiagnostik 145–149
intratubare Pathologie, Klassifizierung 92
Isthmus tubae uterinae 14
- Schleimhaut des Isthmus 14
IVF-Schwangerschaft 136

K

Kallmann-Syndrom 68
Kartagener Syndrom 25
Katheter
- linear evertierende 146
- HPTC (hysteroskopisch-proximale Tubenkatheterisierung) 146
Klassifikation/Klassifizierung 89–94
- Adhäsionen 90
- distale Tubenpathologie 91
- Endometriose 181, 182
- - r-AFS-Klassifikation 182
- intratubare Pathologie 92
- proximale Tubenpathologie 92
Klimakterium praecox, idiopathisches 67
Knotentechnik

- endoskopische Tubenchirurgie 125
- - klassische chirurgische Knoten 125
- - Twistknoten 125
- - Wendelknoten 125
- mikrochirurgische Tubenchirurgie 113

Kolchizin, Adhäsionen 200
Kolpitiden 71
kongenitale Fehlbildung 67
körperliche Untersuchung 65, 66
Kortikosteroide, Adhäsionen 198
Kremer-Test (SCMPT) 77
Kurzrok-Miller-Test 75, 76
- schematische Darstellung 76
KVL, Extrauteringravidität 168

L

Laparoskopie (LSK) 65, 84, 85
- Erfolgsquoten 136
- „second-look"-Laparoskopie/Kontroll-Hysterosalpingographie 139
Laserchirurgie 103, 128
- CO_2-Laser 128, 129
- endoskopische Tubenchirurgie 128-130
- mikrochirurgische Tubenchirurgie 103
- Nd:YAG-Laser 129, 130
Lichtmikroskopie 29, 47-49, 61
- Tubenanastomose 61
Loop-Technik 107

M

Maldescensus ovarii 20
MAR-Test („mixed-antiglobin-reaction"-Test) 77, 78
Menstruation/menstrueller Zyklus
- Funktionsdiagnostik 72
- retrograde 25
- „silent menstruation" 66
Mesosalpinx 20
Metaplasietheorie, Endometriose 177, 178
Methotrexattherapie, Extrauteringravidität 166
Methylenblaulösung 84, 103
Metoclopramid 69
mikrochirurgische Tubenchirurgie 95-121
- Adhäsiolyse 115
- Adhäsionsprophylaxe 103, 105
- Anastomosen, tuboampulläre 109
- Anastomosentechnik 114
- atraumatische Technik 95
- Bauchhöleneröffnung 104
- Blutstillung, intraoperative 95, 96
- Gewebeoberflächen, Irrigation freiliegender peritonealer 96
- Gewebsstrukturen, schichtweise Adaption 96
- Implantationen, tubouterine 109

- Instrumentarium, mikrochirurgisches (siehe dort) 96-98
- Knotentechnik 113
- Korrektur der distalen Tubenpathologie 111
- Nadeln 98
- Nahtmaterial 98
- Operationsmikroskop 99
- Operationstechniken 89, 105
- Operationsvorbereitung 103
- Peritonealisierung 95, 96
- Prinzipien 95
- Refertilisierungen 118, 151
- rekonstruktive Eingriffe, sonstige 112
- Training, mikrochirurgisches 113
- Tube, Reanastomosierung 105
- Vergrößerungsgeräte 95, 96
- Zusatzgeräte, mikrochirurgische 102
mikroendoskopische Intraluminaldiagnostik - Tuboskopie 145-149
- Falloskopie, operatives Vorgehen 146, 147
- Möglichkeiten und Grenzen 147, 148
- Terminologie 145, 146
Mikrovilli 54
Mißbildungen oder Doppelbildungen 71
Mitochondrien, Degeneration 47
MTX-Behandlung, Extrauteringravidität 167
- Auschlußkriterien 167
- Erfolgsquote 167
- Mißbildungsrate 167
Muskulatur/Muskeln (M.)
- isthmische, Hypertrophie 15
- Mm. fimbriae ovaricae 18
- M. sphincter infundibuli 18

N

Nadeln, mikrochirurgische Tubenchirurgie 98
Nahtmaterial
- endoskopische Tubenchirurgie 123
- intraabdominelle Adhäsionen 197
- mikrochirurgische Tubenchirurgie 98
Nd:YAG-Laser 129, 130
Nervenversorgung 23, 24
- Schema 24
Neuropeptide 51
nichtinvasive Methoden zur Sterilitätsabklärung 65-78
Nomenklatur (siehe Klassifizierung) 89, 90

O

Oligoamenorrhö 66
Operationsmikroskop, mikrochirurgische Tubenchirurgie 99-102
- Anforderungen 99
- Bauprinzip 99-101
- Bedienung 99
- Beleuchtungseinrichtungen 102
- Bildqualität 99
- Binokulartuben 101
- Flexibilität des Systems 99
- Objektiv 101
- Okulare 101
- Vergrößerungswechsler 101
- Zubehör 102
Operationstechniken
- endoskopische Tubenchirurgie 132
- mikrochirurgische Tubenchirurgie 89, 105
Operationsvorbereitung
- endoskopische Tubenchirurgie 130
- mikrochirurgische Tubenchirurgie 103
Östradiolproduktion 72
Östrogenabhängigkeit 20
Östrogene 51
- Endometriose 178
Östrogenrezeptorgehalt 51
Östrogensubstitutionstherapie 51
Östrogentest 66
Ovarien/Ovarial-
- Biopsie 67
- Hormonsekretion 23
- Insuffizienz 66-69
- - primäre hypergonadotrope 67, 68
- - sekundäre hypothalamisch-hypophysäre 68, 69
- Maldescensus ovarii 20
- operative Entfernung, Ovarialgewebe 67
- Störungen, ovarielle 66
- Syndrom der resistenten Ovarien 67
- TOF (tuboovarielle Funktionseinheit) 137
- Zysten 81
Oxiphenbutazon, Adhäsionen 199, 200

P

Papain 201
parasympathische Innervation 23
PCO-Syndrom 70
Peritonealflüssigkeit 179
Peritonealisierung, mikrochirurgische Tubenchirurgie 95, 96
Pfannenstiel-Schnitt 104
Phlebographie 87
Plasminogenaktivator-Aktivität, Adhäsionen 195
Pleuraerguß, Dextrane 205
Polypen
- Endometriumpolypen 81

- Tubenpolypen 72, 81
- Uterus 84
Polytetrafluoräthylen, Adhäsionen 206
Postkoitaltest (Sims-Huhner-Test/SH-Test) 75
postoperative Betreuung 215, 26
Prolaktin 67
- Hypoprolaktinämie 69
Prolaktinsekretion 69
Prostaglandinantagonisten, Adhäsionen 199
Prostaglantininstillation, Extrauteringravidität 168
psychogene Faktoren, Sterilität 66
Pumpe, arterielle pulsierende Pumpe in den Schleimhautfalen 17

R

Rasterelektronenmikroskopie 29, 33–41, 53–60
- Hydrosalpinx, Morphologie 33–41
- Tubenanastomose 53–60, 89
Rauchen, Fertilität 23
Refertilisation
- chirurgische 7
- mikrochirurgische 118, 151
Reokklusion 63, 139
resistente Ovarien, Syndrom der 67
Retikulum, endoplasmatisches 47
Rezeptor, dopaminerger 69
Rezeptordefekt 71
Röntgendiagnostik 87
RU-486, Extrauteringravidität 168

S

Saktosalpingen 136, 139
Salpingektomie 165
Salpingitis 71, 81, 82, 84, 85, 145
- akute 84
- chronisch-folliküläre 145
- S. isthmica nodosa 81, 82, 84, 85, 92, 96, 145
- S. nodosa 71
Salpingolyse 132
Salpingoskopie 51, 145
Salpingostomie 29, 50, 89, 90, 111, 132, 133
- endoskopische 132, 133
- mikrochirurgische 111
Salpingotomie, Extrauteringravidität 159, 161, 164
Saug-Spül-Einrichtung 103, 126
- endoskopische Tubenchirurgie 126
- mikrochirurtische Tubenchirurgie 103
Schilddrüsenautonomie 70
Schilddrüsenfunktion 69
Schleimhaut des Isthmus 14
Schleimhautfalen, arterielle pulsierende Pumpe 17
Schmerztherapie, Endometriose 185
Schneidtechnik, unipolare 17

Schwangerschaft
- „early pregnancy factor" 155
- ektope Graviditäten 216
- Extrauteringravidität (siehe dort) 50, 71, 153–173
- IVF-Schwangerschaft 136
- Schwangerschaftsraten 115, 140
- - endoskopische Tubenchirurgie 140
- - mikrochirurgische Tubenchirurgie 115
SCMPT (Kremer-Test) 77
„second-look"-Laparoskopie/Kontroll-Hysterosalpingographie 139
Segmentresektion, Extrauteringravidität 159, 162, 164, 165
- ohne Anastomose 159
- mit primärer Anastomose 159, 162
Serosaaustrocknung, Adhäsionen 196
Sheehan-Syndrom 68
Sims-Huhner-Test (Postkoitaltest/SH-Test) 75
Spermiogramm 65, 86
Spinnbarkeitstest 72
Sterilisation 50
Sterilität
- tubare 53, 71, 72
- Ursachen 65–72
- - chromosomale Ursache 67
- - hormonelle 66, 67
- - immunologische 66
- - psychogene Faktoren 66
- - uterine 66, 71
- - vaginale 66, 71
- - zervikale 66, 71
Sterilitätsabklärung 65–88
- Allgemeines 65
- Anamnese und körperliche Untersuchung 65, 66
- Falloposkopie (FSK) 65
- Funktionsdiagnostik, Methoden 65, 72
- Hysterosalpingographie (HSG) 65, 78–81, 147
- Hysterosalpingokontrastsonographie (HKSG) 65, 82
- Hysteroskopie (HSK) 65, 67, 83, 84, 146
- invasive Methoden 65, 78–86
- Laparoskopie (LSK) 65, 84, 85
- beim Mann 65, 86, 87
- nichtinvasive Methoden 65–78
- Störungen anderer Funktionskreise 69–72
Streptokinase/Streptodornase 201
Substitutionstherapie 68
„super-pulsed wave-mode" 129
sympathische Innervation 23
Syndrome
- Asherman- 71
- Cushing- 70
- Fritz-Hugh-Curtis- 71
- Kallmann- 68
- Kartagener- 25
- Sheehan- 68
Synechien 81

T

„tactile impression" 146
Talkum, Adhäsionen 195
Tamponade, intraabdominelle Adhäsionen 197
Temperatur, Basaltemperaturbestimmung 66, 72
Therapieverfahren, 19. und 20. Jahrhundert 5, 6
Thermographie 87
Thromboplastinfreisetzung, Adhäsionen 196
TOF (tuboovarielle Funktionseinheit) 137
Training
- endoskopisches 135
- mikrochirurgisches 113
Transmissionselektronenmikroskopie 29, 41–47, 61
- Hydrosalpinx, Morphologie 41–47
- Tubenanastomose 61
Transplantation der Tuben, homologe 112, 113
Transposition der Tube 113
TRH-Test 66, 69
Trokare, endoskopische Tubenchirurgie 127
- Trokarplazierung 132
Tubarabort, Extrauteringravidität 156
Tube
- Anatomie, funktionelle 11–27
- Anschwellung 29
- Definitionen 1
- Epithel der gesunden Tube 29
- Funktionseinschränkung 66
- Reanastomosierung der Tube 105
- Synonyme 1
- TOF (tuboovarielle Funktionseinheit) 137
- Transposition 113
Tubenanastomose (siehe Anastomose) 50, 53–63, 89, 90, 105, 114, 132, 133, 159
Tubenarchitektur 53
Tubenchirurgie (siehe Chirurgie)
Tubenepithel, Regeneration 53
Tubenfaktor 136
- postoperative Abklärung 215
Tubenkatheterisierung, hysteroskopisch-proximale (HPTC) 146
Tubenlumen 11
- endoskopische Untersuchung 145
- lumenangleichende Operationstechnik 109
- Lumendifferenz 109
- Sondierung 13
Tubenpathologie
- assoziierte 119
- distale 91, 111, 136
- - endoskopische Korrektur 136
- - Klassifizierung 91
- - mikrochirurgische Korrektur 111
- proximale 53, 92
- - Klassifizierung 92
Tubenpolypen 72, 81

Tubenruptur, Extrauteringravidität
   156
Tubensegmentresektion   159
Tubenspasmus   78
Tubensplint   63
Tubentransplantation, homologe   112
Tubentrichter   17
- Gestalt   17
Tubenverschluß   136, 145, 151, 216
- distaler/distal-fimbrialer   136, 145, 216
- kombinierte Tubenverschlüsse   151
Tuberkulose   71, 81
- Genitaltuberkulose   71
- Tubenbefall   81
Tuboskopie (*siehe* mikroendoskopische Intraluminaldiagnostik)   145–149
tubouterine Implantation   90, 109
- mikrochirurgische Tubenchirurgie   109

U

Überwanderung, transperitoneale   24
Ultraschall/sonographische Verdachtsmomente, Extrauteringravidität   156
Umweltschadstoffe   86
Uterus
- Fehl- oder Mißbildungen, uterine   66, 71, 81
- Polypen des Uterus   84
- Septen des Uterus   71
- Sterilisationsursachen, uterine   66, 71

V

Vagina/vaginale
- Atresie   71
- Doppelbildungen   71
- Stenose   71
- Sterilisationsursachen, vaginale   66, 71
- Zytologie   73
Varikozele   86
Vaskularisation   29, 47, 92
- gestörte   49
Vena spermatica interna-Insuffizienz   87
Vergrößerungsgeräte   95, 96
Verschlußmechanismen, funktionelle   13
Verwachsungen (*siehe auch* Adhäsionen)   85
Videotechnik, endoskopische Tubenchirurgie   127

Z

Zellulose, oxidierte regenerierte   206
zervikale Sterilisationsursachen   66, 71
Zervixfaktor, funktioneller   71
Zervixscore   73, 74
Zervizitis   71
Ziliarisation   53, 54
- Normalisierung   54
- Reduktion   53
Zilien, Deziliarisation   47, 50, 54
Zilienbesatz   33
Zilienschlag   25
Zusatzgeräte, mikrochirurgische   102, 103
Zysten
- Ovarialzysten   81
- Stichelung   71
Zytostatikabehandlung
- EUG   166
- Ovarialinsuffizienz   67

Springer und Umwelt

Als internationaler wissenschaftlicher Verlag sind wir uns unserer besonderen Verpflichtung der Umwelt gegenüber bewußt und beziehen umweltorientierte Grundsätze in Unternehmensentscheidungen mit ein. Von unseren Geschäftspartnern (Druckereien, Papierfabriken, Verpackungsherstellern usw.) verlangen wir, daß sie sowohl beim Herstellungsprozess selbst als auch beim Einsatz der zur Verwendung kommenden Materialien ökologische Gesichtspunkte berücksichtigen.
Das für dieses Buch verwendete Papier ist aus chlorfrei bzw. chlorarm hergestelltem Zellstoff gefertigt und im pH-Wert neutral.

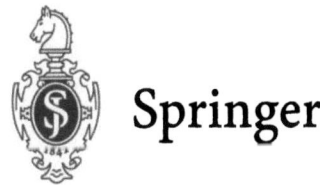

MIX
Papier aus verantwortungsvollen Quellen
Paper from responsible sources
FSC® C105338

If you have any concerns about our products,
you can contact us on
ProductSafety@springernature.com

In case Publisher is established outside the EU,
the EU authorized representative is:
**Springer Nature Customer Service Center GmbH
Europaplatz 3, 69115 Heidelberg, Germany**

Printed by Libri Plureos GmbH
in Hamburg, Germany